Friese Plath Briese (Hrsg.) **Frühgeburt und Frühgeborenes**

Springer-Verlag Berlin Heidelberg GmbH

K. Friese C. Plath V. Briese (Hrsg.)

Frühgeburt und Frühgeborenes

Eine interdisziplinäre Aufgabe

Mit 67 Abbildungen und 56 Tabellen

Springer

Prof. Dr. med. Klaus Friese
Frauenklinik, Universität Rostock
Doberaner Straße 142
18057 Rostock

Prof. Dr. med. Christian Plath
Kinder- und Jugendklinik, Universität Rostock
Rembrandtstraße 16/17
18057 Rostock

Prof. Dr. med. Volker Briese
Frauenklinik, Universität Rostock
Doberaner Straße 142
18057 Rostock

ISBN 978-3-540-66311-9

Die Deutsche Bibliothek - CIP-Einheitsaufnahme
Frühgeburt und Frühgeborenes: eine interdisziplinäre Aufgabe / Hrsg.: Klaus Friese ... - Berlin ; Heidelberg ; New York ; Barcelona ; Hongkong ; London ; Mailand ; Paris ; Singapur ; Tokio : Springer, 2000
ISBN 978-3-540-66311-9 ISBN 978-3-642-57222-7 (eBook)
DOI 10.1007/978-3-642-57222-7

Einbandgestaltung: de'blik, Berlin
Satz: Fotosatz-Service Köhler GmbH, Würzburg
Gedruckt auf säurefreiem Papier SPIN: 10663834 22/3135 OP-5 4 3 2 1 0

Die nun 10 Jahre
zurückliegende deutsche Vereinigung
hat dieses Buch
von Autoren aus Ost und West
erst möglich gemacht.

Vorwort

Die Entstehung des individuellen menschlichen Lebens, die intrauterine Entwicklung der Frucht und das Heranwachsen des Kindes bis zu dessen Vollendung stellen einen in sich geschlossenen, immer wieder neu beginnenden Zyklus dar. In diesen Zyklen verflechten sich biologische, soziale und philosophische Kategorien auf das Engste.

In ihrer Vollkommenheit stellt die Natur für die Bewahrung und den Schutz des Lebens nur komplexe Aufgaben, und sie fragt auch nicht, ob alle erforderlichen Lösungen bereits verfügbar sind.

So bestand neben aller Unvollkommenheit des Wissens über die normale Entwicklung des Menschens in seinen frühen Phasen auch immer die Herausforderung, zu früh geborenen Kindern zu ihrem Recht auf Leben, zu ihrer Würde und zu einer Entwicklung zu verhelfen, die ihre besten biologischen und sozialen Chancen in sich vereint und verwirklichen hilft.

Die Verantwortung für das Leben des zu früh geborenen Kindes läßt Eltern, Mediziner, Naturwissenschaftler und eine interessierte Öffentlichkeit zueinanderfinden, um gemeinsam nach plausiblen Antworten auf die vielen Fragen zu suchen.

Die Eltern ringen um das von ihnen begründete Leben. Sie müssen die vorzeitige Geburt ihres Kindes mit allen ihren Folgen begreifen und annehmen.

Die bei drohender Frühgeburt hinzugezogenen Geburtshelfer und Hebammen sind die ersten Vertreter einer medizinischen Fachdisziplin, die, ein Sonderfall in der medizinischen Wissenschaft, zwei Individuen gleichzeitig verpflichtet sind, der Mutter und ihrem ungeborenen Kind.

Diesen steht ein Kinderarzt zur Seite, der das Frühgeborene nicht nur in Empfang nimmt und speziell behandelt, sondern schon pränatal gemeinsam mit dem Geburtshelfer alle erforderlichen Vorbereitungen trifft, die einen möglichst schonungsvollen Übergang des Kindes vom intrauterinen zum extrauterinen Leben garantieren.

Die Bündelung von Erfahrungen und Wissen über die Prävention und Behandlung der Frühgeburt sowie die umfassende Betreuung und Förderung von Frühgeborenen in Perinatalzentren schufen zunehmend die Voraussetzungen für gute Lebenschancen auch für die kleinsten und unreifsten Frühgeborenen.

Die Interdisziplinarität und die Praxisnähe der in der perinatologischen und neonatologischen Forschung zusammenarbeitenden Forschungsgruppen boten die Gewähr, daß die neuesten Erkenntnisse nach sorgfältiger Prüfung der am Krankenbett gestellten Fragen unverzüglich für die Behandlung von Frühgeburt und Frühgeborenen anwendbar gemacht werden konnten.

Die bisher erzielten Erfolge prägten sicherlich eines der Kapitel der Erfolgsgeschichte der modernen Medizin.

Andererseits ist der kumulierende Erkenntnisgewinn untrennbar mit der ständigen Herausforderung verknüpft, den aktuellen Wissensstand zur Frühgeburt und des Frühgeborenen noch umfassender und fachlich übergreifender zu überprüfen.

Diese Fragestellungen berühren grundsätzliche Probleme des Lebens, wie die Reifung zum biologisch eigenständigen Leben und können daher nicht nur aus medizinisch-biologischer Sicht beantwortet werden, sondern erfordern auch philosophisch-ethische, soziale und rechtliche Betrachtungen.

Die Beschäftigung mit der Problematik von Frühgeburten und Frühgeborenen gilt einem vergleichsweise kleinen Anteil der Population, dessen Morbidität und Mortalität jedoch in den entwickelten Ländern inzwischen mehr als 70% der perinatalen und neonatalen Morbidität und Mortalität ausmachen.

Bei allen Erfolgen in der Versorgung des Frühgeborenen, z.B. durch präpartale Applikation von Kortikosteroiden, postnatale Surfactantgaben und neue Beatmungstechniken muß jedoch festgestellt werden, daß die Rate der Frühgeborenen nicht zurückgegangen ist.

Obwohl unterschiedliche Formen der Tokolyse von seiten der Stoffklasse wie auch der Therapiedauer angewandt wurden und werden, konnte die Frühgeburtenfrequenz nicht wirklich reduziert werden.

Aus diesem Grund sind sicher neue Therapieansätze vonnöten, und es muß bewiesen werden, ob diese, nämlich die Prävention vor der Infektion, die Anzahl der Frühgeburten verringern kann.

Die Rate der Frühgeborenen wird, der Auflistung des Statistischen Bundesamtes folgend, seit 1980 mit 5,5–5,8% beziffert.

Inzwischen verfügen wir über valide neueste Informationen zur Rate der Frühgeborenen und zur Verteilung der Geburtsgewichte bei sehr unreifen Kindern.

Nach einer Mitteilung von Voigt (1999) wurden in der Bundesrepublik Deutschland in den Jahren 1995, 1996 und 1997 bei einer mittleren Gesamtzahl Neugeborener von 612798 im jährlichen Mittel 43052 Kinder vor Vollendung einer Tragzeit von 37 Wochen geboren. Das entspricht einer Frühgeborenenrate von 7,03%.

Von diesen Frühgeborenen wiesen nur 51% ein Geburtsgewicht unter 2500 g auf, während 49% die Gewichtsmarke von 2500 g erreichten bzw. überschritten.

Die mittlere Rate der Neugeborenen mit einem Geburtsgewicht unter 2500 g bestätigt in dieser jüngsten Erhebung mit 5,3% bisher bekannte Werte.

Das Nichterreichen eines Geburtsgewichtes von 2500 g, das früher allgemein und auch jetzt noch teilweise in staatlichen Statistiken als Kriterium der Frühgeburtlichkeit verwendet wurde und wird, erfaßt somit nur die Hälfte der Zielpopulation.

Nach diesem Vorgehen bleibt nahezu die Hälfte aller Frühgeborenen in den staatlichen Statistiken und dadurch möglicherweise auch in medizinischen Aufwendungen und strukturellen Überlegungen unberücksichtigt.

10–15% aller sehr kleinen Frühgeborenen überleben heute noch um den Preis z.T. schwerer Behinderungen. Man muß insbesondere bei extrem unreifen Frühgeborenen nach einer Tragzeit unter 25 Schwangerschaftswochen (SSW) mit einer besonders schlechten Entwicklungsprognose rechnen. So fanden sich bei schädelsonographischen Verlaufsuntersuchungen überlebender Frühgeborener mit einem Gestationsalter von 23, 24 und 25 SSW in 98, 75 und 31% deutlich auffällige Befunde. Bei 50–60% dieser Kinder ergaben sich für die weitere Entwicklung schwere Handicaps (Allen u. Bottig 1991; Allen et al. 1993; Johnson et al. 1993; Whyte et al. 1993).

Eine Analyse aus Graz ergab für Kinder mit einem Gestationsalter zwischen 24 und 27 SSW in 25% und mit einem Geburtsgewicht zwischen 500 und 1000 g in 22% der Fälle schwere Handicaps (Hüttner et al. 1998).

Die kausalen Zusammenhänge mit perinatalen Einflußfaktoren sind im Einzelfall teilweise oder noch vollständig ungeklärt.

Eine entscheidende Senkung der Handicap- oder Morbiditätsraten ist dagegen wahrscheinlich, da diese Follow-up-Studien an über 10 Jahre alten Kindern vorgenommen wurden, und damit die Qualität des geburtshilflich-neonatologischen Managements gegen Ende der 80er und Anfang der 90er Jahre des sich vollendenden Jahrhunderts beleuchten.

Die zukünftige Arbeit auf diesem Gebiet erfordert noch mehr gemeinsame Anstrengungen im ante -, peri- und postnatalen sowie sozialpädagogischen Bereich mit einer gezielten Konzentration von Betreuung und Forschung.

Interdisziplinäre Kompetenznetzwerke werden Voraussetzungen schaffen, damit Primär- und Sekundärprävention sowie früh einsetzende Therapien die Lebensqualität der Frühgeborenen und ihrer Familien verbessern, ihre soziale Integration fördern und den Kindern alle Chancen offenhalten, später aktiv und wertschöpfend am gesellschaftlichen Leben teilzunehmen (Jensen 1998).

Die Autoren der Monographie „Frühgeburt und Frühgeborenes – eine interdisziplinäre Aufgabe“ haben sich diesem prospektiven Auftrag verpflichtet.

Ihre Beiträge aus Grundlagenforschung und klinischer Forschung, Geburtshilfe und Kinderheilkunde, Medizin, Pädagogik und Rechtslehre sind zu einem Informationsnetz verknüpft, das die nächsten Wegmarken verbinden und noch mehr Fragen anregen soll.

Literatur

Allen E, Bottig B (1991) Trends in prevalence and survival of very low birthweight infants, England and Wales 1983–1987. Arch Dis Child 66:1304 –1308

Allen MC, Donohue PK, Dusman AE (1993) The limit of viability – Neonatal outcome of infants born to 22 to 25 week's gestation. N Engl J Med 329:1597–1601

Briese V (1995) Aktuelle Aspekte zur Frühgeburt. Zentralbl Gynäkol 117:393–401

Hüttner U, Weiss PAM, Maurer U et al. (1998) Früh- und Spätprognose von extrem Frühgeborenen (EFG): Grazer Analyse. Geburtshilfe Frauenheilk 58:475–482

Jensen A (1998) Neuroprotektion in der Perinatalmedizin – Wege zur Senkung neurologisch-psychiatrischer Morbidität. Arch Gynecol Obstet 261 (Suppl):1–7

Johnson A, Townshend P, Yudkin P, Bull D, Wilkinson AR (1993) Functional abilities at age 4 years of children born before 29 weeks of gestation. BMJ 306:1715–1718

Statistisches Bundesamt Wiesbaden (Hrsg) (1992) Statistisches Jahrbuch für die Bundesrepublik Deutschland 1992. Kohlhammer, Stuttgart Mainz.

Voigt M (1999) Gesamtdeutsches Geburtengut der Jahre 1995–1997 aus der Perinatalerhebung der Bundesrepublik Deutschland. Erste Ergebnisse (in Vorb.)

Whyte HE, Fitzhardinge PM, Shennan AT, Lennox K, Smith L, Lacy J (1993) Extreme immaturity: outcome of 568 pregnancies of 23–26 week's gestation. Obstet Gynecol 82:1–7

Rostock, im Herbst 1999 V. Briese, C. Plath, K. Friese

Inhaltsverzeichnis

Autorenverzeichnis

Al-Taie, Thomas
Institut für Perinatale Medizin e. V.,
Mariendorfer Weg 28, 12051 Berlin

Bartolomaeus, Georg, Dr. med.
Kinder- und Jugendklinik, Universität Rostock,
Rembrandtstr. 16/17, 18057 Rostock

Bernsau, Ulrich, Prof. Dr. med.
II. Klinik für Kinder und Jugendliche, Zentralklinikum Augsburg,
Stenglinstr. 2, 86156 Augsburg

Bolz, Michael, Dr. med.
Frauenklinik, Universität Rostock,
Doberaner Str. 142, 18055 Rostock

Böttcher, Dirk-Rainer
Zentrum für Kinder- und Jugendmedizin am Klinikum Schwerin,
Wismarsche Str. 397, 19049 Schwerin

Egarter, Christian, Prof. Dr. med.
Universitätsklinik für Frauenheilkunde,
Währinger Gürtel 18–20, 1090 Wien/Österreich

Eichler, Hermann, Dr. med.
DRK-Blutspendedienst Baden-Württemberg, Institut Mannheim,
Friedrich-Ebert-Str. 107, 68167 Mannheim

Fegert, Jörg Michael, Prof. Dr. med.
Klinik und Poliklinik für Kinder- und Jugendneuropsychiatrie/Psychotherapie,
Zentrum für Nervenheilkunde, Medizinische Fakultät der Universität Rostock,
Gehlsheimer Str. 20, 18147 Rostock

Fehlandt, Christoph, Dr. med.
Kinder- und Jugendklinik, Universität Rostock,
Rembrandtstr. 16/17, 18057 Rostock

Friese, Klaus, Prof. Dr. med.
Frauenklinik, Universität Rostock,
Doberaner Str. 142, 18057 Rostock

Gietzelt, Joachim
Zentrum für Kinder- und Jugendmedizin am Klinikum Schwerin,
Wismarsche Str. 397, 19049 Schwerin

Harms, Karsten, PD Dr. med.
Universitäts-Kinderklinik Göttingen,
Robert-Koch-Str. 40, 37075 Göttingen

Heine, Willi, Prof. Dr. med.
Kinder- und Jugendklinik, Universität Rostock,
Rembrandtstr. 16/17, 18057 Rostock

Hoeltz, Jürgen
FB + E GmbH, Frauenklinik im Virchow-Klinikum,
Augustenburger Platz 1, 13353 Berlin

Jährig, Klaus, Prof. Dr. med.
Kinderärztliche Gemeinschaftspraxis,
Ronnenberger Str. 18, 30952 Ronnenberg-Empelde

Jeschke, Udo
Frauenklinik, Universität Rostock,
Doberaner Str. 142, 18057 Rostock

Kienast, Wolf, Prof. Dr. med.
Kinder- und Jugendklinik, Universität Rostock,
Rembrandtstr. 16/17, 18057 Rostock

Kirschner, Wolf, Dr. phil.
FB + E GmbH, Frauenklinik im Virchow-Klinikum,
Augustenburger Platz 1, 13353 Berlin

Koepcke, Eckhard, Prof. Dr. med.
Klinikum Südstadt Rostock, Klinik für Gynäkologie und Geburtshilfe,
Südring 81, 18059 Rostock

Labeit, Dittmar, Dr. med.
Universitätsfrauenklinik Mannheim,
Theodor-Kutzer-Ufer 1–3, 68167 Mannheim

Lüthje, Jürgen
Institut für Perinatale Medizin e. V.,
Mariendorfer Weg 28, 12051 Berlin

Mohr, Christa, Dr. rer. nat.
Kinder- und Jugendklinik, Universität Rostock,
Rembrandtstr. 16/17, 18057 Rostock

Müller, Heiner, Dr. med.
Frauenklinik, Universität Rostock,
Doberaner Str. 142, 18057 Rostock

Noack, Petra, Dr. rer. physiol., Dipl. Stat.
Institut für Physiologie, Universität Rostock,
Gertrudenstr. 9, 18057 Rostock

Noack, Thomas, Prof. Dr. med.
Institut für Physiologie, Universität Rostock,
Gertrudenstr. 9, 18057 Rostock

Pap, Sabine, Dr. med.
Kinder- und Jugendklinik, Universität Rostock,
Rembrandtstr. 16/17, 18057 Rostock

Pawlowski, Peter, Dr. med.
Zentrum für Kinder- und Jugendmedizin am Klinikum Schwerin,
Wismarsche Str. 397, 19049 Schwerin

Plath, Christian, Prof. Dr. med.
Kinder- und Jugendklinik, Universität Rostock,
Rembrandtstr. 16/17, 18057 Rostock

Poets, Christian F., Prof. Dr. med.
Pädiatrische Pneumologie und Neonatologie, Medizinische Hochschule Hannover,
30623 Hannover

Reichelt, G., Dr. med.
Spreewaldklinik Lübben, Kinderklinik,
Schillerstr. 29, 15907 Lübben

Reimer, Toralf, Dr. med.
Frauenklinik, Universität Rostock,
Doberaner Str. 142, 18057 Rostock

Saling, Erich, Prof. Dr. med.
Institut für Perinatale Medizin e. V.,
Mariendorfer Weg 28, 12051 Berlin

Schäfer, Axel, Prof. Dr. med.
Charité - Virchow-Klinikum,
Augustenburger Platz 1, 13353 Berlin

Schneider, Henning, Prof. Dr. med.
Universitäts-Frauenklinik, Inselspital,
Schanzeneckstr. 1, 3012 Bern/Schweiz

Sordyl, Carmen
Techniker Krankenkasse, Landesvertretung Mecklenburg-Vorpommern,
Wismarsche Str. 142, 19053 Schwerin

Uhlemann, Marlies, PD Dr. med.
Kinder- und Jugendklinik, Universität Rostock,
Rembrandtstr. 16/17, 18057 Rostock

Ulfig, Norbert, Prof. Dr. med.
AG Neuroembryologie, Institut für Anatomie, Universität Rostock,
Gertrudenstr. 9, 18057 Rostock

Viehweg, Brigitte, Prof. Dr. med.
Universitätsfrauenklinik Leipzig,
Philipp-Rosenthal-Str. 55, 04103 Leipzig

Vogtmann, Christoph, Prof. Dr. med.
Universitätskinderklinik Leipzig,
Oststr. 21–25, 04317 Leipzig

Voigt, Manfred, PD Dr. rer. nat.
Frauenklinik, Universität Rostock,
Doberaner Str. 142, 18057 Rostock

Wauer, Roland R., Prof. Dr. med.
Klinik für Neonatologie CCM, Kliniken und Polikliniken für Kinder- und Jugendmedizin der Charité,
Schumannstr. 20/21, 10098 Berlin

Weber, Ralph, Prof. Dr. jur.
Juristische Fakultät, Universität Rostock,
Möllner Str. 10, 18109 Rostock

Zieger, Wolfgang, PD Dr. med.
Universitätsfrauenklinik, Klinikum Mannheim GmbH,
Theodor-Kutzer-Ufer 1–3, 68167 Mannheim

Teil I
Grundlagenforschung zur drohenden Frühgeburt

1 Transiente Charakteristika des fetalen Gehirns und ihre Bedeutung für ZNS-Komplikationen des Frühgeborenen

N. Ulfig

1.1 Prinzipien der Hirnentwicklung

Zu Beginn der Entwicklung des Zentralnervensystems (ZNS) wird die Wand des Neuralrohrs von einem mehrreihigen Neuroepithel gebildet, das eine hohe Proliferationsaktivität zeigt. Zunächst enthält das in der Folge auch als Ventrikulärzone bezeichnete Neuroepithel multipotente Stammzellen, aus denen die meisten Zellen des ZNS hervorgehen. Die Multipotenz der Neuroepithelzellen wird während der weiteren Entwicklung durch die Entstehung von Vorläuferzellen von Neuronen und von Gliazellen eingeengt. Die histogenetischen Prozesse spiegeln sich im Auftreten von embryonalen Zonen in der Hirnwand wider (Abb. 1.1).

Ab der 5. Woche ist in der Wand der Hemisphärenblase oberhalb der Ventrikulärzone die Marginalzone erkennbar. Die Marginalzone besteht aus auswachsenden Fortsätzen der neuroepithelialen Zellen und Extrazellularsubstanz. In die Marginalzone wandern aus der Ventrikulärzone postmitotische unreife Nervenzellen hinein, die in ihrer Gesamtheit die sog. Preplate bilden (Kostovic 1990).

Das räumliche Muster der embryonalen Zonen in der Hirnwand ändert sich in der nachfolgenden Entwicklung durch den Prozeß der Migration. Dieser Prozeß spielt bei der ZNS-Entwicklung eine ganz entscheidende Rolle, denn alle Neurone werden an Orten gebildet, die nicht ihrer späteren Position entsprechen. Hauptwanderungsbereich ist die Intermediärzone, die sich zwischen Marginal- und Ventrikulärzone bildet. Die Migration der unreifen Nervenzellen erfolgt entlang von radiär ausgerichteten

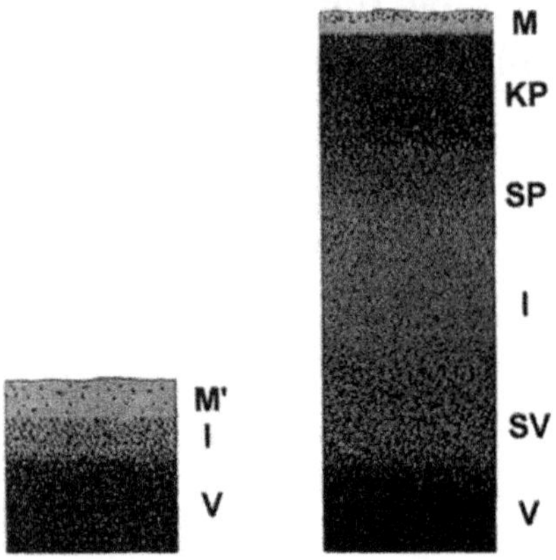

Abb. 1.1. Histogenese der Endhirnrinde. In der 5. Woche besteht die Wand der Hemisphäre aus der vorläufigen Marginalzone (*M'*), die die Zellen der Preplate beherbergt, der Intermediärzone (*I*) und der Proliferationszone (Ventrikulärzone, *V*). Beim typischen fetalen Schichtungsmuster läßt sich neben Ventrikulär-(*V*-), Subventrikulär-(*SV*-) und Intermediärzone (*I*) die kortikale Platte (*KP*) abgrenzen, die die Preplate in Marginalzone (*M*) und Subplatezone (*SP*) gespalten hat

Leitstrukturen, die von den Fortsätzen der Radialgliazellen geliefert werden. Letztere stellen eine transiente Gliazellart dar, die eine grundlegende Organisationsstruktur des sich entwickelnden Gehirns bildet. Zell-Zell-Kontakte zwischen Neuronen und Radialglia sind für den Vorgang der Wanderung wesentlich. Migrierende Neurone weisen eine bipolare Form auf und besitzen 2 Fortsätze, wobei der „führende" Fortsatz zum Zielgebiet hin gerichtet ist (Rakic 1995). Durch den Vorgang der Migration kommt es zur Verlagerung von postmitotischen Neuronen zwischen Marginal- und Ventrikulärzone; hier entsteht auf diese Weise die Intermediärzone.

Während die Intermediärzone sich durch eine zunehmende Anzahl hindurchwandernder Neurone ständig verbreitert, läßt sich die Proliferationszone in eine innere Ventrikulärzone mit extrem hoher Packungsdichte der Zellen und eine an die Intermediärzone grenzende weniger zelldichte Subventrikulärzone gliedern. Die durch die Intermediärzone migrierenden Neurone siedeln sich in einer bandförmigen Zone innerhalb der Preplate an und bilden die kortikale Platte. Somit wird die Preplate durch die Ausbildung der kortikalen Platte in 2 Schichten gespalten:

- eine äußere Schicht, die Lamina I des adulten Cortex cerebri, und
- eine innere Schicht, die Subplate.

Letztere liegt somit zwischen kortikaler Platte und Intermediärzone (Bayer u. Altman 1991). Sowohl Lamina I, die der definitiven Marginalzone entspricht, als auch die Subplate enthalten sehr früh entstandene Neurone. Diese zeigen in der weiteren Entwicklung bereits sehr frühzeitig einen hohen Differenzierungsgrad (Allendorfer u. Shatz 1994).

Die Subplate spielt eine wichtige Rolle beim Prozeß des Einwachsens von Axonen in die Rindenanlage (s. unten). Die in Lamina I gelegenen Cajal-Retzius-Zellen sind wesentlich an der Entstehung der kortikalen Platte sowie auch an der Differenzierung der Nervenzellen in der Rindenanlage beteiligt: Sie produzieren und sezernieren das Glykoprotein Reelin, das als ein Stopsignal für die einwandernden Neurone der kortikalen Platte fungieren soll (D'Arcangelo et al. 1995; Frotscher 1998). Durch Interaktion ihrer Axonplexus mit den Dendriten der Pyramidenzellen sind die Cajal-Retzius-Zellen an deren Differenzierung und Ausrichtung ganz wesentlich beteiligt (Marin-

Padilla 1998). Bei der Entwicklung der kortikalen Platte verlagern sich die Axone der Cajal-Retzius-Zellen aus der Tiefe in die untere Hälfte der Lamina I.

Bei der Trisomie 22 konnte gezeigt werden, daß die Axone in eine Fehlposition verlagert werden, nämlich in die obere Hälfte der Lamina I (Ulfig et al. 1999b). Inwiefern diese Fehlverlagerung Auswirkungen auf die Differenzierung der Pyramidenzellen hat, ist bisher nicht bekannt.

Die kortikale Platte stellt die Anlage der Laminae II bis VI des adulten Isokortex dar. Diese Laminae II bis VI entstehen in einer ganz bestimmten zeitlich-räumlichen Abfolge, die mit dem Begriff „inside-out-layering" beschrieben wird. Das heißt, die am frühesten generierten Neurone sind im adulten Gehirn in den tiefen Schichten, die zuletzt gebildeten in den oberflächlichen Schichten anzutreffen. Die später in die kortikale Platte einwandernden Neurone müssen also zwischen den schon vorher dort angekommenen Neuronen hindurchwandern, um in ihre oberflächlichere Position zu gelangen (Bayer u. Altman 1991). Nachdem die unreifen Neurone ihren definitiven Standort erreicht haben, beginnt ihre Differenzierung, d.h. ihre strukturelle und funktionell-biochemische Spezialisierung (Abb. 1.2; Ulfig et al. 1998c). Es kommt zum Wachstum der Nervenzellkörper, und es sprossen Dendriten aus und verzweigen sich; ferner wachsen Axone aus.

An den Enden auswachsender Axone finden sich handtellerförmig verbreiterte Wachstumskegel, von denen fingerförmige Filopodien ausgehen. Diese dienen der Kontaktaufnahme mit der Umgebung. Das Auswachsen der Axone wird von intrazel-

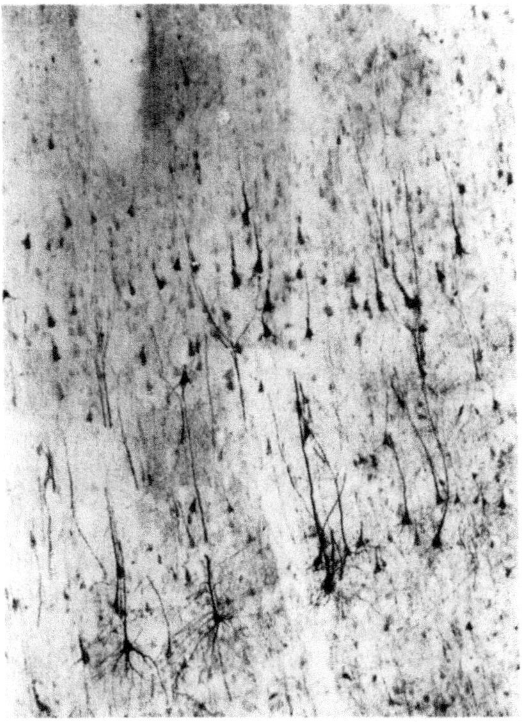

Abb. 1.2. Immungefärbtes Präparat (Antikörper SMI 311) der Endhirnrinde (24. SSW). Die zuerst eingewanderten Pyramidenzellen der tiefen Schicht zeigen zu diesem Entwicklungszeitpunkt bereits große Somata und kräftig entwickelte Dendritenbäume. (Aus Ulfig et al. 1998c)

lulären Substanzen (z. B. „growth-associated protein 43") und Molekülen der Mikroumgebung, d.h. der Extrazellularmatrix, reguliert (Skene et al. 1986; Reichardt u. Tomaselli 1991; Ulfig 1997). Nachdem ein Pionieraxon seine Zielzelle gefunden hat, fungiert es als Leitstruktur für nachwachsende Axone (Jacobson 1991).

Auf ihrem Weg zu ihren Zielgebieten finden auswachsende Axone häufig Intermediärziele, mit denen sie Kontakt aufnehmen. An solchen Intermediärzielen „pausieren" die auswachsenden Axone; auch kann an solchen Intermediärzielen die weitere Wachstumsrichtung der Axone festgelegt werden (Mitrofanis u. Guillery 1993; Kostovic u. Rakic 1990).

Haben die Axone ihr endgültiges Zielgebiet erreicht, kommt es nicht umgehend zum Aufbau stabiler neuronaler Verbindungen. Die zunächst angelegten synaptischen Verbindungen können um- oder abgebaut werden, d.h. es besteht ein hohes Maß an Plastizität der Nervenzellkontakte bevor die endgültigen Verschaltungsmuster etabliert werden (Jacobson 1991).

Auch während der ungestörten Entwicklung kommt es zu einem Absterben einer Vielzahl von Neuronen. Dieser Zelltod dient insbesondere der Abstimmung zwischen den im Überschuß gebildeten Neuronen und den Bedürfnissen nach Verschaltung der Nervenzellen. Es spielt also das Verhältnis zwischen der Anzahl der Neurone in einem Hirnareal und der Anzahl der Neurone im Zielgebiet dieses Areals eine wesentliche Rolle. Die Zielzellen schütten häufig Faktoren aus, die für das Überleben der präsynaptischen Nervenzellen von Bedeutung sind. Die verschiedenen neurotrophen Faktoren (z. B. „nerve growth factor"/NGF, „brain-derived neurotrophic factor"/BDNF, „neurotrophin 3"/NT-3) wirken spezifisch auf definierte Nervenzellpopulationen (Arenander u. de Vellis 1994). Ihre Wirkung besteht wohl darin, daß ein Anschalten des Selbstmordprogramms der Zellen (Apoptose) unterdrückt wird.

Suffiziente funktionelle Nervenzellverbindungen setzen hohe Erregungsleitungsgeschwindigkeiten voraus. Diese werden durch eine saltatorische Erregungsleitung erreicht. Strukturelle Grundlage dieser Erregungsleitung ist die von den Oligodendrozyten gebildeten Markscheiden, die die Axone isolierend umhüllen. Das Myelin ist aus 70% Lipiden und 30% Proteinen zusammengesetzt (Morell et al. 1994).

Im Prosenzephalon (Telenzephalon + Dienzephalon) beginnt die Markscheidenentwicklung bereits im 5. Schwangerschaftsmonat. Zuerst werden Axone motorischer Nervenzellen im Globus pallidus myelinisiert. Der Globus pallidus stellt mithin die prosenzephale Hirnstruktur dar, in der die Markscheidenbildung beginnt. Einen Monat später findet man in weiteren motorischen Kerngebieten – nämlich im Putamen, in motorischen Thalamuskernen und im Nucleus subthalamicus – Markscheiden. Im 7. Monat ist Myelin auch in sensorischen Thalamuskernen anzutreffen (Ulfig et al. 1994).

Die subkortikal gelegene graue Substanz der Hemisphären, also beispielsweise Nucleus caudatus, Putamen und Corpus amygdaloideum, gehen aus einem stark verdickten Teil der Ventrikulär- und Subventrikulärzone hervor, der als Ganglienhügel bezeichnet wird. Der Ganglienhügel, der aus dicht gepackten Neuroepithelzellen aufgebaut ist, entsteht zwischen der 5. und 6. Woche und stellt bis weit in das letzte Trimenon hinein eine prominente Struktur des fetalen Gehirns dar (Kostovic u. Judas 1998).

1.2 Transiente Strukturen des fetalen Gehirns

Im folgenden sollen 3 für das fetale Gehirn typische Areale vorgestellt werden, die sich spätestens bis zum 6. postnatalen Monat zurück- oder umgebildet haben. Diese 3 prominenten Strukturen, die die transiente Architektonik des fetalen Gehirns wesentlich mitgestalten, sind erst in jüngerer Zeit morphologisch und funktionell näher untersucht worden. Ihre architektonischen und topographischen Charakteristika müssen bei neuropathologischen Untersuchungen Beachtung finden, um mögliche Störungen wichtiger ontogenetischer Prozesse erfassen zu können.

1.2.1 Subplate

Die unter der Rindenanlage lokalisierte, bandförmige Subplate stellt im menschlichen fetalen Gehirn eine prominente transiente Struktur dar. Sie fällt durch ihre erhebliche Breite als auch durch sehr früh differenzierte Neurone auf. Es kommen unterschiedlich große multipolare Neurone und Pyramidenzellen vor, die z. T. radiär ausgerichtet sind. Die Nervenzellen der Subplate bilden insgesamt eine sehr heterogene Nervenzellpopulation; verschiedene Subpopulationen der Nervenzellen exprimieren eine Vielzahl neuroaktiver Substanzen (Kostovic u. Rakic 1990). Elektronenmikroskopische Untersuchungen konnten eine hohe Synapsendichte in der Subplate nachweisen, was im Einklang mit lichtmikroskopischen immunhistochemischen Ergebnissen steht, die das Vorkommen des präsynaptischen Proteins Synapsin I belegen.

Die Subplate enthält axonale Plexus, die sehr unterschiedlichen afferenten Systemen zuzuordnen sind. Diese Axone bauen synaptische Kontakte mit den Subplateneuronen auf und bleiben über einen gewissen Zeitraum in der Subplate (Delalle et al. 1997). Deshalb wird die Subplate als ein Wartekompartiment aufgefaßt, das für den Aufbau von Verbindungen zwischen subkortikalen Strukturen, insbesondere dem Thalamus, und den zugehörigen kortikalen Arealen von essentieller Bedeutung ist. So konnte in experimentellen Studien gezeigt werden, daß nach selektiver Zerstörung der Subplate thalamische Axone nicht mehr in der Lage sind, ihr entsprechendes Zielgebiet zu finden. Statt dessen wachsen sie regellos in der subkortikalen weißen Substanz (Allendorfer u. Shatz 1994; Ghosh et al. 1990).

Die Afferenzen der Subplate wachsen in definierter sequentieller Abfolge ein. Zuerst, um die 12. Woche, erreichen monoaminerge Axone, deren Ursprungsneurone im Hirnstamm liegen, die Subplate. Etwa im 5. Monat sind cholinerge Afferenzen aus den magnozellulären Kernen des basalen Vorderhirns in der Subplate nachweisbar. Das nächste afferente System stammt aus dem Thalamus. Zuletzt erreichen Axone die Subplate, die dem Aufbau kortiko-kortikaler Verbindungen dienen.

Über den Zeitpunkt des Einwachsens dieser Axone kann keine allgemein gültige Aussage gemacht werden, denn diese Axone wachsen in den verschiedenen Kortexarealen zu unterschiedlichen Entwicklungszeitpunkten ein. Dieser Umstand erklärt auch, warum die Subplate zu einem bestimmten Entwicklungszeitpunkt in verschiedenen Arealen des Cortex cerebri sehr unterschiedliche Breiten aufweisen kann (Kostovic u. Rakic 1990).

Die funktionelle Bedeutung der Subplate besteht nicht nur darin, daß sie ein Wartekompartiment für Axone darstellt. Sie ist zudem beteiligt am Weiterwachsen etwa der thalamischen Axone in Richtung Kortex und deren regelrechte Verschaltung in Lamina IV der Rinde. Außerdem spielen Efferenzen der Subplate, die in Richtung subkortikaler Kerngebiete als Pionieraxone auswachsen, wahrscheinlich eine Rolle beim Aufbau von Verbindungen zwischen Rinde und eben diesen subkortikalen Strukturen (McConnell et al. 1994).

1.2.2 Transiente Charakteristika des Nucleus reticularis thalami

Der Nucleus reticularis liegt den Kerngebieten des dorsalen Thalamus, zu denen beispielsweise die spezifischen sensorischen und motorischen Thalamuskerne gehören, schalenförmig an (Jones 1985). Während er im adulten Gehirn ein eher unauffälliges Kerngebiet mit relativ geringer Packungsdichte seiner Neurone darstellt, fällt er im fetalen Gehirn als ein ausgedehntes nervenzelldichtes Kerngebiet auf. Erst in jüngeren Untersuchungen konnte gezeigt werden, daß im fetalen Gehirn Neurone zwischen den Fasern der Capsula interna, die lateral vom Nucleus reticularis liegt, einzeln oder in Gruppen liegen. Diese Neurone, die denen des Nucleus reticularis sehr ähnlich sind, werden insgesamt als Nucleus perireticularis bezeichnet. Dieser ist beim Menschen nur im sich entwickelnden Gehirn nachweisbar (Ulfig et al. 1998b).

Dieser Retikulariskomplex (aus Nucleus reticularis und Nucleus perireticularis) erfüllt, vergleichbar der Subplate, wichtige Funktionen als Leitstruktur für die Führung thalamo-kortikaler Fasern als auch für kortikale Efferenzen, die Richtung Thalamus und Richtung Hirnstamm auswachsen. Im Bereich des Nucleus perireticularis wird dabei etwa festgelegt, ob kortikale Efferenzen in den Thalamus (als kortikothalamische Faserverbindung) einwachsen oder in Richtung Hirnstamm (als Fasern der Pyramidenbahn) weiterwachsen (Mitrofanis u. Guillery 1993; Mitrofanis u. Baker 1993).

Im menschlichen Gehirn ist der Retikulariskomplex besonders vom 5. bis 7. Monat mächtig entwickelt. Er weist morphologisch und neurochemisch sehr unterschiedliche Nervenzelltypen auf, die durch stark ausgeprägte Dendritenbäume charakterisiert sind. Im adulten Gehirn ist die Anzahl neuronaler Typen und die Ausprägung der Dendritenbäume dagegen deutlich reduziert. Folglich kann davon ausgegangen werden, daß dem Retikulariskomplex während dieses Entwicklungszeitraumes eine bedeutsame Rolle zukommt (Ulfig et al. 1998b). Nach Erfüllung dieser ontogenetischen Funktion kommt es durch Nervenzelltod (Apoptose) zur Reduktion der Nervenzellzahl im Nucleus reticularis und letztlich zum Verschwinden des Nucleus perireticularis.

1.2.3 Der Ganglienhügel und das Corpus gangliothalamicum

Der auffällig zelldichte Ganglienhügel, der bis ins letzte Trimenon hinein eine hohe Proliferationsaktivität aufweist, wölbt sich in den Seitenventrikel vor. Seine mediale Begrenzung wird durch den Sulcus terminalis markiert; hier grenzt der Ganglienhügel an das Dienzephalon. Infolge der Hemisphärenrotation ist ein Teil des Ganglienhügels in den Temporalpol verlagert (Ulfig et al. 1998 e). Dort liegt der Ganglienhügel unmittelbar benachbart zum Corpus amygdaloideum (Amygdala).

Dieses subkortikal gelegene telenzephale Kerngebiet weist ausgeprägte Faserverbindungen mit zahlreichen funktionell sehr unterschiedlichen Hirnarealen auf. Dementsprechend ist die Amygdala in verschiedenen funktionellen Systemen eingebunden: im neuroendokrinen, olfaktorischen, vegetativen, limbischen und kognitiven System. So ist die Amygdala bei komplexen Verhaltensmustern, wie Wut oder Aggression, beteiligt (Aggleton 1995). Der obere Abschnitt des Ganglienhügels grenzt direkt an den Nucleus caudatus, der zusammen mit dem Putamen das zum extrapyramidalmotorischen System gehörende Striatum bildet.

Der Thalamus als dienzephale Hirnstruktur erhält seine Neuroblasten aus der den 3. Ventrikel auskleidenden Proliferationszone. Für das menschliche Gehirn konnte aufgezeigt werden, daß verschiedene Kerne des Thalamus zudem Vorläuferneurone aus dem telenzephalen Ganglienhügel erhalten. Diese für den Thalamus bestimmten Neuroblasten des Ganglienhügels überqueren am Sulcus terminalis die telodienzephale Grenze und bilden zunächst das transiente Corpus gangliothalamicum, um von hier in die Kerne des Thalamus einzuwandern. Diese Einwanderung von Neuroblasten telenzephalen Ursprungs erfolgt zu späten Entwicklungszeiten, zu denen die dienzephale Proliferationszone am 3. Ventrikel nicht mehr existiert. Das Corpus gangliothalamicum, das zwischen der 15. und 34. Woche deutlich nachweisbar ist, verbindet somit den telenzephalen Ganglienhügel mit dem Thalamus; es ist nur im menschlichen Gehirn zu beobachten (Letinic u. Kostovic 1997). Unklar ist bisher, welche neuronalen Typen (Inter- oder Projektionsneurone) in welcher Anzahl bestimmte thalamische Kerne besiedeln.

1.3 Neurologische Komplikationen des Frühgeborenen

Im folgenden soll auf die 2 häufigsten ZNS-Komplikationen des Frühgeborenen eingegangen werden (Takashima et al. 1989), wobei besonders funktionell-architektonische und neurochemische Charakteristika der transienten Strukturen bei der Beurteilung neuropathologischer Veränderungen berücksichtigt werden.

1.3.1 Einblutungen in den Ganglienhügel

Die intrazerebrale Blutung, die eine sehr häufige Komplikation bei Frühgeborenen darstellt, tritt bevorzugt im Ganglienhügel auf (Gilles 1997). Es werden 4 Schweregrade unterschieden:

I. Einblutung liegt innerhalb der Grenzen des Ganglienhügels,
II. Einblutung im Ganglienhügel ist in das Ventrikelsystem eingebrochen, Größe der Ventrikel ist normal,
III. wie II., aber Ventrikel sind dilatiert (posthämorrhagischer Hydrozephalus),
IV. Einblutung im Ganglienhügel ist in benachbarte Hirnareale eingedrungen.

Bei der Pathogenese der Einblutungen sind eine Vielzahl von Faktoren und ihr Zusammenwirken zu berücksichtigen (Shankaran 1997). Hämodynamische Parameter, wie Blutdruckschwankungen, erhöhte Blutdruckwerte oder eine Erhöhung des venösen Drucks, spielen zusammen mit den spezifischen Charakteristika des Kapillarnetzes im Ganglienhügel eine bedeutsame Rolle. Die Kapillaren befinden sich, ähnlich wie der Ganglienhügel selbst, z.T. in Rückbildung; häufig besitzen sie keine Basalmembran. Der perikapilläre Extrazellularraum liefert kaum mechanischen Widerstand gegen Druckerhöhungen. So läßt sich eine durch Gefäßwandruptur entstandene kapilläre Blutung erklären, nicht jedoch das Auftreten ausgeprägter Blutungen, die charakteristischerweise im Ganglienhügel des Frühgeborenen auftreten (Volpe 1995).

Im Ganglienhügel konnte eine hohe Aktivität der Protease Plasminogenaktivator nachgewiesen werden. Dieses Enzym, das wohl für die Umbauvorgänge im Rahmen der Rückbildung des Ganglienhügels von funktioneller Bedeutung ist, weist zudem eine hohe fibrinolytische Aktivität auf (Gilles et al. 1971). Plasmin, das durch proteolytische Aktivierung durch den Plasminogenaktivator aus der inaktiven Vorstufe Plasminogen gebildet wird, löst Fibringerinsel auf. Die erhöhte Aktivität des Plasminogenaktivators erscheint verantwortlich für die Entstehung großer Einblutungen aus kleinen kapillären Blutungen.

Die intrauterine Infektion, die eine Hauptursache der Frühgeburtlichkeit darstellt, führt zu Konzentrationserhöhungen von Zytokinen in der Amnionflüssigkeit (Weeks et al. 1997). In jüngeren Untersuchungen konnte eine signifikante Korrelation zwischen erhöhten Konzentrationen des multifunktionellen Zytokins Interleukin-(IL-)6 im Nabelschnurblut und dem Auftreten von intrakraniellen Einblutungen bei Frühgeborenen nachgewiesen werden. Unklar blieb dabei, auf welche Weise erhöhte IL-6-Konzentrationen eine intrakranielle Blutung hervorrufen können. In einer jüngeren Studie konnte gezeigt werden, daß der IL-6-Rezeptor sehr stark von den Zellen des Ganglienhügels exprimiert wird (Ulfig u. Friese 1999). Vorstellbar wäre, daß die erhöhten IL-6-Konzentrationen nach einer kapillären Blutung eine vermehrte Synthese und Ausschüttung von Plasminogenaktivator durch die Zellen des Ganglienhügels hervorrufen. Die erhöhten Konzentrationen von Plasminogenaktivator können letztlich für die Entstehung einer ausgeprägten Blutung verantwortlich sein.

Aufgrund funktionell anatomischer Daten sind die Konsequenzen einer Einblutung in den Ganglienhügel für die Entwicklungsprozesse weitreichend. In der Regel wird lediglich betont, daß eine Zerstörung der germinalen Matrix des Ganglienhügels eine verminderte Anzahl von Gliavorläuferzellen zur Folge hat. Es ist jedoch darüber hinaus mit einer Anzahl weiterer Störungen besonders bei sehr unreifen Frühgeborenen zu rechnen. Der Ganglienhügel liefert – über das Corpus gangliothalamicum – spät einwandernde Neurone des Thalamus. Wie Abb. 1.3 a–c zeigt, können Blutungen auch im Corpus gangliothalamicum vorkommen.

Das Corpus amygdaloideum liegt unmittelbar benachbart zum unteren Teil des Ganglienhügels, und es lassen sich transiente zytoarchitektonische Charakteristika im Übergangsgebiet beider Strukturen darstellen. So sind beispielsweise im 5. Monat zelldichte Säulen erkennbar, die kontinuierlich vom Ganglienhügel in die Amygdala verlaufen. Diese Zellsäulen können als Migrationsrouten aufgefaßt werden und sind erst im 7. Monat weitestgehend zurückgebildet, so daß auch in der Amygdala bei sehr unreifen Frühgeborenen mit Einblutung von einem Defizit an Neuronen, bei denen es sich wahrscheinlich um Interneurone handelt, auszugehen ist (Ulfig et al. 1998 e; Setzer u. Ulfig 1999). Zudem verlaufen in der Peripherie des Ganglienhügels im 5./6. Monat

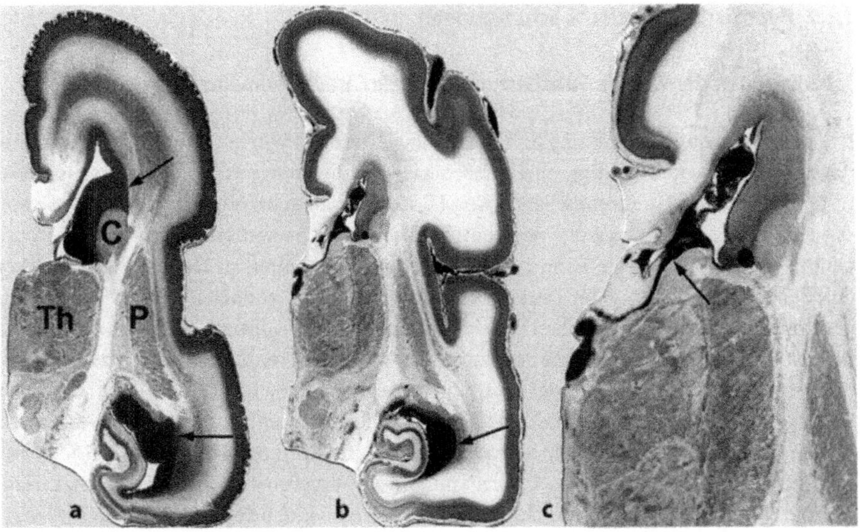

Abb. 1.3 a–c. **a** Frontalschnitt durch ein fetales Gehirn (6. Schwangerschaftsmonat, Nissl-Färbung). Auffällig sind die intensiv gefärbten Abschnitte des Ganglienhügels (*Pfeile*; *P* Putamen, *C* Nucleus caudatus, *Th* Thalamus). **b** Einblutung in den Ganglienhügel (*Pfeil*; 7. Schwangerschaftsmonat). **c** Bei stärkerer Vergrößerung wird erkennbar, daß die Einblutung auch im Corpus gangliothalamicum (oberhalb des Thalamus; *Pfeil*) lokalisiert ist. (Abb. **a, c**: modifiziert, mit Genehmigung aus Ulfig et al., in press)

aussprossende Axone, die durch eine Einblutung geschädigt werden können (Ulfig et al. 1999 a).

Der Ganglienhügel beherbergt zudem die Somata der Radialglia, die ihre Fortsätze in Richtung pialer Oberfläche schicken. Diese bilden ein mächtig ausgeprägtes dreidimensionales Gerüst, das als Leitstruktur für migrierende Neurone und auswachsende Axone dient. Dieses Netzwerk aus Radialgliafasern, die durch den Einsatz von Antikörpern gegen das typischerweise von Radialglia gebildete Intermediärfilament Vimentin dargestellt werden können, ist auch noch im 8. Monat ein prominentes Merkmal des fetalen Gehirns (Ulfig et al. 1998 a). Mithin können auch Einblutungen bei reiferen Frühgeborenen noch eine Schädigung des Radialgliagerüstes bedingen. Schließlich erfüllen die am Rande gelegenen Zellen des Ganglienhügels, die benachbart zur weißen Substanz (Capsula interna) liegen, eine wichtige Funktion als intermediäres Zielgebiet von kortikothalamischen Axonen, die hier ihr Wachstum für einige Zeit unterbrechen und dann später Richtung Thalamus weiterwachsen (Metin u. Godement 1996). Somit kann angenommen werden, daß diese Axone durch Wegfall ihres Warteareals ihr endgültiges Zielgebiet nicht mehr finden könnten.

1.3.2 Hypoxisch-ischämische Schädigungen

Schädigungen der weißen Substanz, periventrikuläre Leukomalazie

Die periventrikuläre Leukomalazie, die eine weitere ZNS-Erkrankung Frühgeborener darstellt, bildet sich infolge einer zerebralen Minderperfusion aus. Typischerweise treten meist scharf begrenzte Nekrosen (Koagulationsnekrosen), deren Durchmesser etwa 2–6 mm beträgt, in der periventrikulär gelegenen weißen Substanz auf. In ungefähr einem Viertel der Fälle treten petechiale Blutungen in den Nekrosebezirken auf. Bei der Entwicklung der Leukomalazieherde können zunächst Kernpyknosen und geschwollene Axone beobachtet werden, und es ist mit Rupturen der Axone zu rechnen. Noch innerhalb der ersten 24 h kommt es zur reaktiven Astrozytose, die auch eine Abgrenzung der Läsion bedingt, und zur Hyperplasie der Endothelzellen. Dann proliferieren Mikrogliazellen, und lipidhaltige Makrophagen sind sichtbar. Außerdem mineralisieren die geschwollenen Axone, und ein auffälliger Verlust an Oligodendroglia, der schließlich zu einem Untergang von Myelin führt, wird nachweisbar. Nach wenigen Wochen sind schließlich kleine Kavitäten ausgebildet und durch den Myelinverlust bedingt lokale Ventrikelerweiterungen erkennbar (Gilles 1997).

Die Leukomalazieveränderungen können auch diffus verteilt in der subkortikalen weißen Substanz vorkommen. Hier kommt es dann zu einer Zerstörung der Subplate. Diese enthält in ausgeprägtem Maße Extrazellularmatrix, was die häufige und rasche Entstehung von Kavitäten bedingt. Kostovic et al. (1989) weisen darauf hin, daß die Subplate während der Phase ihrer stärksten Ausdehnung, d.h. zwischen der 22. und 36. Woche, ein hohes Ausmaß an Plastizität aufweist. So könnten die ungeschädigten Anteile der Subplate für Reorganisationsvorgänge, über die jedoch bisher kaum sichere histologische oder experimentelle Daten vorliegen, verantwortlich sein. Ultrasonographisch wurde eine Rückbildung von Kavitäten, die zwischen der 22. und 36. Woche entstanden sind, während des 1. Lebensjahres beobachtet. Inwiefern es dabei auch zu einer regelhaften Verschaltung im Cortex cerebri kommt, ist bisher nicht bekannt. Bei ausgeprägten Formen der periventrikulären Leukomalazie kann auch die Capsula interna betroffen sein. In solchen Fällen muß dann auch mit einer Beeinträchtigung des transienten, innerhalb der Capsula interna gelegenen Nucleus perireticularis gerechnet werden. Mithin könnte auch der Prozeß der Axonweiterleitung in Richtung unterschiedlicher Hirnareale gestört sein (Ulfig et al. 1998b).

Im Rahmen der Pathogenese der periventrikulären Leukomalazie spielen verschiedene Faktoren zusammen. Die ischämischen Läsionen, die in der Regel in arteriellen Grenz- oder Endgebieten lokalisiert sind, treten im Zusammenhang mit Störungen der Durchblutung, etwa infolge eines systemischen Blutdruckabfalls, auf (Volpe 1995). Zudem zeigt die weiße Substanz des Frühgeborenen eine hohe Vulnerabilität gegenüber Ischämie, die mit einer Axonruptur einhergeben könnte. Letztere bedingt eine Freisetzung von Glutamat, das zudem von den proliferierenden Astrozyten sezerniert werden kann (Oka et al. 1993). Glutamat wirkt toxisch auf Oligodendrozyten, die im Bereich des Läsionsherdes zugrunde gehen. Wie bei der Einblutung in den Ganglienhügel könnten auch bei der Pathogenese der periventrikulären Leukomalazie Zytokine beteiligt sein. Dabei scheint insbesondere IL-1 und der Tumornekrosefaktor (TNF) von signifikanter Bedeutung zu sein (Leviton 1993).

Astrozyten und insbesondere Mikroglia sezernieren den TNF, der vermehrt bei Infektionen, wahrscheinlich durch erhöhte Endotoxinkonzentrationen induziert, ausgeschüttet wird. Besonders zum TNF liegt eine Vielzahl von Studien vor, die seine Wirkungsmechanismen erläutern (Selmaj et al. 1990; Merrill 1991). So sind spezifische Effekte im ZNS beschrieben, die recht genau mit den neuropathologischen Veränderungen bei der periventrikulären Leukomalazie übereinstimmen. Der TNF ruft nämlich eine Schädigung von Oligodendrozyten und von Myelin sowie eine Proliferation von Astrozyten hervor (Selmaj et al. 1988).

Eine Schädigung der ventrikelnah verlaufenden Anteile der Pyramidenbahn bei der periventrikulären Leukomalazie läßt sich eindeutig mit der klinischen Symptomatik korrelieren (Schulte 1997). Es kommt typischerweise zu einer Lähmung der Beine, da die zu den Ursprungsneuronen des Plexus lumbosacralis ziehenden kortikospinalen Fasern den Ventrikeln am nächsten liegen. Ausgedehntere Läsionen können dann auch zu einer Beeinträchtigung der Innervation der oberen Extremität führen.

Nervenzellschädigungen

Eine zerebrale Minderperfusion kann auch zu einem Nervenzelluntergang führen, der sehr häufig mit der periventrikulären Leukomalazie assoziiert auftritt (Skullerud u. Westre 1986). Hypoxisch-ischämische Schädigungen betreffen beim Frühgeborenen bevorzugt den Pons des Hirnstamms und das Subiculum der Hippocampusformation. Innerhalb des Pons sind Nervenzelluntergänge in den anterior gelegenen Nuclei pontes lokalisiert. Faserbahnen aus allen Teilen der Endhirnrinde erreichen die Nuclei pontis, die ihre Axone, und damit Information über die von der Endhirnrinde initiierte Motorik, zur kontralateralen Kleinhirnrinde schicken. Das Subiculum enthält die Ursprungsneurone der Fasern des Fornix, die zum Corpus mamillare ziehen. Diese Projektion gehört zum Papez-Kreis des limbischen Systems. Aufgrund der typischen Lokalisationen der Nervenzellverluste bei Frühgeborenen spricht man auch von einer ponto-subikulären Nekrose (Friede 1989).

Darüber hinaus wurden Nervenzellverluste auch in der Fascia dentata der Hippocampusformation und im Stratum granulosum internum der Kleinhirnrinde beschrieben (Torvik et al. 1992; Volpe 1995). Die Ontogenese dieser 2 Hirnareale weist eine charakteristische Besonderheit auf: Teilungsfähige Stammzellen der primären, ventrikelnahen Proliferationszonen besiedeln zunächst subpiale Gebiete, die als sekundäre Proliferationszonen anzusehen sind. Von hier wandern postmitotische Neurone während eines - verglichen mit anderen Hirnarealen - langen Zeitraums, d.h. während der gesamten Frühgeborenenperiode, zu ihren Zielgebieten (Zilles u. Rehkämper 1998). Dieses ontogenetische Charakteristikum bedingt offensichtlich die hohe Vulnerabilität der Fascia dentata und des Stratum granulosum internum. Hervorzuheben bleibt, daß sich das Muster der Nervenzelluntergänge beim Frühgeborenen deutlich von dem beim zum Termin Geborenen unterscheidet. Schwerer perinataler Sauerstoffmangel bei zum Termin Geborenen geht mit einer Schädigung von Nervenzellen in den Basalganglien und im Thalamus einher (Johnston 1998).

1.4 Störungen der Markscheidenbildung

Im 5. Monat beginnt im Prosenzephalon ein wichtiger Entwicklungsprozeß, der sich bis weit in die Postnatalzeit hinein erstreckt. Dieser Prozeß der Markscheidenbildung, der in einer definierten zeitlichen und räumlichen Ordnung verläuft, wird dabei im Hinblick auf Störanfälligkeit durch exogene Faktoren in diesem Abschnitt vorgestellt.

In der Subventrikulärzone werden auch die Vorläuferzellen der Oligodendrozyten gebildet, die dann in ihr Zielgebiet wandern, um hier zu proliferieren. Die Proliferation und die sich anschließende Differenzierung wird von einer Vielzahl von Wachstumsfaktoren reguliert (Goldman 1992). Die Oligodendrozyten bilden dünne Fortsätze aus, deren zungenförmige Enden sich mehrfach um ein Axon wickeln. Die Umwicklung wird in der Folge dadurch sehr straff, weil das noch vorhandene Zytoplasma des Fortsatzes ausgepreßt und der Extrazellularraum zwischen den Außenseiten der Zellmembranen extrem eingeengt wird. Dieser Vorgang, der als Kompaktierung bezeichnet wird, ist abhängig vom Einbau spezifischer Myelinproteine, wie beispielsweise des basischen Myelinproteins. Es entsteht auf diese Weise das elektronenmikroskopisch typische lamelläre Erscheinungsbild des reifen kompakten Myelins (Jacobson 1991).

Aus experimentellen Untersuchungen ist bekannt, daß insuffiziente Ernährung die Markscheidenbildung beeinträchtigen kann (Wiggins 1982). Beim Menschen ist bei Zwillingsschwangerschaften mit einer verminderten pränatalen Versorgung zu rechnen. In einer jüngeren Studie konnte belegt werden, daß bei Zwillingen des 6. Monats deutlich weniger fasrige Myelinstrukturen, die mittels eines Antikörpers gegen basisches Myelinprotein dargestellt wurden, im Bereich des Globus pallidus im Vergleich zu altersentsprechenden Kontrollen vorhanden sind. Der Globus pallidus ist die Hirnregion, in der etwa im 5. Monat die Markscheidenbildung im Prosenzephalon beginnt. Beim Zwilling, nicht jedoch bei den Kontrollen, fanden sich dagegen zahlreiche Oligodendrozytensomata im Globus pallidus, die mit Antikörpern gegen basisches Myelinprotein immungefärbt sind (Ulfig et al. 1998d).

Diese Befunde (immungefärbte Fasern als Zeichen von Axonmyelinisierung bei Kontrollen, Immunfärbung von in erster Linie Somata bei Zwillingen) lassen sich wie folgt interpretieren: Normalerweise kommt es beim Beginn der Markscheidenbildung dazu, daß das basische Myelinprotein und seine mRNA in Richtung auf die Fortsätze der Oligodendrozyten verlagert werden (Verity u. Campagnoni 1988). Offenbar ist dieser Verlagerungsprozeß bei den Zwillingsgehirnen gestört. Elektronenmikroskopisch findet man in solchen Gehirnen im Globus pallidus lockeres, nichtkompaktiertes Myelin, denn die Anwesenheit von basischem Myelinprotein in den Fortsätzen ist für die Kompaktierung erforderlich.

Diese Befunde zeigen nicht nur, daß bei einer Mehrlingsschwangerschaft, die häufig Ursache von Frühgeburt ist, von einer retardierten Markscheidenbildung ausgegangen werden kann (Ulfig et al. 1998d). Es wird auch ersichtlich, daß Ernährungsparameter bei der Versorgung von Frühgeborenen mit Blick auf eine ungestörte Hirnentwicklung von großer Bedeutung sind.

Zusammenfassung

Sowohl bei der periventrikulären Leukomalazie als auch bei intrazerebralen Einblutungen treten häufig Lern-, Aufmerksamkeits- und Verhaltensstörungen als Spätfolgen auf, die sich nicht so einfach wie die motorischen Störungen bei der periventrikulären Leukomalazie erklären lassen. Das morphologische Substrat für Störungen des Verhaltens und kognitiver Funktionen ist bisher nicht bekannt. Vielleicht kann auf der Basis der in diesem Artikel vorgestellten Befunde zur strukturellen Funktionsanalyse des fetalen Gehirns ein Weg beschritten werden, der über die Erfassung von Veränderungen transienter Strukturen Erklärungsmöglichkeiten dieser Störungen liefert.

Nicht zuletzt können durch die funktionell-anatomische Charakterisierung des normalen fetalen Gehirns und parallel durchgeführte neuropathologische Untersuchungen Ansätze für eventuelle neue Therapiemöglichkeiten erarbeitet werden. Zu denken wäre in dieser Hinsicht etwa an den oben diskutierten Zusammenhang zwischen Zytokinen und neuropathologischen Veränderungen.

Literatur

Aggleton JP (1995) The contribution of the amygdala to normal and abnormal states. Trends Neurosci 16:328–333

Allendorfer KL, Shatz CJ (1994) The subplate, a transient neocortical structure: Its role in the development of connections between thalamus and cortex. Annu Rev Neurosci 17:185–218

Arenander AT, de Vellis J (1994) Development of the nervous system. In: Siegel GJ, Agranoff BW, Albers RW, Molinoff PB (eds) Basic Neurochemistry. Raven, New York, pp 573–606

Bayer SA, Altman S (1991) Neocortical development. Raven, New York

D'Arcangelo G, Miao GG, Chen SC, Soares HD, Morgan JI, Curran T (1995) A protein related to extracellular matrix proteins deleted in the mouse mutant reeler. Nature 374:719–723

Delalle I, Evers P, Kostovic I, Uylings HB (1997) Laminar distribution of neuropeptide Y-immunoreactive neurons in human prefrontal cortex during development. J Comp Neurol 379:515–522

Friede RL (1989) Developmental Neuropathology. Springer, Berlin Heidelberg New York Tokyo

Frotscher M (1998) Cajal-Retzius cells, Reelin, and the formation of layers. Curr Opin Neurobiol 8:570–575

Ghosh A, Antonini A, McConnell SK, Shatz CJ (1990) Requirement for subplate neurons in the formation of thalamocortical connections. Nature 347:179–181

Gilles FH (1997) Perinatal neuropathology. In: Davis RL, Robertson DM (eds) Textbook of neuropathology, 3rd edn. Williams & Wilkins, Baltimore, pp 331–385

Gilles FH, Price RA, Kevy SV, Berenberg W (1971) Fibrinolytic activity in the ganglionic eminence of the premature human brain. Biol Neonate 18:426–432

Goldman JE (1992) Regulation of oligodendrocyte differention. Trends Neurosci 15:359–362

Jacobson M (1991) Developmental neurobiology, 3rd edn. Plenum, New York

Johnston MV (1998) Selective vulnerability in neonatal brain. Ann Neurol 44:155–156

Jones EG (1985) The Thalamus. Plenum, New York

Kostovic I (1990) Zentralnervensystem. In: Hinrichsen KV (Hrsg) Humanembryologie. Springer, Berlin Heidelberg New York Tokyo, S 381–448

Kostovic I, Judas M (1998) Transient patterns of organisation of the human fetal brain. Croat Med J 39:107–114

Kostovic I, Rakic P (1990) Developmental history of the transient subplate zone in the visual and somatosensory cortex of the macaque monkey and human brain. J Comp Neurol 297:441–470

Kostovic I, Lukinovic N, Judas M, Bogdanovic N, Mrzljak L, Zecevic N, Kubat M (1989) Structural basis of the developmental plasticity in the human cerebral cortex: The role of the transient subplate zone. Metabolic Brain Dis 4:17–23

Letinic K, Kostovic I (1997) Transient fetal structure, the gangliothalamic body, connects telencephalic germinal zone with all thalamic regions in the developing human brain. J Comp Neurol 384:373–395
Leviton A (1993) Preterm birth and cerebral palsy: Is tumor necrosis factor the missing link? Dev Med Child Neurol 35:553–558
Marin-Padilla M (1998) Cajal-Retzius cells and the development of the neocortex. Trends Neurosci 21:64–71
McConnell SK, Ghosh A, Shatz CJ (1994) Subplate pioneers and the formation of descending connections from cerebral cortex. J Neurosci 14:1892–907
Merrill JE (1991) The effects of IL-1 and TNF alpha on astrocytes, microglia, oligodendrocytes and glial precursors in vitro. Dev Neurosci 13:130–137
Metin C, Godement P (1996) The ganglionic eminence may be an intermediate target for corticofugal and thalamocortical axons. J Neurosci 16:19–35
Mitrofanis J, Baker GE (1993) Development of the thalamic reticular and perireticular nuclei in rats and their relationship to the course of growing cortifugal and cortipetal axons. J Comp Neurol 338:575–587
Mitrofanis J, Guillery RW (1993) New views of the thalamic reticular nucleus in the adult and the developing brain. Trends Neurosci 16:240–245
Morell P, Quarles RH, Norton WT (1994) Myelin formation, structure, and biochemistry. In: Siegel GJ, Agranoff BW, Albers RW, Molinoff PB (eds) Basic Neurochemistry. Raven, New York, pp 117–143
Oka A, Belliveau MJ, Rosenberg PA, Volpe JJ (1993) Vulnerability of oligodendroglia to glutamate: Pharmacology, mechanisme, and prevention. J Neurosci 13:1441–1453
Rakic P (1995) Radial glial cells: Scaffolding for brain construction. In: Kettenmann H, Ransom BR (eds) Neuroglia. Oxford University Press, New York, pp 746–762
Reichardt LF, Tomaselli KJ (1991) Extracellular matrix molecules and their receptors: Functions in neural development. Annu Rev Neurosci 14:531–570
Schulte FJ (1997) Mortalität, Morbidität und Langzeitprognose Frühgeborener. In: Künzel W, Wulf KH (Hrsg) Frühgeburt. Urban & Schwarzenberg, München, S 247–257
Selmaj KW, Raine CS, Path TRC, Cross AH (1988) Tumor necrosis factor mediates myelin and oligodendrocyte damage in vitro. Ann Neurol 23:339–346
Selmaj KW, Tarooq M, Norton WT, Raine CS, Brosman CT (1990) Proliferation of astrocytes in vitro in response to cytokines. A primary role for tumor necrosis factor. J Neuroimmunol 144: 129–135
Setzer U, Ulfig N (1999) Differential expression of calbindin and calretinin in the human fetal amygdala. Microsc Res Tech (in press)
Shankaran S (1997) Hemorrhagic-lesions of the central nervous system. In: Stevenson DK, Sunshine P (eds) Fetal and neonatal brain injury. Oxford University Press, Oxford, pp 151–164
Skene JH, Jacobson RD, Snipes GJ, McGuire CB, Norden JJ, Freeman JA (1986) A protein induced during nerve growth (GAP-43) is a major component of growth-cone membranes. Science 233:783–786
Skullerud K, Westre B (1986) Frequency and prognostic significance of germinal matrix hemorrhage, periventricular leukomalacia, and pontosubicular necrosis in preterm neonates. Acta Neuropathol (Berl) 70:257–261
Takashima S, Mito T, Houdou S, Ando Y (1989) Relationship between periventricular hemorrhage, leukomalacia and brainstem lesions in prematurely born infants. Brain Dev 11: 121–124
Torvik A, Skullerud K, Andersen SN, Hurum J, Maehlen J (1992) Affection of the hippocampal granule cells in pontosubicular neuron necrosis. Acta Neuropathol (Berl) 83:535–537
Ulfig N (1997) Über die Bedeutung der Extrazellularmatrix bei der menschlichen ZNS-Entwicklung. Ann Anat 179:287–288
Ulfig N, Friese K (1999) Interleukin-6 receptor is highly expressed in the ganglionic eminence of the human fetal brain. Biol Neonate 76:320–324
Ulfig N, Nickel J, Bohl J (1994) Myelination in the human prosencephalon starts much earlier than generally believed. Clin Neuropathol 13:274

Ulfig N, Neudörfer F, Bohl J (1998a) Distribution patterns of vimentin-positive structures in the human prosencephalon during the second half of gestation. Clin Neuropathol 17:286
Ulfig N, Nickel J, Bohl J (1998b) Transient features of the thalamic reticular nucleus in the human fetal brain. Eur J Neurosci 10:3773–3784
Ulfig N, Nickel J, Bohl J (1998c) Monoclonal antibodies SMI311 and SMI312 as tools to investigate the maturation of nerve cells and axonal patterns in the human fetal brain. Cell Tissue Res 291:433–443
Ulfig N, Nickel J, Saretzki U (1998d) Alterations in myelin formation in fetal brains of twins. Pediatr Neurol 19:287–293
Ulfig N, Setzer M, Bohl J (1998e) Transient architectonic features in the basolateral amygdala of the human fetal brain. Acta Anat 163:99–112
Ulfig N, Setzer M, Bohl J (1999a) Distribution of GAP-43-immunoreactive structures in the human fetal amygdala. Eur J Histochem 43:19–28
Ulfig N, Tietz B, Bohl J (1999b) Alterations in the organization of the isocortical layer I in trisomy 22. Neurosci Res 33:119–125
Ulfig N, Neudörfer F, Bohl J (2000) Transient structures of the human fetal brain: Subplate, thalamic reticular complex, ganglionic eminence. Histol Histopathol (in press)
Verity AN, Campagnoni AT (1988) Regional expression of myelin protein genes in the developing mouse brain: In situ hybridization studies. J Neurosci Res 21:238–248
Volpe JJ (1995) Neurology of the newborn. Saunders, Philadelphia
Weeks JW, Reynolds L, Taylor D, Lewins J, Wan T, Gall SA (1997) Umbilical cord blood interleukin-6 levels and neonatal morbidity. Obstet Gynecol 90:815–818
Wiggins RC (1982) Myelin development and nutritional insufficiency. Brain Res 257:151–175
Zilles K, Rehkämper G (1998) Funktionelle Neuroanatomie, 3. Aufl. Springer, Berlin Heidelberg New York Tokyo

2 Physiologie der vorzeitigen Wehentätigkeit

P. Noack, T. Noack

2.1 Einleitung

Die Aufgaben des Uterus sind von großer Vielfalt gekennzeichnet: Während der Gravidität dient er als Fruchthalter, der für Schutz und Ernährung des werdenden Kindes zuständig ist. Das Myometrium muß dazu mehr oder weniger ruhig gestellt sein, und die Cervix uteri soll die stetig größer werdende Uterushöhle fest verschließen. Während der Geburt besteht die Aufgabe der uterinen Muskulatur darin, durch synchronisierte regelmäßige Kontraktionen den Fetus auszutreiben, wobei die Zervix ihre Verschlußaufgabe aufgeben muß. Diese Funktionsumstellung sollte nicht zu früh geschehen, da sonst die Frucht noch nicht ausgereift und für das extrauterine Leben nach der Geburt noch nicht genügend vorbereitet ist. Diese vorzeitige Funktionsumstellung im Uterus stellt ein immer wieder auftretendes Problem in der Geburtshilfe dar.

Durch Reduktion der Frühgeburtenrate kann auch bei uns und in anderen westlichen Ländern zu einer Verbesserung der perinatalen Morbidität und Mortalität beigetragen werden. In der englischsprachigen Literatur wird das Phänomen Frühgeburt und Frühgeburtlichkeit mit dem Begriff „infant of low birth weight“ belegt. Zahlen schwanken zwischen 5 und 15% aller Geburten. In Deutschland werden etwa 6% aller Neugeborenen mit einem Gewicht von unter 2500 g zu früh geboren (Martius u. Ross 1996). Die Bestrebungen in der Geburtshilfe zur Verringerung dieser Zahl, bestehen in der erfolgreichen Verhinderung von nicht notwendigen Frühgeburten bzw. in der Verlängerung der Schwangerschaftsdauer bis zur abgeschlossenen Lungenreife und senken damit die Mortalität und Morbidität der Frühgeborenen.

Kenntnisse über die Wehenentstehung und über die Ätiologie vorzeitiger Wehentätigkeit führen immer zur myogenen Aktivität des Uterus.

2.2 Vorzeitige Wehentätigkeit

Wehen sind die regelmäßigen Kontraktionen des Uterus, die zum Ende der physiologischen Tragzeit die Frucht austreiben. Hierbei finden die regelmäßigen Kontraktionen des Uterus ihren Ursprung im Fundus uteri und werden weitergeleitet in Richtung Cervix uteri. Hierbei ist zu beachten, daß Dauer und Stärke der fundalen Wehe dominant sind (3fach absteigender Gradient). Zu einer Austreibung können Wehen jedoch nur führen, weil sich die Zervix innerhalb weniger Wochen zum Ende der Gravidität stukturell verändert und während der vom Fundus ausgehenden Kontraktionen retrahiert wird.

So wird vorzeitige Wehentätigkeit definiert als das Einsetzen normaler und schmerzhafter Wehen, die vor dem Ende der 37. Schwangerschaftswoche durch regelmäßige Kontraktionen des Uterus zu einer zunehmenden Verkürzung und Dilatation der Cervix uteri führen. In ihrer Art müssen sich vorzeitige Wehen nicht von termingerechten Wehen unterscheiden.

Die Ätiologie der vorzeitigen Wehentätigkeit ist vielschichtig. Tabelle 2.1 enthält die wichtigsten Ursachen (Daten bezogen auf Mitteleuropa; Arias 1994).

Die in der Tabelle angeführten Auftretenshäufigkeiten dürften bezüglich verschiedener ethnischer und sozioökonomischer Bevölkerungsgruppen stark variieren. In 20–30% der Fälle vorzeitiger Wehentätigkeit ist eine direkte medizinische Ursache

Tabelle 2.1. Übersicht zur Ätiologie vorzeitiger Wehen. (Nach Arias, 1994)

Ursache	Häufigkeit des Auftretens [%]
Chorioamnionitis und andere intrauterine Infektionen	20–30
Extrauterine Infektionen der Mutter (Harnwegsinfekte dominieren)	5–10
Anomalien der Plazenta mit Schwerpunkt Plazentainsuffizienz	10–20
Uterusfehlbildungen (kongenitale Anomalien von Uterus und Zervix, sowie Leiomyome)	1–3
Mißbildungen des Fetus	<10
Überdehnung des Uterus durch Mehrlingsschwangerschaften oder Polyhydramnion	<10
Unbekannte Ursachen	20–30

unbekannt. Aus epidemiologischer Sicht sind auch in der Lebenssituation der werdenden Mutter, ihrem Alter, der familiären Situation, ihren beruflichen Bedingungen und nicht zuletzt in ihrer psychischen Verfassung mögliche Ursachen zu finden, die vorzeitige Wehen begünstigen.

Ein Zusammenhang zwischen Frühgeburtlichkeit und vorzeitiger Wehentätigkeit als Auslöser besteht bei etwa einem Drittel. Je ein weiteres Drittel wird durch vorzeitigen Blasensprung oder indizierte Geburtseinleitung eingenommen (Schneider et al. 1994).

Um die Vielzahl und Mannigfaltigkeit der Ursachen für Frühgeburtlichkeit einzuordnen und relevante Therapieansätze herleiten zu können, muß die myogene Aktivität des Uterus im Vordergrund stehen und die Signalkaskade der Erregung retrograd betrachtet werden.

2.3 Grundlagen der Uterusmotorik

Der Uterus des Menschen ist makroskopisch in seiner Struktur ähnlich zu anderen Hohlorganen aufgebaut. Die glatte Muskulatur, welche zumeist in mehreren Vorzugsrichungen verläuft, ist in ihrer äußeren Matrix überwiegend netzartig angeordnet. Gegensinnig und in Schraubenform angeordnet kann es bei Kontraktionen der glatten Muskulatur zu einer gerichteten Bewegung kommen. Die äußere Matrix bildet zusammen mit den elastischen Bestandteilen der glatten Muskulatur die passive mechanische Determinante, welche die Größe dieses Hohlorgans bei einem entsprechenden Innendruck repräsentiert.

2.4 Wachstumsbedingte myogene Veränderungen des Uterus

Ursächlich für das Größenwachstum des Uterus während der Schwangerschaft sind sowohl aktives Wachstum als auch passives Anpassen an die größer werdende Frucht. Während in der ersten Schwangerschaftshälfte durch Hypertrophie vorhandener Muskelzellen und Vermehrung der glatten Muskelzellen durch Mitosen das aktive Wachstum des Myometriums überwiegt, tritt es in der zweiten Hälfte zugunsten struktureller Veränderungen zurück. Wie bei anderen (glattmuskulären) Geweben ist auch beim Uterus einer der adäquaten Reize für das Wachstum eine dauerhafte Erhöhung des Innendrucks und damit der tangentialen Wandspannung. Diese steigt aufgrund der Zunahme des Durchmessers des Hohlorganes und bei Abnahme der Wanddicke (Inkompressibilität des glatten Muskels) überproportional an. Auf diese Weise wird unter normalen physiologischen Bedingungen stets ein Fließgleichgewicht zwischen Wachstum der Frucht und Wachstum des Uterus hergestellt.

In ihrer Gesamtheit führen die schwangerschaftsbedingten myogenen Veränderungen zu einer 14- bis 20fachen Erhöhung der uterinen Gewebsmasse (mittleres Nettogewicht bei der Geburt 1000 g) und zu einer 800- bis 1000fachen Volumenveränderung des uterinen Hohlraums (mittleres Innenvolumen am Ende der Schwangerschaft 4500 cm^3; Cretius 1980).

2.5 Kontraktionssteuerung der Uterusmuskulatur

Ähnlich wie beim quergestreiften Skelettmuskel ist die Determinante, welche eine Kontraktion der glatten Uterusmuskulatur induziert, eine Konzentrationserhöhung von zytosolischem Kalzium. Unter Ruhebedingungen beträgt die intrazelluläre Kalziumkonzentration etwa 100–200 nmol/l. Im Gegensatz dazu beträgt die Kalziumkonzentration im Plasma etwa 1–1,5 mmol/l. Dieser 10000fache Gradient wird aufrecht erhalten durch eine membranständige Kalziumpumpe und den Na^{+}/Ca^{2+}-Austauscher. Neuronale oder hormonelle Stimulation der Muskulatur kann ionenspezifische Eiweißporen in der Zellmembran (Ionenkanäle) öffnen, welche dann einen Kalziumeinstrom, der zeitabhängig ist, entlang des Konzentrationsgradienten ermöglichen.

Eine verhältnismäßig geringe Erhöhung des intrazellulären Kalziums um das 3- bis 4fache auf etwa 500–800 nmol/l bewirkt die Phosphorylierung der Myosinleichtkettenkinase, die Aktivierung der kontraktilen Proteine und somit eine Kontraktion der glatten Muskulatur. Diese Art der Erhöhung des intrazellulären Kalziums wird in der Regel durch eine Veränderung des Membranpotentials erzeugt. Zusätzlich zu diesem Weg besitzt die glatte Muskulatur die Fähigkeit, Kalzium aus dem sarkoplasmatischen Retikulum aufgrund einer Stimulation freizusetzen. Diese Kalziumerhöhung kann durchaus kontraktionsrelevante Ausmaße annehmen und ohne eine Veränderung des Membranpotentials vonstatten gehen (elektrisch stumm).

2.6 Spontanverhalten und elektromechanische Kopplung

Die glatte Muskulatur des Uterus ist ein unter Normalbedingungen spontan aktives Gewebe, d.h. der Tonus der Muskulatur schwankt periodisch auch ohne nervale Stimulation (Abb. 2.1a–c). Die Frequenz der Kontraktionen beträgt etwa 20 Kontraktionen pro Stunde. Es werden bei diesen spontan verlaufenden Kontraktionen Werte um 20% der maximal möglichen Kontraktionskraft erreicht. Die Oszillationen der Kontraktionskraft werden hervorgerufen durch eine in gleicher Frequenz stattfindende Oszillation des Membranpotentials. Das Membranpotential, welches im Zustand der Erschlaffung Werte von etwa –65 mV einnimmt, steigt nahezu phasengleich an auf Werte von etwa 0 mV während der Kontraktionsgipfel. Der Grund für dieses Oszillieren des Membranpotentials liegt in der raschen Aufeinanderfolge der Öffnung und des Schließens von spannungsgesteuerten Kalzium- und Kaliumkanälen.

Aufgrund von spannungsgesteuerten Kaliumkanälen, welche während der Erschlaffungsphase noch geöffnet sind (Beitrag zur Repolarisationsphase), und auch kalziumabhängigen Kaliumkanälen, die aufgrund des zuvor erhöhten intrazellulären Kalziums noch eine erhöhte Öffnungswahrscheinlichkeit besitzen, sind beide Kanaltypen in der Summe an einer erhöhten Kaliumleitfähigkeit beteiligt. Es wird somit das Membranpotential in die Nähe des Kaliumgleichgewichtspotentiales (ca. –80 mV) gebracht. Diese erhöhte Kaliumleitfähigkeit nimmt während der Erschlaffungsphase ab, so daß eine leichte Depolarisation die Folge ist. Das Membranpotential erreicht Werte um etwa –40 mV, und an diesem Potential beginnen bereits spannungsgesteuerte Kalziumkanäle sich zu öffnen, was dann zu einer weiteren Depolarisation führt.

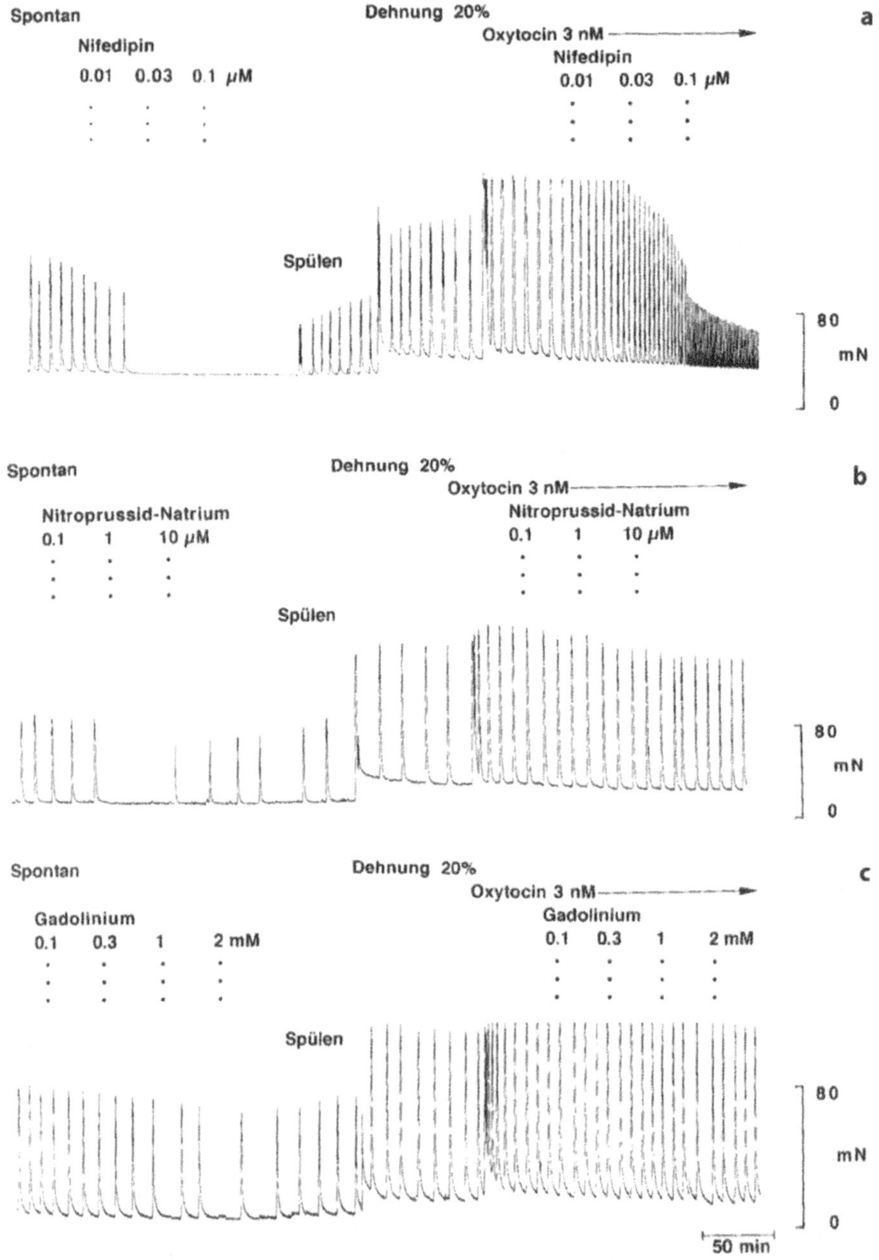

Abb. 2.1a–c. Myogene Aktivität humaner Uteruspräparate (40.Woche, Sectio caesarea) in vitro untersucht. Die etwa 20 mm langen und etwa 2 mm breiten uterinen Muskelpräparate konnten im Organbad unter physiologischen Bedingungen noch etwa 20 h nach der Entnahme untersucht werden. Gemessen wurde der Einfluß der elektromechanischen und der pharmakomechanischen Kopplung und der Einfluß dehnungsinduzierter Aktivität am Uterus. Stellvertretend wurde dazu die inhibitorische Wirkung von Nifedipin (**a**), Nitroprussid-Natrium (**b**) und Gadolinium (**c**) auf

Die zu dieser Zeit relativ geringe Kaliumleitfähigkeit ist dafür verantwortlich, daß bereits kleine Veränderungen des Kalziumeinstroms in der Lage sind, verhältnismäßig große Veränderungen des Membranpotentials hervorzurufen. Es folgt ein sehr schneller Einstrom von extrazellulärem Kalzium durch die spannungsgesteuerten Kalziumkanäle (L-Typ). Diese haben die Eigenschaft, nachdem sie in den geöffneten Zustand übergegangen sind, zeitabhängig zu schließen. Hierdurch und durch die Existenz einer sog. Hintergrundleitfähigkeit, sowie dem Vorhandensein von kalziumabhängigen Kaliumkanälen und spannungsgesteuerten Kaliumkanälen (verzögerter Gleichrichter) kommt es zur Repolarisationsphase, die dann aber noch nicht vollständig erreicht wird. Es setzt sich in der Regel eine zweite und weitere Öffnung der Kalziumkanäle fort, und diese kann bei der Uterusmuskulatur zu einer Salve von 8–10 spikeartigen Depolarisationen führen. Ein derartiges Aktionspotential hängt stark vom Grad der Aktivierbarkeit der Kalzium- und Kaliumkanäle ab.

Es schließt sich hieran die Repolarisationsphase an, und es findet kein weiterer Kalziumeinstrom durch spannungsgesteuerte Kalziumkanäle statt. Es wird somit die Erschlaffungsphase eingeleitet.

Makroskopisch gesehen verschmilzt in der Muskulatur das durch die einzelnen Spikes nacheinander eintretende Kalzium zu einer globalen Kalziumkonzentrationserhöhung und führt damit nicht zu Einzelzuckungen sondern zu einer Kontraktionswelle. Man spricht ähnlich wie beim quergestreiften Muskel von einer tetanischen Kontraktion, die aber hier einer zeitlichen Abfolge gehorcht.

Dieses Szenario, welches somit für eine einzelne Uteruszelle bzw. kleinere Zellverbände beschrieben wurde, synchronisiert sich gegen Ende der Tragzeit mehr und mehr. Es kommt damit zu koordinierten Kontraktionen, welche dann vom Fundus uteri zur Cervix uteri laufen. Die Ursache liegt in der sich manifestierenden Zell-zu-Zell-Kopplung. Durch niederohmige Zellkontakte („gap junctions“) reagieren derartig verbundene Zellen erregungsphysiologisch nahezu wie eine große Zelle. Bei fortschreitender Schwangerschaft bilden sich diese Gap junctions stark aus, und der Muskel wird zum funktionellen Synzytium.

spontane und auf dehnungsinduzierte Aktivität bei zusätzlichem Oxytocinantrieb verglichen. **a** Der Kalziumkanalblocker Nifedipin (elektromechanische Kopplung) bewirkt am spontan aktiven uterinen Streifenpräparat schon ab einer Konzentration von 30 nmol/l eine völlige Unterdrückung der Spontanaktivität. Starke Dehnung des Präparates (20 % Längenänderung) führt zu einer Aktivitätssteigerung (Frequenz und Amplitude), die durch zusätzlichen Oxytocinantrieb noch verstärkt wird (ebenfalls Frequenz- und Amplitudenverstärkung). Aufgrund des größeren Antriebes (stärkere Depolarisation) führen erst höhere Konzentrationen des Kalziumkanalblockers zur Inhibition; 100 nmol/l Nifedipin können die Aktivität nicht vollständig unterdrücken. **b** Die pharmakomechanische Kopplung am Uterus wird hier durch Nitroprussid-Natrium beeinflußt. Während die Spontanaktivität durch Nitroprussid-Natrium ab einer Konzentration von 1 µmol/l in Frequenz und Amplitude alteriert wird, zeigt sich unter starker Dehnung und Oxytocinantrieb keine große inhibitorische Wirkung des Dilatators. **c** Der Blocker dehnungsabhängiger Ionenkanäle, Gadolinium, bewirkt am spontanaktiven uterinen Streifenpräparat ab einer Konzentration von 1 mmol/l eine leichte Reduktion der Aktivität in Amplitude und Frequenz. Nach Auswaschen von Gadolinium führt die starke Dehnung des Präparates zu einer Aktivitätssteigerung, die durch Zugabe von Oxytocin noch verstärkt wird. Gadolinium zeigt aber unter dem dehnungsinduzierten Antrieb keine verstärkte inhibitorische Wirkung

Wie auch bei anderen glattmuskulären Systemen wird der Uterus durch eine Reihe von Hormonen und endogenen Wirkstoffen in seiner Aktivität moduliert. Diese Wirkstoffe binden in der Regel an membranständige Rezeptoren, und aufgrund spezifischer intrazellulärer Signalkaskaden, in welche verschiedene Proteinkinasen (PKA, PKC und PKG) involviert sind, können die einzelnen Ionenkanäle für Kalzium und Kalium in ihrer Offenwahrscheinlichkeit moduliert werden. Eingriffe in die jeweilige Signalübertragung können eine gezielte Therapie ermöglichen, da so die einzelnen Ionenstromkomponenten inhibiert oder verstärkt werden.

2.7 Pharmakomechanische Kopplung

Wie oben bereits angesprochen besitzt der glatte Muskel neben der Eigenschaft einer sog. elektromechanischen Kopplung, d.h. der Kopplung zwischen elektrischem Ereignis, Kalziuminflux und Initiierung der Kontraktion, eine Möglichkeit, das intrazelluläre Kalzium zu erhöhen, welche *pharmakomechanische Kopplung* genannt wird. Diese beschreibt die Regulation der intrazellulären Kalziumkonzentration ohne Veränderung des Membranpotentials. Der wesentliche Mechanismus, welcher in der glatten Muskulatur die pharmakomechanische Kopplung induziert, ist die Freisetzung von 1,4,5 Triphosphat (IP_3) und die Regulation der Kalziumsensitivität. Diese Erhöhung bzw. Regulation der Kalziumsensitivität hat Einfluß auf die Einstellung der Kontraktionskraft bei einer gegebenen Kalziumkonzentration.

Da die Kontraktion maßgeblich von dem Gleichgewicht der Proteinphosphatase und der Protein-ATPase abhängt, kann eine Hemmung der Proteinphosphatase durchaus zu einer Erhöhung der Kontraktionskraft beitragen. Die hierfür entscheidende Signalkaskade wurde gerade in den letzten Jahren intensiv untersucht und stellt sich folgendermaßen dar: Ein spezifischer Agonist bindet an einen spezifischen Membranrezeptor, dieser aktiviert ein GTP-bindendes Protein. Über die Phospholipase C wird dann IP_3 aus PIP (Phosphatidylinositolphosphat) gebildet. Das wasserlösliche IP_3 bindet an seinen spezifischen Rezeptor an der Membran des sarkoplasmatischen Retikulums (das intrazelluläre Kalzium speichernde Kompartiment), wodurch sich die dort lokalisierten Kalziumkanäle öffnen.

Die freie Kalziumkonzentration im sarkoplasmatischen Retikulum beträgt etwa 1–1,5 mmol/l. Kalzium wird somit entlang des Konzentrationsgradienten aus dem sarkoplasmatischen Retikulum heraus freigesetzt und initiiert eine Kontraktion, welche dann auf keiner Veränderung des Membranpotentials basiert.

Weiterhin kann es durch eine Erhöhung des intrazellulären Kalziums auch zu einer kalziuminduzierten Kalziumfreisetzung kommen, was einer positiven Rückkopplung des Systems entspricht. Das so freigesetzte intrazelluläre Kalzium wird nach Aktivierung zurück in die intrazellulären Speicher gepumpt. Hierdurch entsteht eine zeitlich begrenzte Aktivierung, deren Ende durch eine Unterbrechung der oben beschriebenen Signalkaskade terminiert wird. Physiologischer Weise geschieht dieses durch endogene Liganden, welche an spezifische membranständige Rezeptoren binden können. Zusätzlich existiert eine Reihe von synthetischen Stoffen, welche insbesondere über die Produktion oder Freisetzung von Stickoxid (NO) eine Relaxation der glatten Muskulatur bewirken können. Als typisches Beispiel für die Ausprägung der Effizienz der

Signalwege vgl. Abb. 2.1a–c; die elektromechanische Kopplung, welche durch den Kalziumkanalblocker Nifedipin unterbrochen werden kann, wird hier verglichen mit der pharmakomechanischen Kopplung, welche hier durch Nitroprussid-Natrium unterbrochen wird.

2.8 Dehnungsinduzierte Erregung des Uterus

Wie oben erläutert spielt gerade bei der uterinen glatten Muskulatur die Zunahme der Dehnung während der Schwangerschaft eine große Rolle. Gerade in den letzten Jahren wurde die Existenz von dehnungssensitiven Ionenkanälen in der Membran des Uterus vermutet und intensive Forschungen in dieser Richtung begonnen (Noack et al. 1996; Coleman u. Parkington 1992).

Die Aufgabe dehnungssensitiver Ionenkanäle wäre zunächst in der Depolarisation der Zellmembran zu sehen, d.h. eine indirekte Aktivierung der elektromechanischen Kopplung, insgesamt also eine mechano-elektro-mechanische Aktivierung. Als weitere Möglichkeit wäre ein dauerhafter Kalziuminflux durch mechanische Einwirkungen denkbar, wodurch das andere System, das pharmakomechanische System, quasi mechanisch aktiviert würde.

In der Tat lassen sich am Uterus unter Dehnung verstärkte phasische Aktivitäten nachweisen (Noack u. Noack 1998; vgl. auch Abb. 2.1a–c). Eine dauerhafte Anhebung des Grundtonus ist jedoch nicht vorhanden; die phasischen Kontraktionen erreichen jeweils das Nullniveau der aktiven Kontraktionskraftentwicklung. Dieses spricht dafür, daß es offenbar durch Dehnung *nicht* zu einem dauerhaften Kalziumeinstrom, welcher dann eine dauerhafte Verstärkung des Grundtonus zeigen müßte, kommt. Hingegen sprechen die Ergebnisse dieser Untersuchungen für einen Mechanismus, welcher dauerhaft durch Dehnung die Schwelle zur Aktivierung spannungsabhängiger Kalziumkanälen verschiebt. Hierdurch kommt es zu einer Frequenzerhöhung und zu einer Verstärkung der aktiven Kontraktionskraft.

Aus Abb. 2.1c läßt sich auch sehr schön ableiten, daß der Inhibitor von dehnungsabhängigen Ionenkanälen (Gadolinium) offenbar an diesem Präparat nur eine sehr geringe Wirkung zeigt (Noack 1997). Das bedeutet, daß es am Uterus eine spezifische Klasse von dehnungsabhängigen Ionenkanälen gibt, welche jedoch nicht spezifisch gadoliniumsensitiv sind, die aber zur Gesamtaktivität der Muskulatur fördernd beitragen.

2.9 Endokrine Beeinflussung der Uterusmotorik

Die ausgeglichene wehenfördernde und wehenhemmende hormonelle Situation während der Schwangerschaft gehört mit zu den schwangerschaftsprotektiven Sicherheitssystemen. Eine Vielzahl endokrinologischer Faktoren beeinflußt sowohl die wachstumsbedingten myogenen Veränderungen als auch die oben beschriebene Motorik der Uterusmuskulatur. So können neben Prostaglandinen und Oxytocin auch Gestagene und Östrogene für die Entstehung vorzeitiger Wehen von Bedeutung sein.

Gestagene. Progesteron gewährleistet die Hemmung der uterinen Aktivität während der Schwangerschaft durch Stimulation der uterinen β-Rezeptoren. Elektrophysiologisch betrachtet wird durch Hyperpolarisation die Reizschwelle am Myometrium heraufgesetzt. Die Existenz eines von Csapo postulierten Progesteronblocks als einen Auslösemechanismus für vorzeitige und termingerechte Wehen konnte für den Menschen nicht belegt werden (Martius u. Rath 1998). Selbst ein Abfall des Serumprogesteronspiegels kombiniert mit einem Anstieg des physiologischen und funktionellen Antagonisten Östradiol oder die Änderung des Östradiol-Progesteron-Quotienten zugunsten des Östradiols als typisches Zeichen für einen vorzeitigen wie auch rechtzeitigen Wehenbeginn wird nicht allgemein anerkannt.

Östrogene. Dem Östradiol wird eine wichtige Triggerfunktion für den Beginn der Wehentätigkeit, aber keine aktive Rolle bei den Wehen selbst zugeschrieben. Neben der Wachstumsstimulation des Myometriums während der Schwangerschaft sind die Östrogene für viele vorbereitende Prozesse zuständig.

Der Anstieg der Uterusmotilität ist durch eine östrogenbedingte Zunahme der α-Rezeptoren und der damit verbundenen Steigerung der Erregbarkeit zu erklären. Östrogene bewirken ebenso eine Steigerung des energetischen Apparates durch Bereitstellung energiereicher Phosphate (ATP und Kreatinphoshat). Die Zunahme der Synthese kontraktiler Proteine durch Östrogene dient auch der Erhöhung der Aktivität der glatten Muskulatur des graviden Uterus.

Ihrem Einfluß unterliegt auch die Synthese der für die Koordinierung und Weiterleitung der Erregung im Uterus wichtigen Gap junctions. Zusätzlich wird durch Östradiol die Synthese der Prostaglandine vorangetrieben.

Prostaglandine. In der Gruppe der Prostaglandine spielen $PGF_{2\alpha}$ und PGE_2 für die Entstehung vorzeitiger und termingerechter Wehen eine dominierende Rolle. Als parakrin wirksame Substanzen stimulieren sie die glatten Muskelzellen. Über den einwärtsgerichteten Kalziumtransport und die Erhöhung des intrazellulären Kalziums kommt es wie oben beschrieben zur Depolarisation und zur Kontraktion der glatten Muskulatur des Myometriums. Die Verminderung des Kollagenanteils und die Erhöhung des Hyaluronanteils kennzeichnen die Reifungsvorgänge an der Zervix, die ebenfalls durch Prostaglandine vermittelt werden. Die Ausbildung der Zellverbindungen im Uterus gehört mit zum Wirkungsspektrum der Prostaglandine. Sie fördern ebenfalls die Bildung und Vermehrung von Oxytocinrezeptoren im Uterus und sensibilisieren damit das Organ für Oxytocin. Der Wirkmechanismus der Prostaglandine wird durch Änderung der intrazellulären cAMP-Konzentration vermittelt.

Oxytocin. Direkte Angriffspunkte an der glatten Muskulatur besitzt Oxytocin. Es bewirkt oder verstärkt die Kontraktilität des Uterus über Bindung an membranständige Rezeptoren. Neben der dabei im Vordergrund stehenden Hemmung der Bildung von cAMP bewirkt Oxytocin die Freisetzung von Kalzium aus seinen Bindungen und aus dem sarkoplasmatischen Retikulum. Dieser Anstieg freien Kalziums und die Aktivierung der Myosin-ATPase leiten die Kontraktion der glatten Muskelzellen ein. Weiterhin stimuliert Oxytocin die Synthese der Prostaglandine E_2 und $F_{2\alpha}$ in Deziduazellen sowie von Prostaglandin E_2 im Amnionepithel.

Die Oxytocinempfindlichkeit des Myometrium geht einher mit der Rezeptorendichte für Oxytocin. Die bis zur Eröffnungsphase zunehmende Oxytocinrezeptorendichte wird auch bei Frühgeburtsbestrebungen gefunden, während eine Änderung der Bindungsaffinität für die Oxytocinrezeptoren weder bei Früh- noch bei Termingeburten nachweisbar ist. Inwieweit die fetale Oxytocinproduktion einen entscheidenden Beitrag zur Initiierung vorzeitiger Wehen liefert, ist bislang nicht abschließend geklärt.

Fazit. Zusammenfassend läßt sich somit feststellen, daß das gesamte Spektrum der Aktivierung und der Inhibition der Aktivität der glatten Uterusmuskulatur und auch deren Modulation über die oben genannten Mechanismen gesteuert wird. Auf dieser Basis müssen die möglichen Ursachen für vorzeitige Wehentätigkeit beurteilt werden.

2.10 Vorzeitige Wehentätigkeit und glattmuskuläre Aktivierungsmechanismen

In der Tabelle 2.2 sind die wichtigsten medizinischen Ursachen vorzeitiger Wehentätigkeit mit den involvierten glattmuskulären Aktivierungsmechanismen zusammengestellt.

Intra- und extrauterine Infektionen. Pathophysiologische Mechanismen, die zu vorzeitiger Wehentätigkeit führen, werden häufig durch aufsteigende bakterielle Infektionen verursacht. Aus bislang nicht bekannten Gründen wird die physiologische Barriere von Vagina zu Uterus durchbrochen. Mikroorganismen aus dem extrauterinen Genitalbereich gelangen über die Dezidua, die Eihäute, die Plazenta und das Fruchtwasser zum Fetus. Durch die Bakterien oder durch deren Stoffwechselprodukte aktiviert, synthetisieren und sezernieren einwandernde Makrophagen und Monozyten verschiedenste Zytokine (Lechner et al. 1998; Pütz et al. 1998). Über deren Synthese von Phospholipasen, Cyclooxygenase und Lipoxygenase erfährt die Prostaglandin-

Tabelle 2.2. Vorzeitige Wehentätigkeit und mögliche involvierte Mechanismen

Ursachen vorzeitiger Wehentätigkeit	Involvierte Mechanismen am glatten Muskel
Intrauterine Infektionen Extrauterine Infektionen	Pharmakomechanische Kopplung, Stimulation der Prostaglandinsynthese, geringer Einfluß auch auf die elektromechanische Kopplung
Mehrlingsschwangerschaften Polyhydramnion	Aktivierung dehnungsabhängiger Ionenkanäle und elektromechanische Kopplung
Uterusfehlbildungen Fetale Mißbildungen Plazentaanomalien	Vermutlich pharmakomechanische Kopplung

synthese ihre Stimulation (Hillier et al. 1993). Die Reaktion des Immunsystems auf die bakterielle Infektion führt damit zum Einsetzen der Wehen.

Nur eine sehr frühzeitig begonnene Antibiotikabehandlung vermag die kaskadenartigen Verläufe zu blockieren und eine drohende Frühgeburt zu verhindern.

Werden erst in dem durch Amniozentese gewonnenen Fruchtwasser Keime nachgewiesen, können auch mittels Tokolyse die koordinierten Vorgänge der uterinen Kontraktilität, wenn überhaupt, maximal für 24–48 h unterbunden werden. Die Ergebnisse der in der Literatur vorgestellten Studien lassen der antibiotischen Zusatztherapie nicht immer den Erfolg, die Schwangerschaft zu prolongieren (Winkler et al. 1997), weshalb die Behandlung uteriner Entzündungen bei drohender Frühgeburt mit Antibiotika auch äußerst kontrovers diskutiert wird (Chaim et al. 1998).

Extrauterine Infektionen lösen ähnliche kaskadenartige Vorgänge aus, die über Einschaltung des Immunsystems zur Aktivierung der glatten Muskulatur im Uterus führen.

Vergrößerter Uterusinhalt. Da Wehentätigkeit nach Abschluß der physiologischen Tragzeit stets mit stark vergrößerten uterinen Dimensionen einher geht, liegt die Vermutung nahe, daß auch eine myogen-motorische Komponente einen Beitrag zur Wehenauslösung leistet. Die Zunahme des Uterusinhalts vor allen Dingen bei Mehrlingsschwangerschaften führt an der Uteruswand zu einer Dehnung der elastischen Fasern und der glatten Muskelzellen und zu einer Zunahme des intrauterinen Drucks. Dieser erhöhte Uterusinnendruck, wie er auch in Fällen von Polyhydramnion auftritt, und die Überdehnung der Uterusmuskulatur durch Mehrlinge könnte die Aktivierung dehnungsabhängiger Ionenkanäle auslösen. Die daraus resultierende Aktivitätsteigerung des Uterus kann gleichfalls vorzeitige Wehentätigkeit auslösen.

Weitere wehenauslösende Faktoren. Mißbildungen des Fetus sowie kongenitale Anomalien des Uterus und der Zervix und auch Leiomyome im Myometrium können ebenso vorzeitige Wehen hervorrufen. Die Mechanismen, die in diesen Fällen zur glattmuskulären Erregung und zum koordinierten Kontraktionsverhalten führen, sind nicht bekannt.

Plazentare Funktionsstörung. In etwa 30 % der drohenden Frühgeburten besteht eine mehr oder weniger stark ausgeprägte uteroplazentare Versorgungseinschränkung des Fetus (Arias 1994; Martius u. Rath 1998). Eine plazentare Funktionsprüfung muß vor Therapie der vorzeitigen Wehentätigkeit sicherstellen, daß eine nutritive Leistungseinschränkung der Plazenta mit respiratorischer Insuffizienz erkannt wird. Ist die plazentare Versorgung des Fetus nicht gewährleistet, darf eine Verlängerung der Schwangerschaft nicht mehr angestrebt werden. Die durch vorzeitige Wehen ausgelöste Geburt kann im Fall einer schweren plazentaren Funktionsstörung für den Fetus lebensrettend sein.

Tabelle 2.3. Übersicht zum Wirkungsmechanismus tokolytischer Substanzen am glatten Muskel des Uterus

Tokolytisch wirksame Substanzen	Wirkmechanismus an der uterinen glatten Muskulatur	Quelle
β-Rezeptor Agonisten	Stimulation der β_2-Rezeptoren, Adenylatcyclasesystem, Steigerung von cAMP, verstärkte Kalziumbindung, Hyperpolarisation, Hemmung der Myosin-ATPase	Schuhmann 1987, Arias 1994
Magnesiumsalze	Direkte Tonussenkung, Wirkung am kontraktilen Apparat, kalziumverdrängender Effekt	Schuhmann 1987, Arias 1994
Kalziumkanalblocker (Kalziumantagonisten)	Blockade der spannungsabhängigen Kalziumkanäle, Verhinderung der Erhöhung der intrazellulären Kalziumkonzentration	Arias 1994
Diazoxid	Öffnung ATP-abhängiger Kaliumkanäle, Hyperpolarisation, verringerter Einstrom von Kalzium durch spannungsgesteuerte Kalziumkanäle, Abnahme des Tonus	Arias 1994
Äthanol	Indirekt über Verminderung der zentralen Oxytocinausschüttung	Schuhmann 1987
Indomethazin	Blockade der endogenen Prostaglandinsynthese	Arias 1994
Progesteron	Allgemeine Verminderung der elektromechanischen Kopplung	Arias 1994
Nitroglycerin	Freisetzung von NO, Verminderung der pharmakomechanischen Kopplung	David et al. 1998

2.11 Wirkungsmechanismus tokolytischer Substanzen am glatten Muskel

In der Therapie der vorzeitigen Wehentätigkeit kommen tokolytische Substanzen ganz unterschiedlicher Medikamentengruppen zum Einsatz. Alle Pharmaka, die die vorzeitigen Wehen verhindern sollen, haben in letzter Konsequenz als Ansatzpunkt die intrazelluläre Kalziumkonzentration der glatten Muskelzelle des Myometriums. Die wichtigsten tokolytisch wirksamen Substanzen mit jeweiligem Angriffspunkt am uterinen glatten Muskel sind in Tabelle 2.3 zusammengestellt.

Literatur

Arias F (1994) Risikoschwangerschaft und -geburt (hrsg. u. übers. von BJ Hackelöer). Ullstein Mosby, Berlin Wiesbaden

Chaim W, Maymon E, Mazor M (1998) A review of the role of trials of the use of antibiotics in women with preterm labor and intact membranes. Arch Gynecol Obstet 261:167–172

Coleman HA, Parkington HC (1992) Propagation of electrical and mechanical activity in uterine smooth muscle: A functional role for stretch-sensitive channels. Jpn J Pharm 58:369P

Cretius K (1980) Morphologie und Funktion der Genitalorgane. In: Friedberg V, Rathgen GH (Hrsg) Physiologie der Schwangerschaft. Veränderungen des mütterlichen Organismus. Thieme, Stuttgart
David M, Güngör L, Lichtenegger W (1998) Tokolyse mit einem Nitroglycerinpflaster. Zentralbl Gynakol 120:126–128
Hillier SL, Witkin SS, Krohn M, Watts DH, Kiviat NB, Eschenbach DA (1993) The relationship of amniotic fluid cytokines and preterm delivery, amniotic fluid infection, histologic chorioamnionitis, and chorioamnion infection. Obstet Gynecol 81:941–948
Lechner W, Bergant A, Marth C, Kirchler H, Zwierzina H (1998) Der Einfluß von Interleukin-6 auf die uterine Kontraktilität beim Menschen in vivo. Z Geburtsh Neonatol 202:10–13
Martius G, Rath W (Hrsg) (1998) Geburtshilfe und Perinatologie. Thieme, Stuttgart
Martius J, Ross T (1996) The role of urogenital tract infections in the etiology of preterm birth: A review. Arch Gynecol Obstet 258:1–19
Noack P (1997) Gadolinium-sensitive ion channels neither influence excitation process nor contractility in uterine and urinary bladder smooth muscle. Pflugers Archiv 433:R85
Noack P, Noack Th (1998) Release of uterine tension by loss of amniotic fluid is an unlikely mechanism to improve active uterine contractions. Pflugers Archiv 435:R172
Noack P, Casper B, Edwards G, Hollingsworth M, Weston AH (1996) Comparison of the relaxing effects of nifedipine, sodium nitroprusside and gadolinium on human and rat uterine smooth muscle during pregnancy. Naunyn-Schmiedebergs Arch Pharmacology 543:R10
Pütz I, Lohbreyer M, Winkler M, Rath W (1998) Das Auftreten der inflammatorischen Zytokine Interleukin-1β und Interleukin-6 im Fruchtwasser bei Wehentätigkeit sowie bei intrauteriner Keimbesiedlung. Z Geburtsh Neonatol 202:14–18
Schneider H, Naiem A, Malek A, Hänggi W (1994) Ätiologische Klassifikation der Frühgeburt und ihre Bedeutung für die Prävention. Geburtshilfe Frauenheilk 54:12–19
Schuhmann R (1987) Medikamentöse Therapie der drohenden Frühgeburt. In: Halberstadt E (Hrsg) Frühgeburt, Mehrlingsschwangerschaften. Urban & Schwarzenberg, München, S 73–99
Winkler M, Biesterfeld S, Marquet KL, Heindrichs U, Rath W (1997) Zur Häufigkeit entzündlicher Plazentaveränderungen bei drohender Frühgeburt mit und ohne antibiotische Zusatztherapie. Zentralbl Gynakol 119:54–59

3 Molekularbiologische Ursachen der vorzeitigen Wehentätigkeit

D. Labeit

3.1 Einleitung

Die Muskulatur des Menschen beträgt 40% des Körpergewichts, und trotz ihrer lebensnotwendigen Funktion bestehen nur unzureichende molekulare Kenntnisse über den ultrastrukturellen Aufbau. Elektronenmikroskopische und histochemische Untersuchungen konnten bisher im quergestreiften und glatten Muskel lediglich das kontraktile Filamentsystem *Aktin* und *Myosin* nachweisen. Muskelkontraktion kommt dadurch zustande, daß diese beiden Filamentsysteme ineinander gleiten, ohne sich dabei zu verkürzen (Huxley u. Hanson 1954). Das bisher bekannte Zweifilamentsystem der Muskulatur (Aktin und Myosin) kann die erheblichen physikalischen Unterschiede der 200 verschiedenen Muskelarten des Menschen nicht erklären, so daß die Existenz noch weiterer kontraktiler Filamentsysteme vermutet wurde.

Elastizität. So wird angenommen, daß die Elastizität überwiegend von bindegewebigen Anteilen zwischen den Muskelfasern und von den Kollagenfasern innerhalb der Zellmembran ausgeht. Studien an isolierten und von der Zellmembran befreiten

Einzelmyofibrillen konnten zeigen, daß die Elastizität nicht durch das Bindegewebe, sondern alleine durch die Myofibrille bedingt ist. Die extrazellulären Matrixstrukturen kommen erst bei sehr starker unphysiologischer Überdehnung zum Einsatz. Hinzu kommt, daß die Elastizität sehr unterschiedlich in den verschiedenen Muskelgeweben ist. Da die kontraktilen Muskelproteine (Aktin und Myosin) in den verschiedenen Muskelgeweben keine strukturellen Unterschiede aufweisen, muß die gewebespezifische Elastizität durch noch unbekannte Filamente innerhalb des kontraktilen Apparats der Muskelzelle bedingt sein. Hierzu müßten intrazellulär noch weitere Filamentsysteme existieren, für die es jedoch bisher elektronenmikroskopisch und histochemisch keinen Anhaltspunkt gibt.

Filamentlängenregulation. Die Sarkomere (Abstand zwischen 2 Z-Scheiben) eines quergestreiften Muskelgewebetyps weisen alle den gleichen Abstand auf. Man findet jedoch eine ausgeprägte gewebespezifische Abhängigkeit der Sarkomerlänge vom jeweiligen Muskeltyp. Diese Variabilität ist v.a. durch die unterschiedliche Länge der dünnen Filamente bedingt. Daraus ist zu folgern, daß der Mechanismus der Filamentlängenregulation einer gewebespezifischen Kontrolle unterliegen muß. Der Kontext eines Gewebes muß also definieren können, wieviele Aktinmonomere in ein dünnes Filament integriert werden. Der Nachweis dieser „Regulatorproteine" steht noch aus.

Vektoriell gerichtete makroskopische Muskelkontraktion. Elektronenmikroskopisch zeigt sich kein geordnetes Muster der Myofibrillen im Myometrium. Es muß während der Gravidität durch noch unbekannte „Strukturproteine" ein präzis regulierter räumlich geordneter Aufbau der Kontraktionsproteine erfolgen, damit eine vektoriell gerichtete makroskopische Muskelkontraktion entstehen kann, d.h. während der Geburt die Kontraktionskraft mit einem kraniokaudalen Koordinationsgradienten ausgerichtet wird.

Bei effektiver Wehentätigkeit beginnen die Wehen im Bereich der Tuben und breiten sich konzentrisch in Richtung auf das untere Uterinsegment aus. Es ist erforderlich, daß es zu einer zielgerichteten zeitlich-räumlichen und kraftdosierten Koordination der Kontraktionen in den einzelnen Uterussegmenten kommt. Jedoch besitzt der Uterus für eine koordinierte Kontraktion kein Reizleitungssystem und für die Erregungsbildung keine Schrittmacherzellen. Die Myometriumzellen sind zur autonomen Erregungsbildung befähigt, wobei die Muskelzellen im Bereich der Tuben die niedrigste Erregungsschwelle haben und die Erregungsausbreitung von dort über „gap junctions" stattfindet. Im Hohlmuskel muß es jedoch zusätzliche Filamente geben, sowohl für die Generierung einer hohen Wandspannung als auch für die Aufrechterhaltung der Kontraktilität durch Zentrieren der Myosinfilamente innerhalb der myofibrillären Matrix. Außerdem müssen diese bei der Verkürzung der Muskelfasern als elastische Rückstellfeder wirken, da glattes Muskelgewebe im Gegensatz zur quergestreiften Muskulatur keinen Antagonisten besitzt.

Schwangerschaftsbedingte Veränderungen der Muskulatur

Die Regulatorproteine für die schwangerschaftsbedingten Veränderungen des Myometriums sind bis heute unbekannt. Auffallend ist eine veränderte Verteilung des Myometriums im Laufe der Gravidität. Im nichtgraviden Uterus findet man die größte Muskeldichte im Korpus mit 45% Muskelanteil. Die Muskelmenge fällt in Richtung der Zervix ab. Die Uteruswand vorne und hinten enthält mehr Muskelgewebe als die seitlichen Wandabschnitte. Ferner sind im Corpus uteri die inneren Schichten dichter mit Muskelgewebe durchsetzt als die äußeren. Die Zervix besteht höchstens zu 10–15% aus Muskulatur. Während der Schwangerschaft findet eine starke Zunahme der Muskelmasse im Korpus- und Isthmusbereich statt. Sie erreicht im Korpus einen Muskelanteil von 60%. Demgegenüber erfolgt in der Zervix nur eine leichte Erhöhung der Muskelanteile, die in erster Linie die äußeren Wandschichten betrifft. Im Bereich der Isthmus-Zervix-Grenze findet eine krasse Abnahme des Muskelgehalts statt.

3.2 Stand der Forschung

Während Störungen der Funktion der quergestreiften Muskulatur in der Klinik eine untergeordnete Rolle spielen, verursachen Funktionsstörungen der glatten Muskulatur enorme Kosten in unserem Gesundheitssystem (Hypertonie, Asthma bronchiale, gastrointestinale und urogenitale Störungen). Im Bereich der Geburtshilfe verursacht

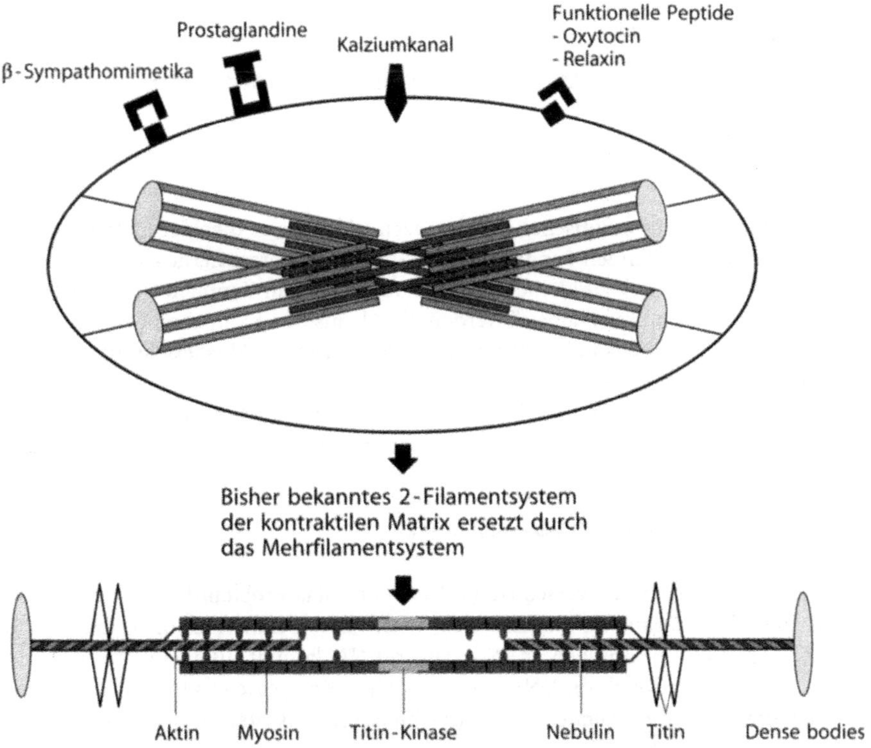

Abb. 3.1. Zusätzlich zum dicken und dünnen Filament gibt es in der myofibrillären Matrix noch weitere Filamentsysteme, die an der Regulation der myofibrillären Kontraktion beteiligt sind

eine zu frühe myometriale Aktivität, d.h. eine vorzeitige Wehentätigkeit, durch die damit verbundene erhöhte kindliche Morbidität in Deutschland jährlich Kosten in Höhe von 2 Mrd. DM. Die Beinflussung myometrialer Kontraktilität erfolgt bisher durch pharmakologische Einwirkung auf membranständige Rezeptoren, wobei die therapeutischen Ergebnisse nicht zufriedenstellend sind. Über Einflußmöglichkeiten an der gemeinsamen molekularbiologischen Endstrecke, d.h. der Aktin-Myosin-Interaktion, ist wenig bekannt (Abb. 3.1).

3.3 Methoden zur strukturellen und funktionellen Analyse einer neuen Klasse myofibrillärer Proteine

3.3.1 Gelelektrophorese

Diese Proteine kommen auf gewöhnlichen Proteingelen nicht zur Darstellung, da sie nicht in Gelsysteme üblicher Porosität einlaufen. Werden jedoch großporige Gelsysteme verwendet (2%), kommen Megadaltonproteine als separate Banden, weit über dem Myosin laufend, zur Darstellung:

- *Titin* (Molekulargewicht/MG 3000000),
- *p1.400* (MG 1400000) und
- *Nebulin* (MG 800000).

Myosin (MG 260000) und Aktin (MG 43000) finden sich weit darunter.

3.3.2 Immunisierung

Zur Gewinnung von spezifischen Antikörpern (Ak) gegen die Megadaltonproteine werden die entsprechenden Banden aus der Gelelektrophorese herausgeschnitten, die „Gel-slices" mechanisch zerkleinert und die Suspension in Kaninchen injiziert. Nach 3 Monaten und mehreren „boosts" werden die Ak aus den Kaninchen gewonnen und im „western-blot" mittels indirekter Immunofluoreszens an Muskelschnitten auf ihre Titer und ihre Spezifität getestet.

Mit diesem können dann die histologischen Untersuchungen, aber auch die Klonierung mittels Durchmusterung einer Genexpressionsbank, durchgeführt werden.

3.3.3 Konstruktion einer cDNA-Genbibliothek

Eine Zelle enthält 100000 verschiedene Gene, und das Problem besteht nun in der Isolierung der Megadalton-kodierenden Gene. Die Genklonierung erfolgte über cDNA-Klone der spezifischen mRNA. Die mRNA kommt 10mal häufiger in der menschlichen Zelle vor als die DNA. Auch sind Gene Komplexe von Introns und Exons, so daß die eindeutige Sequenz des gesuchten Proteins erst vom cDNA-Klon her erschlossen werden kann.

Die gesamte mRNA der Muskelzelle wird isoliert und aufgereinigt. Mit dem Enzym Reverse-Transkriptase und mit kurzen Oligomeren zufälliger Sequenz, d.h. Verteilung über die gesamte mRNA, wird die Synthese des komplementären Strangs durch PCR-Technik gestartet. Solche „random oligos" werden durch partielle Hydrolyse komplexer genomischer DNA oder durch chemische Synthese hergestellt. Aus einer Einzelstrang-mRNA wird eine doppelsträngige cDNA. Die Reverse-Transkriptase kann Kopien von bis zu 3 kb langen mRNA-Sequenzen synthetisieren.

Anschließend erfolgt die Ligation mit Phagen, die eine Blau-Weiß-Selektion aufweisen, und die Infizierung kompetenter E.-coli-Zellen. In den weißen Plaques findet die Vermehrung der rekombinanten DNA statt, die nach Isolierung als Klonbank vorliegt. Insgesamt müssen 300000 verschiedene DNA-Phagen-Gemische vorliegen, um den Gesamtbereich der zellulären DNA zu erfassen. Um jedoch ein „single-copy"-Gen aus einer Klonbank zu isolieren, werden 800000 Klone benötigt. Diese Fragmente werden radioaktiv markiert und als spezifische Sonden zur molekularbiologischen Analyse des Titingens eingesetzt.

3.3.4 Expressionsscreening

Die cDNA-Bank wird in einen Expressionsvektor ligiert. Nach Einschleusung in E.-coli-Zellen kommt es zu einer hohen Expressionsrate des im Insert kodierten Peptides. Das aus den lysierten E.-coli-Zellen herausdiffundierende Protein wird an eine Nitrozellulosemembran gebunden. Durch Reaktion mit dem Megadalton-spezifischen Ak wird der Plaque mit dem gesuchten cDNA-Klon markiert. Es wurden dadurch z.B. Titin-cDNA-Klone erhalten, die aus unterschiedlichen Regionen des Titins stammen. Die partiellen Titin-cDNA-Klone wurden dann durch PCR-Techniken erweitert. Durch diese Extensionsarbeiten gelingt es, mehrere partielle immunopositive Titin-cDNA-Klone miteinander zu verbinden. Insgesamt wurden 800000 Klone mit titinspezifischen Ak durchmustert und daraus die komplette mRNA-Sequenz des Titins und Nebulins aufgebaut. Aus der mRNA-Sequenz wurde dann die Sequenz der Aminosäuren abgelesen und daraus die Primärstruktur der Megadaltonproteine erschlossen. Nun konnten weitere funktionelle und strukturelle Charakterisierungen der Titin- und Nebulinfilamente in der Muskulatur erfolgen.

3.3.5 Einzelmyofibrillenmechanik

Es kommt in der Schwangerschaft zu einer Größenzunahme der Muskelzellen um das 10fache der ursprünglichen Länge.

- Die Länge einer Muskelzelle beträgt im nichtgraviden Uterus 50–90 μm, im graviden Uterus am Termin 500–800 μm.
- Die Zellbreite beträgt im nichtgraviden Uterus 2,5–5 μm und im graviden Uterus am Termin 8–10 μm.

Insgesamt vergrößert sich die Muskelzelle in ihrem Volumen um das 24fache. Sie eignen sich deshalb besonders gut für mechanische Untersuchungen an isolierten Myofibrillen.

Mit der Einzelmyofibrillenmechanik kann man die mechanischen Eigenschaften (Ruhedehnungskurven, Verkürzungsgeschwindigkeiten) einzelner Myofibrillen oder isolierter Muskelzellen unter Videokontrolle studieren und dabei Kraftmessungen im Nanonewtonbereich durchführen. Im Gegensatz zu gehäuteten ganzen Fasern („skinned fibers“) oder selbst einzelner Myozyten ist bei Messungen an Einzelmyofibrillen sichergestellt, daß wirklich die mechanischen Eigenschaften des myofibrillären Apparats und nicht die von intermyofibrillären Strukturen gemessen werden (Linke et al. 1994).

3.4 Ergebnisse

3.4.1 Strukturelle Charakterisierung der neuen myofibrillären Proteine

Die Titine und die Nebuline sind extrem hochmolekulare filamentöse Proteine der Muskulatur (MG Titin 3000000 – 3700000, Nebulin 800000).

Elektronenmikroskopischer Nachweis. Obwohl Titin neben Myosin und Aktin im quergestreiften Muskel das dritthäufigste Protein ist und ca. 5 % des Proteingehalts im Muskel ausmacht, ist es elektronenmikroskopisch nicht nachweisbar. Die Präparationsschritte für die Elektronenmikroskopie (Fixierung, Waschen, Färben, Entwässern, Einbettung in Kunstharz) führen zur Denaturierung von Proteinen. Große Proteine sind nur äußerst schwer in nativer Form intakt aus der myofibrillären Matrix extrahierbar, da diese oft durch proteolytische Degradation während der Aufreinigung verloren gehen. Außerdem kommt für die elektronenmikroskopische Darstellung der Megadaltonproteine erschwerend hinzu ihr sehr geringer Durchmessers von 1 nm und ihre extreme Länge von 1 µm und ihre Lage im kontraktilen Filament, d. h. ihr paralleler Verlauf zum dünnen und dicken Filament.

Entdeckung, Identifizierung und Benennung. Titin, das größte bekannte Polypeptid des Menschen, wurde trotz seiner Häufigkeit wegen seines extrem hohen Molekulargewichts erst Ende der 70er Jahre entdeckt (Maruyama et al. 1977). Die Gelelektrophorese in Polyacrylamidgelen mit niedriger Gelkonzentration identifizierte in den quergestreiften Muskelgeweben eine Proteinspezies mit einer Masse von einigen Megadalton. In Anlehnung an die Titanen der griechischen Mythologie wurde dieses Protein als Titin bezeichnet. In den 80er Jahren gelang es mehreren Arbeitsgruppen, das Titin aus der Muskulatur aufzureinigen und titinspezifische Antikörper zu gewinnen.

Klonierung. Molekulare Einblicke in die Struktur und Funktion dieser postulierten Filamentsysteme (Titin und Nebulin) sind erst in den letzten Jahren durch deren Klonierung ermöglicht worden (Labeit et al. 1990, 1991). Ende der 80er Jahre gelang es, erste partielle cDNS-Klone dieser noch in Struktur und Funktion unbekannten Megadaltonproteine zu isolieren (Labeit et al. 1990). Die partiellen Klone wurden in den folgenden Jahren systematisch als Startpunkte für cDNS-Extensionen benutzt (Labeit et al. 1992). Die systematische Extension dieser partiellen Klone führte dann zur Klonierung der Volle-Länge-mRNS des Titins (Labeit u. Kolmerer 1995 a).

Die aus dem menschlichen Skelettmuskel klonierte cDNS umfaßt 100 kb und kodiert für ein großes Protein mit einem MG von 3700000 (Labeit u. Klomerer 1995 b). Myozyten sind offensichtlich in der Lage, die Translation der 34000 Aminosäuren des

Skelettmuskeltitins, deren Faltung, Transport und die Assemblierung, von einem einzelnen Gen ausgehend, zu organisieren, wobei die regulatorischen Prozesse, die dabei greifen müssen, nicht charakterisiert sind. Die Analyse des offenen Leserasters der Titin-cDNS zeigt, daß das Skelettmuskeltitin aus 297 jeweils 100 Aminosäurereste umfassenden globulären Einheiten aufgebaut ist, wobei diese Motive zu den Immunoglobulin-(Ig-) und den Fibronektin-III-(FN3-)Familien gehören.

Nichtrepetitive Elemente. Außer den 297 Kopien repetitiver Ig/FN3-homologer Motive finden sich im Titin auch 19 nichtrepetitive Elemente. Diese umfassen

- Phosphorylierungsmotive (Gautel et al. 1993; Labeit u. Kolmerer 1995a),
- Bindungsstellen für Calpainproteasen (Sorimachi et al. 1995) sowie
- eine Serin/Threonin-Kinase (Labeit et al. 1992).

Kinasedomäne. Die Titin-Kinase-Domäne in der Nähe des Titin-C-Terminus (Labeit et al. 1992) fand besondere Aufmerksamkeit, weil eine sehr homologe Kinasedomäne in hochmolekularen Invertebraten-Muskelproteinen vorkommt, dem Twitchin aus Caenorhabditis elegans (Benian et al. 1989), sowie dem Projectin aus Drosophila melanogaster. Daher wurde die Vermutung geäußert, daß es sich bei den Invertebraten-Proteinen um „Minititine" handelt. Die Konservierung der Kinasedomäne innerhalb der Familie der Titine und Minititine im Tierreich würde dafür sprechen, daß ihr eine kritische Funktion zukommt. Trotz intensiver Anstrengungen mehrerer Arbeitsgruppen konnte das Substrat der Kinasedomäne sowie ihre physiologische Rolle bisher nicht geklärt werden (Johnson u. Quiocho 1996).

Nebulin. Die aus dem humanen Skelettmuskel isolierte und sequenzierte Volle-Länge-cDNS des Nebulins kodiert für 185 Untereinheiten, die jeweils aus 35 Aminosäuren bestehen (Labeit et al. 1991; Labeit u. Kolmerer 1995b). Die Module des Nebulins falten zu einer α-Helix mit aktinbindenden Eigenschaften, wodurch vermutlich die Assemblierung der Aktinuntereinheiten zu den regelmäßigen Strukturen des dünnen Filamentes reguliert wird (Labeit et al. 1991). Die geordnete Abfolge der aktinbindenden Module im Nebulin kann die Ausbildung der regelmäßigen Strukturen des dünnen Filamentes mit seinen „thin filament repeats" erklären.

3.4.2 Funktionelle Charakterisierung der neuen myofibrillären Proteine

Über die Analyse der Primärstruktur des Titins in Kombination mit Epitopkartierungsdaten konnten weitere detaillierte molekulare Informationen über die Lage des Titinfilaments im Sarkomer gewonnen werden. Elektronenmikroskopische und histologische Studien mit titinspezifischen Antikörpern erlauben es abzuschätzen, welche Segmente des Titins in der Z-Scheibe, in der I-Bande, in der A-Bande sowie in der M-Linie sind und können auch die vom Titin in situ gebildeten Strukturen weiter charakterisieren.

Es zeigte sich, daß die Titine ein ausgedehntes Filamentsystem bilden (Wang et al. 1984). Einzelne Titinmoleküle erstrecken sich über die gesamte myofibrilläre Matrix und damit eine Strecke von etwa 1 µm (Fürst et al. 1988).

Innerhalb des *A-Banden-Abschnitts* des Titins liegen geordnete Abfolgen von Domänen vor, die Proteine des dicken Filaments binden (Labeit et al. 1992). Dies erklärt, warum alle dicken Filamente der Vertebraten in ihren zentralen Regionen eine konstante Ultrastruktur aufweisen. Das Titinfilament nimmt folglich im quergestreiften Muskel eine zentrale Rolle bei der Assemblierung der sarkomerischen Proteine ein.

Werden Sarkomere unterschiedlich gedehnt und dann mit Titinantikörpern gefärbt, zeigt sich, daß der *I-Banden-Anteil* des Titinfilaments dehnbar ist (Fürst et al. 1988). Die Zerstörung des Titinfilaments in der Myofibrille durch ionisierende Strahlen oder durch Proteasen geht mit einem Verlust der Elastizität einher (Funatsu et al. 1990; Horowits et al. 1986). Daraus wurde geschlossen, daß das Titinfilament in seinem I-Banden-Anteil funktionell ein elastisches Federelement des Sarkomers darstellt, das eine passive Rückstellkraft bei der Dehnung der Myofibrille aufbaut.

Die Kenntnis der Primärstruktur des Titins und des Nebulins in Kombination mit Epitopkartierungsdaten offenbart nun die Feinstruktur dieser Filamentsysteme (Labeit et al. 1995a, 1995b). Je 200000 MG große Segmente der N- und C-terminalen Endregionen integrieren das Titinfilament in die *Z-Scheibe* und die *M-Linie*. Beide Endregionen weisen je ein Multiphosphorylierungsmotiv auf, dessen Phosphorylierungsstatus während der Myogenese reguliert wird (Gautel et al. 1993).

In der A-Bande ist Titin mit dem dicken Filament verbunden und daher unter physiologischen Bedingungen steif, während der elastische Bereich des Titins in der I-Bande liegt. Die Genome der Vertebraten enthalten je eine Kopie des Titin- und des Nebulingens, jedoch werden in verschiedenen Muskelarten distinkte Modularrangements mittels differentieller Spleißvorgänge im Bereich der I-Banden-Region exprimiert.

Die I-Banden-Abschnitte des Titins sind dehnbar und agieren als eine elastische Rückstellfeder nach passiver Dehnung (Fürst et al. 1988). Außerdem sind sie entscheidend für eine Zentrierung des dicken Filamentsystems im Sarkomer bei aktiver Kontraktion (Horowits u. Podolsky 1988). Es konnte gezeigt werden, daß das Titin bei physiologischen Dehnungen die Hauptkomponente für die Entstehung der passiven Spannung und damit für den exponentiellen Anstieg der Ruhedehnungskurve darstellt (Linke et al. 1994).

Über den Vergleich der Titine aus verschiedenen Muskelgeweben können zunehmend Einblicke darüber gewonnen werden, wie der Bauplan des Titins durch differentielles Spleißen gewebespezifisch interpretiert wird. Es konnte gezeigt werden, daß im elastischen Bereich des Titins eine Motivfamilie, das PEVK-Titin, eine vorwiegend aus Prolin, Glutamat, Valin und Lysin aufgebaute Struktur, in verschiedenen Muskeln differentiell exprimiert wird (Labeit u. Kolmerer 1995b). Durch differentielle Expression des PEVK-Titins kommen distinkte Ruhedehnungskurven in den Myofibrillen verschiedenener Muskelgewebe zustande (Linke et al. 1996).

3.4.3 Bestimmung des Turnover der neuen myofibrillären Filamente

Vollkommen unverstanden ist es, welche Faktoren den Umbau/Turnover des Titinfilaments im Myometrium während der graviditätsbedingten Uterusveränderungen kontrollieren. Unsere Arbeitsgruppe konnte bisher zeigen, daß die p94-Bindungsstelle im Titin differentiell über Spleißing in Abhängigkeit vom Gewebetyp exprimiert oder aber ausgeschlossen wird. Im Titin existieren spezifische Schnittstellen für p94, durch die der Abbau/Umbau der Myofibrille reguliert wird. Durch Dysregulation dieses Systems käme es zu funktionellen oder anatomischen Störungen im Muskel. Weiter konnten wir zeigen, daß am Titin-C-Terminus eine Calpain-Proteasen-Domäne (Calpain-Protease-Bindungsstelle) in verschiedenen Muskelarten differentiell exprimiert wird (Kolmerer et al. 1996; Sorimachi et al. 1995). Somit ist es möglich, über die Analyse des Titin-mRNS-Metabolismus Rückschlüsse auf die Umbauraten des Titin zu gewinnen. Hohe Umbauraten gehen in Verbindung mit der dehnungsaktivierten Titinkinase mit einer zu frühen myometrialen Aktivität einher.

3.4.4 Genetische Kartierung der Nebulin- und Titinloci

Die Muskeln der Vertebraten weisen in ihren Kontraktionsgeschwindigkeiten, ihrer Elastizität und ihrem Stoffwechsel, um nur einige wesentliche Merkmale zu nennen, ausgeprägte Unterschiede auf, die ihre Anpassung an eine spezifische physiologische Rolle widerspiegeln. Entsprechend sind die Myofibrillen der verschiedenen Muskelgewebe aus Proteinfamilien aufgebaut, die eine Vielzahl distinkter Isoformtypen umfassen. So findet man

- unterschiedliche Myosine, d.h. Isoformen (in der Gelelektrophorese unterschiedliche Banden) in den schnelleren und langsameren Fasertypen,
- unterschiedliche Aktine (adulte, embryonale, kardiale, skelettäre, zytoplasmatische),
- verschiedene Troponine und C-Proteine in den Skelettmuskeln sowie im Herzen.

Auf molekularem Niveau entsteht diese Vielfalt an Isoformen durch das Vorhandensein von Genfamilien für die genannten Proteine (Schiaffino u. Reggiani 1996).

Für das Titin wurde gezeigt, daß im Gegensatz zu vielen anderen myofibrillären Proteinen keine Genfamilie vorliegt, sondern daß Titin von einer einzelnen, auf dem langen Arm des Chromosoms 2 gelegenen, Genkopie kodiert wird (Labeit et al. 1990; Rossi et al. 1994). Von diesem „single copy“-Gen werden jedoch eine größere Anzahl distinkter Isoformen durch differentielles Spleißen generiert (Labeit u. Kolmerer 1995b).

Ferner konnte gezeigt werden, daß in den Genomen der Vertebraten jeweils eine Genkopie für Titin, aber auch für Nebulin auf dem langen Arm des Chromosoms 2 liegt. Jüngere Daten zeigen, daß beide Gene sich auf dem Chromosom 2 in physikalischer Nachbarschaft zueinander befinden: Nebulin ist positioniert bei 2q22, Titin bei 2q24. Zur Zeit ist es noch ungeklärt, ob diese physikalische Nachbarschaft zufällig ist oder ihr eine bisher unverstandene funktionelle Relevanz zukommt. Anhand der genetischen Kartierung der Nebulin- und der Titinloci in der Maus konnte gezeigt werden, daß auch hier beide Gene auf dem langen Arm des Chromosoms 2 liegen (Rossi et al. 1994).

In den quergestreiften Muskelgeweben exprimieren diese beiden Gene hochmolekulare mRNAs, die zur Translation von Polypeptidketten im Megadaltonbereich führen. Folglich sind die Megadaltonproteine des Titins und des Nebulins nicht Komplexe aus niedermolekularen Untereinheiten. Die Myozyten der Vertebraten sind vielmehr in der Lage, Polypeptidketten von bis zu 37000 Aminosäuren aufzubauen.

3.4.5 Muskuläre Dysfunktion und molekulare Veränderungen im Titin und Nebulin

Eine Reihe genetischer Befunde deuten nun darauf hin, daß sowohl das Titin als auch das Nebulin eine Rolle bei der Entstehung erblich bedingter muskulärer Erkrankungen spielen. Für das Nebulin konnte vor kurzem gezeigt werden, daß es ein vielversprechendes Kandidatengen für die autosomal-rezessive Form der nemalinen Myopathie ist (Wallgren-Pettersson et al. 1995).

Ein Ligand des Titinfilamentes, das kardiale C-Protein, könnte eine Rolle bei der Entstehung kardialer Myopathien spielen (Gautel et al. 1995). Inzwischen sind eine Reihe von FHC-Familien mit Mutation im kardialen C-Protein identifiziert worden (Watkins et al. 1995). Es wird z.Z. geschätzt, daß etwa 30% aller erblich bedingten hypertrophen Kardiomyopathien durch das kardiale C-Protein verursacht werden.

Bereits Ende der 80er Jahre wurde berichtet, daß in Muskelbiopsien aus Duchenne-Patienten das Titin proteolytisch degradiert ist, und zwar bereits bevor es zur Nekrose des Muskelgewebes kommt. Vor kurzem konnte gezeigt werden, daß sich am Titin-C-Terminus eine spezifische Bindungsstelle für die muskelspezifische Calpainprotease p94 befindet (Sorimachi et al. 1995). Mutationen im p94-Protein sind mit Schultergürtelmuskeldystrophien assoziiert.

3.4.6 Isoformen der Titine und Nebuline

Generell wurde bisher angenommen, daß Titine und Nebuline spezifisch für die quergestreiften Muskeln der Vertebraten sind.

Für die glatte Muskulatur konnten bis vor kurzem keine hochmolekularen Proteine in Megadaltonbereich nachgewiesen werden, so daß angenommen wurde, daß die glatte Muskulatur keine Titine oder titinverwandte Proteine besitzt. Dabei ist allerdings zu bedenken, daß das Titin erst relativ spät wegen seines ungewöhnlichen Molekulargewichtes entdeckt worden ist. Auf gewöhnlichen Laemmli-Protein-Gelen können Megadaltonproteine nicht zur Darstellung gebracht werden, sondern es sind spezielle niederprozentige Gradienten-Gel-Systeme nötig.

„Brush border titin“. Vor einigen Jahren konnte ein hochmolekulares Protein aus dem Epithel des Dünndarms isoliert werden. Die Autoren vermuteten, daß es sich bei diesem Protein um eine zelluläre Isoform des Titins handeln könnte („brush border titin“). Von diesem Protein konnte gezeigt werden, daß es in vitro mit Myosin II interagiert (Eilertsen et al. 1994). Da zum damaligen Zeitpunkt jedoch molekulare Proben und Antikörper für das Titinprotein in nicht ausreichendem Umfang zur Verfügung standen, blieb unklar, welche Ähnlichkeit das Dünndarmprotein mit dem Titin besitzt.

Zeugmatin. Vor kurzem konnte gezeigt werden, daß ein Protein des glatten Muskels mit einem MG von 600000, das Zeugmatin, Sequenzhomologien mit dem Titin aufweist (Turnacioglu et al. 1996). Von den Autoren wurde vorgeschlagen, daß das Zeugmatin eine Isoform des Titins oder auch ein proteolytisches Abbauprodukt sein könnte.

Exprimierung in glatten Muskeln. Wir untersuchen deswegen seit kurzem, ob hochmolekulare Proteine auch in den glatten Muskeln exprimiert werden. Wir konnten erstmals ein 1,4 Megadaltonprotein ausschließlich im graviden Myometrium nachweisen und zeigen, daß Titine und Nebuline auch in der glatten Muskulatur exprimiert werden. Aus einer humanen Aorta-cDNS-Bank und aus einer Uterus-cDNS-Bank konnten mit Titinproben kreuzhybridisierende Klone gefischt werden.

Dies bedeutet, daß auch in den glatten Muskeln hochmolekulare Proteine genetische Baupläne definieren bzw. für die mechanischen Eigenschaften dieser Gewebe wichtig sind.

Isoformen durch Spleißvorgänge. Weiter ergaben erste Vergleiche der molekularen Struktur der quergestreiften und glattmuskulären Titine und Nebuline Anhalte dafür, daß es sich um Isoformen handelt, die durch spezifische differentielle Spleißvorgänge entstehen. Mittels Hemmung der Funktion dieser Titine und Nebuline durch Mikroinjektion in Myometriumeinzelzellen und Messungen mit Hilfe der Einzelmyofibrillenmechanik konnten erste Vorstellungen über die Funktion dieser Proteine gewonnen werden.

Nachweis von Titintranskripten. Abbildung 3.2 zeigt den Nachweis von Titintranskripten in verschiedenen Geweben. Werden cDNS-Präparationen verschiedener Gewebe mit Titinprimern aus der extremen 5′-Region des Gens amplifiziert, können uniforme Transkripte in allen Geweben nachgewiesen werden (s. rechts). Weiter nach 3′ gelegte Primerpaare amplifizieren dagegen eine Vielzahl distinkter Isoformen in den verschiedenen Geweben (s. links). Aus den glatten Muskelgeweben wird eine stark trunkierte Version amplifiziert (s. Uterus); nichtmuskuläre Gewebe zeigen den vollständigen Ausschluß der untersuchten Region.

Erste immunohistochemische Ergebnisse bestätigen diese Befunde. Gegen im Myometrium exprimierte Titinsequenzen aus der N-terminalen Region wurden spezifische polyklonale Antiseren gewonnen. Diese Antiseren färben das Myometrium und die Gefäßmuskulatur.

Zusammenfassung

Titine und Nebuline weisen eine Vielzahl regelmäßig angeordneter Myosin- und Aktinbindungsstellen auf. Im Kontext der quergestreiften Muskelgewebe ist erkannt worden, daß diese die präzise Assemblierung der Myosine und der Aktine zu Sarkomeren unterstützen, wodurch die Muskeln eine v.a. in Faserrichtung hohe Zugspannung ertragen können. Es hat sich nun gezeigt, daß in glatten Muskelgeweben Isoformen der Titine und Nebuline vorliegen, die die Assemblierung glattmuskulärer Fibrillen und nichtmuskulärer Myosine und Aktine zu Zytoskelettstrukturen determinieren könnten.

Glatte Muskelzellen wie die des Uterus besitzen eine große Anzahl von Zytoskelettproteinen, die z.B. durch Phosphorylierung eine verstärkte Kontraktion des glatten Muskels hervorrufen können. Titin könnte ein solches Zytoskelettprotein sein, das für die kontraktile Funktion des Myometriums wesentlich ist. Möglich ist, daß Titin als

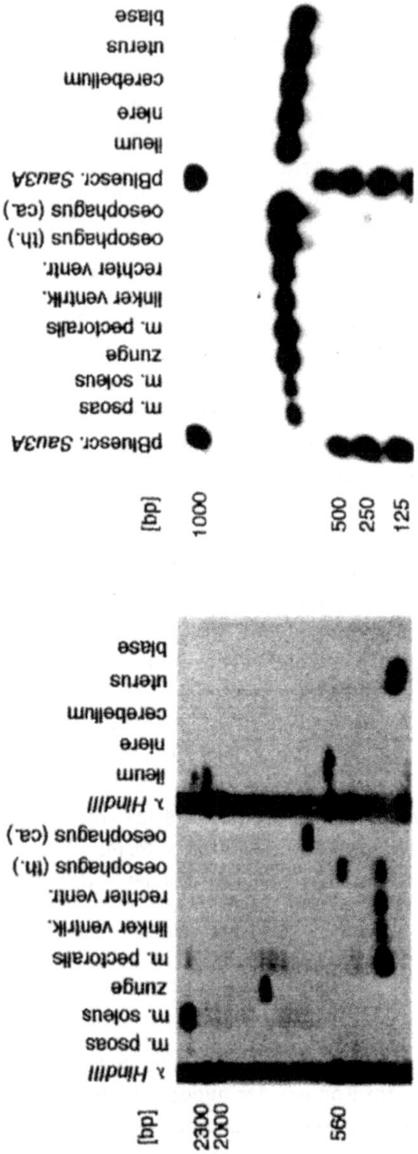

Abb. 3.2. Nachweis von Titintranskripten in verschiedenen Geweben

„cross-linker" zwischen den dünnen Filamenten und den „dense bodies" fungiert. Titin könnte auch als aktinbindendes Protein an einer Verankerung der dünnen mit den dicken Filamenten nach Kraftentwicklung beteiligt sein und somit die Spannung im sog. „latch"-Zustand der Aktin-Myosin-Querbrücken aufrechterhalten, bei dem ein minimaler Energieverbrauch stattfindet.

Von uns durchgeführte Untersuchungen zeigten, daß die neuen Filamentsysteme nicht nur Kontraktionseigenschaften haben, sondern auch als Regulatorproteine anzusehen sind, da sie im quergestreiften Muskel den Aufbau der sarkomerischen Ultrastrukturen regulieren und somit die Voraussetzung für eine optimal vektoriell ausgerichtete Muskelkraft bilden. Auch in den glatten Zellen des Myometriums kommt es während der Gravidität, durch Titin und Nebulin bedingt, zu einer Strukturierung der Filamente Aktin und Myosin in der Weise, daß am Geburtstermin eine vektoriell ausgerichtete makroskopische koordinierte Wehentätigkeit vom Fundus- zum Zervixbereich erfolgt.

Bisher bestehen Hinweise, daß durch Überexpression dieser neuen Kontraktionsproteine eine vorzeitige Wehentätigkeit zustande kommt. Ihr kommt in der Geburtshilfe erhebliche Bedeutung zu, weil sie mit einer erhöhten perinatalen Mortalität und Morbidität einhergeht. Durch Expressionshemmung kann dann eine wesentlich effektivere Tokolyse möglich sein als mit den bisherigen Tokolytika, deren Wirksamkeit hinsichtlich der Schwangerschaftsverlängerung bis heute umstritten ist. Weiterhin bestehen Hinweise, daß die Megadaltonproteine auch bei Wehenschwäche und unkoordinierter Wehentätigkeit, was zu sehr protrahierten Geburtsverläufen mit entsprechenden deprimierten Neugeborenen führt, eine kausale Rolle spielen können.

Literatur

Benian GM, Kiff JE, Neckelmann N, Moerman DG, Waterston RH (1989) Sequence of an unusally large protein implicated in regulation of myosin activity in C. elegans. Nature 342:45–50

Eilertsen KJ, Kazmierski ST, Keller TCS (1994) Cellular titin localization in stress fibers and interaction with myosin II filaments in vitro. J Cell Biol 126:1201–1210

Funatsu T, Higuchi H, Ishiwata S (1990) Elastic filaments in skeletal muscle revealed by selective removal of thin filaments with plasma gelsolin. J Cell Biol 110:53–62

Fürst DO, Osborn M, Nave R, Weber K (1988) The organization of titin filaments in the half-sarcomere revealed by monoclonal antibodies in immunoelectron microscopy: A map of ten nonrepetitive epitopes starting at the Z line extends close to the M line. J Cell Biol 106:1563–1572

Gautel M, Leonard K, Labeit S (1993) Phosphorylation of KSP-motifs in the C-terminal region of titin in differentiating myoblasts. EMBO J 12:3827–3834

Gautel M, Zuffardi O, Freiburg A, Labeit S (1995) A cooperative phosphorylation switch in human cardiac myosin-binding protein C specific for the cardiac isoform: A modulator of cardiac contraction? EMBO J 14:952–1960

Horowits R, Podolsky RJ (1988) Thick filament movement and isometric tension in activated skeletal muscle. Biophys J 54:165

Horowits R, Kempner ES, Bisher ME, Podolski RJ (1986) A physiological role for titin and nebulin in skeletal muscle. Nature 323:160–164

Huxley HE, Hanson J (1954) Changes in the cross-striations of muscle during contraction and stretch and their structural interpretation. Nature 173:149–152

Johnson KA, Quiocho FA (1996) Twitching worms catch S100. Nature 380:585–586

Kolmerer B, Olivieri N, Herrmann BG, Labeit S (1996) Genomic organization of the m-line titin and ist tissue-specific expression in two distinct isoforms. J Mol Biol 256:556

Labeit S, Kolmerer B (1995a) The complete primary structure of human nebulin and its correlation to muscle structure. J Mol Biol 248:308–315
Labeit S, Kolmerer B (1995b) Titins, giant proteins in charge of muscle ultrastructure and elasticity. Science 270:293–296
Labeit S, Barlow DP, Gautel M et al. (1990) A regular pattern of two types of 100-residue motif in the sequence of titin. Nature 345:273–276
Labeit S, Gibson T, Lakey A et al. (1991) Evidence that nebulin is a protein-ruler in muscle thin filaments. FEBS Lett 282:313–316
Labeit S, Gautel M, Lakey A, Trinick J (1992) Towards a molecular understanding of titin. EMBO J 11:1711–1716
Linke WA, Popov VI, Pollack GH (1994) Passive and active tension in single cardiac myofibrils. Biophys J 67:782
Linke WA, Ivemeyer M, Olivieri N, Kolmerer B, Rüegg JC, Labeit S (1996) Towards a molecular understanding of the elasticity of titin. J Mol Biol 261:62–71
Maruyama K, Matsubara S, Natori R et al. (1977) Connectin, an elastic protein of muscle: Characterization and function. J Biochem 82:317–337
Rossi E, Faiella A, Zeviani M et al. (1994) Order of six loci at 2q24-q31 and orientation of the HOXD locus. Genomics 24:34–40
Schiaffino C, Reggiani S (1996) Molecular diversity of myofibrillar proteins: Gen regulation and functional significance. Physiol Rev 76:371
Sorimachi H, Kinbara K, Kimura S et al. (1995) Muscle-specific calpain, p94, responsible for limb girdle muscular dystrophy type 2 A, associates with connectin through IS2, a p94-specific sequence. J Biol Chem 270:31158–31162
Turnacioglu KK, Mittal B, Sanger JM, Sanger JW (1996) Partial characterization of zeugmatin indicates that it is part of the Z-band region of titin. Cell Moti Cytoskel 34:108–121
Wallgren-Pettersson C, Avela K, Marchand S et al. (1995) A gene for autosomal recessive nemaline myopathy assigned to chromosome 2q by linkage analysis. Neuromusc Disord 5:441–443
Wang K, Ramirez-Mitchell R, Palter D (1984) Titin is an extraordinarily long, flexible, and slender myofibrillar protein. Proc Natl Acad Sci USA 81:3685–3689
Watkins H, Conner D, Thierfelder L et al. (1995) Mutations in the cardiac myosin binding protein-C gene on chromosome 11 cause familial hypertrophic cardiomyopathy. Nat Genet 1:34–437

4 Immunologische Aspekte von Schwangerschaft und Geburt

A. Schäfer

4.1 Einleitung

Die menschliche Schwangerschaft wird von 2 grundlegenden Phänomenen gekennzeichnet. Sie ist ein natürliches Beispiel für eine erfolgreiche, wenn auch zeitlich begrenzte Transplantation und für einen invasiv wachsenden Tumor, der bis auf die klinisch relevanten Beispiele der Placenta percreta, der Blasenmole und des Chorionkarzinoms in seinem Wachstumspotential begrenzt bleibt. Der Erfolg dieses biologischen Projektes, das mit dem Einsetzen von Wehen und der Fruchtaustreibung endet, setzt eine phasenabhängige und vielschichtig abgestufte Interaktion und gegenseitige Regulation von mütterlichen und kindlichen Zellen voraus. Störungen wie Fehlanlagen, Fruchttot oder Infektionen führen fast immer zu uterinen Kontraktionen und zur Fruchtausstoßung.

In zahlreichen Modellen wird versucht (Lala 1989; Hill 1990), das Ausbleiben von potentiell zu erwartenden zytotoxischen Reaktionen durch das mütterliche Immunsystem gegen den semiallogenetischen Embryo zu erklären. Wesentlicher Punkt dabei ist der Widerspruch zwischen einer aktiven immunologischen Auseinandersetzung der Mutter mit dem Fetus und einer auf vielen Ebenen lokal und peripher nachweisbaren Immunsuppression mit zunehmendem Graviditätsalter. Der Fetus entwickelt sich geschützt in seiner trophoblastären Hülle, die sich durch fehlende, eingeschränkte, unvollständige oder maskierte Expression paternaler Antigene der maternalen zellvermittelten Immunabwehr entzieht.

4.2 Immunsuppression während der Schwangerschaft

Das Ausbleiben antipaternaler zytotoxischer Reaktionen kann auch durch immunmodulativ wirkende, fetale/trophoblastäre Faktoren begründet sein. Deren Einfluß ist durch das Serum Schwangerer übertragbar. Immunsuppressive Einflüsse, vermittelt durch Progesteron oder eine Vielzahl trophoblastärer Faktoren, konnten auf verschiedenen Stufen der Immunabwehr beobachtet werden. Progesteron begünstigt die Entwicklung von Th_2-type-Immunität in T-Zellen und fördert die Interleukin-(IL-)4-Sekretion und CD30-Expression. Es gibt Hinweise, daß bei Frauen mit rezidivierenden Aborten eine verstärkte Embryotoxozität durch Th_1-Helfer-Lymphozyten vermittelt wird, wogegen die Th_2-type-Immunität eine natürliche Antwort auf den Trophoblasten darstellt, die zu einer erfolgreichen Schwangerschaft beiträgt.

Verminderung der IL-2-Sekretion. Die in der Gravidität vielfach demonstrierte Immunsuppression mit einer nachweisbaren Einschränkung der lymphozytären Proliferation und zellvermittelter Zytotoxizität soll teleologisch den allogenetischen Fetus vor einer möglichen maternalen Rejektion schützen. Eine Verminderung der Aktivierbarkeit von Th_1-Lymphozyten durch eine Inhibition der IL-2-Sekretion konnte für einige trophoblastäre Faktoren beschrieben werden. In diesem Zusammenhang kann als klinisch faßbare Auswirkung der passager leichtere Verlauf autoimmuner Erkrankungen in einer Schwangerschaft gesehen werden. Da durch Zugabe von Antikörpern (anti-Tac) gegen den IL-2-Rezeptor (CD25) die sonst durch das Serum Schwangerer induzierbare Einschränkung der Lymphozytenproliferation aufgehoben werden konnte, wurde die Bindung und wirksame Blockade von sezerniertem IL-2 an den freien CD25 (Rubin el al. 1986) als eine mögliche Erklärung diskutiert. CD25 wird hauptsächlich von aktivierten Lymphozyten freigesetzt.

Verminderung von CD25. Allerdings ist auf T-Lymphozyten von Schwangeren mit „graves disease" ein durch die Gravidität induzierter Verlust der CD 25-Rezeptordichte nachweisbar (Bizarro et al. 1987). Auch Plasma von Aids-Patientinnen kann bei stimulierten Lymphozyten die IL-2-Sekretion und das IL-2-Rezeptor-Shedding inhibieren (Farmer et al. 1986). Plazentaprotein 14 inhibierte ebenfalls das Lösen von CD25 bei Phytohämagglutinin-(PHA-)stimulierten Lymphozyten (Pockley u. Bolton 1989). Die Interpretation der Bedeutung von IL-2 und löslichem CD 25 in der Gravidität wird weiter dadurch kompliziert, daß eine nachweisbare Inhibition der IL-2-Sekretion nicht zwangsläufig auch zu einer Reduktion von CD25 führen muß, wie Untersuchungen der Wirkung von „pregnancy zone protein" zeigen (Saito et al. 1990).

Das Beispiel des CD25 verweist bereits auf eine sehr komplexe, durch verschiedene Mediatoren vermittelte und an unterschiedlichen immunozytären Regelkreisen ansetzende Regulation, deren physiologische Nettowirkung sehr schwer zu beurteilen ist. Es liegen klinische Hinweise für leichte, peripher wirksame immunologische Funktionseinschräkungen in der Schwangerschaft vor: In der Schwangerschaft

- können humane Papillomaviren (HPV) häufiger nachgewiesen werden,
- HPV-assoziierte Kondylome wachsen stärker,
- die vaginale Kandidose ist häufiger und
- das zervikale Zytomegalievirus-Shedding nimmt mit der Gestation zu.

HIV-Infektion. Die auffällig verstärkte Suszeptibilität der T-Lymphozyten HIV-infizierter Frauen in der Gravidität (Biggar et al. 1989) deutet auf einen immunsupprimierenden Einfluß, der mit einer zur Depletion der Lymphozyten einhergehenden lymphozytären Aktivierung und damit größeren Empfindlichkeit der noch verbliebenen Lymphozyten erklärt werden kann.

Serumvermittelter Einfluß. Untersuchungen in nicht autologen Systemen legen allerdings eine nicht wesentlich geänderte, zellvermittelte Immunfunktion in der Gravidität (Hawes et al. 1981) nahe, so daß die meßbaren peripheren Einflüsse hauptsächlich durch Serumfaktoren vermittelt werden. Zum Beispiel wird für β-HCG und lösliche plazentare Proteine und die Plasmamembran vom Synzytiotrophoblast eine Einschränkung der PHA-induzierten Lymphoproliferation berichtet. Dies kann durchaus im Zusammenhang mit der für β-HCG und auch HPL beschriebenen Suppression von IL-2 gesehen werden, wobei beide Trophoblasthormone allerdings auch die Sekretion von proinflammatorischen Zytokinen (PZK) wie IL-1, IL-6, IL-8 und TNF-α gleichzeitig begünstigen (Schäfer et al. 1992). Der Einfluß ist v.a. an der maternofetalen Grenzschicht zu erwarten. Entsprechend zeigt der durch Serum vermittelte Einfluß der Gravidität eine Präferenz an der maternofetalen Grenze. Retroplazentar gewonnenes Serum hat gegenüber peripherem Serum eine größere Suppression (Aarli et al. 1993) der mitogeninduzierten Lymphoproliferation.

Änderungen der Serumkonzentration. Generell kennzeichnen lösliches CD25 oder auch CD8 den Aktivitätszustand von CD25- und CD8-positiven Zellen. Dies sind hauptsächlich $CD4^+$- und $CD8^+$-T-Lymphozyten. Erkrankungen mit einer Auswirkung auf Immunfunktionen – und das haben letztlich alle Infektionen und Neoplasien – zeigen häufig Änderungen der Serumkonzentrationen von SCD25 und SCD8. Dies kann ein geringeres Ausmaß haben, wie bei Infektionen mit Malaria falciparum, oder, wie bei einer HIV-Infektion, deutlich mit der Progredienz des Krankheitsbildes korrelieren, das zudem auch mit einem Verlust der Lymphoproliferation einhergeht. Lösliche Rezeptoren können aber auch bei verschiedenen lymphoproliferativen Erkrankungen wie HTLV-1-T-Zell-Leukämie und Hairy-cell-Leukämie erhöht nachgewiesen werden. Ebenso steigen die Konzentrationen im Verlauf lymphatischer Tumoren, vieler Autoimmunerkrankungen und Abstoßungsreaktionen bei Transplantatempfängern (Adams et al. 1989).

Schwangerschaft als natürliche Transplantation. Betrachtet man die Schwangerschaft als Beispiel einer natürlichen Transplantation und Wehen als mögliche Abstoßungsreaktion, so ergeben sich keine Hinweise auf analoge Reaktionen, die Wehen im Sinne einer Abstoßungsreaktion der semiallogenetischen Frucht stützen könnte.

Proliferationshemmung. Die Reaktionen auf die Schwangerschaft und den Feten unterscheiden sich grundsätzlich von Phänomenen bei Transplantationen und Infektionen. Bei Wehen finden sich periphere Reaktionen allgemeiner Art. Neben einer charakteristischen Leukozytose ist ein Anstieg fast aller lymphozytären Phänotypen zu beobachten, die eine deutlich verminderte Zellproliferation zeigen. Die Sekretion der PZK (proinflammatorische Zytokine) ist jedoch kaum verändert bzw. für IL-6 sogar erhöht. Dieses muß nicht unbedingt als ein für die Gravidität und insbesondere die Wehen spezifisches Signal angesehen werden, da auch unspezifische Faktoren wie der mit Wehen verbundene Streß zu berücksichtigen sind. Die ausgeprägte Proliferationshemmung kann durch erhöhte Konzentrationen von Glukokortikosteroiden (Scandi et al. 1992) oder eine verstärkte Prostaglandin E_2 (PGE_2)-Produktion (Mitchell et al. 1992) von unter Wehen vermehrt auftretenden Makrophagen und PMN im Kulturassay erklärt werden.

Der bei Wehen signifikante Verlust der Proliferation geht mit einem Anstieg von $CD2^+$-Lymphozyten und Makrophagen einher. Allgemeine Streßphänomene wie z. B. körperliches Training etc. haben meist auch ähnliche Auswirkungen auf die Lymphoproliferation und führen ebenfalls zu einer Leukozytose und Lymphozytose sowie Änderungen der Subpopulationen. In den peripheren Reaktionen im Verlauf von Wehen kann eine unspezifische und allgemeine Reaktion auf körperlichen Streß gesehen werden.

4.3 Regulation der maternofetalen Grenzschicht

Plazenta und Dezidua exprimieren und sezernieren eine Vielzahl von potenten Immunmediatoren wie Interferone (IFN), Zytokine und v. a. PZK und Wachstumsfaktoren (Chaouat et al. 1993).

Immuntropismus. Der Nachweis, daß Faktoren wie M-CSF („macrophage colony stimulating factor") einen positiven Einfluß auf das trophoblastäre Wachstum haben, führte zur Hypothese des „Immunotropismus" von Wegmann (1988), die ein immunologisch aktives, mütterliches Erkennen der Schwangerschaft und eine intensive Kommunikation und Interaktion zwischen Frucht und Mutter voraussetzen läßt. In diesem Sinne werden auch Untersuchungen gravider Mäuse gesehen, die eine intakte maternale T-Zell-Funktion als Voraussetzung für ein erfolgreiches Angehen einer Schwangerschaft bestätigten. Auf eine spezifische Funktion einzelner Immunmediatoren für eine erfolgreiche Schwangerschaft weist hin, daß der Trophoblast des Schafes, der selber kein β-HCG bildet, ein in seinen Funktionen und der Sequenz dem IFN-α analoges ovines Trophoblast-Protein-1 sezerniert, das durch Blockade der endometrialen $PFG_{2\alpha}$-Sekretion einen antiluteolytischen Effekt entwickelt (Bazer u. Hansen 1991). Die z. T. ausgeprägten speziesspezifischen Unterschiede bei lokalen und systemischen Reaktionen machen jedoch Analogieschlüsse auf die menschliche Reproduktion problematisch.

Uterine Zellkulturen. Neben den bekannten Einflüssen steroidaler Hormone wie Estradiol und Progesteron auf das fetale Wachstum und die Plazentation konnte ein positiver Einfluß auf die embryonale Proliferation durch uterine Zellkulturen gezeigt werden. Von uterinen L-Zellen quantitativ gebildeter M-CSF akkumuliert im Fruchtwasser und in fetalen Geweben. CSF-1, GM-CSF („granulocyt-macrophage colony stimulation factor") und IL-3 zeigten unter In-vitro-Bedingungen einen die Proliferation des Trophoblasten steigernden Einfluß. Die RNA-Expression von GM-CSF, IL-1a und TNF-α konnte in Mäuseplazentazellen demonstriert werden.

Zytokine und Wachstumsfaktoren. Interessant ist in diesem Zusammenhang, daß an der maternofetalen Grenzschicht eine Vielzahl verschiedener Zytokine und Wachstumsfaktoren translatiert werden können. Die Expression von IL-1, IL-6, IL-8 und „transforming growth factor" (TGF) konnte sowohl in der Plazenta als auch im Endometrium (Kauma et al. 1990) nachgewiesen werden. Weiterhin ließen sich in endometrialen Stromazellen IFN-β_2 und IL- 6, in Deziduazellen Tumornekrosefaktor (TNF; Casey et al. 1989) und GM-CSF (Dudley et al. 1990) und in Trophoblast IFN induzieren.

Eine aktive Beteiligung der reichlich in Plazenta und Dezidua vorkommenden Makrophagen in einem sog. zytokinen Regelkreis ist anzunehmen.

Es deutet daher vieles auf eine physiologische Wirkung und Interaktion von trophoblastär/dezidual oder immunozytär gebildeten Zytokinen und Wachstumsfaktoren an der maternofetalen Grenzschicht im Verlauf der Gravidität.

Intraamniale proinflammatorische Zytokine. Aber nicht nur bei der Implantation und im Verlauf der Schwangerschaft, sondern auch im Zuge der Wehenentwicklung – insbesondere, wenn diese mit einer Infektion der Eihäute assoziiert ist – können proinflammatorische Zytokine wie IL-1, IL-6, IL-8 und TNF-α intraamnial nachgewiesen werden. IL-1β und IL-6 können effektiv in den entsprechenden Zielzellen die Biosynthese von Derivaten der Arachnoidonsäure, die wichtige Mediatoren bei inflammatorischen Reaktionen bilden, initiieren. Die Induktion der Biosynthese von Eikosanoiden durch IL-1 und anderen Entzündungsmediatoren wie bakteriellen Lipopolysacchariden wurde in Amnion-, Dezidua- und Plazentazellen beobachtet.

Diese Befunde verweisen zumindest im Verlauf einer Infektion der Eihäute auf eine Funktion der proinflammatorischen Zytokine als wichtiges Teilglied der Entwicklung von Wehen.

Cyclooxygenaseprodukte. Obwohl die initiierenden Schritte für die Entstehung termingerechter Wehen noch unklar sind, haben bei diesem Vorgang die intraamnial erhöht nachweisbaren Cyclooxygenaseprodukte wie PGE_2 und $PGF_{2\alpha}$ eine entscheidende Bedeutung. Sie regulieren die myometriale Kontraktilität und sind bei der Erweichung der Zervix beteiligt. Aber auch andere Arachnoidonsäurederivate wie die Lipoxygenaseprodukte 12-HETE und LTB_4 sind in diesen akuten Prozeß funktionell eingebunden. Strittig ist allerdings, ob diese bei Wehen intraamnial nachweisbaren Eikosanoide tatsächlich amniochorialen Ursprungs sind und wenn, ob diese nicht – und dies wird auch für die proinflammatorischen Zytokine diskutiert – einer dezidualen Degradation unterliegen, ohne unmittelbar oder mittelbar zur Wehenentstehung beizutragen.

4.4 Konzepte der Wehenentstehung

Die Prozesse, die der Bildung der Prostaglandine und der durch diese unmittelbar vermittelten Wehenentstehung vorangehen, sind noch unklar. Dieser Entwicklung versuchen verschiedene Konzepte der Wehengenese Rechnung zu tragen.

Senkung der Progesteronkonzentration durch Steroide. Im Vergleich zu anderen Mammalien findet sich auch in der menschlichen Schwangerschaft vor der Entstehung der Wehen ein meßbarer Anstieg fetaler Glukokortikoide, die bei Schafsfeten über eine Aktivierung der plazentaren 17α-Hydroxylase und der C17,20-Lyase die plazentare Progesteronsynthese zugunsten der Östrogenbildung reduzieren. Die Senkung der Progesteronkonzentration führt zur peripheren Erhöhung von $PGF_{2\alpha}$ und Wehen. Allerdings tritt dieser akute Abfall der Progesteronkonzentration im peripheren maternalen Plasma beim Menschen so nicht auf, so daß in der Funktion der Steroide allenfalls eine begünstigende Rolle gesehen werden kann.

Oxytocin. Natürlich ist jedes Konzept, das eine fetomaternale Organkommunikation als Reifesignal und Auslösefaktor der Reaktionen, die letztlich zu Wehen führen, zugrunde legt, sehr attraktiv und offensichtlich biologisch auch sinnvoll. Dies könnte durchaus eine Bedeutung des fetalen Oxytocin sein, das über eine Stimulation der dezidualen Prostaglandinsekretion (Wilson et al. 1988) zur myometrialen Reifung und zu Kontraktionen führen kann. Eine Funktion des maternal gebildeten Oxytocins zur Wehenauslösung ist nicht wahrscheinlich, da Oxytocin im maternalen Plasma vor Wehenentstehung nicht in erhöhter Konzentration vorliegt, sondern erst mit den Kontraktionen ansteigt.

Rolle der Dezidua. Die Expression von TNF-α durch die Dezidua und anderen PZK wie IL-1β und IL-6 sowie die Reaktionsfähigkeit von Endometrium auf PZK verweisen auf eine wichtige Rolle der Dezidua bei der Wehengeneration. Voraussetzung ist dabei eine parakrine, wahrscheinlich fetale Beeinflussung und Inhibition der Dezidua in der Gravidität. Die Aufhebung der Inhibition soll zur Aktivierung der Dezidua (MacDonald et al. 1991) und Sekretion von PAF („platelet activation factor"), Arachidonsäurederivaten und Zytokinen führen, die sich bei Wehen auch im Fruchtwasser nachweisen lassen.

4.5 Intraamniale Zytokine bei Wehen

Bei unkomplizierten Terminwehen treten akut intraamnial erhöhte Konzentrationen der Eikosanoidderivate PGE_2 und $PGF_{2\alpha}$, der PZK IL-6 und IL-8 in bis zu 90% und IL-1β in 40% auf. TNF-α kann in unverändert niedrigen Konzentrationen nachgewiesen werden. Grundsätzlich inhibieren PGE_2 und $PGF_{2\alpha}$ ihre eigene Sekretion und die der PZK. Angesichts der gleichzeitig positiven Konzentrationsentwicklung von IL-6 und IL-1β und PGE_2 ist naheliegend, daß diese Zytokine auch zur akuten Sekretionsverstärkung der Prostaglandine in Eihäuten und v.a. in der Dezidua beitragen und dadurch deren zu erwartende Eigeninhibition aufheben. Dieser aktivierende Einfluß auf die Sekretion kann zusätzlich durch Lipoxygenaseprodukte wie LTB_4 unter Senkung des intrazellulären cAMP/cGMP-Verhältnisses gestützt und durch Sekretion von Thromboxanen verstärkt werden.

Bei Vorliegen einer Infektion können zu allen Gestationsaltern, bedingt durch den direkten bakteriellen Stimulus von Lipopolysaccharid (LPS) oder Endotoxin, sowohl die Eikosanoide als auch die PZK induziert werden. Durch den unter diesen Bedingungen zusätzlichen Einfluß von IL-1β und TNF-α kann sowohl die Eikosanoidreihe als auch IL-6 und IL-8 verstärkt werden. Offenbar reflektiert die unter Wehen auftretende PZK-Produktion ein v.a. lokales parakrines Phänomen der zervikodezidualen Region.

Die höchsten Konzentrationen von IL-6 und PGE_2 im Fruchtwasser werden bei spontaner Geburt in der durch den fetalen Kopf abgedichteten Vorblase gegenüber dem hinteren Fruchtwasser gefunden. Dieser Befund verweist auf eine lokale, im zervikalen Bereich beginnende Induktion der Bildung der PKZ und PGE_2 beim Wehenprozeß. Diese lokale Produktion durch die Einhäute sowie die Sekretion zur maternalen Seite bestätigten Befunde, nach denen nicht nur IL-6 und PGE_2, sondern auch IL-1β im Zervixsekret von Frauen unter Wehen gefunden werden konnte. Die 15-Hydroxy-Prostaglandin-Dehydrogenase, die eine Inaktivierung der Prostaglandine vermittelt, ist nach Wehen und insbesondere zentrifugal zur Zervix in deutlich niedrigeren Aktivitäten in Choriodezidua zu finden als zentripedal und vor Wehen (Sangha et al. 1994).

Die in das Fruchtwasser beim Wehenprozeß sezernierten Zytokine eröffnen neben der parakrinen Diffusion im Gewebe die Möglichkeit, diese lokale parakrine Grenze durch ihre Verteilung im gesamten Fruchtraum zu überschreiten. Im Tiermodell konnte gezeigt werden, daß IL-1β und TNF-α intraamnial appliziert zu einer Weheninduktion führen. Es liegt nahe, daß ausreichende Konzentrationen der PZK zur Aktivierung weiterer Eihautareale beitragen und so die Effizienz des Wehenprozesses verstärken können, wenn nicht inhibitorische Einflüsse, repräsentiert durch Prostaglandine, oder geburtsmechanische, durch eine Bouchon-Wirkung des Köpfchens, dem entgegenwirken. Im letzten Fall ist meist jedoch bereits von einer effizienten myometrialen Kontraktilität auszugehen.

4.6 Vorbereitung der Geburtswehen

In der humanen Schwangerschaft konnte bisher keine Variablenveränderunge mit einem klaren prädiktiven Wert zur nicht infektassoziierten Wehenentstehung eingegrenzt werden.

- Als mögliches Signal einer fetalen pulmonalen Reife kann intraamniales Surfactant-Protein-B an Amnion binden (Newman et al. 1991) und kontinuierlich die PG-Produktion anregen.
- Fetal gebildetes Oxytocin kann über Protein-Kinase-C Amnion zur PGE_2-Sekretion stimulieren.
- Fetale Kortikosteroide können über Stimulation der Endoperoxid-H-Synthetase Amnion zur PGE_2-Synthese anregen.
- Die Produktion von PGE und $PGF_{2\alpha}$ in Eihäuten kann auch direkt durch Kortikotropin Releasinghormon stimuliert werden.

Die beim Fetus gesteigerte adrenale Glukokortikoidsekretion hat keinen nachweisbaren Einfluß auf die periphere Konzentration von Progesteron. Die Änderungen der Konzentrationen von Surfactant-Proteinen und fetalem Oxytocin sind für die Auslösung eines terminalen Wehengeschehens zu uncharakteristisch. Dennoch ist es nicht abwegig anzunehmen, daß unterschwellige fetale Reifesignale über die Plazenta und über die Eihäute das Myometrium erreichen und es vorreifen lassen, wenn sie auch kein direkter Auslöser von Geburtswehen sind.

Prostaglandinproduktion. Die mit dem Gestationsalter fast linear steigende intraamniale Konzentration von PGE_2 und $PGF_{2\alpha}$ fordert steigende Sekretionsleistungen der Eihäute. Durch Degradation, z. B. durch den Gastrointestinaltrakt des Fetus etc., müssen die einem Turnover unterliegenden intraamnialen Variablen kontinuierlich in ihrer Konzentration aufrechterhalten werden. Dies erfordert für Prostaglandine auch ohne Wehen eine nicht unerhebliche Basalproduktion ab der 30. Schwangerschaftswoche von ca. 200 µg/l/Tag.

Die Produktion der Prostaglandine zeigt für $PGF_{2\alpha}$ eine Bevorzugung zur maternalen Seite. Obwohl eine massive Degradation in der Dezidua zu fordern ist, da $PGF_{2\alpha}$ – außer im Zusammenhang mit Wehen – nicht in der maternalen Peripherie meßbar ist, liegt in der polaren Sekretion der Eihäute die Möglichkeit einer kontinuierlichen und unterschwelligen Beeinflussung der myometrialen Reifung zur Kontraktionsfähigkeit. Zusätzlich kann im Zuge dieser Vorbereitungsphase eine nur leichte Senkung der Prostaglandin-Dehydrogenase-Aktivität eine myometriale Exposition begünstigen. Wenn zusätzlich noch weitere unterschwellige oder unscharfe fetale Signale vorliegen, wird nicht im eigentlichen Sinne der Wehenprozeß ausgelöst, sondern die Bedingung der Auslösung myometrialer Kontraktionen durch Bildung von „gap junctions", Synzytien und eine Erhöhung der Irritabilität vorbereitet.

Bifunktionalität der Prostaglandine. Der Anstieg der intraamnial durch PGE_2 und $PGF_{2\alpha}$ und andere Faktoren faßbaren Inhibition einer potentiellen Sekretion von PZK kann auch als Dämpfung der Aktivierung eines durch die steigende Kontraktilität des Myometriums wachsende Dehnung und eines Lösungstraumas der Grenzschicht verstanden werden. In diesem Zusammenhang wird die Bifunktionalität der Prostaglandine einerseits als Auslöser für myometriale Kontraktionen und andererseits als potente Suppressionsfaktoren der Produktion von PZK besonders deutlich. Wenn im intraamnialen System eine Zielgröße eine wachsende Stabilisierung des Sekretionspotentials der Eihäute zur Retention der terminalen Auslösung von Wehen ist, so bereiten sie extraamnial eine adäquate zervikale und myometriale Reifung vor.

4.7 Wehen als Wehenauslöser

Wenn myometriale Kontraktionen intensiv genug sind, führt bereits ein mechanisches Stretching des Amnionchorions zu einer Steigerung der PGE_2- (Kanayama u. Fukamizu 1989) und auch IL-8-Produktion (Mardny et al. 1996). In diesem Zusammenhang gebildete Kollagenasen und Proteasen destabilisieren die Intaktheit der maternofetalen Grenzschicht und erweichen die Gewebsresistenz der Zervix. Neben dezidualen Abbaumechanismen tragen auch durch IL-8 und LTB_4 chemotaktisch angezogene und aktivierte immunozytäre Zellen wie polymorph-nukleäre Zellen (PMN), deziduale Makrophagen (MAC) oder granuläre Lymphozyten („large granular lymphocytes"/LGL) zur weiteren proteo- und kollagenolytischen Lösung und Degradierung der choriodezidualen Grenzschicht bei. Zwangsläufig müssen dabei alle nur meßbaren Bindungs- und Haftproteine wie Fibronectin, ICAM 1–3 etc. freigesetzt werden. Zudem können zervikale Zellen selbst IL-8 (Uchiyama et al. 1992) und andere

Chemotaktika bilden und so zur phagozytären Infiltration und Destabilisierung der zervikalen extrazellulären Matrix durch Kollagenolyse und damit Zervixreifung beitragen.

Multifunktionalität der PKZ. Durch die ausgeprägten funktionellen Überschneidungen in der Gruppe der PKZ kann grundsätzlich ein PKZ ein anderes in Teilfunktionen ersetzen. Diese Multifunktionalität läßt aber auch andere Funktionen außer der PG-Verstärkung und dezidualen Aktivierung erwarten. Das quantitativ neben IL-8 bei unkomplizierten Wehen gebildete pleiotrope IL-6 kann abgesehen von der Akute-Phase-Antwort, die physiologisch auch ohne Infektion bei Wehen auftritt, zentral ACTH und damit die adrenale Kortikosteroidproduktion induzieren. In neuronalen PC 12-Zellinien kann durch IL-6 c-fos-Protoonkogen, das den Rezeptor für das ebenfalls bei Wehen erhöhte GM-CSF kodiert, exprimiert und die Zahl der Na-Kanäle erhöht werden (Satph et al. 1988). Es ist zu erwägen, ob nicht neben Barorezeptorreizen auch zervikale Neurone so aktiviert werden können, daß sie eine hypophysäre Oxytocinfreisetzung begünstigen.

Terminale Wehen. In dieser terminalen Aktivierungsphase vermehrt sich akut die Anzahl von Oxytocin-, PG-Rezeptoren und Gap junctions. Die elektrische Erregungsleitung wird koordiniert, so daß in der Entstehungsphase irreversibler Geburtswehen der myometriale Reifungsprozeß seinen endgültigen Abschluß findet. Eine weitere Erhöhung der Prostaglandine kann weniger die Kraft, sondern v. a. die Dauer myometrialer Kontraktionen steigern und auch die ACD-(Amniochorio-dezidua-)Sekretion von Prostaglandinen und PZK inhibieren. Möglich wäre, daß dies in vivo eine überschießende Aktivierung von Choriodezidua einschränkt, die für eine weitere Effizienzverstärkung des koordinierten Geburtsvorgangs auch nicht mehr notwendig ist.

Betrachtet man den möglichen Ablauf einer funktionellen Vernetzung von Fruchtwasser, Eihäuten, Myometrium und maternaler Peripherie im Verlauf der Entstehung terminaler Wehen, so liegt es nahe, zwischen

- initialen und lokal limitierten, zervixnahen Ereignissen und
- generellen, den gesamten Grenzschichtbereich betreffenden Funktionen

zu unterscheiden. Bei ausgereiftem Myometrium und Kontraktionsfähigkeit werden durch spontane myometriale Kontraktionen häufiger Dehnungen und Lösungen der Membranen an der Zervix stattfinden. Dies kann im Sinne eines „stop-and-go“-Prozesses zur begrenzten AC-Aktivierung des deziduaarmen, zervikalen Segments führen.

Steigerung der PZK und PGF_2-Produktion. Die Sekretion von PZK zur Zervix induziert Gewebereifung und die laterale Diffusion sowie Sekretion in die Vorblase die Aktivierung weiterer Areale. Vergrößert sich durch erneute Kontraktionen die Dehnungs- und Traumafläche, wird die Produktion von PZK zentripedal auch in den über der Zervix liegenden deziduareichen Arealen verstärkt und die PGF_2-Produktion von Choriodezidua zum Myometrium hin akut gesteigert. Zusätzlich verteilen sich die jetzt auch quantitativ zur fetalen Seite diffundierenden PZK im Fruchtwasser und generalisieren das anfänglich lokale traumatische Geschehen der Membranaktivierung in der Fruchthöhle.

Stufenweise Aktivierung. An dieser Stelle bestehen drei Möglichkeiten der Generalisierung der Wehenauslösung. Einmal verteilen sich die PZK intraamnial zu allen Eihautarealen und können so Amnionchorion, das noch nicht in den Vorgang der Aktivierung einbezogen wurde, stimulieren und ihre eigene Bildung und die von $PGF_{2\alpha}$ (F2) induzieren. Zum anderen kann im Zuge der Zervixerweichung und Dehnung die hypophysäre Oxytocinproduktion angeregt werden, und $PGF_{2\alpha}$ kann über die lokalen Grenzen des Myometriums in die Peripherie und wieder zum Myometrium zurück fluten.

Dieses nichthierarchische Modell der stufenweisen Aktivierung zur terminalen Wehenentstehung kennzeichnet eine Selbstverstärkung der myometrialen Kontraktilität durch Grenzschichttrauma als terminalen Auslösemodus. Kontraktionen induzieren Wehen, wenn ein Schwellenwert der Eihautaktivierung, der durch diese ausgelöst werden kann, überschritten wird. Anhand der Fruchtwasser- und Eihautergebnisse und der klinischen Erfahrungen ist allerdings eine große funktionelle Varianz des Prozesses zu erwarten. Einige Besonderheiten sind durchaus damit in Einklang zu bringen.

Blasensprung. Ein Blasensprung z.B. verhindert einerseits, wenn tatsächlich quantitativ Fruchtwasser abgegangen ist, die intraamniale PZK-Ausbreitung, führt aber gleichzeitig durch Volumenverlust zur Verstärkung der Lösungsvorgänge der Eihäute, also zu einem generalisierten Lösungstrauma. In der frühen Gravidität, bei geringer Kontraktilität des Myometriums und Steife des Muskelsackes, muß ein Blasensprung erfahrungsgemäß nicht zwangsläufig Wehen auslösen. Die Schwangerschaft kann häufig nach initialer Tokolyse erhalten werden, wenn nicht bakterielle Infektionen den Verlauf komplizieren.

Eigentlicher Wehenprozeß. Wenn der zervikale Lösungsprozeß durch Mikrotrauma und anschließende Persistenz des Prozesses optimal die zervikale Region erweicht, kann bei hoher myometrialer Kontraktionsbereitschaft der eigentliche Wehenprozeß dann auch so dynamisch vorangehen, daß PZK intraamnial in nur geringen Mengen freigesetzt werden, da die Wehendauer die Initiation der Sekretion in die Fruchthöhle praktisch überholt. Mit der Geburt werden auch die produzierenden Eihäute beseitigt.

4.8 Wehenauslösung durch Infektionen

Der induzierende Einfluß bakterieller Infektionen auf Wehen ist nicht vergleichbar mit anderen Signalen zur Erhöhung der myometrialen Kontraktionsbereitschaft, sondern setzt direkt in der terminalen Reaktionskaskade zur Irreversibilität von Wehen ein: Er stimuliert das Grenzschichttrauma durch eine direkte Stimulation und Aktivierung der betroffenen Eihautareale. Allerdings ist auch beim infektiösen Reiz anhand der klinischen Erfahrungen eine Abstufung des bakteriellen Stimulus zu erwarten.

Die Infektion ähnelt einem maximalen Lösungstrauma, von dem sie sich durch die gebildeten Mediatoren qualitativ kaum unterscheidet. Folge sind die akute und massive Induktion von PZK und Prostaglandinen an der maternofetalen Grenzschicht, die myometriale Kontraktionen selbst am unreifen Myometrium auslösen, die Frühreifung forcieren und weitere Lösungstraumata in Gang setzen. Gleicht die Entstehung von Terminwehen einem weitgehenden geregelten „process control system" mit einem Schwellenwert, so wird dieser bei einer Infektion oder einem maximalen Trauma wie eine Plazentalösung sofort überschritten. Damit entsteht ein Escape- oder Alarmsystem, das mit Überschreiten möglicher Inhibitoren direkt zur Termination der Schwangerschaft durch Wehen auffordert.

Verschiedenste lokale Zellen der amniochorialen/dezidualen Grenzschicht werden neben polymorphnukleären Zellen und Makrophagen mit einbezogen und reagieren mit einer Prostaglandinproduktion, IL-1-, IL-6- und IL-8-Sekretion. IL-1β, IL-6 und TNF-α können Eikosanoide in amnialen Zellen induzieren und wurden bei klinischem Infektionsverdacht übereinstimmend intraamnial nachweisbar. Neben der akut ablaufenden, typischen inflammatorischen Reaktionskette bedingt dies eine Ad-hoc-Aktivierung des Myometriums, eine Forcierung kontraktionsbedingter Grenzschichttraumata und eine extensive, chemotaktisch induzierte Infiltration.

Einstieg in den Prozeß der Wehenkaskade. Vergleicht man die Wehenentwicklung infolge einer Infektion mit der zur termingerechten Geburt führenden normalen Wehengenese, so steigt der infektiöse Stimulus auf der späten Stufe des Grenzschichttraumas und der Eihautaktivierung in den Prozeß der Wehenkaskade ein. Ab diesem Punkt werden aber trotz eines unterschiedlichen und definierten Auslösesignals dieselben Reaktionswege beschritten. Die direkte Induktion des terminalen Wehenprozesses durch eine Infektion ist biologisch durchaus sinnvoll, denn lokal ist ein gewisses Ausmaß der Suppression immunozytärer Funktionen und der Induktion von zytotoxischen Effektorzellen zur Allograft-Toleranz anzunehmen, die teilweise durch die TGF-β-Produktion von uterinen $\gamma\delta$-Zellen (Suzuki et al. 1995) vermittelt werden.

Schutzmechanismus. Funktionseinschränkungen von Neutrophilen, Makrophagen im maternofetalen Grenzbereich werden allerdings kontrovers beurteilt. Unabhängig von einem zum Schutz der semiallogenetischen Feten möglichen immunologischen Nachteils gegenüber aszendierenden bakteriellen Infektionen besteht v.a. durch die Tatsache, daß Infektionen in einem Hohlorgan dieses Ausmaßes stets eine vitale Bedrohung der Mutter darstellen, ein hohes maternales Risiko. In der Direktschaltung einer effektiven und irreversiblen Wehenentwicklung zur Fruchtausstoßung durch eine bakterielle Infektion kann ein wichtiger evolutionsbiologischer Schutzmechanismus gesehen werden, der teleologisch das Überleben der zur weiteren Reproduktion fähigen Mutter in den Vordergrund stellt.

Zusammenfassung

Die menschliche Schwangerschaft ist ein biologisches Beispiel einer zeitlich begrenzten semiallogenetischen Transplantation, bei der lokal das mütterliche Immunsystem beeinflußt und an einer möglichen Abstoßungsreaktion gehindert wird. Dabei werden zwar paternale Epitope erkannt, aber potentielle maternale zytotoxische Reaktionen durch einen zytokinen Regelkreis in der maternofetalen Grenzschicht mit Blockade der Th_1-Lypmphozyten verhindert und der Fetus durch eine mechanische Barriere aus Trophoblastderivaten geschützt.

Anders als bei anderen Mammalien fehlt beim Menschen ein der Fruchtreife und externen Überlebensfähigkeit des Fetus zuzuordnendes Signal, das mit der Wehenauslösung in Terminnähe eindeutig zu verknüpfen wäre. Intraamnial steigen mit dem Gestationsalter die Konzentrationen der Prostaglandine. Phasen reversibler Kontraktilität bereiten die Effizienz koordinierter myometrialer Kontraktionen mit der Entwicklung von Gap junctions und Ionenkanälen vor und führen gleichzeitig zu einer Erweichung des zervikalen Verschlußmechanismus. Mit dem Einsetzen regelrechter Wehen werden in Eihäuten und Dezidua szernierte PGE_2 und $PGF_{2\alpha}$ auch peripher meßbar und in der maternofetalen Grenzschicht eine Vielzahl proinflammatorischer Zytokine und Bindungsproteine freigesetzt. Dieser Prozeß ist für inflammatorische Gewebsreaktionen und auch Gewebstraumen charakteristisch und kann entsprechend auch durch aszendierende bakterielle Infektionen oder Lösungen und Traumen an der maternofetalen Grenzschicht angeregt werden und zu Wehen führen. Im Verlauf der Entstehung termingerechter Wehen wird damit der Schwellenwert zur unumkehrbaren Eröffnungsphase überschritten.

Literatur

Aarli A, Skeie-Jensen T, Ulvestad E, Matre R (1993) Suppression of mitogen-induced lymphoproliferation by soluble IgG Fc receptors in retroplacental serum in normal human pregnancy. Scand J Immunol 37:237–243

Adams DH, Wang L, Hubscher SG, Elias E, Neuberger JM (1989) Soluble interleukin-2 receptor in serum and bile of liver transplant recipients. Lancet 1 (8636):469–471

Bazer FW, Hansen PJ (1991) Interferons secreted by sheep conceptuses are involved in maternal recognition of pregnancy. In: Wegmann TG, Gill TJ, Nisbet-Browon E (eds) Molecular and cellular immunobiology of the maternal fetal interface. Oxford University Press, Oxford, pp 232–242

Biggar RJ, Pahwa S, Minkoff H, Mendes H, Willouhby A, Landesman S, Goedert JJ (1989) Immunosuppression in pregnant women infected with human immunodeficiency virus. Am J Obstet Gynecol 161:1239–1244

Bizarro A, DeBellis A, Daponte A, Gallo R, Peimonte F, Russo N (1987) Decrease of TAC+lymphocytes in the periphal blood of pregnant patients with Grave's disease. Rass Med Sper 34: 13–20

Casey ML, Cox SM, Beutler B, Milewich L, MacDonald PC (1989) Cachectin/tumor necrosis factor-a formation in human decidua. J Clin Invest 83:430–436

Chaouat G, Menu E, Dijan V et al. (1993) Immune control of pregnancy. In: Chwalisz K, Garfield RE (eds) Ernst Schering Research Foundation Workshop 7 – Basic mechanisms controlling term and preterm birth. Springer, Berlin Heidelberg New York Tokyo, pp 241–268

Dudley DJ, Mitchell MD, Creighton K, Branch DW (1990) Lymphokine production during term human pregnancy: Differences between peripheral leukocytes and decidual cells. Am J Obstet Gynecol 163:1890–1893

Farmer JL, Gottlieb AA, Nishihara T (1986) Inhibition of interleukin-2 production and expression of the interleukin-2 receptor by plasma from acquired immune deficiency syndrome patients. Clin Immunol Immunopathol 38:235–243

Hawes CS, Kemp AS, Jones WR, Need JA (1981) A longitudinal study of cell-mediated immunity in human pregnancy. J Reprod Immunol 3:165–173

Hill JA (1990) Immunological mechanisms of pregnancy maintenance and failure: A critique of theories and therapy. Am J Reprod Immunol 22:33–42

Kanayama N, Fukamizu H (1989) Mechanical stretching increases prostaglandin E2 cultured human amnion cells. Gynecol Obstet Invest 28:123–126

Kauma S, Matt D, Strom S, Eierman D, Turner T (1990) Interleukin-1β human leukocyte antigen HLA-Dra, and transforming growth factor-β expression in endometrium, placenta and placental membranes. Am J Obstet Gynecol 163:1430–1437

Lala PK (1989) Similarities between immunoregulation in pregnancy and malignancy: the role of prostaglandin E2. Am J Reprod Immunol 20:147–152

Mardny EE, Kanayama N, Halin A, Machara K, Terao T (1996) Stretching of fetal membranes increases the concentration of interleukin-8 and collagenase activity. Am J Obstet Gynecol 174:843–849

Mitchell MD, Ebenhack K, Kraemer DL et al. (1992) A sensitive radioimmunoassay for 11-deoxy-13, 14-dihydro-15-keto-11, 16-cyclo-prostaglandin E2: Application as an index of prostaglandin E2 biosynthesis during human pregnancy and parturition. Prostaglandins Leukot Med 9: 549–557

Newman GE, Phizackerley PJ, Lopez-Bernal A, Noble GR, Willis AC (1991) Absorption of fetal surfactant protein SP-B on the human amnion at term and on amniocytes incubated with fetal surfactant in vitro. Reprod Fertil Dev 4:421–430

Pockley AG, Bolton AE (1989) Placental protein 14 (PP 14) inhibits the synthesis of interleukin-2 and the release of soluble interleukin-2 receptors from phytohaemagglutinin-stimulated lymphocytes. Clin Exp Immunol 77:252–256

Rubin LA, Jay G, David LN (1986) The released interleukin-2 receptor binds interleukin-2 efficiently. J Immunol 137:3841–3844

Saito S, Mashimoto H, Yonemasu K, Ichijo M (1990) Pregnancy zone protein inhibits production of interleukin-2 but does not affect interleukin-2 receptor expression of T cell activation. J Reprod Immunol 17:115–126

Sangha RK, Wolton JC, Ensor CM, Tai HH, Challis JR (1994) Immunohistochemical localisation, messenger ribonucleic acid abundance, and activity of 15-hydroxyprostaglandin dehydrogenase in placenta and fetal membranes during term and preterm labor. J Clin Endocrinol Metab 78:982–989

Satph T, Nakamura S, Taga T et al. (1988) Induction of neural differentiation in PC 12 cells by B cell stimulatory factor 2/interleukin 6. Mol Cell Biol 8:3546

Scandi C, Cambronero JC, Borrel J, Guaza C (1992) Mutually antagonistic effects of corticosterone and prolactin on rat lymphocyte proliferation. Neuroendocrinology 56:574–581

Schäfer APA, Pauli G, Friedmann W, Dudenhausen JW (1992) Human choriogonadotropin (hCG) and placental lactogen (hPL) inhibit interleukin-2 (IL-2) and increase interleukin-1 (IL-1), -6 (IL-6), and tumor necrosis factor (TNF-a) expression in monocyte cell cultures. J Perinat Med 20:252–257

Suzuki T, Hiromatsu K, Ando Y et al. (1995) Regulatory role of $\chi\delta$-T-cells in uterine intraepithelial lymphocytes in maternal antifetal immune response. J Immunol 154:4476–4484

Uchiyama T, Ito A, Ikesue A, Nakagawa H, Mori Y (1992) Chemotactic factor in the pregnant rabbit uterine cervix. Am J Obstet Gynecol 167:1417–1422

Wegmann TG (1988) Maternal T cells promote placental growth and prevent spontaneous abortion. Immunol Lett 17:297

Wilson T, Liggins GC, Whittacker DJ (1988) Oxytocin stimulates the release of arachidonic acid and prostaglandin F2a from human decidua cells. Prostaglandins 35:771–780

5 Fetomaternale Signaltransduktion und fetales Allotransplantat

H. Müller

5.1 Konzepte der maternofetalen Interaktionen

Für die Etablierung und den erfolgreichen Verlauf der Schwangerschaft sind extraembryonale Strukturen von zentraler Bedeutung. Ihre phylogenetisch ursprünglichen Funktionen sind auf Separation ausgerichtet und realisieren den Schutz vor Umwelteinflüssen sowie die Trennung der Kompartimente für Nährstoffe (Dottersack) und Stoffwechselschlacken (Allantois). Der Verbleib des Embryos im maternalen Reproduktionstrakt bis zum Erreichen der Lebensfähigkeit erfordert jedoch den möglichst ungehinderten metabolischen Austausch zwischen fetaler und maternaler Zirkulation. Die hämochoriale Plazentation realisiert dies über den ausgedehnten und direkten Kontakt des fetalen Gefäßbetts mit mütterlichem Blut. Dabei entfällt die Notwendigkeit der Separation und des Schutzes keineswegs. Die Protektion vor Einflüssen maternaler Hormone und vor Schädigung durch das mütterliche Immunsystem bei gleichzeitig intensivem Stoffwechselaustausch stellen Herausforderungen einer neuen Dimension dar. Die phylogenetische Antwort ist die Entwicklung des Trophoblasten an der maternofetalen Grenzfläche.

5.1.1 Transplantat, Tumor oder Parasit?

Viviparität und die damit verbundene Entwicklung eines immunologisch differenten Organismus vor den Augen des mütterlichen Immunsystems, ist ein bis heute nicht vollständig geklärtes komplexes Phänomen. Mehrere Analogien wurden formuliert, überprüft, und konnten in der ursprünglichen Form nicht aufrechterhalten werden. Dennoch können weiterhin Teilaspekte dieser Modelle für die Erklärung der maternofetalen Interaktionen verwendet werden.

Transplantationsmodell

Das älteste Paradigma ist das Transplantationsmodell, welches den Fetus aufgrund der paternalen Antigene als „Semiallotransplantat" betrachtet. Bereits 1953 schlug Medawar (Medawar 1953) folgende Mechanismen für das Überleben des fetalen Allotransplantates vor:

- die vollständige anatomische Separation von Mutter und Embryo,
- das Fehlen fetaler antigener Strukturen und
- die Suppression des mütterlichen Immunsystems.

Keine dieser Voraussetzungen ist vollständig gegeben: Durch den Nachweis der bidirektionalen Passage von immunkompetenten Zellen durch den Trophoblasten konnte demonstriert werden, daß die anatomische Barriere Löcher aufweist. So konnten Piotrowski u. Croy (1996) in 100% der untersuchten Spätschwangerschaften mütterliche Zellen in Milz, Leber und Knochenmark der Feten identifizieren. Auch die Existenz fetaler Zellen im mütterlichen Blut ist eine gesicherte Tatsache (Bianchi 1998). Das mütterliche Immunsystem erkennt und eliminiert diese fetalen Zellen in der maternalen Zirkulation, ohne daß hierdurch die Entwicklung des Feten beeinträchtigt wird (Bonney u. Matzinger 1997).

Auch die Rolle der im Trophoblast supprimierten *Antigenexpression* ist bislang überbewertet worden. Wie neuere Untersuchungen an transgenen Mäusen eindrucksvoll belegen, hat selbst eine starke Überexpression paternaler MHC-1-Antigene an der maternofetalen Grenzfläche keinen nachteiligen Einfluß auf den Erfolg der Schwangerschaft (Shomer et al. 1998; Rogers et al. 1998).

Trotz dieser offensichtlichen Unzulänglichkeiten des Transplantationsmodells haben einige Aspekte weiter Bestand. Hierzu gehören nachgewiesene *Beeinträchtigungen der erworbenen zellulären* Abwehr, die ihren Ausdruck in der besonderen Gefährdung Schwangerer durch einige intrazelluläre Pathogene finden. So haben Schwangere eine 10fach höhere Anfälligkeit gegenüber Listeria monozytogenes, zeigen bei Malaria eine höhere Parasitämie und schwerere Krankheitsverläufe und können einer Leprainfektion insbesondere im 3. Trimester kaum Widerstand entgegensetzen (Friese u. Kachel 1998; Duncan 1993). Die zellulären Komponenten des angeborenen Immunsystems [Granulozyten, Makrophagen, natürliche Killer-(NK-)Zellen, $\gamma\delta$-T-Lymphozyten] sind ohne eine suffiziente Mitwirkung spezifischer T-Lymphozyten nicht zur Eliminierung dieser Pathogene in der Lage (Unanue 1997).

Die günstige Beeinflussung des Krankheitsverlaufs einer Rheumatoidarthritis während der Schwangerschaft ist ebenfalls Ausdruck gestationsbedingter immunologischer Veränderungen (Bermas u. Hill 1997). Tafuri et al. (1995) beobachteten in transgenen Mäusen, welche den für ein paternales Antigen spezifischen T-Zell-Rezeptor exprimierten, einen über die Schwangerschaft anhaltenden, transienten Zustand der Toleranz dieser T-Lymphozyten. Jiang u. Vacchio (1998) zeigten in einem ähnlichen Modell die irreversible klonale Deletion der für die paternalen Antigene spezifischen T-Zellen.

Obwohl einige Aussagen der Transplantationsimmunologie auch für die maternofetalen Interaktionen anwendbar sind, kann dieses Modell der Komplexität dieser Wechselbeziehung nur unzureichend gerecht werden.

Fetus als Tumor

In einer weiteren Analogie wird der Fetus mit einem Tumor verglichen. Es wird angenommen, daß der Trophoblast als erfolgreich implantierter Tumor den allogenen Fetus wie einen Kokon umhüllt und vor der Attacke des mütterlichen Immunsystems beschützt. Dies wird durch die Beobachtung gestützt, daß die Transplantation des Embryos ohne die schützende Hülle des Trophoblasten z. B. unter die Nierenkapsel die umgehende Abstoßungsreaktion nach sich zieht (Clark 1991). Für das infiltrative Wachstum des Trophoblasten bietet sich die Analogie mit dem Tumorwachstum geradezu an. Zytotrophoblasten dringen bis in das innere Drittel des Myometriums vor, zerstören die Wandung mütterlicher Spiralarterien, durchbrechen die Basalmembran und das Endothel dieser Gefäße, kleiden das Gefäßlumen aus und wachsen intravasal weiter (Marzusch u. Dietl 1998). Dieser Vorgang verläuft jedoch räumlich und zeitlich koordiniert und ist beim Menschen nach ca. 18 Schwangerschaftswochen (SSW) abgeschlossen (Pijnenborg et al. 1980).

Trophoblastobarriere – Immunotrophismus. Ein Teilaspekt des Tumormodells wird durch die Hypothese „Trophoblastbarriere – Immunotrophismus" widerspiegelt, welche maßgeblich von Tom Wegmann beeinflußt wurde (Wegmann 1987; Chaouat et al. 1983; Wegmann 1988). Hiernach stimulieren Trophoblastzellen in maternalen T-Zellen die Produktion von Wachstumsfaktoren, welche wiederum die Entwicklung des Trophoblasten fördern und dessen Barrierefunktion stärken. Diese Hypothese war nicht haltbar,

- weil die Stimulation uteriner Leukozyten nicht eindeutig nachzuweisen ist (King et al. 1996),
- weil maternale Lymphozyten in den Feten eindringen können (Piotrowski u. Croy 1996; Zhang u. Miller 1993) und
- weil uterine Epithelzellen und nicht Lymphozyten die Mehrzahl der wachstumsfördernden Faktoren produzieren (Clark et al. 1999).

Lyse von Trophoblastzellen. Ähnlich einer Tumorzelle sind Trophoblastzellen resistent gegenüber der Lyse durch zytotoxische T-Zellen (CTL), aktivierte Makrophagen oder naive bzw. IFN-γ-aktivierte NK-Zellen (Drake u. Head 1989; King et al. 1990; Lu et al. 1989; King u. Loke 1990). Lediglich MHC-unabhängige lymphokinaktivierte Killerzellen (LAK), welche durch die Inkubation mit IL-2 aus NK-Zellen generiert wurden, konnten Trophoblastzellen lysieren (King u. Loke 1990; Ferry et al. 1991). Es wurde demnach vermutet, daß uterine LAK den limitierenden Faktor für die Invasion des Trophoblasten darstellen. Bislang konnte eine gegen Trophoblasten gerichtete zytotoxische Aktivität uteriner Leukozyten nur nach längerer IL-2-Stimulation in vitro, d.h. nach ihrer Umwandlung in LAK nachgewiesen werden. Die hierfür notwendige IL-2-Produktion ist jedoch im schwangeren Uterus bislang nicht gesichert (Jokhi et al. 1994; Jokhi et al. 1997). Das an der maternofetalen Grenzfläche exprimierte IL-15 teilt die β- und γ-Kette des IL-2-Rezeptor-Heterotrimers und weist folgerichtig einige funktionelle Überlappungen mit IL-2 auf, ist aber zur LAK-Induktion wenig geeignet (Ye et al. 1996b).

Die offensichtlichen Probleme beim Nachweis einer gegen Trophoblasten gerichteten Zytotoxizität schwächen auch die Bedeutung einer Dysbalance zwischen den T-Helferzellen 1 und 2 (Th_1/Th_2).

Auch wenn der direkten Lyse von Trophoblastzellen offensichtlich keine entscheidende Bedeutung zukommt, beeinflussen die uterinen Effektoren des angeborenen Immunsystems (Makrophagen und NK-Zellen) das Schicksal der Schwangerschaft wesentlich. Die Abstoßung des Fetus korreliert mit einer Infiltration und Aktivierung dieser Zellen wobei der zugrunde liegende Mechanismus im Rahmen des Tumormodells kaum zu erklären ist (Arck et al. 1999; Clark et al. 1999; Baines et al. 1997).

Fetus als Parasit

Ein neuerer Versuch, die komplexen maternofetalen Interaktionen in einem Modell zusammenzufassen, betrachtet den Fetus als Parasiten und berücksichtigt insbesondere die Dominanz von Effektorzellen des angeborenen unspezifischen Immunsystems (Makrophagen, NK-Zellen, $\gamma\delta$-T-Lymphozyten, Granulozyten) gegenüber denen des adaptiven spezifischen Systems (B- und $\alpha\beta$-T-Lymphozyten; Sacks et al. 1999; Arck et al. 1999; Clark et al. 1999). Diese Betrachtungsweise ermöglicht die Integration verschiedener, scheinbar widersprüchlicher Phänomene. Sie gruppieren sich um die Frage, wie es dem Fetus möglich ist, die mütterliche Abstoßung zu verhindern und gleichzeitig die Resistenz gegenüber einer Infektion zu erhalten oder gar zu steigern. Zwischen Mutter und Fetus findet offensichtlich eine äußerst aktive immunologische Auseinandersetzung in der Dezidua und im maternalen Blut statt (Sacks et al. 1999). Mütterliche Leukozyten sind die dominante Zellpopulation in der Dezidua zum Zeitpunkt der Plazentation (Marzusch u. Dietl 1998). Fetale Zellen und ihre Produkte haben direkten Zugang zum venösen Blut der Mutter und beeinflussen das maternale Immunsystem auch außerhalb des graviden Uterus. Eine umfassende Immunosuppression ist jedoch nicht nachweisbar und wäre fatal angesichts des unreifen fetalen Immunsystems und der gegenüber einer Keimbesiedelung anfälligen Amnionflüssigkeit.

Es wird angenommen, daß die Unterdrückung der spezifischen zellulären Abwehr durch eine *Aktivierung des angeborenen, unspezifischen Teils des Immunsystems* kompensiert wird. Durch plazentare Produkte, wie Progesteron, Prostaglandin E2 und die Zytokine IL-4 und IL-10 werden Th_1-spezifische Reaktionen supprimiert (Marzi et al. 1996). Über die Unterdrückung der Expression von MHC-Ia-Antigenen (HLA-A und HLA-B) und von MHC-II-Antigenen im Trophoblasten wird die Stimulation von CTL umgangen. Die gleichzeitige Expression von MHC-Ib-Antigenen (HLA-G und HLA-E) hemmt spezifisch die zytotoxische Aktivität von NK-Zellen. Das kompensierende Gegenstück ist die lokale und systemische Aktivierung der Komponenten des angeborenen Immunsystems (Sacks et al. 1999). Die Aktivierung von Leukozyten im peripheren Blut (PBL) zeigt sich

- an einer erhöhten Expression der Aktivierungsmarker CD11b, CD14 und CD64,
- an einer Vermehrung der intrazellulären Sauerstoffradikale sowie
- an gesteigerter Phagozytose

und ähnelt den Veränderungen im Rahmen einer Sepsis (Sacks et al. 1998; Koumandakis et al. 1986; Shibuya et al. 1987).

Die Kompensation einer unterdrückten spezifischen zellulären Immunität durch die unspezifischen angeborenen Komponenten ist nicht vollständig und möglicherweise ist die belassene Lücke für die Toleranz des Fetus unverzichtbar. Gestützt wird diese Annahme neben der bereits erwähnten Anfälligkeit Schwangerer gegenüber bestimmten intrazellulären Pathogenen auch durch die offensichtliche Gleichbehandlung von Fetus und Parasit bei einer Leishmaniasis (Krishnan et al. 1996b). Die Fähigkeit der untersuchten Mäuse, mit einer Th_1-Reaktion den Parasiten zu eliminieren, ging mit einer vermehrten Abortrate einher. Wurde dem Erreger mit einer Th_2-Reaktion begegnet, blieben die Aborte aus; eine Eliminierung der Leishmanien wurde jedoch nicht erreicht (Krishnan et al. 1996a).

Modell der vaskulären Autoamputation. Eine plausible Antwort auf die bislang ungeklärte Frage, auf welche Weise Th_1-Zytokine das invasive Wachstum des Trophoblasten begrenzen, bzw. wie sie die Abstoßung einer Schwangerschaft (Abort) bewirken, wurde kürzlich formuliert und experimentell bestätigt (Clark et al. 1998; Clark et al. 1999). Hiernach kommt es durch den abortogenen Stimulus zur Forcierung der

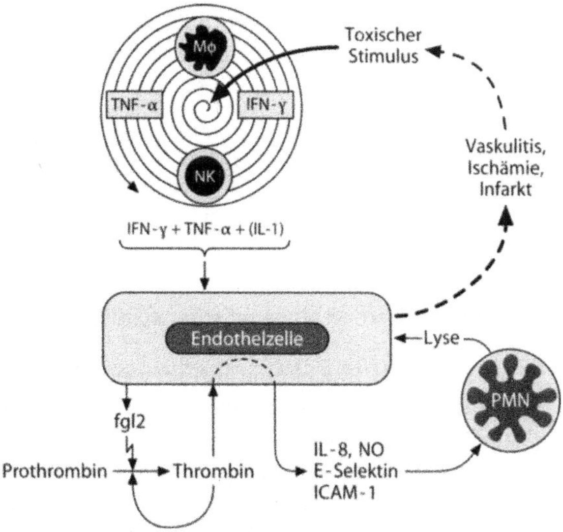

Abb. 5.1. Abortmechanismus der vaskulären Autoamputation. Entsprechend einem Modell von Clark et al. (1999) wird über einen toxischen Stimulus in Makrophagen (*Mφ*) die Produktion von *TNF-α* stimuliert, welches wiederum *NK*-Zellen zur Produktion von *IFN-γ* anregt. Die Folge dieser Spirale der positiven Rückkopplung sind hohe lokale Spiegel dieser Th_1-Zytokine, welche synergistisch mit *IL-1* in *Endothelzellen* die Expression der Prothrombinase *fgl2* induzieren. Diese wiederum katalysiert die Umwandlung von *Prothrombin* in *Thrombin*, welches neben der Stimulierung weiterer Gerinnungskaskaden die Endothelzelle zur Expression von *IL-8*, *Stickstoffmonoxid (NO)*, *E-Selektin* und *ICAM-1* anregt (Bratt u. Palmblad 1997). Durch die chemotaktische Wirkung dieser Substanzen werden neutrophile Granulozyten („polymorphnuclear Leukocytes"/*PMN*) angelockt. Die durch Th_1-Zytokine aktivierten Endothelzellen werden durch *PMN* abgetötet. Aus der intravasalen Gerinnung und dem Endothelschaden resultieren Vaskulitis, Ischämie und Infarkt, die wiederum die Spirale der Th_1-Zytokinproduktion weiter beschleunigen. Es wird angenommen, daß die Th_2-Zytokine IL-10 und TGF-β_2 die Eskalation des Abortgeschehens verhindern können. Das Modell der vaskulären Autoamputation kann das Phänomen des Abortes mit der Wirkung von Th_1-Zytokinen erklären, ohne daß direkte zytotoxische Effektoren zur Lyse von Trophoblasten notwendig wären

Produktion von IFN-γ und TNF-α durch NK-Zellen und Makrophagen (Abb. 5.1). Wird diese Spirale der positiven Rückkopplung nicht durch die Th_2-Zytokine IL-10 und TGF-β_2 unterbrochen, kommt es zur Produktion der Prothrombinase fgl2 im sensibilisierten uterinen Gefäßendothel. Dieses erst kürzlich im Zusammenhang mit foudroyant verlaufenden Hepatitiden und Endotoxinschock beschriebene Enzym katalysiert die Umwandlung von Prothrombin in Thrombin, welches wiederum andere Gerinnungskaskaden initiiert. Die durch IFN-γ und TNF-α geprimten Endothelzellen werden über Fibrin zur Expression von IL-8, „intercellular adhesion molecule-1" (ICAM-1), „platelet-activating factor" (PAF), E-Selektin und Stickstoffmonoxid (NO) angeregt (Bratt u. Palmbald 1997; Kaplanski et al. 1997; Kuijpers et al. 1992). Diese Substanzen bewirken eine Aktivierung neutrophiler Granulozyten („polymorphnuclear leucocytes"/PMN), welche die Endothelzellen abtöten und die perivaskulären Areale infiltrieren.

Das Modell der vaskulären Autoamputation erklärt die im Zusammenhang mit Aborten beobachteten hämorrhagischen Infarkte sowie die ausgeprägte lokale Entzündungsreaktion. Die besonders hohe Sensibilität des Gefäßendothels im schwangeren Uterus gegenüber einem toxischen Stimulus bildet die Voraussetzung für die notwendige lokale Begrenzung dieses Mechanismus auf die Implantationsstelle.

Die Autoamputation über eine lokale Ischämie stellt einen primitiven aber hochwirksamen Mechanismus dar, über den die Mutter bei suboptimalen Voraussetzungen für die Reproduktion evolutionäre Prioritäten durchsetzen kann.

5.1.2 Schwangerschaft als genetischer Konflikt

Die Schwangerschaft ist bislang überwiegend als eine kooperative Leistung von Mutter und Fetus betrachtet worden. Über die natürliche Auslese unterliegen jedoch maternale und fetale Gene einer teilweise gegensätzlichen Selektion. Während die maximale Mobilisierung maternaler Ressourcen im Interesse des Fetus liegt, muß die Mutter diesen Anspruch limitieren und beim Vorliegen ungeeigneter Bedingungen (Streß, vitale Bedrohung, inkompatibler Fetus) auch vollständig zurückweisen.

Während für die Erhaltung der Mutter und der Spezies ein Abort von Vorteil sein kann, muß seitens des Feten alles versucht werden, der drohenden Eliminierung zu entgehen. Auch innerhalb der fetalen Zellen wirken zwischen den maternalen und paternalen Allelen ähnliche Konflikte. Dies wird deutlich am Phänomen des „genomic imprinting", d.h. an der in Fetus und Plazenta nachweisbaren Dominanz eines (meist des paternalen) Allels bei gleichzeitiger Suppression des anderen (meist maternalen) Allels.

Eine 3. Ebene der genetischen Auseinandersetzung wird „gestational drive" genannt und läuft innerhalb der mütterlichen Gene ab. Der Konflikt besteht hier zwischen mütterlichen Genen, die sich im Nachkommen erkennen, und dem übrigen mütterlichen Genom (Haig 1993; Haig 1996; Iwasa 1998; Latham 1999).

Die Existenz dieser genetischen Konflikte in der Schwangerschaft läßt sich an zahlreichen Beispielen verdeutlichen. Während der Implantation dringen fetale Zellen (Trophoblasten) in das mütterlichen Endometrium ein. Sie wandeln die Spiralarterien in weite, widerstandsarme Gefäße um und beseitigen deren Fähigkeit zur Konstriktion. Hierdurch erlangt der Fetus einen direkten Zugang zu arteriellem mütterlichem Blut, welcher kaum durch die Regulation des maternalen Gefäßsystems beeinflußt wird. Die Mutter kann den Zustrom von Nährstoffen zur Plazenta nicht mehr begrenzen, ohne gleichzeitig die Versorgung ihrer übrigen Organe zu beeinträchtigen. Gleichzeitig besteht für den Fetus die Möglichkeit, Hormone und andere Substanzen direkt in die mütterliche Zirkulation einzubringen.

Es wird angenommen, daß die Entwicklung der peripheren Insulinresistenz beim Gestationsdiabetes durch Plazentaproteine hervorgerufen wird und das Bestreben des Fetus widerspiegelt, den mütterlichen Blutzuckerspiegel zu seinen Gunsten zu verändern. Die Resistenzerhöhung in der peripheren mütterlichen Zirkulation bei der Präeklampsie kann in ähnlicher Weise als Versuch eines schlecht versorgten Fetus gewertet werden, über eine Blutdruckerhöhung den Zustrom von Ressourcen zu verbessern.

Mobilisierung fetaler Schutzmechanismen. Die Kenntnis genetischer Konflikte in der Schwangerschaft ermöglicht auch eine differenziertere Bewertung der immunologischen Vorgänge an der maternofetalen Grenzfläche. Der massive Aufmarsch maternaler Effektorzellen an der Implantationsstelle hat nicht primär die Abstoßung der Schwangerschaft zum Ziel und dient auch nicht ausschließlich deren Schutz. Vielmehr führt diese Herausforderung („challenge") zur maximalen Mobilisierung fetaler Schutzmechanismen, welche im Gegenzug die maternale Toleranz des Feten erzwingen. Auf diese Weise wird die Leistungsfähigkeit des fetalen Genoms geprüft, die Verschwendung mütterlicher Ressourcen an wenig vitale Nachkommen vermieden und über die Vereinnahmung durchsetzungsfähiger paternaler Gene das Überleben des eigenen Genoms gefördert.

5.1.3 Uterine Rezeptivität und Implantation

Frühe fetale Signale. Während des Transports in die Gebärmutter entwickelt sich die befruchtete Eizelle bis zum Blastozystenstadium im Eileiter. Die hormonelle Situation in der 2. Hälfte des weiblichen Zyklus wird maßgeblich vom Corpus luteum des Ovars bestimmt. Es gilt jedoch als wahrscheinlich, daß auch in diesem frühen Stadium fetale Signale die mütterliche Umgebung beeinflussen. Zu den von ovariellen Steroiden bewirkten charakteristischen Veränderungen am weiblichen Reproduktionstrakt gehören

- die vermehrte Sekretion von proteinreicher Flüssigkeit in Eileiter und Gebärmutter,
- der gesteigerte Blutfluß uteriner Gefäße und
- die Umwandlung von uterinen Stromazellen in die nährstoffreiche Dezidua.

Von den umgebenden maternalen Strukturen werden alle für die Entwicklung notwendigen Substanzen über Diffusion aufgenommen.

Versorgung des Embryos. Diese Form des Stoffaustauschs ist nur bis zu einer bestimmten Größe des Embryos ausreichend. Deshalb beginnt mit der Nidation in die dezidualisierte Gebärmutterschleimhaut und der Invasion des Trophoblasten der Aufbau leistungsfähiger Strukturen zur Versorgung des Fetus. Am 4. Tag nach der Befruchtung gelangt die menschliche Blastozyste in die Gebärmutter. Zu diesem Zeitpunkt ist bereits die Differenzierung in die einschichtige Wand des Trophoblasten und die innen gelegene Zellmasse des Embryoblasten erfolgt. Die Anlagerung des Embryo an die Gebärmutterwand führt hier zur Apoptose des Endothels und dessen Lösung von der Basalmembran. Der Trophoblast im Kontaktbereich verschmilzt zu einem Synzytium und dringt in das endometriale Bindegewebe vor. Hierbei kommte es zur Verdrängung und Zerstörung der Stromabestandteile sowie zur Eröffnung endometrialer Drüsen und Blutgefäße (Becker et al. 1981).

5.1.4 Hämochoriale Plazentation

Durch die hämochoriale Plazentation wird der direkte Zugang zur mütterlichen Blutversorgung sowie die mechanische Verankerung in der Uteruswandung realisiert. Invasive Zytotrophoblastzellen infiltrieren die maternale Dezidua, eröffnen hierbei die Wandung mütterlichen Spiralarterien, ersetzen deren Endothel und wachsen intravasal weiter. Diese ausgeprägten Infiltrationsprozesse finden in 2 Schüben statt und sind beim Menschen bis zur 18. SSW weitgehend abgeschlossen. Im Ergebnis entsteht die durch Haftzotten befestigte Plazenta deren Blutzufuhr durch die Umwandlung der Spiralarterien weitgehend dem Einfluß der mütterlichen Regulation entzogen ist (Marzusch u. Dietl 1998; Marzusch u. Steck 1998). Lediglich Trophoblast, Basalmembran und das Endothel der fetalen Kapillaren verbleiben als trennende Strukturen zwischen mütterlichem und fetalem Blutstrom.

Neben den respiratorischen und nutritiven Funktionen nimmt die Plazenta bei allen höheren Säugetieren auch wesentliche endokrine Aufgaben wahr (Amoroso 1962; Amoroso 1981). Ist die hormonelle Aktivität des Trophoblasten zunächst auf den Erhalt des Corpus luteum gerichtet, werden nach Abschluß der hämochorialen Plazentation durch die plazentare Produktion von Steroid- und Peptidhormonen die schwangerschaftserhaltenden Aufgaben von Corpus luteum und Hypophyse übernommen.

5.2 Spezifische HLA-Expression des Trophoblasten

Der Fetus stellt aufgrund der paternalen Allele gegenüber dem mütterlichen Organismus ein Semiallotransplantat dar. Trotz dieser genetischen Unterschiede findet keine Abstoßungsreaktion statt. Es wird allgemein angenommen, daß das spezifische HLA-Muster von Trophoblastzellen für die Immuntoleranz von Bedeutung ist. Im Trophoblasten wird die Expression von MHC-Klasse-II-Antigenen spezifisch unterdrückt (Hunt u. Orr 1992; Murphy et al. 1997). Die Expression von MHC-Klasse-I-Antigenen ist inhomogen und abhängig vom Differenzierungsgrad und der Lokalisation des Trophoblasten.

5.2.1 Unterdrückung klassischer MHC-Klasse-Ia-Antigene

Klassische HLA-Antigene (MHC Klasse Ia = HLA-A, -B und -C) stellen membrangebundene Glykopeptidketten („heavy chains"/HC) dar, welche entweder mit monomorphen leichten Ketten oder mit dem β_2-Mikroglobulin (β_2m) assoziiert sind. Diese Antigene sind extrem polymorph, werden von fast allen Zellen im Körper exprimiert und beeinflussen entscheidend die zytotoxische Aktivität von $CD8^+$-$\alpha\beta$-T-Zellen (CTL) und natürlichen Killerzellen (NK). CTL werden aktiviert, wenn ihnen im Kontext klassischer HLA-Antigene Peptide präsentiert werden, die entweder Ausdruck einer Virusinfektion oder einer malignen Transformation sind. Gleichzeitig stellen diese Antigene Liganden für inhibitorische NK-Rezeptoren dar und schützen somit intakte körpereigene Zellen. Das Fehlen eines oder mehrerer MHC-Klasse Ia Antigene auf virusinfizierten oder maligne transformierten Zellen löst die Zytolyse durch NK-Zellen aus.

Trophoblastzellen

Trophoblastzellen besitzen effiziente Mechanismen zur Unterdrückung der Expression klassischer HLA-Antigene. Die DNA-Methylierung ist in die Suppression von

MHC-Klasse-I-Genen in Trophoblast-Zellinien (JAR, JEG-3) involviert, im Synzytiotrophoblasten jedoch ohne Bedeutung (Guillaudeux et al. 1995).

Interferone. Interferone stimulieren die Expression von MHC-I-Genen. Es konnte gezeigt werden, daß in Trophoblastzellen der Regelmechanismus zur IFN-α-abhängigen Induktion der MHC-I-Expression inaktiviert ist (Cross et al. 1999). Durch IFN-γ läßt sich jedoch an Zytotrophoblastzellen die Expression sowohl der paternalen als auch der maternalen Allele von HLA-A, B und C stimulieren (Lenfant et al. 1998). Die MHC-Klasse-I-Antigene, einschließlich HLA-G (Hashimoto et al. 1997) unterliegen somit nicht dem genomischen Imprinting. IFN-γ aktiviert die TAP-Proteine („transporter associated with antigen processing"), welche wiederum antigene Peptide in das endoplasmatische Retikulum (ER) schleusen, die sich mit den dort „geparkten" MHC-Klasse I-Molekülen assoziieren und zu deren Expression auf der Zelloberfläche führen (Rodriguez et al. 1997).

Diese Möglichkeit der Aktivierung von paternalen Antigenen auf Trophoblastzellen unterstreicht die Notwendigkeit, die Expression von IFN-γ zu unterdrücken.

Während verschiedene Trophoblastpopulationen die mRNA für HLA-A, -B, -C, -E, und -G exprimieren, konnte der Proteinnachweis nur für HLA-C und HLA-G erfolgen (Redman et al. 1984; Lata et al. 1992; Hammer et al. 1997b).

5.2.2 Expression nichtklassischer MHC-Klasse-Ib-Antigene

Die Unterdrückung der Expression von klassischen MHC-Klasse-Ia-Antigenen kann zwar den Schutz vor einer MHC-abhängigen Immunantwort durch CTL erklären, würde aber gleichzeitig eine Attacke durch NK-Zellen provozieren. Die Beobachtungen, daß extravillöse Trophoblastzellen nichtklassische MHC-Klasse-Ib-Antigene exprimieren (Ellis et al. 1986) und daß sie gleichzeitig gegenüber der Zytotoxizität von NK-Zellen resistent sind (King et al. 1989), ließen einen inhibitorischen Effekt dieser HLA-Antigene auf die Aktivität von NK-Zellen vermuten. Mit dem Nachweis spezifischer Rezeptoren für HLA-Klasse-I-Antigene auf NK-Zellen wurde diese Hypothese bekräftigt (Colonna u. Samaridis 1995; Wagtmann et al. 1995; Verma et al. 1997).

HLA-G

Bereits 1984 wurde von Redman et al. die Expression eines nichtklassischen MHC-Ib-Antigens durch den extravillösen Trophoblasten vermutet. Ellis et al. beschrieben 1986, daß Zytotrophoblasten des Chorions anstelle der hochpolymorphen MHC-Klasse-Ia-Antigene ein nichtpolymorphes MHC-Ib-Antigen exprimieren. Das Gen für HLA-G wurde 1987 kloniert (Geraghty et al. 1987), 1989 dem MHC-Klasse-I-Genkomplex zugeordnet (Koller et al. 1989) und nachfolgend seine Expression an der maternofetalen Grenzfläche nachgewiesen (Kovats et al. 1990). Ein Höhepunkt wurde 1996 erreicht, als nach Entdeckung der inhibitorischen Killerzellrezeptoren HLA-G als deren Ligand identifiziert wurde (Pazmany et al. 1996) und die Toleranz des fetalen Allotransplantates über diesen Mechanismus erklärbar schien (Münz et al. 1997). Einige der hochgesteckten Erwartungen bezüglich einer exklusiven Expression im Trophoblasten, fehlendem Polymorphismus, Unfähigkeit zur Antigenpräsentation und Bindung an die inhibitorischen Rezeptoren KIR oder CD94/NKG2 (King et al. 1997) mußten inzwischen relativiert werden.

Vorkommen. Die stärkste Expression von HLA-G findet sich im extravillösen Trophoblasten, auf dessen Oberfläche jedoch auch das hochpolymorphe HLA-C nachweisbar ist. Beide Antigene wurden im Trophoblasten sowohl membrangebunden und an β_2-Mikroglobulin assoziiert, als auch in Form freier HLA-„heavy-chains" vorgefunden (King et al. 1997). Eine HLA-G-Expression konnte außerhalb des Trophoblasten auch

- im Thymusepithel (Crisa et al. 1997),
- im Amnionepithel (Hammer et al. 1997 a),
- in Kolonkarzinomzellen (Fukushima et al. 1998),
- im fetalen Auge (Shukla et al. 1990; Ishitani u. Geraghty 1992),
- in Keratinozyten (Ulbrecht et al. 1994),
- in B- und T-Lymphozyten (Kirszenbaum et al. 1994),
- in Monozyten (Yang et al. 1996) und
- in Makrophagen (Chu et al. 1998)

nachgewiesen werden.

Kodierung und Isoformen. HLA-G wird durch ein einzelnes Gen kodiert und zeigt weitgehende Übereinstimmung mit der Exon-/Intronstruktur klassischer MHC-I-Gene. Ein wesentlicher Unterschied besteht in der fehlenden zytoplasmatischen Komponente, welche durch die Insertion eines Stopkodons im Exon 6 bedingt ist (Kirszenbaum et al. 1994). 4 membrangebundene (HLA-G1-4) und 2 lösliche (sHLA-G1,2) transkriptionale Isoformen von HLA-G sind beschrieben (Le Bouteiller u. Mallet 1997). Die löslichen Isoformen von HLA-G werden hauptsächlich vom Synzytiotrophoblasten und von plazentaren Makrophagen (Hofbauer-Zellen) exprimiert (Chu et al. 1998). Das peptidpräsentierende Potential von sHLA-G1 scheint ungestört (Lee et al. 1995). Die genaue Funktion des löslichen HLA-G ist unklar. Es wurde jedoch beschrieben, daß lösliche HLA-Moleküle in alloreaktiven T-Lymphozyten Apoptose auslösen können (Zavazava u. Kronke 1996). Über einen solchen Mechanismus wäre der Fetus theoretisch in der Lage, maternale Effektoren auch außerhalb der uteroplazentaren Einheit zu beeinflussen. Der Nachweis von sHLA-G im mütterlichen Blut steht jedoch noch aus (Chu et al. 1998).

Variabilität. Verglichen mit dem ausgeprägten Polymorphismus von HLA-C (Zemmour et al. 1992), ist die Variabilität der HLA-G Antigene reduziert (van der Ven et al. 1994). Bezogen auf nicht synonyme Aminosäuresubstitutionen sind bislang

- 67 verschiedene Allele für HLA-A,
- 149 für HLA-B,
- 39 für HLA-C,
- 26 für HLA-G, jedoch nur
- 2 für HLA-E

nachgewiesen worden (Le Bouteiller u. Mallet 1997; Leibson 1998; van der Ven et al. 1998).

Mutationen. Während die Substitutionen bei klassischen MHC-Ia-Molekülen das funktionelle Kernstück – die peptidbindende Spalte – weitgehend aussparen, sind zahlreiche HLA-G-Varianten gerade in diesem Bereich verändert und in ihrer Fähigkeit zur Antigenpräsentation gestört. Dies hat zu der Vermutung geführt, daß es sich bei HLA-G um ein funktionsloses Gen handelt, welches nach dem Wegfallen des evolutionären Drucks zur Konservierung essentieller Strukturen nun zum Spielball zufälliger Mutationen geworden ist (Parham 1995).

Antigenpräsentation. HLA-G1 ist ähnlich wie die klassischen MHC-Klasse-Ia-Moleküle in der Lage, intrazelluläre Antigene zu präsentieren (Diehl et al. 1996). Sowohl an die Zellmembran gebundenes als auch lösliches HLA-G1 ist im Verhältnis von 1:1:1 an β_2-Mikroglobulin und nonamere Peptide gebunden (Lee et al. 1995). Das Repertoire dieser von HLA-G präsentierten endogenen Peptide stimmt im wesentlichen mit dem klassischer MHC-Ia-Antigene überein. Für die Expression von membrangebundenem HLA-G ist die Assoziation mit TAP-Proteinen notwendig, während die Expression von löslichem HLA-G nicht auf diesen Mechanismus angewiesen ist (ebd.). Diese Beobachtung paßt zum unterschiedlichen Expressionsmuster im invasiven extravillösen Trophoblasten (TAP^+, $HLA\text{-}C^+$, $HLA\text{-}G^+$, $sHLA\text{-}G^+$) und im Synzytiotrophoblasten (TAP^-, $HLA\text{-}C^-$, $HLA\text{-}G^-$, $sHLA\text{-}G^+$) (Hammer et al. 1997b; McMaster et al. 1995; Roby et al. 1996).

Funktionsweise. Ausgangspunkt zur Klärung einer möglichen Funktion für HLA-G war die Beobachtung, daß durch die Transfektion von HLA-G in MHC-I-negative Zellen diese zumindest partiell vor der Zytolyse durch NK-Zellen geschützt sind (Pazmany et al. 1996). Diese Inhibition der NK-Zytotoxizität wurde der Bindung von HLA-G an die inhibitorischen Rezeptoren KIR oder CD94/NKG2 zugeordnet (Münz et al. 1997; Phillips et al. 1996; Sivori et al. 1996). Auch für die offensichtliche Resistenz von Trophoblastzellen ist diese Wechselwirkung als Erklärung herangezogen worden (Chumbley et al. 1994; Deniz et al. 1994; King et al. 1997). Erst 1999 konnte ILT2 („immunoglobulin-like transcript 2" = LIR-1) als Rezeptor für HLA-G1 identifiziert werden (Navarro et al. 1999). Eine mögliche Erklärung für das initial vermutete Zusammenwirken von HLA-G und CD94/NKG2 ist eine indirekte Beeinflussung zytotoxischer Effektoren über die Präsentation von HLA-G-Signalsequenzen durch HLA-E (Leibson 1998).

Im Gegensatz zur bevorzugten Bindung von HLA-E, beladen mit Signalpeptiden von HLA-A, -B und -C, an den hemmenden Rezeptor CD94/NKG2 A, bindet der Komplex aus HLA-E mit Signalpeptiden von HLA-G mit wesentlich stärkerer Affinität an den stimulierenden Rezeptor CD94/NKG2 C (Llano et al. 1998). Hier wird möglicherweise ein Mechanismus erkennbar, mit dem die Invasion des stark HLA-G exprimierenden extravillösen Trophoblasten limitiert werden kann.

Neueste Arbeiten haben die initiale Vermutung bestätigt, daß HLA-G auch direkt an Rezeptoren der KIR-Familie binden kann (Biassoni et al. 1999; Cantoni et al. 1998; Rajagopalan et al. 1999). Der Rezeptor KIR2DL4 (p49) wird auf allen NK-Zellen exprimiert und unterliegt damit nicht den klonalen Variationen anderer KIR (Rajagopalan u. Long 1999). Für die Erkennung von HLA-G stehen den NK-Zellen somit 3 alternative Mechanismen zur Verfügung (Biassoni et al. 1999):

- die direkte Bindung an ILT2/LIR-1,
- die indirekte Erkennung des HLA-G-Signalpeptids über HLA-E/CD94/NKG2 und
- die direkte Bindung an KIR2DL4.

HLA-E

HLA-E hat viele Eigenschaften mit den klassischen MHC-Ia-Antigenen gemeinsam. Es assoziiert sich ebenso mit dem β_2-Mikroglobulin und ist in seiner Sequenz in 50–90% mit HLA-A, -B oder -C homolog (Leibson 1998). HLA-E kann – ebenso wie die klassischen MHC-Ia-Antigene – endogene und virale Peptide präsentieren (Ulbrecht et al. 1998) und somit für diese Funktion der im Trophoblasten unterdrückten MHC-Ia-Antigene substituieren.

Variabilität. Der Polymorphismus von HLA-E ist jedoch außerordentlich gering. Auch das Ausmaß der phylogenetischen Konservierung von HLA-E übertrifft alle anderen MHC-Gene (Knapp et al. 1998) und impliziert eine wesentliche Rolle in der Regulation des Immunsystems. HLA-E-mRNA wird ubiquitär – einschließlich des Trophoblasten – exprimiert (Wei u. Orr 1990; Lee et al. 1998b).

Antigenpräsentation. Der exakte Nachweis der Proteinexpression an der maternofetalen Grenzfläche scheiterte bislang an der Verfügbarkeit spezifischer anti-HLA-E-Antikörper. Durch N-terminale Mikrosequenzierung wurde jedoch bereits die Expression von HLA-E-Protein im humanen Amnionepithel nachgewiesen (Houlihan et al. 1995). Die HLA-E-Expression an der Zelloberfläche ist abhängig von einer Stabilisierung durch gebundene Peptide (8–10 Aminosäuren), die aus abgespaltenen Signalsequenzen von HLA-A, -B, -C und -G stammen können (Leibson 1998; Lee et al. 1998a). Da hierfür sog. TAP-Proteine notwendig sind, widerspigelt die Expression von HLA-E die Integrität des gesamten MHC-Klasse-I-abhängigen Mechanismus zur Antigenpräsentation (Gobin et al. 1997; Lee et al. 1998a; Weiss et al. 1998). HLA-E ist der Ligand für den inhibitorischen Rezeptorkomplex CD94/NKG2 und gewährleistet den Schutz vor der Lyse durch uNK oder $\gamma\delta$-T-Lymphozyten auch für Zellen, welche die Expression klassischer MHC-Ia-Antigene unterdrücken. Die durch HLA-E präsentierten gering polymorphen Abschnitte aus den Signalpeptiden klassischer MHC-Ia-Antigene ermöglichen die indirekte Erkennung von „Selbst" ohne die Notwendigkeit einer Expression polymorpher MHC-Ia-Antigene an der Zelloberfläche. Diese Möglichkeit ist besonders für Trophoblastzellen wichtig und deutet auf eine zentrale Rolle von HLA-E in der maternofetalen Immuntoleranz hin.

Auch in anderen Spezies ist dieser Mechanismus nachweisbar. Homolog für das humane HLA-E ist in der Maus Qa-1, welches ebenfalls an den CD94/NKG2-Dimer bindet (Leibson 1998; Salcedo et al. 1998).

HLA-F

Wenig ist über die Funktion von HLA-F an der maternofetalen Grenzfläche bekannt. Bislang konnte lediglich die mRNA-Expression in humanen Plazenten nachgewiesen werden; eine Zuordnung zu spezifischen Trophoblastpopulationen erfolgte nicht (Wei u. Orr 1990).

5.3 Maternale Immunzellen im graviden Uterus

Das mütterliche Immunsystem reagiert am Ort der Implantation mit einer massiven Leukozyteninvasion. Beim Menschen sind 45% aller Zellen in der Dezidua des ersten Trimesters große granuläre Lymphozyten („large granular lymphocytes"/LGL) mit dem Phänotyp $CD56^{++}$, $CD3^-$ und $CD16^-$ (Hiby et al. 1997). Diese Lymphozyten weisen eine spontane zytotoxische Aktivität auf und werden als uterine natürliche Killerzellen (uNK) bezeichnet (Dietl et al. 1992). Weiterhin finden sich zu 19% Makrophagen und zu 8% T-Zellen (Starkey 1993).

Die strenge Unterteilung in NK und T-Zellen dient der Systematik, ist aber keine exakte Widerspiegelung der Realität. Die Expression von CD3/TCR, CD56 und CD8 scheint frei kombinierbar und resultiert in mindestens 9 funktionell unterschiedlichen Zellpopulationen (Clark et al. 1999; Mincheva-Nilsson et al. 1992, 1994, 1997). Im folgenden werden uNK ($CD3^-TCR^-CD56^{++}CD8^-$), $\gamma\delta$-T-Zellen ($CD3^+TCR\gamma\delta^+$ $CD56^{+/-}CD8^-$), zytotoxische $\alpha\beta$-T-Zellen ($CD3^+TCR\alpha\beta^+CD56^-CD8^+$) und T-Helferzellen ($CD3^+TCR\alpha\beta^+CD56^-CD4^+$) betrachtet. Ein interessantes, aber hier nicht weiter diskutiertes Phänomen ist der Nachweis mütterlicher Immunzellen im Fetus (Piotrowski u. Croy 1996).

5.3.1 Uterine natürliche Killerzellen (uNK)

Obwohl die exakte Funktion von uNK noch unklar ist, wird vermutet, daß sie

- die Invasivität des Trophoblasten limitieren (King u. Loke 1991),
- über Zytokine andere Immunzellen und den Trophoblasten beeinflussen (Robertson et al. 1994; Marzusch et al. 1995; Marzusch u. Dietl 1998; Robertson et al. 1997; Jokhi et al. 1997; Starkey 1993) und
- gezielt an der Umstrukturierung der Dezidua und der Vorbereitung des plazentaren Gefäßbettes mitwirken (Welsh u. Enders 1993; Welsh 1993).

Die massive Präsenz von uNK am Ort der Implantation wird allgemein auf eine Zuwanderung aus dem mütterlichen Blut zurückgeführt. Neuere Erkenntnisse belegen jedoch, daß auch eine Proliferation vor Ort von Bedeutung ist (Kämmerer et al. 1999).

Subpopulationen. Die Polarisierung der Immunantwort wird entscheidend durch die Proliferation und Aktivierung von Subpopulationen bestimmt. In Analogie zu den T-Helferzell-Subpopulationen Th_1 und Th_2 werden nun auch NK_1- und NK_2-Zellen unterschieden (Peritt et al. 1998). NK_1 produzieren unter dem Einfluß von IL-12 die

Zytokine IL-10 und IFN-γ, exprimieren mehr CD95 und sind wesentlich empfindlicher gegenüber der Apoptoseinduktion (Mehrotra et al. 1998). Die funktionelle Differenzierung von NK-Zellen wird entscheidend durch die Zytokine IL-2, IL-12, IL-15 und IL-18 beeinflußt (Ross u. Caligiuri 1997; Takeda et al. 1998). Die Th_2-Zytokine TGF-β und IL-10 hemmen eine überschießende NK-Aktivierung und induzieren die Expression inhibitorischer MHC-Rezeptoren.

5.3.2 $\alpha\beta$-T-Lymphozyten

T-Lymphozyten, welche paternale Alloantigene erkennen, sind in Zahl und Aktivität während der Schwangerschaft reduziert. Diese Veränderungen normalisieren sich nach Schwangerschaftsende (Tafuri et al. 1995). Maternale $CD8^+$-T-Zellen kommen während der Schwangerschaft in Kontakt mit den paternalen Antigenen des Fetus. Der Phänotyp dieser $CD8^+$-T-Zellen in der mütterlichen Milz und in Lymphknoten, welche den schwangeren Uterus drainieren, spricht für deren funktionelle Inaktivierung (Zhou u. Mellor 1998).

5.3.3 $\gamma\delta$-T-Lymphozyten

In letzter Zeit ist die Subpopulation der $\gamma\delta$-T-Lymphozyten verstärkt in den Mittelpunkt des Interesses gerückt. Diese Effektorzellen werden dem angeborenen Arm des Immunsystems zugerechnet, reifen auch außerhalb des Thymus aus und zählen aufgrund ihrer Lokalisation im Epithel und an Schleimhäuten zur ersten Verteidigungslinie gegenüber Bakterien, Viren und Parasiten. Im Gegensatz zu $\alpha\beta$-T-Lymphozyten können sie MHC-unabhängig Antigene erkennen und reagieren bevorzugt auf Polysaccharide und Heat-shock-Proteine. Sie zeigen gewisse Ähnlichkeiten mit NK-Zellen und können neben dem NK-Marker CD56 auch inhibitorische Killerzellrezeptoren aufweisen. Zirkulierende $\gamma\delta$-T-Lymphozyten exprimieren CD94 in 60–80%, NKR-P1 A in 25% und KIR p58 in 20% und unterscheiden sich damit deutlich von $\alpha\beta$-T-Lymphozyten (Aramburu et al. 1990; Battistini et al. 1997). Den $\gamma\delta$-T-Lymphozyten wird an der maternofetalen Grenzfläche eine entscheidende Bedeutung beigemessen (Arck et al. 1999, 1997a, 1997b; Clark et al. 1999). Wahrscheinlich gesteuert von $\alpha\beta$-T-Lymphozyten, können die $\gamma\delta$-T-Lymphozyten über die Produktion von Th_1- oder Th_2-Zytokinen die Richtung und Größenordnung der maternalen Reaktion gegenüber dem fetalen Allotransplantat entscheidend beeinflussen (Arck et al. 1999). NK-Zellen und $\gamma\delta$-T-Lymphozyten sind in der Erkennung fetaler Antigene nicht auf die MHC-Expression angewiesen – eine Eigenschaft die angesichts des eingeschränkten MHC-I-Repertoires auf Trophoblastzellen besonders wichtig ist (Heyborne et al. 1994). Der funktionelle Brückenschlag zwischen dem besonderen HLA-Muster des Trophoblasten und dessen Erkennung durch Effektoren des angeborenen Immunsystems gelang durch die Entdeckung und Charakterisierung einer Vielzahl von MHC-erkennenden Killerzellrezeptoren (Biassoni et al. 1999).

5.3.4 MHC-Erkennung durch inhibitorische Rezeptoren

MHC-erkennende inhibitorische Rezeptoren lassen sich entsprechend ihrer extrazellulären Domäne entweder der Immunoglobulin-Superfamilie (Ig-SF) oder den C-Typ-Lektinen zuordnen. Beide Rezeptorklassen weisen jedoch sehr ähnliche Mechanismen zur Beeinflussung der Zytotoxizität von Effektorzellen auf. Dies findet seinen Ausdruck in der großen Übereinstimmung der zytoplasmatischen Komponenten dieser Rezeptoren. Die Phosphorylierung charakteristischer Aminosäure-Motive, sog. „immunoreceptor tyrosine-based inhibiting motifs" (ITIM: I/L/VxYxxL/V), induziert über die Tyrosin-Phosphatase SHP-1 die Hemmung der zellvermittelten Zytotoxizität. Rezeptoren mit nahezu identischer extrazellulärer Domäne aber fehlenden intrazytoplasmatischen ITIM führen bei gleichbleibender HLA-Spezifität zum Ausbleiben der Hemmung bzw. zur Aktivierung der Zytotoxizität.

Diesem Effekt liegt die nonkovalente Assoziierung der trunkierten Killerzellrezeptoren mit Membrankomponenten zugrunde, welche selbst nicht zur Antigenerkennung fähig sind, dafür aber das aktivierende Signal ins Zellinnere weiterleiten können. Dies geschieht durch Aktivierung der Protein-Tyrosinkinasen ZAP-70 und SYK über charakteristische „immunoreceptor tyrosine-based activating motifs" (ITAM: DxxYxxLxxxxxxxYDxL) im intrazellulären Anteil dieser Korezeptoren. Zu den an aktivierende Rezeptoren assoziierten Komponenten gehören z. B. das „Ly49D-associated protein 12" (DAP12), die ζ-Kette des T-Zell-Antigenrezeptors, die Ig-α- und Ig-β-Ketten des B-Zell-Antigenrezeptors und die γ-Ketten des Fc-ε-R1 und Fc-γ-R (Abb. 5.2).

Die Superfamilie Immunoglobulinartiger Rezeptoren (Ig-SF)

Die Rezeptoren der Ig-SF weisen in der extrazellulären Region eine oder mehrere Ig-Domänen auf (Moretta et al. 1997; Meyaard et al. 1997). Der zytoplasmatische Anteil der inhibitorischen Rezeptoren enthält ITIM. Fehlen diese ITIM oder sind ITAM vorhanden, wirken diese Rezeptoren aktivierend. Hemmende oder aktivierende Varianten sind für fast alle Rezeptoren der Ig-SF nachgewiesen worden; d.h. bei gleicher MHC-I-Spezifität wird die Wirkung auf die Zelle letztlich durch assoziierte Komponenten eines Rezeptorkomplexes bestimmt, deren Expression maßgeblich vom Kontext beeinflußt wird, in dem sich die betreffenden Zellen befinden.

Die Killerzellrezeptoren der Ig-SF sind beim Menschen in einem Gencluster auf dem Chromosom 19q13.4 angeordnet (Dupont et al. 1997). Dieser NK-Genkomplex enthält die Gene (Dupont et al. 1997; Torkar et al. 1998)

- der „immunoglobulin-like transcripts" (ILT),
- der sog. „killer-cell inhibitory receptors" (KIR),
- der „leukocyte-associated inhibitory receptors" (LAIR),
- der gp49-Familie und
- das Gen für den myeloiden Fc-α-Rezeptor (Fc-α-R, CD89).

Die Liganden für einige dieser Rezeptoren sind bekannt (KIRs, Fc-α-R), für die Mehrzahl jedoch sind sie noch zu identifizieren. Die Expression derartiger Rezeptoren ist

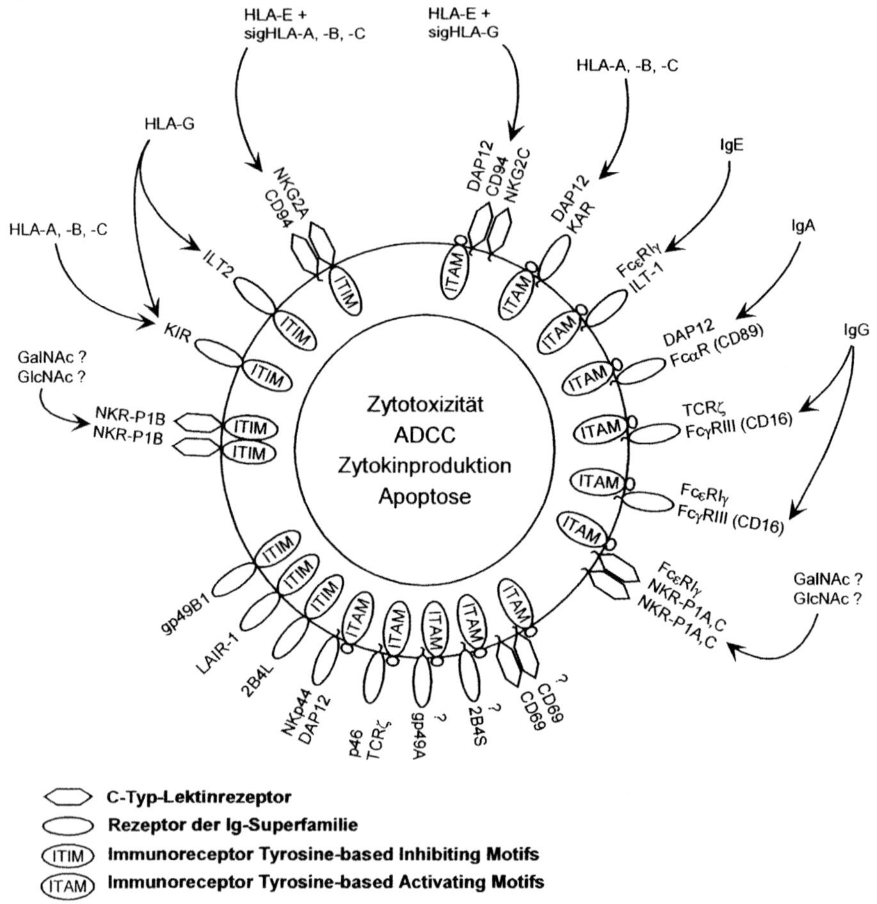

Abb. 5.2. Erkennung von MHC-Klasse I durch NK-Rezeptoren. Dargestellt sind die verschiedenen Killerzellrezeptoren, welche entweder der Klasse der C-Typ-Lektinrezeptoren oder den Rezeptoren der Immunoglobulin-Superfamilie zugeordnet werden können. Die hemmenden Rezeptoren verfügen über einen intrazytoplasmatischen Anteil deren ITIM die inhibitorischen Signale vermitteln. Den aktivierenden Killerzellrezeptoren fehlen eigene intrazytoplasmatische Strukturen, so daß die stimulierenden Signale über die Assoziation mit ITAM-enthaltenden Korezeptoren vermittelt werden. Für eine Reihe von Killerzellrezeptoren, welche im unteren Drittel zusammengefaßt sind, wurden bislang noch keine Liganden identifiziert

nicht nur auf NK-Zellen beschränkt, sondern läßt sich auch in bestimmten Subpopulationen myeloider und lymphoider Zellen nachweisen.

Eine strukturell eng verwandte Rezeptorfamilie, „brain immunoglobulin-like molecules" (BIT = SHPS-1 = SIRP = p84) enthält ebenfalls intrazytoplasmatische ITIM, wird von Zellen des ZNS und von Makrophagen exprimiert und bindet das Integrin-assoziierte Protein CD47 (Kharitonenkov et al. 1997; Sano et al. 1997; Jiang et al. 1999; Veillette et al. 1998).

Die Rezeptoren der Ig-SF wurden primär beim Menschen nachgewiesen, während die inhibitorischen Rezeptoren bei Maus und Ratte zunächst alle der Gruppe der C-Lektine zuzuordnen waren. Inzwischen sind Vertreter beider Rezeptorfamilien sowohl im murinen als auch im humanen System identifiziert worden.

Killer-immunoglobulinartige-Rezeptoren (KIR)

KIR, auch Killer-inhibitorische-Rezeptoren genannt, sind Glykoproteine, welche auf der Oberfläche von NK-Zellen und einigen Subpopulationen von T-Lymphozyten exprimiert werden. Der KIR p58 (CD158) läßt sich z.B. auch auf 28% der zytotoxischen T-Zellen ($CD8^+$) nachweisen, wobei die TCR γ/δ^+-T-Lymphozyten gegenüber den TCRα/β^+-T-Zellen dominieren (Mingari et al. 1995). Die KIR-exprimierenden TCRα/β^+-T-Zellen weisen meist den Phänotyp $CD45RO^+CD29^+$ auf und stellen somit Memory-Zellen dar, welche nach langandauernder Aktivierung entstehen (Carena et al. 1997). Die Expression von KIR durch uNK ist mehrfach nachgewiesen worden (Hiby et al. 1997; King et al. 1997).

Die KIR Genfamilie umfaßt ca. 11 Gene. Die KIR können im extrazellulären Anteil 2 oder 3 Ig-Domänen enthalten und unterscheiden sich auch bezüglich der intrazytoplasmatischen Komponente. Wie auch bei den anderen immunoglobulinartigen Rezeptoren gibt es Vertreter mit langen Molekülresten im Zellinneren, welche die hemmenden Motive (ITIM) enthalten und Vertreter mit trunkierten intrazytoplasmatischen Ketten, bei denen diese fehlen. Einige Mitglieder dieser Genfamilie binden spezifisch an bestimmte MHC-Klasse-I-Allotypen. Die Bindung dieser MHC-Klasse-I-Moleküle an KIR mit intrazytoplasmatischen ITIM führt zu einer Hemmung der Zytotoxizität von NK- und T-Zellen, die Rezeptoren mit trunkierten intrazytoplasmatischen Anteilen vermitteln ein stimulierendes Signal.

Auch im murinen System wurden Rezeptoren identifiziert, welche starke strukturelle Ähnlichkeiten mit den humanen KIR aufweisen. Die sog. „paired Ig-like receptors" (PIR) werden von B-Zellen, Granulozyten und Makrophagen der Maus exprimiert. Analog zu den KIR gibt es aktivierende (PIR-A) und inhibierende Varianten (PIR-B) wobei letztere die charakteristischen ITIM im zytoplasmatischen Anteil enthalten (Kubagawa et al. 1997, 1999).

„Immunoglobulin-like transcripts" (ILT) = „leukocyte immunoglobulin-like receptors" (LIR)

Die Gene der ILT wurden 1997 kloniert, kodieren Rezeptoren der Ig-SF und sind in deren gemeinsamen Gencluster auf dem humanen Chromosom 19q13.4 angeordnet (Cella et al. 1997; Colonna et al. 1997). Wie auch bei den anderen Vertretern der Ig-SF wurden Vertreter identifiziert, die aufgrund intrazytoplasmatischen ITIM inhibierende Signale vermitteln (ILT_2, ILT_3) oder aufgrund trunkierter intrazytoplasmatischer Ketten aktivierend wirken (ILT_1). ILT_2/LIR-1 wird von myeloiden (Monozyten, Makrophagen, dendritische Zellen) und lymphoiden Zellen (B-, T-, NK-Zellen) exprimiert (Colonna et al. 1997), während der inhibitorische Rezeptor ILT_3 eher auf Zellen der myeloiden Reihe nachweisbar ist (Cella et al. 1997). ILT_1 ist ein aktivierender Rezeptor myeloider und lymphoider Zellen mit fehlendem ITIM, welcher mit der γ-Kette des Fc-ε-Rezeptors I assoziiert ist (Nakajima et al. 1999). ILT_2/LIR-1 ist ein Rezeptor für das vom Trophoblasten stark exprimierte HLA-G (Navarro et al. 1999). Dieser Wechselwirkung dürfte an der maternofetalen Grenzfläche eine wesentliche Bedeutung zukommen.

gp49

Die Gene für die Rezeptoren der gp49-Familie sind Bestandteil des NK-Genkomplexes und befinden sich auf dem Chromosom 19q13.4 zwischen den Genen des „leukocyte-associated inhibitory receptors“ (LAIR) und dem für den myeloiden Fc-α-Rezeptor (Fc-α-R, CD89; Dupont et al. 1997). Initial wurden die murinen Vertreter der gp49-Familie identifiziert (Arm et al. 1991). Intrazytoplasmatische ITIM konnten bei gp49B1 und gp49B2 nachgewiesen werden; beim trunkierten Gegenstück gp49A fehlen diese inhibitorischen Motive (Castells et al. 1994). Das humane gp49B1 (Synonym: HN18) besitzt, wie auch Mouse gp49B1, 2 extrazelluläre Ig-Domänen und 2 intrazytoplasmatische ITIM (Arm et al. 1997). Es wurden weiterhin 2 eng verwandte cDNAs kloniert, welche gp49-Homologe mit 4 extrazellulären Ig-Domänen kodieren. Die Rezeptoren dieser Unterfamilie werden bei Maus und Mensch von Monozyten, Makrophagen, Mastzellen und NK-Zellen exprimiert (Rojo et al. 1997; Arm et al. 1997). Bislang konnten noch keine Liganden identifiziert werden.

p40/LAIR-1

LAIR-1 stellt einen weiteren Vertreter der Ig-SF dar, welcher intrazytoplasmatische ITIM aufweist und dessen Gen Bestandteil des Clusters auf dem humanen Chromosom 19q13.4 ist (Meyaard et al. 1997). Die Expression von LAIR-1 läßt sich in vielen mononukleären Leukozyten (u. a. NK-Zellen, T-Lymphozyten, myeloide Zellen) nachweisen. Es gibt bislang keine Hinweise auf eine Bindung von MHC-I-Antigenen an LAIR-1 (ebd.). LAIR-1 vermittelt ein starkes inhibitorisches Signal in NK-Zellen und vermindert deren Produktion von TNF-α und IFN-γ (Poggi et al. 1997b). Monozytäre Vorläufer ($CD14^{+}CD34^{+}$) exprimieren in hohem Maße LAIR-1 und werden in ihrer Differenzierung zu dendritischen Zellen durch eine LAIR-1-vermittelte Blockierung des GM-CSF-Rezeptors gehemmt (Poggi et al. 1998b).

2B4

Die 2B4-Rezeptoren sind ein weiteres Beispiel für die ehemals negierte Existenz muriner Vertreter der Ig-SF. Sie werden auf NK-Zellen und $\gamma\delta$-T-Lymphozyten exprimiert (Garni-Wagner et al. 1993). Wie auch bei den anderen Killerzellrezeptoren vermittelt die Variante mit langer intrazytoplasmatischer Komponente (2B4L) eine Hemmung, die trunkierte Variante (2B4S) eine Aktivierung der zytotoxischen Effektorzellen (Schatzle et al. 1999). Als möglicher Ligand für 2B4 wurde mit CD48 ein Molekül identifiziert, welches Zelladhäsion verstärkt (Brown et al. 1998; Latchman et al. 1998). Eine mögliche Rolle in der maternofetalen Immuntoleranz ist bislang nicht beschrieben worden.

C-Typ-Lektine

Eine zweite große Gruppe von NK-Rezeptoren gehören zu den kalziumabhängigen (C-Typ-)Lektinen. Die extrazellulären kohlenhydratbindenden Domänen sind typische Merkmale aller Vertreter dieser Rezeptorfamilie. Analog zu den Killerzellrezeptoren der Ig-SF vermitteln intrazytoplasmatische ITIM eine Hemmung. Fehlen diese, wirken die Rezeptoren aktivierend. Beim Menschen sind die Gene dieser Rezeptoren in einem Komplex auf dem Chromosom 12p12-p13 angeordnet. Auf das Gen für NKR-P1 A folgen die 4 Gene für NKG2 C, A, E, D/F; das singuläre Gen für CD94 bildet den Abschluß (Lanier 1998). In der Maus (Chromosom 6) findet sich hiernach noch der Gencluster für Ly49A-I. Die Vertreter der Ly49-Familie waren die zuerst entdeckten NK-Rezeptoren der C-Typ-Lektine und sind bislang am besten untersucht. Sie spielen eine entscheidende Rolle in der MHC-Klasse-I-Erkennung von NK-Zellen. Durch alternatives RNA-Splicing und polymorphe Allele wird eine enorme Vielfalt innerhalb der Ly49-Familie erreicht und gewährleistet eine klonale Spezifität muriner NK-Zellen (Yokoyama u. Seaman 1993; Yokoyama et al. 1995).

CD94/NKG2

CD94 (Synonym: KP43) wird sowohl bei Maus und Ratte als auch beim Menschen durch ein einzelnes Gen kodiert (Dissen et al. 1997; Chang et al. 1995; Vance et al. 1997). Bereits 1990 wurde es als Bestandteil des aktivierenden Rezeptordimers mit NKG2 C auf NK-Zellen und $\gamma\delta$-T-Lymphozyten identifiziert, jedoch erst 1998 kloniert und in der Primärstruktur charakterisiert (Aramburu et al. 1990, 1991; Chang et al. 1995). CD94 ist ein transmembranales Protein mit lektintypischen extrazellulären Strukturen zur Kohlenhydraterkennung, aber fast völlig fehlender intrazytoplasmatischer Komponente. Es wird damit deutlich, daß sich CD94 zur Weiterleitung von Signalen in die Zelle mit Partnern assoziieren muß und erklärt die initial widersprüchlichen Aussagen zur biologischen Wirkung von CD94. Inzwischen sind die hemmenden (NKG2 A,B) und aktivierenden (NKG2 C, DAP12) Rezeptoren identifiziert worden, die mit CD94 einen Rezeptorkomplex in Form eines Heterodimers bilden (Brooks et al. 1997).

Die Gene der NKG2-Familie liegen neben dem CD94-Gen im gemeinsamen Cluster auf dem kurzen Arm des humanen Chromosoms 12 (Renedo et al. 1997) bzw. des murinen Chromosoms 6 (Ho et al. 1998; Vance et al. 1997) oder des Chromosoms 4 der Ratte (Berg et al. 1998). Die beim humanen NKG2A/B vorhandenen intrazytoplasmatischen ITIM fehlen bei NKG2C/D und vermitteln die inhibitorische Wirkung im CD94/NKG2A-Rezeptorkomplex. Der aktivierende Rezeptorkomplex CD94/NKG2C ist assoziiert mit DAP12, einem Membranrezeptor mit aktivierendem intrazytoplasmatischem ITAM (Lanier et al. 1998). Während die meisten NK-Zellen CD94/NKG2 exprimieren, ist dieser Rezeptorkomplex nur in 30% aller zytotoxischer T-Zellen bzw. in 60% der $\gamma\delta$-T-Lymphozyten nachweisbar (Mingari et al. 1995; Aramburu et al. 1990). Alle uNK zeigen eine starke Expression von CD94/NKG2 (King et al. 1997).

CD94/NKG2 ist der Rezeptor für HLA-E (Borrego et al. 1998; Posch et al. 1998; Leibson 1998; Carretero et al. 1998; Navarro et al. 1999; Weiss et al. 1998). Über die durch HLA-E präsentierten gering polymorphen Signalpeptide von HLA-A, -B, -C und

-G wird der NK die Prüfung einer intakten MHC-Struktur ermöglicht, ohne daß die stark polymorphen HLA-Moleküle selbst an der Oberfläche der Zielzelle exprimiert werden müssen. In Unkenntnis der indirekten MHC-Klasse-I-Erkennung über HLA-E wurde fälschlicherweise vermutet, daß CD94/NKG2 eine breite Spezifität für HLA-A, -B, -C oder -G aufweist (Phillips et al. 1996; Pende et al. 1997; Perez-Villar et al. 1997; Söderström et al. 1997).

Der exklusive Ligand für CD94/NKG2 ist jedoch HLA-E (Brooks et al. 1999; Posch et al. 1998; Braud et al. 1998). Interessant ist die besonders hohe Affinität der durch HLA-E präsentierten Signalpeptide von HLA-G an den aktivierenden Rezeptorkomplex CD94/NKG2C (Llano et al. 1998). Da der invasiv wachsende extravillöse Trophoblast eine außergewöhnlich starke HLA-G-Expression aufweist, limitiert dieser Mechanismus möglicherweise dessen Invasivität.

Wahrscheinlich ist CD94 auch mit anderen Rezeptoren assoziiert. So triggert die Bindung an CD94 in IL-2-stimulierten NK deren rasche Apoptose (Ida et al. 1997). Es konnte weiterhin gezeigt werden, daß die Aktivierung von CD94-NKG2A/B-Heterodimeren in $\gamma\delta$-T-Lymphozyten die Schwelle der zytotoxischen Aktivierung über den T-Zell-Rezeptor deutlich heraufsetzt (Carena et al. 1997).

NKR-P1

Mit NKR-P1 („natural killer receptor protein 1“) wurde bereits 1990 die cDNA für einen der prominentesten NK-Marker (NK1.1) kloniert (Giorda et al. 1990). Sie kodiert einen transmembranalen Rezeptor der C-Typ-Lektin-Superfamilie. Intrazytoplasmatische ITIM sind bei NKR-P1B vorhanden und fehlen bei den anderen Vertretern. Der inhibierende Rezeptor NKR-P1B wurde bei Maus und Ratte nachgewiesen. Der aktivierende Rezeptor NKR-P1A (CD161) wurde bei Mensch, Maus und Ratte identifiziert (Yokoyama et al. 1991; Lanier et al. 1994; Lanier 1998; Ryan et al. 1995). Beim Menschen kann NKR-P1A in IL-12-stimulierten NK-Zellen auch ein inhibitorisches Signal vermitteln (Poggi et al. 1998). NKR-P1C konnte bislang nur im murinen System nachgewiesen werden. NK-Zellen von Mensch, Maus und Ratte zeigen eine starke Expression von NKR-P1 in Form eines kovalent verbundenen Homodimers (Giorda et al. 1990). Für die zytotoxische Aktivität und die IFN-γ-Produktion von NK-Zellen ist die Expression von NKR-P1A essentiell (Ryan et al. 1995). NKR-P1A vermittelt das aktivierende Signal in das Zellinnere über die intrazytoplasmatischen ITAM der assoziierten FcεRγ-Kette (Arase et al. 1997).

NK an der maternofetalen Grenzfläche (uNK) sind NKRP1^{+}. Die mit der Trophoblastinvasion einhergehende Umwandlung der uNK in einen Phänotyp mit geringer Zytotoxizität korreliert mit einer Abnahme der NKR-P1-Expression (Head et al. 1994). Der über NKR-P1A vermittelte Effekt auf NK wird durch Zytokine beeinflußt. So wird die Expression von NKR-P1A auf NK durch IL-12 induziert und resultiert in deren Inaktivierung. Im Gegensatz dazu führt die Stimulierung von NKR-P1A auf NK, welche in Gegenwart von IL-2 kultiviert wurden, zu einer Aktivierung der zytolytischen Kapazität (Poggi et al. 1998 a). CD34^{+}-Stammzellen in der fetalen Leber differenzieren unter dem Einfluß von IL-15, IL-7 und Flt-3-Ligand in NK und exprimieren neben CD56, CD94 und CD16 auch NKR-P1A (Jaleco et al. 1997). Zirkulierende $\gamma\delta$-T-Lymphozyten exprimieren in ca. 25% den aktivierenden Rezeptor NKR-P1A (Battistini et al. 1997).

Durch die Stimulierung mit GM-CSF wird in $CD34^+$-Stammzellen die Differenzierung in Monozyten und dendritische Zellen (DC) stimuliert. Die Expression des monozytären Markers CD14 geht mit der Expression von NKR-P1A einher. Bei der weiteren Differenzierung in DC ($CD14^-CD80^+$) bleibt die Expression von NKR-P1A erhalten. Die Bindung an NKR-P1A aktiviert in DC die Zytotoxizität über eine Zunahme des Ca^{++}-Influxes und steigert in Monozyten und DC die Produktion von IL-1β und IL-12 (Poggi et al. 1997a; Josien et al. 1997).

Die physiologischen Liganden von NKR-P1 sind noch weitgehend unbekannt. Es konnte jedoch gezeigt werden, daß NKR-P1A mit hoher Affinität an Zuckermoleküle (GalNAc, GlcNAc) bindet (Bezouska et al. 1994, 1998). Einige vom Trophoblast synthetisierten Glykoproteine der Prolaktin-Genfamilie mit diesen relativ selten anzufindenden endständigen Zuckern kommen als potentielle Liganden in Frage (Manzella et al. 1996, 1997).

CD69

Das singuläre Gen für CD69 ist ebenfalls Bestandteil des NK-Genkomplexes auf dem humanen Chromosom 12p13 bzw. dem murinen Chromosom 6 (Ziegler et al. 1994). CD69 wird in Form eines kovalent gebundenen Homodimers auf der Oberfläche aller hämatopoietischen Zellen exprimiert und vermittelt über eine Steigerung des Ca^{++}-Influxes frühe Signale zu deren Aktivierung (Ziegler et al. 1993; Hamann et al. 1993). CD69 ist auch im Zytoplasma nachweisbar und wird bereits innerhalb der ersten Stunde nach einem Stimulus an der Oberfläche exprimiert. Dies legt nahe, daß die Aktivierung von CD69 nicht an eine De-novo-Proteinsynthese gebunden ist.

Die ursprüngliche Annahme, daß CD69 von den uterinen Leukozyten stark exprimiert wird, wurde erst kürzlich widerlegt (Vassiliadou u. Bulmer 1998). Mittels Immunhistochemie konnte gezeigt werden, daß uNK in situ CD69 nicht exprimieren, jedoch die kurze Zeit der Gewebeaufarbeitung für flowzytometrische Analysen für eine Oberflächenexpression von CD69 ausreicht. Obwohl bekannt ist, daß CD69 zu den C-Typ-Lektinen zählt, sind physiologische Liganden bislang nicht identifiziert worden. Ähnlich wie für NKR-P1 wurde eine hohe Affinität für terminale GalNAc- und GlcNAc-Epitope festgestellt (Bezouska et al. 1995).

Ly49

Die C-Typ-Lektinrezeptoren der Ly49-Familie wurden primär auf murinen NK identifiziert und dem NK-Genkomplex auf dem Chromosom 6 der Maus zugeordnet (Yokoyama et al. 1990). Ly49-Rezeptoren werden an der Zelloberfläche von NK in Form kovalent verbundener Homodimere exprimiert (Lanier 1998). Die inhibierenden Rezeptoren (z. B. Ly49A, -C, -G2) weisen die charakteristischen intrazytoplasmatischen ITIM auf, welche bei den aktivierenden Varianten (z. B. Ly49D, -H) fehlen. Zur Vermittlung aktivierender Signale assoziieren sich letztere mit DAP12, welches über intrazytoplasmatische ITAM verfügt (Smith et al. 1998). Antigene der MHC-Klasse-I sind die Liganden für die Rezeptoren der Ly49-Familie. Diese wichtige Rolle der Ly49-Rezeptoren in der Antigenerkennung ist frühzeitig erkannt worden und bildete die Grundlage des allgemein gültigen Paradigmas zur Erkennung und Toleranz körpereigener Zellen durch NK (Karlhofer et al. 1992; Gumperz u. Parham 1995; Kärre 1995).

Es sind wiederum aktuelle Arbeiten mit Ly49, welche diese „missing self"-Hypothese um eine differenziertere Sichtweise bereichern (George et al. 1999). Es konnte gezeigt werden, daß gleichzeitig sowohl hemmende (Ly49G2-) als auch aktivierende (Ly49D-) Rezeptoren die MHC-I-Antigene der Zielzellen erkennen, wobei eine Lyse körpereigener Zellen durch die Dominanz der negativen Signale unterbunden wird.

Neben der zentralen Wirkung auf die zytotoxische Aktivität von NK wird durch Ly49 auch deren Zytokinproduktion (TNF-α, IFN-γ, GM-CSF) beeinflußt (Ortaldo et al. 1997). Ly49G2 ist identisch mit dem bereits 1988 identifizierten prominenten Antigen muriner NK LGL-1 (Mason et al. 1988, 1995). Im schwangeren Uterus der Maus besteht ein interessanter Zusammenhang zwischen der Expression von LGL-1 (Ly49G2) und Perforin (P), einem zytotoxischen Effektormolekül. uNK, welche sich nach der Implantation in der mesometrialen Dezidua anreichern, sind zunächst LGL-1^+, P^-. Parallel zur hämochorialen Plazentation am 6. Gestationstag zeigen uNK eine Zunahme der Expression von Perforin und eine Reduktion der LGL-1-Expression. Voll aktivierte uNK sind etwa ab dem 8. Gestationstag zu beobachten und sind LGL-1^-, P^+ (Parr et al. 1991). Homologe für Ly49 in Ratte und Mensch sind beschrieben, jedoch scheint Ly49L der einzige humane Vertreter im NK-Genkomplex auf dem humanen Chromsom 12p12-p13 zu sein (Dissen et al. 1996; Westgaard et al. 1998).

5.3.5 $CD4^+$-T-Helferzellen: Th_1/Th_2-Balance

$CD4^+$-T-Helferzellen sind an der maternofetalen Grenzfläche beschrieben worden und beeinflussen mit hoher Wahrscheinlichkeit die Art und das Ausmaß der mütterlichen Immunreaktion wesentlich (Vassiliadou u. Bulmer 1996). Naive $CD4^+$-T-Helferzellen differenzieren in Th_1 und $Th_{2/3}$ und realisieren über die Produktion unterschiedlicher Zytokinmuster verschiedene Effektorfunktionen. Die selektive Bildung von Th_1-Zellen führt zu einer zellvermittelten Immunität, während Th_2-Zellen eine humorale Immunität hervorrufen (Janeway u. Travers 1997). Th_1-Zellen aktivieren Makrophagen und regen B-Zellen an, opsonierende Antikörper zu bilden. Th_2-Zellen stimulieren die Produktion neutralisierender Antikörper durch B-Zellen. Mit Th_3 werden besondere Zellen bezeichnet, die als Reaktion auf Antigene v.a. TGF-β produzieren. Sie entwickeln sich hauptsächlich bei der Immunantwort der Schleimhaut gegen oral aufgenommene Antigene.

Es wurde postuliert, daß es während der Schwangerschaft zu einer Verschiebung der Th_1/Th_2-Balance zugunsten der humoralen Immunität kommt (Chaouat et al. 1997; Kelly u. Critchley 1997; Marzi et al. 1996). Dies findet seinen Ausdruck an einer gesteigerten Produktion von $Th_{2/3}$-Zytokinen (IL-4, IL-10, IL-5, TGF-β) an der maternofetalen Grenzfläche und einer Unterdrückung der für den Erfolg der Schwangerschaft abträglichen Th_1-Zytokine (IFN-γ, TNF-α, IL-1, IL-2, IL-12, IL-15, LIF). Diese Verschiebung auf Kosten der zytotoxischen Immunität erklärt auch die gesteigerte Suszeptibilität von Schwangeren gegenüber intrazellulären Pathogenen (Wegmann et al. 1993). Th_1- und Th_2-Zytokine hemmen sich gegenseitig. So ist bekannt, daß sowohl IL-4 (Peleman et al. 1989) als auch IL-10 (Fiorentino et al. 1989) die Expression IFN-γ supprimieren und daß wiederum die Expression von IL-4 und IL-10 durch IFN-γ unterdrückt wird (Billiau 1996; Chomarat et al. 1993).

5.3.6 Makrophagen

Makrophagen stellen im Mesenchym und im Stroma des nichtschwangeren (7–10%) und des schwangeren Uterus (ca. 20%) eine wesentliche zelluläre Komponente dar (Croy et al. 1998; Hunt u. Robertson 1996). Die Anreicherung von Makrophagen im Zielgewebe ist bedingt durch die chemotaktische Wirkung von Zytokinen und Chemokinen, welche vom uterinen Epithel in Reaktion auf Östrogen und Progesteron sezerniert werden (Pollard et al. 1987). Anzahl, Phänotyp und Funktion der uterinen Makrophagen werden vom Hormon- und Zytokinprofil der jeweiligen Zyklus- bzw. Schwangerschaftsphase geprägt (Hunt et al. 1996). Für die initiale Makrophagenaktivierung nach der Implantation der Blastozyste ist neben GM-CSF, TNF-α, und IL-6 der „colony-stimulating factor-1" (CSF-1 = „macrophage-colony-stimulating factor" = M-CSF) von besonderer Bedeutung. Die zentrale Rolle von CSF-1 ließ sich durch Untersuchungen an osteopetrotischen CSF-1-defizienten Mäusen und Ratten eindrucksvoll belegen (Pollard et al. 1998; Roth et al. 1998).

Im weiteren Verlauf der Schwangerschaft kommt es zur Differenzierung der uterinen Makrophagen und zur Produktion des autokrinen Suppressors Prostaglandin E_2 (PGE_2). Nach einem abortogenen Stimulus ist regelmäßig eine vermehrte Makrophageninfiltration und -aktivierung festzustellen, welche mit einer gesteigerten Produktion des Th_1-Zytokins TNF-α einhergeht (Baines et al. 1997). Über die Stimulation der IFN-γ-Produktion in uNK kommt es zur positiven Rückkopplung zwischen Makrophagen und uNK, zur exzessiven Th_1-Reaktion und zum Abort aufgrund einer gerinnungsbedingten vaskulären Autoamputation (Clark et al. 1998, 1999, vgl. Abb. 5.1).

5.4 Mediatoren der maternofetalen Interaktionen

Das endokrine Milieu im schwangeren Uterus beeinflußt wesentlich die zellulären Komponenten an der maternofetalen Grenzfläche. Hierbei kommt den Steroidhormonen (Progesteron, Östron, Östradiol, Östriol) und Proteohormonen (hCG, hPL, hPRL) eine wichtige Rolle zu. Eine gründliche Erörterung dieser hormonalen Mediatoren würde jedoch den Rahmen dieses Beitrags sprengen und muß an anderer Stelle nachgelesen werden (Bazer 1998; Redman et al. 1993). Der nachfolgende Abschnitt wird sich deshalb auf Proteine und Zytokine konzentrieren, die als Vermittler der überwiegend parakrinen Wechselwirkung zwischen Trophoblast und mütterlichen Immunzellen fungieren.

5.4.1 AFP

Alphafetoprotein (AFP) ist ein embryospezifisches Glykoprotein der Albuminfamilie, welches vom Dottersack und der embryonalen Leber synthetisiert wird. Bereits in der 4. SSW ist es beim Menschen nachweisbar; maximale Serumwerte werden zwischen der 12. und 16. SSW erreicht. Ab der 32. SSW fallen die Serumspiegel stetig ab. Mit der Entbindung kommt es zu einer drastischen Verringerung der AFP-Werte. Nach der 4. bis 5. Woche post natum sind nur noch sehr niedrige Spiegel nachweisbar und bleiben bis in das Erwachsenenalter unverändert.

Zahlreiche Untersuchungen haben gezeigt, daß AFP starken regulatorischen Einfluß auf das Wachstum und die Funktion von Immunzellen ausübt (Olding et al. 1997). AFP hemmt die T-Zell-vermittelte Antikörperproduktion mit einer deutlichen Beeinflussung von IgA. Die Hemmung von IgG ist geringer ausgeprägt und die IgM-Produktion bleibt weitgehend unbeeinflußt (Murgita u. Tomasi 1975).

Die zytotoxische Aktivität von NK wird durch AFP gehemmt (Cohen et al. 1986). Dies kommt auch in einer interessanten Studie von Yamashita et al. (1994) zum Ausdruck, bei der transgene Mäuse, welche humanes AFP exprimierten, in der Elimination eines intrazellulären Pathogens (Listeria monocytogenes) stark eingeschränkt waren. Eine verminderte Produktion von TNF-α und IFN-γ durch NK und Makrophagen ging mit dieser Suppression der zellulären Immunabwehr einher.

AFP wird eine maßgebliche Beteiligung an der partiellen Remission von Autoimmunerkrankungen wie Rheumatoidarthritis, Myasthenia gravis und multiple Sklerose während der Schwangerschaft zugeschrieben (Olding et al. 1997; Abramsky 1994; Quinn et al. 1993; Ogata et al. 1995).

Dieser Effekt wird wahrscheinlich über eine Beeinflussung der MHC-II-abhängigen $CD4^{+}$-T-Zellen hervorgerufen.

Es ist angezweifelt worden, ob die immunsuppressive Wirkung von AFP selbst ausgeübt oder über gebundene Effektoren vermittelt wird. Eine alternative Hypothese ist die Betrachtung von AFP als modulares Protein (Mizejewski 1997). Über Sequenzhomologien ließen sich Abschnitte im AFP-Molekül identifizieren, die große Übereinstimmung mit biologisch aktiven Peptiden aufweisen. Diese Abschnitte könnten nach proteolytischer Spaltung entsprechende biologische Funktionen wahrnehmen. Untersuchungen an reinem rekombinantem AFP zeigten jedoch, daß die Effekte auf das Immunsystem unverändert nachweisbar waren (Semeniuk et al. 1995). Es wurde somit die Vermutung widerlegt, daß es sich bei AFP um ein reines Trägerprotein für immunologisch aktive Mediatoren handelt.

5.4.2 Uteroglobin

Zahlreiche Mechanismen sind an der Kontrolle der Trophoblastinvasion beteiligt. Eine wesentliche Rolle spielt hierbei das Uteroglobin. Dieses Protein wird progesteronabhängig exprimiert und entfaltet an der Nidationsstelle zunächst einen antiinflammatorischen Effekt, indem es den Einstrom von Neutrophilen und Monozyten hemmt. Es konnte experimentell nachgewiesen werden, daß Uteroglobin an Trophoblastzellen bindet und deren Invasivität unterdrückt. Die fehlende Bindung von humanem Uteroglobin an humane Chorionkarzinomzellen stellt eine mögliche Erklärung für deren ungehinderte Invasion maternaler Strukturen dar (Kundu et al. 1996; Mukherjee et al. 1998).

5.4.3 M-CSF/CSF-1

Uterine Epithelzellen, deziduale Stromazellen und uNK produzieren M-CSF, welcher das Wachstum von Trophoblasten stimuliert (Jokhi et al. 1995; Saito et al. 1993a, 1993b; Pollard 1997; Wood et al. 1992). M-CSF und dessen Rezeptor c-fms werden auch vom extravillösen Trophoblasten exprimiert und induzieren über einen auto-/parakrinen Wirkungsmechanismus dessen Proliferation (Hamilton et al. 1998). An der Rekrutierung der Makrophagen in den Uterus ist M-CSF maßgeblich beteiligt (Wood et al. 1992). Bei osteopetrotischen Mäusen (op/op) mit genetisch bedingtem M-CSF-Mangel sind im schwangeren Uterus fast keine Makrophagen nachweisbar (Pollard et al. 1991). M-CSF stimuliert die Entwicklung zytotoxischer Makrophagen aus monozytären Vorläufern (Munn et al. 1996; Munn u. Armstrong 1993). Dieser Differenzierungsprozeß wird durch IFN-γ gehemmt (Munn u. Armstrong 1993). Über einen schnellen und ungehemmten diaplazentaren Übertritt beeinflußt maternales CSF-1 die Entwicklung fetaler Makrophagen (Roth et al. 1998).

5.4.4 IFN-γ

IFN-γ ist ein abortogenes Zytokin und wird in der Frühschwangerschaft von uNK und einer Subpopulation der $\gamma\delta$-T-Lymphozyten gebildet (Arck et al. 1997a). IFN-γ aktiviert Makrophagen, welche wiederum über Produktion von TNF-α die IFN-γ-Produktion der zytotoxischen Effektoren stimulieren (Clark et al. 1998). Für die effektive Aktivierung des angeborenen Immunsystems bei einer Infektion ist IFN-γ von zentraler Bedeutung. Die Kombination von Interleukinen aktivierter T-Zellen (IL-2) und Monozyten (IL-12) oder von Monozyten allein (IL-12, IL-15) induziert die optimale Produktion von IFN-γ in NK (Ross u. Caligiuri 1997).

Die Aussagen zur Produktion von IFN-γ im schwangeren Uterus sind widerspüchlich. Während die IFN-γ-mRNA im uterinen Epithel, uNK, Makrophagen und im Trophoblasten v.a. in der Frühschwangerschaft nachweisbar ist (Platt u. Hunt 1998; Stewart-Akers et al. 1998), läßt sich das Protein kaum nachweisen (Jokhi et al. 1997). Die kombinierte Gabe von IL-2 und IL-12 sowie zusätzliche Faktoren uteriner Makrophagen führten in vitro zu einer deutlichen Stimulierung der IFN-γ-Produktion uteriner NK-Zellen (Marzusch et al. 1997).

5.4.5 TNF-α

TNF-α ist ebenfalls ein abortogenes Th_1-Zytokin und wird von aktivierten Makrophagen sowie von einer Subpopulation der $\gamma\delta$-T-Lymphozyten gebildet (Arck et al. 1997a). Die Bindung des FcγRIII (CD16) auf NK induziert deren Produktion von TNF-α (Trotta et al. 1998). NK sind ebenfalls Targets für TNF-α und werden durch dessen Wirkung zur Produktion von IFN-γ angeregt (Clark et al. 1998). Im Abortmodell der vaskulären Autoamputation (Abb. 5.1: FGL2 und Abort) kommt dem synergistischen Zusammenwirken der beiden Th_1-Zytokine IFN-γ und TNF-α eine zentrale Bedeutung zu. Die Deletion der Gene für TNF und dessen 55000 MG-(Molekulargewicht-)Rezeptor in der Maus führt zu keinen augenscheinlichen reproduktiven Defekten (Pasparakis et al. 1997).

5.4.6 Fas/FasL

Fas (CD95) wird den TNF-Rezeptoren zugeordnet. Nach Aktivierung von Fas durch den Fas-Liganden werden zytoplasmatische Proteasen aktiviert, welche zum programmierten Zelltod (Apoptose) führen (Heldin u. Purton 1996). Fas und FasL werden an der maternofetalen Grenzfläche exprimiert (Hunt et al. 1997; Hammer et al. 1999). Die irreversible klonale Deletion der für die paternalen Antigene spezifischen T-Zellen wird mit der Expression von Fas-Ligand (CD95L) im schwangeren Uterus erklärt (Jiang u. Vacchio 1998). Dies steht jedoch im Widerspruch zum erfolgreichen Verlauf allogener Schwangerschaften bei Fas-Rezeptor-Knockout-Mäusen, in deren T-Zellen durch FasL keine Apoptose induziert werden kann (Clark et al. 1999). Auch die gleichzeitige Deletion der Gene für Fas und Fas-Ligand haben auf normale allogene Schwangerschaften in der Maus keinen entscheidenden negativen Einfluß (Rogers et al. 1998).

5.4.7 TGF-β_2

TGF-β_2 ist ein Vertreter der TGF-β-Superfamilie, welche mehr als 30 strukturell verwandte multifunktionale Proteine umfaßt. Hierzu gehören mehrere TGF-β, Aktivine, Inhibine, „bone morphogenetic proteins" (BMP) und die „Müllerian inhibiting substance" (MIS). Alle signalisieren über Rezeptoren, deren intrazytoplasmatische Komponenten als Serin-Threonin-Kinasen fungieren. Die Zytokine der TGF-β-Superfamilie sind an zahlreichen Vorgängen wie Angiogenese, Inflammation, Osteogenese, Wundheilung und Steroidgenese beteiligt. In der maternofetalen Interaktion kommt den 3 Isoformen (TGF-β_1, $_{-2}$, $_{-3}$) eine besondere Bedeutung zu.

Vor allem TGF-β_2 stimuliert die Produktion von Molekülen der extrazellulären Matrix und hemmt Proteasen, welche diese abbauen würden. TGF-β_2 ist ein antiabortives $Th_{2/3}$-Zytokin und wird in der Frühschwangerschaft außer von dezidualen Stromazellen auch von einer Subpopulation der $\gamma\delta$-T-Lymphozyten gebildet (Arck et al. 1997a). Die embryoprotektive Funktion von TGF-β_2 wird unterstrichen durch die Induktion der Expression der inhibitorischer Rezeptoren CD94/NKG2A auf zytotoxischen Effektorzellen (Bertone et al. 1999).

TGF-β_1-Knockoutmäuse zeigen intrauterin eine gestörte Angiogenese und Hämatopoiese im Dottersack. Trotz partieller diaplazentarer Substitution durch maternales TGF-β_1 beträgt die embryonale Letalität 60%. Die überlebenden 40% sind gekennzeichnet durch exzessive Entzündungsreaktionen und Autoimmunerkrankungen (Christ et al. 1994; Kulkarni et al. 1995).

Beim Menschen sind habituelle Aborte mit einer verminderten Produktion von TGF-β_2 durch deziduale Lymphozyten assoziiert (Lea et al. 1995).

5.4.8 GM-CSF

Maternaler „granulocyte-macrophage colony-stimulating factor" (GM-CSF) ist wichtig für das Wachstum und Überleben des Fetus. GM-CSF stimuliert im Trophoblasten die Produktion des Th_2-Zytokins IL-10 (Bennett et al. 1997). Das völlige Fehlen von

GM-CSF ist jedoch nicht embryonal letal. Die Auswirkungen einer maternalen GM-CSF-Defizienz werden deutlicher, wenn der Fetus ebenfalls kein GM-CSF produzieren kann (Robertson et al. 1999). Obwohl die Größe und Verteilung der Population uteriner Granulozyten und Makrophagen in GM-CSF-Knockout-Mäusen normal erscheint, finden sich pathologische Veränderungen in der Plazenta und eine fetale Wachstumsretardierung. Postnatal sind pulmonale Veränderungen mit einer extensiven von B-Lymphozyten dominierten peribronchovaskulären Infiltration festzustellen (Stanley et al. 1994).

5.4.9 IL-2

Das von T-Zellen selbst produzierte Th_1-Zytokin IL-2 wird im schwangeren Uterus nicht exprimiert und wahrscheinlich durch monozytäres IL-15 ersetzt, mit dem es die gleichartigen β- und γ-Ketten des Rezeptors teilt (Jokhi et al. 1997; Strom et al. 1996). Die untergeordnete Rolle von IL-2 in der maternofetalen Immuntoleranz wird durch die unbeeinträchtigte intrauterine Entwicklung der IL-2-Knockout-Mäuse verdeutlicht (Sadlack et al. 1993; Croy et al. 1997b).

5.4.10 IL-4

Endometriale T-Lymphozyten sind die wichtigste Quelle für das Th_2-Zytokin IL-4, welches bei gestörten Schwangerschaften in verminderter Menge produziert wird (Stewart-Akers et al. 1998). IL-4 blockiert die durch IL-15, nicht aber die durch IL-12 vermittelte NK-Aktivierung (Salvucci et al. 1996). Obwohl das Fehlen des IL-4-Gens nicht mit einer embryonalen Letalität einhergeht, wird es an der maternofetalen Grenzfläche produziert und beeinflußt die Th_2-dominierte maternale Immuntoleranz (Kühn et al. 1991; Lin et al. 1993; Marzi et al. 1996). An der Beeinträchtigung der zellulären Abwehr während der Schwangerschaft ist IL-4 wesentlich beteiligt. Dies wird deutlich an der wesentlich höheren Widerstandsfähigkeit von IL-4-Knockout-Mäusen gegenüber einer Toxoplasmoseinfektion in der Schwangerschaft (Alexander et al. 1998).

5.4.11 IL-10

IL-10 ist ein antiabortives Zytokin und wird in der Frühschwangerschaft vom Trophoblasten und von einer Subpopulation der $\gamma\delta$-T-Lymphozyten gebildet (Bennett et al. 1999; Arck et al. 1997a; Roth et al. 1996). Auch NK können IL-10 produzieren, wobei die hierfür notwendige synergistische Wirkung von IL-2 und IL-12 im graviden Uterus nicht gegeben ist (Mehrotra et al. 1998). Die alleinige Deletion des IL-10-Gens ist nicht embryonal letal, jedoch kommt es postnatal zur Herausbildung einer chronischen Enterokolitis (Kühn et al. 1993). In einem Modell der drohenden Frühgeburt konnte durch die Gabe von IL-10 der Anstieg des proinflammatorischen Zytokins TNF-α verhindert und ein normaler Schwangerschaftsausgang gesichert werden (Rivera et al. 1998; Fortunato et al. 1997).

5.4.12 IL-12

IL-12 ist ein heterodimeres Zytokin, welches sich aus einer p40- und einer p35-Kette zusammensetzt und über einen aus mehreren Untereinheiten bestehenden Rezeptor signalisiert, dessen Komponenten wie bei LIF und GM-CSF starke Ähnlichkeit mit gp130 aufweisen (Presky et al. 1996). IL-2 und IL-12 stimulieren synergistisch die IFN-γ-Produktion von NK und induzieren gleichzeitig deren Apoptose (Ross u. Caligiuri 1997). Ein weiterer Mechanismus der Limitierung der IL-12-bedingten NK-Aktivierung ist die gesteigerte Expression des aktivierenden Killerzellrezeptors NKR-P1A (CD161; Poggi et al. 1998a). Eine Stimulation von NK mit IL-12 bewirkt eine Hemmung der Angiogenese über eine gesteigerte Zytotoxizität gegenüber Endothelzellen (Yao et al. 1999). In Übereinstimmung hiermit manifestiert sich das Fehlen der IL-12-Gene an der maternofetalen Grenzfläche in Form von Veränderungen an den mütterlichen Gefäßen (Croy et al. 1997a). Im graviden Uterus läßt sich die mRNA für IL-12 über die gesamte Schwangerschaftsdauer nachweisen, jedoch finden sich bislang keine Berichte über einen Nachweis des IL-12-Proteins (Ye et al. 1996a). Es gibt Hinweise für einen Zusammenhang zwischen erhöhten IL-12-Serumspiegeln und dem Auftreten von Präeklampsie und HELLP-Syndrom (Daniel et al. 1998; Dudley et al. 1996).

5.4.13 IL-15

IL-15 ist ein Klasse-I-Zytokin und signalisiert über einen heterotrimeren Rezeptor, welcher aus einer IL-15-spezifischen α-Kette sowie den β- und γ-Ketten des IL-2-Rezeptors besteht. Die hohe Expression von IL-15 im graviden Uterus wird durch die fehlende IL-2-Expression kontrastiert und erklärt die Anergie zytotoxischer T-Lymphozyten in dieser Umgebung (Ye et al. 1996a; Kelly u. Critchley 1997). Die Expression von IL-15 im graviden murinen Uterus erreicht ein Maximum zwischen den Schwangerschaftstagen 6 und 11 und beeinflußt während dieser Zeit entscheidend die Proliferation und Differenzierung uteriner NK-Zellen (Ye et al. 1996a). Während sich bipotente T-/NK-Progenitoren unter dem Einfluß von IL-2 überwiegend zu $\alpha\beta$-T-Lymphozyten differenzieren, induziert IL-15 eher die Entwicklung von $\gamma\delta$-T-Lymphozyten und NK (Leclercq et al. 1996). IL-15 induziert die Expression von CD-94-NKG2A in NK und zytotoxischen T-Zellen (Mingari et al. 1998; Ponte et al. 1998), IL-2 führt bei diesen Zellen zur Apoptose (Ida et al. 1997). Die gezielte Deletion des IL-15-Gens ist bislang nicht erfolgt, jedoch zeigen Mäuse mit fehlenden Rezeptorkomponenten (Knockouts für IL-2Rβ und IL-2Rγ) oder gestörter intrazellulärer Signaltransduktion ($p56^{lck}$-Knockout) eindrucksvolle Veränderungen an der maternofetalen Grenzfläche (Croy et al. 1997a). Eine gesteigerte Expression von IL-15 korreliert mit vermehrter Frühgeburtlichkeit (Fortunato et al. 1998).

5.4.14 Plazentaproteine der Prolaktin-Genfamilie

An der maternofetalen Grenzfläche sezernieren Dezidua und Trophoblast zahlreiche strukturell mit Prolaktin verwandte Proteine mit endokrinem, parakrinem und autokrinem Wirkmechanismus (Soares et al. 1998a, 1998b). Plazentare Laktogene (PL) können während der Schwangerschaft in hohen Konzentrationen nachgewiesen werden. Sie binden an den Prolaktinrezeptor (PRL-R) und sind bei Maus und Ratte dem Prolaktin (PRL), beim Menschen dem Somatotropin (GH) strukturverwandt. In der Evolution sind PRL und GH durch Genduplikation aus dem gemeinsamen Vorläufer Somatolaktin entstanden (Fan et al. 1997). Die Zugehörigkeit beider Rezeptoren zu den hämatopoietischen (Klasse-I-)Zytokinrezeptoren widerspiegelt ebenfalls die ausgeprägte strukturelle Verwandschaft. Funktionelle Überlappungen wie das Agieren des humanen GH an PRL-Rezeptoren verschiedener Spezies (Cooke u. Liebhaber 1995) oder die somatotrope Funktion eines Fischprolaktins (Shepherd et al. 1997) verdeutlichen die Existenz einer GH/PRL-Genfamilie.

In den letzten Jahren sind mehrere Vertreter der plazentaren PRL-Familie in Maus und Ratte identifiziert worden, die nicht an den PRL-R binden (Soares et al. 1991; Soares et al. 1998b). Sie werden schwangerschaftsspezifisch im Trophoblasten und der Dezidua exprimiert und unterliegen einer engen räumlichen und zeitlichen Regulation (Soares et al. 1998b). Für 2 nichtklassische Mitglieder der plazentaren Prolaktinfamilie wurde die Funktion bereits aufgeklärt. Proliferin (PLF) stimuliert und „proliferin-related protein" (PRP) hemmt Angioneogenese und Zellmigration (Lee u. Nathans 1988; Jackson et al. 1994; Groskopf et al. 1997). Dabei agiert PLF über ein Lektin („insulin-like growth factor II"/Mannose-6-Phosphat-Rezeptor). Als Zielzellen eines weiteren Vertreters („prolactin-like protein A"/PLP-A) wurden uNK identifiziert (Müller et al. 1999). Die Expression von PLP-A korreliert räumlich und zeitlich mit der Etablierung der hämochorialen Plazentation sowie mit der ausgeprägten Präsenz von uNK. Es konnte gezeigt werden, daß PLP-A spezifisch an NK bindet und deren Zytotoxizität hemmt. Für die anderen nichtklassischen Vertreter der plazentaren PRL-Familie (PLP-B, C, Cv, D, E, F, G, d/tPRP) sind die Funktionen bislang ungeklärt.

5.4.15 Prostaglandine

Prostaglandin E_2 (PGE_2) wird während der Schwangerschaft von dezidualen Makrophagen und in geringeren Mengen vom Trophoblasten synthetisiert (Kelly u. Critchley 1997; Olding et al. 1997; Hunt u. Robertson 1996; Hunt 1989). PGE_2 hemmt die Synthese von IL-2 und IL-2R in T-Lymphozyten und NK (Parhar et al. 1989; Tawfik et al. 1986) und schützt somit die Schwangerschaft vor dem potentiellen Angriff aktivierter zytotoxischer Effektoren. Selbst eine kurzfristige Exposition mit PGE_2 führt bei antigenspezifischen T-Helferzellen direkt (Mannie et al. 1995) oder über IL-10 (Groux et al. 1996) zu einer langanhaltenden Anergie. Über einen autokrinen Regelmechanismus stimuliert PGE_2 bei den Makrophagen die Sekretion des Th_2-Zytokins IL-10 und führt zur eigenen Deaktivierung verbunden mit einer Unterdrückung der Expression von TNF-α und IL-6 (Strassmann et al. 1994). PGE_2 bewirkt darüber hinaus eine Verschiebung der Th_1/Th_2-Balance über die Steigerung der Produktion von IL-10 und Suppression von IL-12 (van der Pouw Kraan et al. 1995). Es wurde beobachtet, daß die Hemmung der Prostaglandinsynthese durch Indomethacin in der Frühschwangerschaft über die Aktivierung zytotoxischer Zellen zu einer erhöhten Abortrate führt (Lala et al. 1990). Dem gegenüber steht die Tatsache, daß die Einnahme von Acetylsalicylsäure oder Indomethacin keine nachteiligen Auswirkungen auf den Erfolg der Schwangerschaft mit sich bringt (Clark 1991).

Eine mögliche Erklärung dieses Widerspruchs besteht in der differenten Beeinflussung der PGE_2-Synthese aus exogener und endogener Arachidonsäure durch nichtsteroidale Antiphlogistika. Indomethacin hemmt die enzymatische Aktivität sowohl der konstitutiven Cyclooxygenase (COX-1) als auch der induzierbaren Cyclooxygenase (COX-2). Die in Macrophagen dominierende COX-2 wird auch in Gegenwart von Indomethacin exprimiert und ist weiterhin in der Lage, exogene Arachidonsäure zu verarbeiten (Nakatsugi et al. 1996).

Zusammenfassend kann festgestellt werden, daß PGE_2 eine bedeutende Rolle in der Modulation maternaler Immunzellen zukommt.

5.4.16 Tryptophan

Das tryptophankatabolisierende Enzym Indoleamin-2,3-Dioxygenase (IDO) wird von Trophoblasten und Makrophagen exprimiert und ist für die Proliferation von $CD8^+$-T-Lymphozyten notwendig. Munn et al. (1998) konnten zeigen, daß durch Behandlung mit dem selektiven IDO-Inhibitor 1-Methyl-Tryptophan die Abstoßung allogener Embryos provoziert wird. Auf syngene Feten mit übereinstimmenden paternalen, maternalen und embryonalen HLA-Mustern hatte diese Behandlung keinen Effekt. Es wurde eindrucksvoll der Nachweis erbracht, daß sich der Embryo durch die Expression von IDO vor der zytotoxischen Aktivität mütterlicher CD-8^+-T-Lymphozyten schützt.

Zusammenfassung

Die Toleranz des fetalen Allotransplantats ist das Ergebnis eines komplexen Zusammenspiels vieler Faktoren und bis heute nicht vollständig aufgeklärt. Teilaspekte dieser Immuntoleranz lassen sich in Modellen widerspiegeln, die den Fetus als Transplantat, Tumor oder Parasit beschreiben.

Die wesentlichen Kompartimente der maternalen Immunreaktion sind die Dezidua im schwangeren Uterus sowie das zirkulierende Blut. Mit den Trophoblastzellen auf Seite des Fetus und den Effektorzellen des angeborenen Arms der maternalen Immunabwehr (NK-Zellen, $\gamma\delta$-T-Lymphozyten, Makrophagen) sind hierfür die entscheidenden zellulären Komponenten definiert. Es wird vermutet, daß durch die maternalen $\alpha\beta$-T-Lymphozyten eine zentrale Beeinflussung der lokalen Immunreaktion erfolgt. Die direkte zytotoxische Aktivität maternaler Effektoren ist während der Schwangerschaft supprimiert. Eine Verbindung dieses Phänomens mit dem spezifischen HLA-Muster des invasiven Trophoblasten konnte durch die Entdeckung der MHC-erkennenden Killerzellrezeptoren hergestellt werden.

Der Erfolg der Schwangerschaft hängt entscheidend von den sekretorischen Produkten und Signalsubstanzen der uterinen Zellpopulationen ab. Eine Verschiebung des Zytokinprofils von Th_1 in Richtung $Th_{2/3}$ hemmt die direkte zytotoxische Aktivität und führt zu einer protektiven humoralen Immunantwort. Die Dominanz von Th_1-Zytokinen ist mit einer erfolgreichen Schwangerschaft nicht vereinbar.

Mit der gerinnungsbedingten vaskulären Autoamputation wurde ein Modell entwickelt, welches den Vorgang des Abortes mit Hilfe der Th_1-Aktivierung und ohne direkte Zytotoxizität erklären kann. Eine Reihe von entscheidenden Zytokinen sind bereits durch gezielte Mutationen ausgeschaltet worden (Knockout). Obwohl in der Mehrzahl der Fälle ein uteroplazentarer Phänotyp nachweisbar ist, sind diese Deletionen von Einzelgenen selten embryonal letal.

Dies verdeutlicht, daß es sich bei der Regulation der maternofetalen Immuntoleranz um ein komplexes, multifaktorielles und reduntant abgesichertes Geschehen handelt, wobei der Ausfall einer einzelnen Komponente relativ gut kompensiert werden kann. Das zunehmende Verständnis der immunologischen Interaktionen an der maternofetalen Grenzfläche wird den klinischen Umgang mit schwangerschaftsspezifischen Erkrankungen befruchten.

Literatur

Abramsky O (1994) Pregnancy and multiple sclerosis. Ann Neurol 36 Suppl: S38–S41

Alexander J, Jebbari H, Bluethmann H, Brombacher F, Roberts CW (1998) The role of IL-4 in adult acquired and congenital toxoplasmosis. Int J Parasitol 28: 113–120

Amoroso EC (1962) Placentation. In: Parkes AS (ed) Marshall's physiology of reproduction. Longmans, Green, London, pp 127–311

Amoroso EC (1981) Viviparity. In: Glasser SR, Bullock DW (eds) Cellular and molecular aspects of implantation. Plenum, New York, pp 3–25

Aramburu J, Balboa MA, Ramirez A et al. (1990) A novel functional cell surface dimer (Kp43) expressed by natural killer cells and T cell receptor-gamma/delta$^+$ T lymphocytes. I. Inhibition of the IL-2-dependent proliferation by anti-Kp43 monoclonal antibody. J Immunol 144: 3238–3247

Aramburu J, Balboa MA, Izquierdo M, Lopez-Botet M (1991) A novel functional cell surface dimer (Kp43) expressed by natural killer cells and gamma/delta TCR$^+$ T lymphocytes. II. Modulation of natural killer cytotoxicity by anti-Kp43 monoclonal antibody. J Immunol 147: 714–721

Arase N, Arase H, Park SY, Ohno H, Ra C, Saito T (1997) Association with FcRgamma is essential for activation signal through NKR-P1 (CD161) in natural killer (NK) cells and NK1.1$^+$ T cells. J Exp Med 186: 1957–1963

Arck PC, Ferrick DA, Steele-Norwood D, Croitoru K, Clark DA (1997a) Murine T cell determination of pregnancy outcome: I. Effects of strain, alphabeta T cell receptor, gammadelta T cell receptor, and gammadelta T cell subsets. Am J Reprod Immunol 37: 492–502

Arck PC, Ferrick DA, Steele-Norwood D, Croitoru K, Clark DA (1997b) Regulation of abortion by gamma delta T cells. Am J Reprod Immunol 37: 87–93

Arck P, Dietl J, Clark D (1999) From the decidual cell internet: Trophoblast-recognizing T cells. Biol Reprod 60: 227–233

Arm JP, Gurish MF, Reynolds DS, Scott HC, Gartner CS, Austen KF, Katz HR (1991) Molecular cloning of gp49, a cell-surface antigen that is preferentially expressed by mouse mast cell progenitors and is a new member of the immunoglobulin superfamily. J Biol Chem 266: 15966–15973

Arm JP, Nwankwo C, Austen KF (1997) Molecular identification of a novel family of human Ig superfamily members that possess immunoreceptor tyrosine-based inhibition motifs and homology to the mouse gp49B1 inhibitory receptor. JImmunol 159: 2342–2349

Baines MG, Duclos AJ, Antecka E, Haddad EK (1997) Decidual infiltration and activation of macrophages leads to early embryo loss. Am J Reprod Immunol 37: 471–477

Battistini L, Borsellino G, Sawicki G, Poccia F, Salvetti M, Ristori G, Brosnan CF (1997) Phenotypic and cytokine analysis of human peripheral blood gamma delta T cells expressing NK cell receptors. J Immunol 159: 3723–3730

Bazer FW (1998) Endocrinology of pregnancy. Humana, Totowa/NJ
Becker V, Schiebler TH, Kubli F (1981) Die Plazenta des Menschen. Thieme, Stuttgart
Bennett WA, Lagoo-Deenadayalan S, Whitworth NS, Brackin MN, Hale E, Cowan BD (1997) Expression and production of interleukin-10 by human trophoblast: Relationship to pregnancy immunotolerance. Early Pregnancy 3:190–198
Bennett WA, Lagoo-Deenadayalan S, Whitworth NS et al. (1999) First-trimester human chorionic villi express both immunoregulatory and inflammatory cytokines: A role for interleukin-10 in regulating the cytokine network of pregnancy. Am J Reprod Immunol 41:70–78
Berg SF, Dissen E, Westgaard IH, Fossum S (1998) Two genes in the rat homologous to human NKG2. Eur J Immunol 28:444–450
Bermas BL, Hill JA (1997) Proliferative responses to recall antigens are associated with pregnancy outcome in women with a history of recurrent spontaneous abortion. J Clin Invest 100: 1330–1334
Bertone S, Schiavetti F, Bellomo R, Vitale C, Ponte M, Moretta L, Mingari MC (1999) Transforming growth factor-beta-induced expression of CD94/NKG2A inhibitory receptors in human T lymphocytes. Eur J Immunol 29:23–29
Bezouska K, Vlahas G, Horvath O et al. (1994) Rat natural killer cell antigen, NKR-P1, related to C-type animal lectins is a carbohydrate-binding protein. J Biol Chem 269:16945–16952
Bezouska K, Nepovim A, Horvath O, Pospisil M, Hamann J, Feizi T (1995) CD 69 antigen of human lymphocytes is a calcium-dependent carbohydrate-binding protein. Biochem Biophys Res Commun 208:68–74
Bezouska K, Kren V, Kieburg C, Lindhorst TK (1998) GlcNAc-terminated glycodendrimers form defined precipitates with the soluble dimeric receptor of rat natural killer cells, sNKR-P1A. FEBS Lett 426:243–247
Bianchi DW (1998) Current knowledge about fetal blood cells in the maternal circulation. J Perinat Med 26:175–185
Biassoni R, Bottino C, Millo R, Moretta L, Moretta A (1999) Natural killer cell-mediated recognition of human trophoblast. Semin Cancer Biol 9:13–18
Billiau A (1996) Interferon-gamma: Biology and role in pathogenesis. Adv Immunol 62:61–130
Bonney EA, Matzinger P (1997) The maternal immune system's interaction with circulating fetal cells. J Immunol 158:40–47
Borrego F, Ulbrecht M, Weiss EH, Coligan JE, Brooks AG (1998) Recognition of human histocompatibility leukocyte antigen (HLA)-E complexed with HLA class I signal sequence-derived peptides by CD94/NKG2 confers protection from natural killer cell-mediated lysis. J Exp Med 187:813–818
Bratt J, Palmblad J (1997) Cytokine-induced neutrophil-mediated injury of human endothelial cells. J Immunol 159:912–918
Braud VM, Allan DS, O'Callaghan CA et al. (1998) HLA-E binds to natural killer cell receptors CD94/NKG2 A, B and C. Nature 391:795–799
Brooks AG, Posch PE, Scorzelli CJ, Borrego F, Coligan JE (1997) NKG2A complexed with CD94 defines a novel inhibitory natural killer cell receptor. J Exp Med 185:795–800
Brooks AG, Borrego F, Posch PE et al. (1999) Specific recognition of HLA-E, but not classical, HLA class I molecules by soluble CD94/NKG2A and NK cells. J Immunol 162:305–313
Brown MH, Boles K, Anton vdM, Kumar V, Mathew PA, Barclay AN (1998) 2B4, the natural killer and T cell immunoglobulin superfamily surface protein, is a ligand for CD48. J Exp Med 188: 2083–2090
Cantoni C, Verdiani S, Falco M et al. (1998) p49, a putative HLA class I-specific inhibitory NK receptor belonging to the immunoglobulin superfamily. Eur J Immunol 28:1980–1990
Carena I, Shamshiev A, Donda A, Colonna M, Libero GD (1997) Major histocompatibility complex class I molecules modulate activation threshold and early signaling of T cell antigen receptor-gamma/delta stimulated by nonpeptidic ligands. J Exp Med 186:1769–1774
Carretero M, Palmieri G, Llano M, Tullio V, Santoni A, Geraghty DE, Lopez-Botet M (1998) Specific engagement of the CD94/NKG2-A killer inhibitory receptor by the HLA-E class Ib molecule induces SHP-1 phosphatase recruitment to tyrosine-phosphorylated NKG2-A: Evidence for receptor function in heterologous transfectants. Eur J Immunol 28:1280–1291

Castells MC, Wu X, Arm JP, Austen KF, Katz HR (1994) Cloning of the gp49B gene of the immunoglobulin superfamily and demonstration that one of its two products is an early-expressed mast cell surface protein originally described as gp49. J Biol Chem 269:8393–8401
Cella M, Döhring C, Samaridis J, Dessing M, Brockhaus M, Lanzavecchia A, Colonna M (1997) A novel inhibitory receptor (ILT3) expressed on monocytes, macrophages, and dendritic cells involved in antigen processing. J Exp Med 185:1743–1751
Chang C, Rodriguez A, Carretero M, Lopez-Botet M, Phillips JH, Lanier LL (1995) Molecular characterization of human CD94: A type II membrane glycoprotein related to the C-type lectin superfamily. Eur J Immunol 25:2433–2437
Chaouat G, Kolb JP, Wegmann TG (1983) The murine placenta as an immunological barrier between the mother and the fetus. Immunol Rev 75:31–60
Chaouat G, Tranchot DJ, Volumenie JL, Menu E, Gras G, Delage G, Mognetti B (1997) Immune suppression and Th1/Th2 balance in pregnancy revisited: A (very) personal tribute to Tom Wegmann. Am J Reprod Immunol 37:427–434
Chomarat P, Rissoan MC, Banchereau J, Miossec P (1993) Interferon gamma inhibits interleukin 10 production by monocytes. J Exp Med 177:523–527
Christ M, McCartney-Francis NL, Kulkarni AB et al. (1994) Immune dysregulation in TGF-beta 1-deficient mice. J Immunol 153:1936–1946
Chu W, Fant ME, Geraghty DE, Hunt JS (1998) Soluble HLA-G in human placentas: Synthesis in trophoblasts and interferon-gamma-activated macrophages but not placental fibroblasts. Hum Immunol 59:435–442
Chumbley G, King A, Robertson K, Holmes N, Loke YW (1994) Resistance of HLA-G and HLA-A2 transfectants to lysis by decidual NK cells. Cell Immunol 155:312–322
Clark DA (1991) Controversies in reproductive immunology. Crit Rev Immunol 11:215–247
Clark DA, Chaouat G, Arck PC, Mittruecker HW, Levy GA (1998) Cytokine-dependent abortion in CBA x DBA/2 mice is mediated by the procoagulant fgl2 prothombinase. J Immunol 160: 545–549
Clark DA, Arck PC, Chaouat G (1999) Why did your mother reject you? Immunogenetic determinants of the response to environmental selective pressure expressed at the uterine level. Am J Reprod Immunol 41:5–22
Cohen BL, Orn A, Gronvik KO, Gidlund M, Wigzell H, Murgita RA (1986) Suppression by alpha-fetoprotein of murine natural killer cell activity stimulated in vitro and in vivo by interferon and interleukin 2. Scand J Immunol 23:211–223
Colonna M, Samaridis J (1995) Cloning of immunoglobulin-superfamily members associated with HLA-C and HLA-B recognition by human natural killer cells. Science 268:405–408
Colonna M, Navarro F, Bellon T et al. (1997) A common inhibitory receptor for major histocompatibility complex class I molecules on human lymphoid and myelomonocytic cells. J Exp Med 186:1809–1818
Cooke NE, Liebhaber SA (1995) Molecular biology of the growth hormone-prolactin gene system. Vitam Horm 50:385–459
Crisa L, McMaster MT, Ishii JK, Fisher SJ, Salomon DR (1997) Identification of a thymic epithelial cell subset sharing expression of the class Ib HLA-G molecule with fetal trophoblasts. J Exp Med 186:289–298
Cross JC, Lam S, Yagel S, Werb Z (1999) Defective induction of the transcription factor interferon-stimulated gene factor-3 and interferon alpha insensitivity in human trophoblast cells. Biol Reprod 60:312–321
Croy BA, Ashkar AA, Foster RA et al. (1997a) Histological studies of gene-ablated mice support important functional roles for natural killer cells in the uterus during pregnancy. J Reprod Immunol 35:111–133
Croy BA, Guimond MJ, Luross J, Hahnel A, Wang B, van den Heuvel M (1997) Uterine natural killer cells do not require interleukin-2 for their differentiation or maturation. Am J Reprod Immunol 37:463–470
Croy BA, Whitelaw PF, Engelhardt H (1998) The influences of immune cells on the success of pregnancy. In: Bazer FW (ed) Endocrinology of pregnancy. Humana, Totowa NJ, pp 229–289
Daniel Y, Kupferminc MJ, Baram A, Jaffa AJ, Fait G, Wolman I, Lessing JB (1998) Plasma interleukin-12 is elevated in patients with preeclampsia. Am J Reprod Immunol 39:376–380

Deniz G, Christmas SE, Brew R, Johnson PM (1994) Phenotypic and functional cellular differences between human CD3- decidual and peripheral blood leukocytes. J Immunol 152:4255–4261

Diehl M, Munz C, Keilholz W, Stevanovic S, Holmes N, Loke YW, Rammensee HG (1996) Non-classical HLA-G molecules are classical peptide presenters. Curr Biol 6:305–314

Dietl J, Ruck P, Marzusch K, Horny HP, Kaiserling E, Handgretinger R (1992) Uterine granular lymphocytes are activated natural killer cells expressing VLA-1 [letter; comment]. Immunol Today 13:236

Dissen E, Ryan JC, Seaman WE, Fossum S (1996) An autosomal dominant locus, Nka, mapping to the Ly-49 region of a rat natural killer (NK) gene complex, controls NK cell lysis of allogeneic lymphocytes. J Exp Med 183:2197–2207

Dissen E, Berg SF, Westgaard IH, Fossum S (1997) Molecular characterization of a gene in the rat homologous to human CD94. Eur J Immunol 27:2080–2086

Drake BL, Head JR (1989) Murine trophoblast can be killed by lymphokine-activated killer cells. J Immunol 143:9–14

Dudley DJ, Hunter C, Mitchell MD, Varner MW, Gately M (1996) Elevations of serum interleukin-12 concentrations in women with severe pre-eclampsia and HELLP syndrome. J Reprod Immunol 31:97–107

Duncan ME (1993) An historical and clinical review of the interaction of leprosy and pregnancy: A cycle to be broken. Soc Sci Med 37:457–472

Dupont B, Selvakumar A, Steffens U (1997) The killer cell inhibitory receptor genomic region on human chromosome 19q13.4. Tissue Antigens 49:557–563

Ellis SA, Sargent IL, Redman CW, McMichael AJ (1986) Evidence for a novel HLA antigen found on human extravillous trophoblast and a choriocarcinoma cell line. Immunology 59:595–601

Fan QR, Mosyak L, Winter CC, Wagtmann N, Long EO, Wiley DC (1997) Structure of the inhibitory receptor for human natural killer cells resembles haematopoietic receptors. Nature 389:96–100

Ferry BL, Sargent IL, Starkey PM, Redman CW (1991) Cytotoxic activity against trophoblast and choriocarcinoma cells of large granular lymphocytes from human early pregnancy decidua. Cell Immunol. 132:140–149

Fiorentino DF, Bond MW, Mosmann TR (1989) Two types of mouse T helper cell. IV. Th2 clones secrete a factor that inhibits cytokine production by Th1 clones. J Exp Med 170:2081–2095

Fortunato SJ, Menon R, Lombardi SJ (1997) Interleukin-10 and transforming growth factor-beta inhibit amniochorion tumor necrosis factor-alpha production by contrasting mechanisms of action: Therapeutic implications in prematurity. Am J Obstet Gynecol 177:803–809

Fortunato SJ, Menon R, Lombardi SJ (1998) IL-15, a novel cytokine produced by human fetal membranes, is elevated in preterm labor. Am J Reprod Immunol 39:16–23

Friese K, Kachel W (1998) Infektionserkrankungen der Schwangeren und des Neugeborenen. Springer, Berlin Heidelberg New York Tokyo

Fukushima Y, Oshika Y, Nakamura M et al. (1998) Increased expression of human histocompatibility leukocyte antigen-G in colorectal cancer cells. Int J Mol Med 2:349–351

Garni-Wagner BA, Purohit A, Mathew PA, Bennett M, Kumar V (1993) A novel function-associated molecule related to non-MHC-restricted cytotoxicity mediated by activated natural killer cells and T cells. J Immunol 151:60–70

George TC, Mason LH, Ortaldo JR, Kumar V, Bennett M (1999) Positive recognition of MHC class I molecules by the Ly49D receptor of murine NK cells. J Immunol 162:2035–2043

Geraghty DE, Koller BH, Orr HT (1987) A human major histocompatibility complex class I gene that encodes a protein with a shortened cytoplasmic segment. Proc Natl Acad Sci USA 84: 9145–9149

Giorda R, Rudert WA, Vavassori C, Chambers WH, Hiserodt JC, Trucco M (1990) NKR-P1, a signal transduction molecule on natural killer cells. Science 249:1298–1300

Gobin SJ, Wilson L, Keijsers V, Van den Elsen PJ (1997) Antigen processing and presentation by human trophoblast-derived cell lines. J Immunol 158:3587–3592

Groskopf JC, Syu LJ, Saltiel AR, Linzer DI (1997) Proliferin induces endothelial cell chemotaxis through a G protein- oupled, mitogen-activated protein kinase-dependent pathway. Endocrinology 138:2835–2840

Groux H, Bigler M, De Vries JE, Roncarolo MG (1996) Interleukin-10 induces a long-term antigen-specific anergic state in human CD4+ T cells [see comments]. J Exp Med 184:19–29
Guillaudeux T, Rodriguez AM, Girr M et al. (1995) Methylation status and transcriptional expression of the MHC class I loci in human trophoblast cells from term placenta. J Immunol 154: 3283–3299
Gumperz JE, Parham P (1995) The enigma of the natural killer cell. Nature 378:245–248
Haig D (1993) Genetic conflicts in human pregnancy. Q Rev Biol 68:495–532
Haig D (1996) Alterations of generations: Genetic conflicts of pregnancy. Am J Reprod Immunol 35:226–232
Hamann J, Fiebig H, Strauss M (1993) Expression cloning of the early activation antigen CD69, a type II integral membrane protein with a C-type lectin domain. J Immunol 150:4920–4927
Hamilton GS, Lysiak JJ, Watson AJ, Lala PK (1998) Effects of colony stimulating factor-1 on human extravillous trophoblast growth and invasion. J Endocrinol 159:69–77
Hammer A, Hutter H, Blaschitz A et al. (1997a) Amnion epithelial cells, in contrast to trophoblast cells, express all classical HLA class I molecules together with HLA-G. Am J Reprod Immunol 37:161–171
Hammer A, Hutter H, Dohr G (1997b) HLA class I expression on the materno-fetal interface. Am J Reprod Immunol 38:150–157
Hammer A, Blaschitz A, Daxbock C, Walcher W, Dohr G (1999) Fas and Fas-ligand are expressed in the uteroplacental unit of first-trimester pregnancy. Am J Reprod Immunol 41:41–51
Hashimoto K, Azuma C, Koyama M et al. (1997) Biparental alleles of HLA-G are co-dominantly expressed in the placenta. Jpn J Hum Genet 42:181–186
Head JR, Kresge CK, Young JD, Hiserodt JC (1994) NKR-P1$^+$ cells in the rat uterus: Granulated metrial gland cells are of the natural killer cell lineage. Biol Reprod 51:509–523
Heldin CH, Purton M (1996) Signal transduction. Chapman & Hall, London
Heyborne K, Fu YX, Nelson A, Farr A, O'Brien R, Born W (1994) Recognition of trophoblasts by gamma delta T cells. J Immunol 153:2918–2926
Hiby SE, King A, Sharkey AM, Loke YW (1997) Human uterine NK cells have a similar repertoire of killer inhibitory and activatory receptors to those found in blood, as demonstrated by RT-PCR and sequencing. Mol Immunol 34:419–430
Ho EL, Heusel JW, Brown MG, Matsumoto K, Scalzo AA, Yokoyama WM (1998) Murine Nkg2d and Cd94 are clustered within the natural killer complex and are expressed independently in natural killer cells. Proc Natl Acad Sci USA 95:6320–6325
Houlihan JM, Biro PA, Harper HM, Jenkinson HJ, Holmes CH (1995) The human amnion is a site of MHC class Ib expression: Evidence for the expression of HLA-E and HLA-G. J Immunol 154:5665–5674
Hunt JS (1989) Cytokine networks in the uteroplacental unit: Macrophages as pivotal regulatory cells. J Reprod Immunol 16:1–17
Hunt JS, Orr HT (1992) HLA and maternal-fetal recognition. FASEB J 6:2344–2348
Hunt JS, Robertson SA (1996) Uterine macrophages and environmental programming for pregnancy success. J Reprod Immunol 32:1–25
Hunt JS, Vassmer D, Ferguson TA, Miller L (1997) Fas ligand is positioned in mouse uterus and placenta to prevent trafficking of activated leukocytes between the mother and the conceptus. J Immunol 158:4122–4128
Ida H, Robertson MJ, Voss S, Ritz J, Anderson P (1997) CD94 ligation induces apoptosis in a subset of IL-2-stimulated NK cells. J Immunol 159:2154–2160
Ishitani A, Geraghty DE (1992) Alternative splicing of HLA-G transcripts yields proteins with primary structures resembling both class I and class II antigens. Proc Natl Acad Sci USA 89: 3947–3951
Iwasa Y (1998) The conflict theory of genomic imprinting: How much can be explained? Curr Top Dev Biol 40:255–293
Jackson D, Volpert OV, Bouck N, Linzer DIH (1994) Stimulation and inhibition of angiogenesis by placental proliferin and proliferin-related protein. Science 266:1581–1584
Jaleco AC, Blom B, Res P, Weijer K, Lanier LL, Phillips JH, Spits H (1997) Fetal liver contains committed NK progenitors, but is not a site for development of CD34$^+$ cells into T cells. J Immunol 159:694–702

Janeway CA, Travers P (1997) Immunologie. Spektrum, Heidelberg Berlin Oxford
Jiang SP, Vacchio MS (1998) Multiple mechanisms of peripheral T cell tolerance to the fetal „allograft". J Immunol 160:3086–3090
Jiang P, Lagenaur CF, Narayanan V (1999) Integrin-associated protein is a ligand for the P84 neural adhesion molecule. J Biol Chem 274:559–562
Jokhi PP, King A, Sharkey AM, Smith SK, Loke YW (1994) Screening for cytokine messenger ribonucleic acids in purified human decidual lymphocyte populations by the reverse-transcriptase polymerase chain reaction. J Immunol 153:4427–4435
Jokhi PP, King A, Boocock C, Loke YW (1995) Secretion of colony stimulating factor-1 by human first trimester placental and decidual cell populations and the effect of this cytokine on trophoblast thymidine uptake in vitro. Hum Reprod 10:2800–2807
Jokhi PP, King A, Loke YW (1997) Cytokine production and cytokine receptor expression by cells of the human first trimester placental-uterine interface. Cytokine 9:126–137
Josien R, Heslan M, Soulillou JP, Cuturi MC (1997) Rat spleen dendritic cells express natural killer cell receptor protein 1 (NKR-P1) and have cytotoxic activity to select targets via a Ca^{2+}- dependent mechanism. J Exp Med 186:467–472
Kämmerer U, Marzusch K, Kröber S, Ruck P, Handgretinger R, Dietl J (1999) A subset of $CD56^+$ large granular lymphocytes in first-trimester human decidua are proliferating cells. Fertil Steril 71:74–79
Kärre K (1995) Express yourself or die: peptides, MHC molecules, and NK cells. Science 267: 978–979
Kühn R, Rajewsky K, Müller W (1991) Generation and analysis of interleukin-4 deficient mice. Science 254:707–710
Kühn R, Löhler J, Rennick D, Rajewsky K, Müller W (1993) Interleukin-10-deficient mice develop chronic enterocolitis. Cell 75:263–274
Kaplanski G, Fabrigoule M, Boulay V, Dinarello CA, Bongrand P, Kaplanski S, Farnarier C (1997) Thrombin induces endothelial type II activation in vitro: IL-1 and TNF- alpha-independent IL-8 secretion and E-selectin expression. J Immunol 158:5435–5441
Karlhofer FM, Ribaudo RK, Yokoyama WM (1992) MHC class I alloantigen specificity of $Ly\text{-}49^+$ IL-2-activated natural killer cells. Nature 358:66–70
Kelly RW, Critchley HO (1997) A T-helper-2 bias in decidua: The prostaglandin contribution of the macrophage and trophoblast. J Reprod Immunol 33:181–187
Kharitonenkov A, Chen Z, Sures I, Wang H, Schilling J, Ullrich A (1997) A family of proteins that inhibit signalling through tyrosine kinase receptors. Nature 386:181–186
King A, Loke YW (1990) Human trophoblast and JEG choriocarcinoma cells are sensitive to lysis by IL-2-stimulated decidual NK cells. Cell Immunol 129:435–448
King A, Loke YW (1991) On the nature and function of human uterine granular lymphocytes. Immunol Today 12:432–435
King A, Kalra P, Loke YW (1990) Human trophoblast cell resistance to decidual NK lysis is due to lack of NK target structure. Cell Immunol 127:230–237
King A, Birkby C, Loke YW (1989) Early human decidual cells exhibit NK activity against the K562 cell line but not against first trimester trophoblast. Cell Immunol 118:337–344
King A, Gardner L, Loke YW (1996) Human decidual leukocytes do not proliferate in response to either extravillous trophoblast or allogeneic peripheral blood lymphocytes. J Reprod Immunol 30:67–74
King A, Hiby SE, Verma S, Burrows T, Gardner L, Loke YW (1997) Uterine NK cells and trophoblast HLA class I molecules. Am J Reprod Immunol 37:459–462
Kirszenbaum M, Moreau P, Gluckman E, Dausset J, Carosella E (1994) An alternatively spliced form of HLA-G mRNA in human trophoblasts and evidence for the presence of HLA-G transcript in adult lymphocytes. Proc Natl Acad Sci USA 91:4209–4213
Knapp LA, Cadavid LF, Watkins DI (1998) The MHC-E locus is the most well conserved of all known primate class I histocompatibility genes. J Immunol 160:189–196
Koller BH, Geraghty DE, DeMars R, Duvick L, Rich SS, Orr HT (1989) Chromosomal organization of the human major histocompatibility complex class I gene family. J Exp Med 169: 469–480

Koumandakis E, Koumandaki I, Kaklamani E, Sparos L, Aravantinos D, Trichopoulos D (1986) Enhanced phagocytosis of mononuclear phagocytes in pregnancy. Br J Obstet Gynaecol 93: 1150–1154
Kovats S, Main EK, Librach C, Stubblebine M, Fisher SJ, DeMars R (1990) A class I antigen, HLA-G, expressed in human trophoblasts. Science 248:220–223
Krishnan L, Guilbert LJ, Russell AS, Wegmann TG, Mosmann TR, Belosevic M (1996a) Pregnancy impairs resistance of C57BL/6 mice to Leishmania major infection and causes decreased antigen-specific IFN-gamma response and increased production of T helper 2 cytokines. J Immunol 156:644–652
Krishnan L, Guilbert LJ, Wegmann TG, Belosevic M, Mosmann TR (1996b) T helper 1 response against Leishmania major in pregnant C57BL/6 mice increases implantation failure and fetal resorptions. Correlation with increased IFN-gamma and TNF and reduced IL-10 production by placental cells. J Immunol 156:653–662
Kubagawa H, Burrows PD, Cooper MD (1997) A novel pair of immunoglobulin-like receptors expressed by B cells and myeloid cells. Proc Natl Acad Sci USA 94:5261–5266
Kubagawa H, Chen CC, Le Hong H et al. (1999) Biochemical nature and cellular distribution of the paired immunoglobulin-like receptors, PIR-A and PIR-B. J Exp Med 189:309–318
Kuijpers TW, Hakkert BC, Hart MH, Roos D (1992) Neutrophil migration across monolayers of cytokine-prestimulated endothelial cells: A role for platelet-activating factor and IL-8. J Cell Biol 117:565–572
Kulkarni AB, Ward JM, Yaswen L et al. (1995) Transforming growth factor-beta 1 null mice. An animal model for inflammatory disorders. Am J Pathol 146:264–275
Kundu GC, Mantile G, Miele L, Cordella-Miele E, Mukherjee AB (1996) Recombinant human uteroglobin suppresses cellular invasiveness via a novel class of high-affinity cell surface binding site. Proc Natl Acad Sci USA 93:2915–2919
Lala PK, Scodras JM, Graham CH, Lysiak JJ, Parhar RS (1990) Activation of maternal killer cells in the pregnant uterus with chronic indomethacin therapy, IL-2 therapy, or a combination therapy is associated with embryonic demise. Cell Immunol 127:368–381
Lanier LL (1998) NK cell receptors. Annu Rev Immunol 16:359–393
Lanier LL, Chang C, Phillips JH (1994) Human NKR-P1A. A disulfide-linked homodimer of the C-type lectin superfamily expressed by a subset of NK and T lymphocytes. J Immunol 153: 2417–2428
Lanier LL, Corliss B, Wu J, Phillips JH (1998) Association of DAP12 with activating CD94/NKG2C NK cell receptors. Immunity 8:693–701
Lata JA, Tuan RS, Shepley KJ, Mulligan MM, Jackson LG, Smith JB (1992) Localization of major histocompatibility complex class I and II mRNA in human first-trimester chorionic villi by in situ hybridization. J Exp Med 175:1027–1032
Latchman Y, McKay PF, Reiser H (1998) Identification of the 2B4 molecule as a counter-receptor for CD48. J Immunol 161:5809–5812
Latham KE (1999) Epigenetic modification and imprinting of the mammalian genome during development. Curr Top Dev Biol 43:1–49
Le Bouteiller P, Mallet V (1997) HLA-G and pregnancy. Rev Reprod 2:7–13
Lea RG, Underwood J, Flanders KC et al. (1995) A subset of patients with recurrent spontaneous abortion is deficient in transforming growth factor beta-2-producing „suppressor cells" in uterine tissue near the placental attachment site. Am J Reprod Immunol 34:52–64
Leclercq G, Debacker V, de Smedt M, Plum J (1996) Differential effects of interleukin-15 and interleukin-2 on differentiation of bipotential T/natural killer progenitor cells. J Exp Med 184: 325–336
Lee SJ, Nathans D (1988) Proliferin secreted by cultured cells binds to mannose 6- phosphate receptors. J Biol Chem 263:3521–3527
Lee N, Malacko AR, Ishitani A, Chen MC, Bajorath J, Marquardt H, Geraghty DE (1995) The membrane-bound and soluble forms of HLA-G bind identical sets of endogenous peptides but differ with respect to TAP association. Immunity 3:591–600
Lee N, Goodlett DR, Ishitani A, Marquardt H, Geraghty DE (1998a) HLA-E surface expression depends on binding of TAP-dependent peptides derived from certain HLA class I signal sequences. J Immunol 160:4951–4960

Lee N, Llano M, Carretero M, Ishitani A, Navarro F, Lopez-Botet M, Geraghty DE (1998b) HLA-E is a major ligand for the natural killer inhibitory receptor CD94/NKG2A. Proc Natl Acad Sci USA 95:5199–5204
Leibson PJ (1998) Cytotoxic lymphocyte recognition of HLA-E: Utilizing a nonclassical window to peer into classical MHC. Immunity 9:289–294
Lenfant F, Fort M, Rodriguez AM et al. (1998) Absence of imprinting of HLA class Ia genes leads to co-expression of biparental alleles on term human trophoblast cells upon IFN-gamma induction. Immunogenetics 47:297–304
Lin H, Mosmann TR, Guilbert L, Tuntipopipat S, Wegmann TG (1993) Synthesis of T helper 2-type cytokines at the maternal-fetal interface. J Immunol 151:4562–4573
Llano M, Lee N, Navarro F, Garcia P, Albar JP, Geraghty DE, Lopez-Botet M (1998) HLA-E-bound peptides influence recognition by inhibitory and triggering CD94/NKG2 receptors: Preferential response to an HLA-G-derived nonamer. Eur J Immunol 28:2854–2863
Lu CY, Redline RW, Shea CM, Dustin LB, McKay DB (1989) Pregnancy as a natural model of allograft tolerance. Interactions between adherent macrophages and trophoblast populations. Transplantation 48:848–855
Mannie MD, Prevost KD, Marinakis CA (1995) Prostaglandin E2 promotes the induction of anergy during T helper cell recognition of myelin basic protein. Cell Immunol 160:132–138
Manzella SM, Dharmesh SM, Cohick CB, Soares MJ, Baenziger JU (1997) Developmental regulation of a pregnancy-specific oligosaccharide structure, NeuAcalpha2,6GalNAcbeta1,4GlcNAc, on select members of the rat placental prolactin family. J Biol Chem 272:4775–4782
Manzella SM, Hooper LV, Baenziger JU (1996) Oligosaccharides containing beta 1,4-linked N-acetylgalactosamine, a paradigm for protein-specific glycosylation. J Biol Chem 271: 12117–12120
Marzi M, Vigano A, Trabattoni D, Villa ML, Salvaggio A, Clerici E, Clerici M (1996) Characterization of type 1 and type 2 cytokine production profile in physiologic and pathologic human pregnancy. Clin Exp Immunol 106:127–133
Marzusch K, Dietl J (1998) Die Plazentation beim Menschen: Ein Transplantations- oder Tumormodell? Z Geburtshilfe Neonatol 202:47–54
Marzusch K, Steck T (1998) Immunologische Vorgänge im Rahmen der Dezidualisation und beginnenden Plazentation. Implikationen für pathologische Schwangerschaftsverläufe. Gynäkologe 31:346–352
Marzusch K, Ruck P, Handgretinger R, Dietl J, Horny HP, Kaiserling E (1995) Zur funktionellen Bedeutung der CD56++ Large Granular Lymphocytes (LGL) in der Dezidua der Frühschwangerschaft beim Menschen. Gynäkol Geburtshilfliche Rundsch 35 Suppl 1:88–92
Marzusch K, Buchholz F, Ruck P, Handgretinger R, Geiselhart A, Engelmann L, Dietl J (1997) Interleukin-12- and interleukin-2-stimulated release of interferon-gamma by uterine CD56++ large granular lymphocytes is amplified by decidual macrophages. Hum Reprod 12: 921–924
Mason L, Giardina SL, Hecht T, Ortaldo J, Mathieson BJ (1988) LGL-1: A non-polymorphic antigen expressed on a major population of mouse natural killer cells. J Immunol 140:4403–4412
Mason LH, Ortaldo JR, Young HA, Kumar V, Bennett M, Anderson SK (1995) Cloning and functional characteristics of murine large granular lymphocyte-1: A member of the Ly-49 gene family (Ly-49G2). J Exp Med 182:293–303
McMaster MT, Librach CL, Zhou Y et al. (1995) Human placental HLA-G expression is restricted to differentiated cytotrophoblasts. J Immunol 154:3771–3778
Medawar PB (1953) Some immunological and endocrinological problems raised by the evolution of viviparity in vertebrates. Symp Soc Exp Biol 44:320–338
Mehrotra PT, Donnelly RP, Wong S et al. (1998) Production of IL-10 by human natural killer cells stimulated with IL-2 and/or IL-12. J Immunol 160:2637–2644
Meyaard L, Adema GJ, Chang C, Woollatt E, Sutherland GR, Lanier LL, Phillips JH (1997) LAIR-1, a novel inhibitory receptor expressed on human mononuclear leukocytes. Immunity 7: 283–290
Mincheva-Nilsson L, Hammarstrom S, Hammarstrom ML (1992) Human decidual leukocytes from early pregnancy contain high numbers of gamma delta+ cells and show selective down-regulation of alloreactivity. J Immunol 149:2203–2211

Mincheva-Nilsson L, Baranov V, Yeung MM, Hammarstrom S, Hammarstrom ML (1994) Immunomorphologic studies of human decidua-associated lymphoid cells in normal early pregnancy. J Immunol 152:2020–2032
Mincheva-Nilsson L, Kling M, Hammarstrom S, Nagaeva O, Sundqvist KG, Hammarstrom ML, Baranov V (1997) Gamma delta T cells of human early pregnancy decidua: Evidence for local proliferation, phenotypic heterogeneity, and extrathymic differentiation. J Immunol 159: 3266–3277
Mingari MC, Vitale C, Cambiaggi A, Schiavetti F, Melioli G, Ferrini S, Poggi A (1995) Cytolytic T lymphocytes displaying natural killer (NK)-like activity: Expression of NK-related functional receptors for HLA class I molecules (p58 and CD94) and inhibitory effect on the TCR-mediated target cell lysis or lymphokine production. Int Immunol 7:697–703
Mingari MC, Ponte M, Bertone S et al. (1998) HLA class I-specific inhibitory receptors in human T lymphocytes: Interleukin 15-induced expression of CD94/NKG2A in superantigen- or alloantigen-activated CD8+ T cells. Proc Natl Acad Sci USA 95:1172–1177
Mizejewski GJ (1997) alpha-fetoprotein as a biologic response modifier: Relevance to domain and subdomain structure. Proc Soc Exp Biol Med 215:333–362
Moretta A, Biassoni R, Bottino C et al. (1997) Major histocompatibility complex class I-specific receptors on human natural killer and T lymphocytes. Immunol Rev 155:105–117
Mukherjee AB, Kundu GC, Mandal AK, Pattabiraman N, Yuan CJ, Zhang Z (1998) Uteroglobin: Physiological role in normal glomerular function uncovered by targeted disruption of the uteroglobin gene in mice. Am J Kidney Dis 32:1106–1120
Müller H, Liu B, Croy BA, Head JR, Hunt JS, Dai G, Soares MJ (1999) Uterine natural killer cells are targets for a trophoblast cell-specific cytokine, prolactin-like protein-A. Endocrinology 140:2711–2720
Münz C, Holmes N, King A, Loke YW, Colonna M, Schild H, Rammensee HG (1997) Human histocompatibility leukocyte antigen (HLA)-G molecules inhibit NKAT3 expressing natural killer cells. J Exp Med 185:385–391
Munn DH, Armstrong E (1993) Cytokine regulation of human monocyte differentiation in vitro: The tumor-cytotoxic phenotype induced by macrophage colony-stimulating factor is developmentally regulated by gamma-interferon. Cancer Res 53:2603–2613
Munn DH, Bree AG, Beall AC et al. (1996) Recombinant human macrophage colony-stimulating factor in nonhuman primates: Selective expansion of a CD16+ monocyte subset with phenotypic similarity to primate natural killer cells [published erratum appears in Blood 1996, 88: 4083]. Blood 88:1215–1224
Munn DH, Zhou M, Attwood JT et al. (1998) Prevention of allogenic fetal rejection by tryptophan catabolism. Science 281:1191–1193
Murgita RA, Tomasi TBJ (1975) Suppression of the immune response by alpha-fetoprotein on the primary and secondary antibody response. J Exp Med 141:269–286
Murphy SP, Gollnick SO, Pazmany T, Maier P, Elkin G, Tomasi TB (1997) Repression of MHC class II gene transcription in trophoblast cells by novel single-stranded DNA binding proteins. Mol Reprod Dev 47:390–403
Nakajima H, Samaridis J, Angman L, Colonna M (1999) Human myeloid cells express an activating ILT receptor (ILT1) that associates with Fc receptor gamma-chain. J Immunol 162:5–8
Nakatsugi S, Sugimoto N, Furukawa M (1996) Effects of non-steroidal anti-inflammatory drugs on prostaglandin E2 production by cyclooxygenase-2 from endogenous and exogenous arachidonic acid in rat peritoneal macrophages stimulated with lipopolysaccharide. Prostaglandins Leukot Essent Fatty Acids 55:451–457
Navarro F, Llano M, Bellon T, Colonna M, Geraghty DE, Lopez-Botet M (1999) The ILT2(LIR1) and CD94/NKG2A NK cell receptors respectively recognize HLA-G1 and HLA-E molecules co-expressed on target cells. Eur J Immunol 29:277–283
Ogata A, Yamashita T, Koyama Y, Sakai M, Nishi S (1995) Suppression of experimental antigen-induced arthritis in transgenic mice producing human alpha-fetoprotein. Biochem Biophys Res Commun 213:362–366
Olding LB, Papadogiannakis N, Barbieri B, Murgita RA (1997) Suppressive cellular and molecular activities in maternofetal immune interactions; suppressor cell activity, prostaglandins, and alpha- fetoproteins. Curr Top Microbiol Immunol 222:159–187

Ortaldo JR, Mason LH, Gregorio TA, Stoll J, Winkler-Pickett RT (1997) The Ly-49 family: Regulation of cytokine production in murine NK cells. J Leukoc Biol 62:381–388
Parham P (1995) Antigen presentation by class I major histocompatibility complex molecules: A context for thinking about HLA-G. Am J Reprod Immunol 34:10–19
Parhar RS, Yagel S, Lala PK (1989) PGE2-mediated immunosuppression by first trimester human decidual cells blocks activation of maternal leukocytes in the decidua with potential anti-trophoblast activity. Cell Immunol 120:61–74
Parr EL, Parr MB, Zheng LM, Young JD (1991) Mouse granulated metrial gland cells originate by local activation of uterine natural killer lymphocytes. Biol Reprod 44:834–841
Pasparakis M, Alexopoulou L, Grell M, Pfizenmaier K, Bluethmann H, Kollias G (1997) Peyer's patch organogenesis is intact yet formation of B lymphocyte follicles is defective in peripheral lymphoid organs of mice deficient for tumor necrosis factor and its 55-kDa receptor. Proc Natl Acad Sci USA 94:6319–6323
Pazmany L, Mandelboim O, Vales-Gomez M, Davis DM, Reyburn HT, Strominger JL (1996) Protection from natural killer cell-mediated lysis by HLA-G expression on target cells. Science 274:792–795
Peleman R, Wu J, Fargeas C, Delespesse G (1989) Recombinant interleukin 4 suppresses the production of interferon gamma by human mononuclear cells. J Exp Med 170:1751–1756
Pende D, Sivori S, Accame L et al. (1997) HLA-G recognition by human natural killer cells. Involvement of CD94 both as inhibitory and as activating receptor complex. Eur J Immunol 27:1875–1880
Perez-Villar JJ, Melero I, Navarro F et al. (1997) The CD94/NKG2-A inhibitory receptor complex is involved in natural killer cell-mediated recognition of cells expressing HLA- G1. J Immunol 158:5736–5743
Peritt D, Robertson S, Gri G, Showe L, Aste-Amezaga M, Trinchieri G (1998) Differentiation of human NK cells into NK1 and NK2 subsets. J Immunol 161:5821–5824
Phillips JH, Chang C, Mattson J, Gumperz JE, Parham P, Lanier LL (1996) CD94 and a novel associated protein (94AP) form a NK cell receptor involved in the recognition of HLA-A, HLA-B, and HLA-C allotypes. Immunity 5:163–172
Pijnenborg R, Dixon G, Robertson WB, Brosens I (1980) Trophoblastic invasion of human decidua from 8 to 18 weeks of pregnancy. Placenta 1:3–19
Piotrowski P, Croy BA (1996) Maternal cells are widely distributed in murine fetuses in utero. Biol Reprod 54:1103–1110
Platt JS, Hunt JS (1998) Interferon-gamma gene expression in cycling and pregnant mouse uterus: Temporal aspects and cellular localization. J Leukoc Biol 64:393–400
Poggi A, Rubartelli A, Moretta L, Zocchi MR (1997 a) Expression and function of NKRP1A molecule on human monocytes and dendritic cells. Eur J Immunol 27:2965–2970
Poggi A, Tomaseilo E, Reveilo V, Nanni L, Costa P, Moretta L (1997 b) p40 molecule regulates NK cell activation mediated by NK receptors for HLA class I antigens and TCR-mediated triggering of T lymphocytes. Int Immunol 9:1271–1279
Poggi A, Costa P, Tomasello E, Moretta L (1998 a) IL-12-induced up-regulation of NKRP1A expression in human NK cells and consequent NKRP1A-mediated down-regulation of NK cell activation. Eur J Immunol 28:1611–1616
Poggi A, Tomasello E, Ferrero E, Zocchi MR, Moretta L (1998 b) p40/LAIR-1 regulates the differentiation of peripheral blood precursors to dendritic cells induced by granulocyte-monocyte colony-stimulating factor. Eur J Immunol 28:2086–2091
Pollard JW (1997) Role of colony-stimulating factor-1 in reproduction and development. Mol Reprod Dev 46:54–60
Pollard JW, Bartocci A, Arceci R, Orlofsky A, Ladner MB, Stanley ER (1987) Apparent role of the macrophage growth factor, CSF-1, in placental development. Nature 330:484–486
Pollard JW, Hunt JS, Wiktor-Jedrzejczak W, Stanley ER (1991) A pregnancy defect in the osteopetrotic (op/op) mouse demonstrates the requirement for CSF-1 in female fertility. Dev Biol 148:273–283
Pollard JW, Lin EY, Zhu L (1998) Complexity in uterine macrophage responses to cytokines in mice. Biol Reprod 58:1469–1475
Ponte M, Bertone S, Vitale C et al. (1998) Cytokine-induced expression of killer inhibitory receptors in human T lymphocytes. Eur Cytokine Netw 9:69–72

Posch PE, Borrego F, Brooks AG, Coligan JE (1998) HLA-E is the ligand for the natural killer cell CD94/NKG2 receptors. J Biomed Sci 5:321–331
Presky DH, Yang H, Minetti LJ et al. (1996) A functional interleukin 12 receptor complex is composed of two beta-type cytokine receptor subunits. Proc Natl Acad Sci USA 93:14002–14007
Quinn C, Mulpeter K, Casey EB, Feighery CF (1993) Changes in levels of IgM RF and alpha 2 PAG correlate with increased disease activity in rheumatoid arthritis during the puerperium. Scand J Rheumatol 22:273–279
Rajagopalan S, Long EO (1999) A human histocompatibility leukocyte antigen (HLA)-G-specific receptor expressed on all natural killer cells. J Exp Med 189:1093–1100
Redman CW, McMichael AJ, Stirrat GM, Sunderland CA, Ting A (1984) Class 1 major histocompatibility complex antigens on human extra-villous trophoblast. Immunology 52:457–468
Redman CWG, Sargent IL, Starkey PM (1993) The human placenta. Blackwell, Oxford
Renedo M, Arce I, Rodriguez A, Carretero M, Lanier LL, Lopez-Botet M, Fernandez-Ruiz E (1997) The human natural killer gene complex is located on chromosome 12p12-p13. Immunogenetics 46:307–311
Rivera DL, Olister SM, Liu X et al. (1998) Interleukin-10 attenuates experimental fetal growth restriction and demise. FASEB J 12:189–197
Robertson SA, Seamark RF, Guilbert LJ, Wegmann TG (1994) The role of cytokines in gestation. Crit Rev Immunol 14:239–292
Robertson SA, Mau VJ, Hudson SN, Tremellen KP (1997) Cytokine-leukocyte networks and the establishment of pregnancy. Am J Reprod Immunol 37:438–442
Robertson SA, Roberts CT, Farr KL, Dunn AR, Seamark RF (1999) Fertility impairment in granulocyte-macrophage colony-stimulating factor-deficient mice. Biol Reprod 60:251–261
Roby KF, Gershon D, Hunt JS (1996) Expression of the transporter for antigen processing-1 (Tap-1) Gene in subpopulations of human trophoblast cells. Placenta 17:27–32
Rodriguez AM, Mallet V, Lenfant F et al. (1997) Interferon-gamma rescues HLA class Ia cell surface expression in term villous trophoblast cells by inducing synthesis of TAP proteins. Eur J Immunol 27:45–54
Rogers AM, Boime I, Connolly J, Cook JR, Russell JH (1998) Maternal-fetal tolerance is maintained despite transgene-driven trophoblast expression of MHC class I, and defects in Fas and its ligand. Eur J Immunol 28:3479–3487
Rojo S, Burshtyn DN, Long EO, Wagtmann N (1997) Type I transmembrane receptor with inhibitory function in mouse mast cells and NK cells. J Immunol 158:9–12
Ross ME, Caligiuri MA (1997) Cytokine-induced apoptosis of human natural killer cells identifies a novel mechanism to regulate the innate immune response. Blood 89:910–918
Roth I, Corry DB, Locksley RM, Abrams JS, Litton MJ, Fisher SJ (1996) Human placental cytotrophoblasts produce the immunosuppressive cytokine interleukin 10. J Exp Med 184:539–548
Roth P, Dominguez MG, Stanley ER (1998) The effects of colony-stimulating factor-1 on the distribution of mononuclear phagocytes in the developing osteopetrotic mouse. Blood 91: 3773–3783
Ryan JC, Niemi EC, Nakamura MC, Seaman WE (1995) NKR-P1A is a target-specific receptor that activates natural killer cell cytotoxicity. J Exp Med 181:1911–1915
Sacks GP, Studena K, Sargent K, Redman CW (1998) Normal pregnancy and preeclampsia both produce inflammatory changes in peripheral blood leukocytes akin to those of sepsis. Am J Obstet Gynecol 179:80–86
Sacks G, Sargent IL, Redman CW (1999) An innate view of human pregnancy. Immunol Today 20: 114–118
Sadlack B, Merz H, Schorle H, Schimpl A, Feller AC, Horak I (1993) Ulcerative colitis-like disease in mice with a disrupted interleukin-2 gene. Cell 75:253–261
Saito S, Motoyoshi K, Saito M et al. (1993a) Localization and production of human macrophage colony-stimulating factor (hM-CSF) in human placental and decidual tissues. Lymphokine Cytokine Res 12:101–107
Saito S, Nishikawa K, Morii T, Enomoto M, Narita N, Motoyoshi K, Ichijo M (1993b) Cytokine production by CD16-CD56bright natural killer cells in the human early pregnancy decidua. Int Immunol 5:559–563

Salcedo M, Bousso P, Ljunggren HG, Kourilsky P, Abastado JP (1998) The Qa-1b molecule binds to a large subpopulation of murine NK cells. Eur J Immunol 28:4356–4361

Salvucci O, Mami-Chouaib F, Moreau JL, Theze J, Chehimi J, Chouaib S (1996) Differential regulation of interleukin-12- and interleukin-15-induced natural killer cell activation by interleukin-4. Eur J Immunol 26:2736–2741

Sano S, Ohnishi H, Omori A, Hasegawa J, Kubota M (1997) BIT, an immune antigen receptor-like molecule in the brain. FEBS Lett 411:327–334

Schatzle JD, Sheu S, Stepp SE, Mathew PA, Bennett M, Kumar V (1999) Characterization of inhibitory and stimulatory forms of the murine natural killer cell receptor 2B4. Proc Natl Acad Sci USA 96:3870–3875

Semeniuk DJ, Boismenu R, Tam J, Weissenhofer W, Murgita RA (1995) Evidence that immunosuppression is an intrinsic property of the alpha-fetoprotein molecule. Adv Exp Med Biol 383: 255–269

Shepherd BS, Sakamoto T, Nishioka RS et al. (1997) Somatotropic actions of the homologous growth hormone and prolactins in the euryhaline teleost, the tilapia, Oreochromis mossambicus. Proc Natl Acad Sci USA 94:2068–2072

Shibuya T, Izuchi K, Kuroiwa A, Okabe N, Shirakawa K (1987) Study on nonspecific immunity in pregnant women: Increased chemiluminescence response of peripheral blood phagocytes. Am J Reprod Immunol Microbiol 15:19–23

Shomer B, Toder V, Egorov I, Ehrlich R (1998) Expression of allogenic MHC class I antigens by transgenic mouse trophoblast does not interfere with the normal course of pregnancy. Transgenic Res 7:343–355

Shukla H, Swaroop A, Srivastava R, Weissman SM (1990) The mRNA of a human class I gene HLA G/HLA 6.0 exhibits a restricted pattern of expression. Nucleic Acids Res 18:2189

Sivori S, Vitale M, Bottino C et al. (1996) CD94 functions as a natural killer cell inhibitory receptor for different HLA class I alleles: Identification of the inhibitory form of CD94 by the use of novel monoclonal antibodies. Eur J Immunol 26:2487–2492

Smith KM, Wu J, Bakker AB, Phillips JH, Lanier LL (1998) Ly-49D and Ly-49H associate with mouse DAP12 and form activating receptors. J Immunol 161:7–10

Soares MJ, Faria TN, Roby KF, Deb S (1991) Pregnancy and the prolactin family of hormones: Coordination of anterior pituitary, uterine, and placental expression. Endocr Rev 12:402–423

Soares MJ, Dai G, Cohick CB, Müller H, Orwig KE (1998a) The rodent placental prolactin family and pregnancy. In: Bazer FW (ed) Endocrinology of pregnancy. Humana, Totowa, NJ

Soares MJ, Müller H, Orwig KE, Peters TJ, Dai G (1998b) The uteroplacental prolactin family and pregnancy. Biol Reprod 58:273–284

Söderström K, Corliss B, Lanier LL, Phillips JH (1997) CD94/NKG2 is the predominant inhibitory receptor involved in recognition of HLA-G by decidual and peripheral blood NK cells. J Immunol 159:1072–1075

Stanley E, Lieschke GJ, Grail D et al. (1994) Granulocyte/macrophage colony-stimulating factor-deficient mice show no major perturbation of hematopoiesis but develop a characteristic pulmonary pathology. Proc Natl Acad Sci USA 91:5592–5596

Starkey PM (1993) The decidua and factors controlling placentation. In: Redman CWG, Sargent IL, Starkey PM (eds) The human placenta. Blackwell, Oxford, pp 362–413

Stewart-Akers AM, Krasnow JS, Brekosky J, DeLoia JA (1998) Endometrial leukocytes are altered numerically and functionally in women with implantation defects. Am J Reprod Immunol 39: 1–11

Strassmann G, Patil-Koota V, Finkelman F, Fong M, Kambayashi T (1994) Evidence for the involvement of interleukin 10 in the differential deactivation of murine peritoneal macrophages by prostaglandin E2. J Exp Med 180:2365–2370

Strom TB, Roy-Chaudhury P, Manfro R, Zheng XX, Nickerson PW, Wood K, Bushell A (1996) The Th1/Th2 paradigm and the allograft response. Curr Opin Immunol 8:688–693

Tafuri A, Alferink J, Möller P, Hämmerling GJ, Arnold B (1995) T cell awareness of paternal alloantigens during pregnancy. Science 270:630–633

Takeda K, Tsutsui H, Yoshimoto T et al. (1998) Defective NK cell activity and Th1 response in IL-18-deficient mice. Immunity. 8:383–390

Tawfik OW, Hunt JS, Wood GW (1986) Implication of prostaglandin E2 in soluble factor-mediated immune suppression by murine decidual cells. Am J Reprod Immunol Microbiol 12: 111–117

Torkar M, Norgate Z, Colonna M, Trowsdale J, Wilson MJ (1998) Isotypic variation of novel immunoglobulin-like transcript/killer cell inhibitory receptor loci in the leukocyte receptor complex. Eur J Immunol 28:3959–3967

Trotta R, Puorro KA, Paroli M, Azzoni L, Abebe B, Eisenlohr LC, Perussia B (1998) Dependence of both spontaneous and antibody-dependent, granule exocytosis-mediated NK cell cytotoxicity on extracellular signal-regulated kinases. J Immunol 161:6648–6656

Ulbrecht M, Rehberger B, Strobel I et al. (1994) HLA-G: Expression in human keratinocytes in vitro and in human skin in vivo. Eur J Immunol 24:176–180

Ulbrecht M, Modrow S, Srivastava R, Peterson PA, Weiss EH (1998) Interaction of HLA-E with peptides and the peptide transporter in vitro: Implications for its function in antigen presentation. J Immunol 160:4375–4385

Unanue ER (1997) Studies in listeriosis show the strong symbiosis between the innate cellular system and the T-cell response. Immunol Rev 158:11–25

van der Pouw Kraan TC, Boeije LC, Smeenk RJ, Wijdenes J, Aarden LA (1995) Prostaglandin-E2 is a potent inhibitor of human interleukin 12 production. J Exp Med 181:775–779

van der Ven K, Ober C (1994) HLA-G polymorphisms in African Americans. J Immunol 153: 5628–5633

van der Ven K, Skrablin S, Ober C, Krebs D (1998) HLA-G polymorphisms: ethnic differences and implications for potential molecule function. Am J Reprod Immunol 40:145–157

Vance RE, Tanamachi DM, Hanke T, Raulet DH (1997) Cloning of a mouse homolog of CD94 extends the family of C-type lectins on murine natural killer cells. Eur J Immunol 27: 3236–3241

Vassiliadou N, Bulmer JN (1996) Quantitative analysis of T lymphocyte subsets in pregnant and nonpregnant human endometrium. Biol Reprod 55:1017–1022

Vassiliadou N, Bulmer JN (1998) Expression of CD69 activation marker by endometrial granulated lymphocytes throughout the menstrual cycle and in early pregnancy. Immunology 94: 368–375

Veillette A, Thibaudeau E, Latour S (1998) High expression of inhibitory receptor SHPS-1 and its association with protein-tyrosine phosphatase SHP-1 in macrophages. J Biol Chem 273: 22719–22728

Verma S, King A, Loke YW (1997) Expression of killer cell inhibitory receptors on human uterine natural killer cells. Eur J Immunol 27:979–983

Wagtmann N, Biassoni R, Cantoni C, Verdiani S, Malnati MS, Vitale M, Bottino C, Moretta L, Moretta A, Long EO (1995) Molecular clones of the p58 NK cell receptor reveal immunoglobulin-related molecules with diversity in both the extra- and intracellular domains. Immunity 2:439–449

Wegmann TG (1987) Placental immunotrophism: maternal T cells enhance placental growth and function. Am J Reprod Immunol Microbiol 15:67–69

Wegmann TG (1988) Maternal T cells promote placental growth and prevent spontaneous abortion. Immunol Lett 17:297–302

Wegmann TG, Lin H, Guilbert L, Mosmann TR (1993) Bidirectional cytokine interactions in the maternal-fetal relationship: is successful pregnancy a TH2 phenomenon? Immunol Today 14: 353–356

Wei XH, Orr HT (1990) Differential expression of HLA-E, HLA-F, and HLA-G transcripts in human tissue. Hum Immunol 29:131–142

Weiss EH, Cannich A, Sprinks M, Fernandez N, Ulbrecht M (1998) Unique biochemical properties of human leukocyte antigen-E allow for a highly specific function in immune recognition. Am J Reprod Immunol 40:177–182

Welsh AO (1993) Uterine cell death during implantation and early placentation. Microsc Res Tech 25:223–245

Welsh AO, Enders AC (1993) Chorioallantoic placenta formation in the rat. III. Granulated cells invade the uterine luminal epithelium at the time of epithelial cell death. Biol Reprod 49:38–57

Westgaard IH, Berg SF, Orstavik S, Fossum S, Dissen E (1998) Identification of a human member of the Ly-49 multigene family. Eur J Immunol 28:1839–1846

Wood GW, De M, Sanford T, Choudhuri R (1992) Macrophage colony stimulating factor controls macrophage recruitment to the cycling mouse uterus. Dev Biol 152:336–343
Yamashita T, Nakane A, Watanabe T, Miyoshi I, Kasai N (1994) Evidence that alpha-fetoprotein suppresses the immunological function in transgenic mice. Biochem Biophys Res Commun 201:1154–1159
Yang Y, Chu W, Geraghty DE, Hunt JS (1996) Expression of HLA-G in human mononuclear phagocytes and selective induction by IFN-gamma. J Immunol 156:4224–4231
Yao L, Sgadari C, Furuke K, Bloom ET, Teruya-Feldstein J, Tosato G (1999) Contribution of natural killer cells to inhibition of angiogenesis by interleukin-12. Blood 93:1612–1621
Ye W, Young JD, Liu CC (1996) Interleukin-15 induces the expression of mRNAs of cytolytic mediators and augments cytotoxic activities in primary murine lymphocytes. Cell Immunol 174:54–62
Ye W, Zheng LM, Young JD, Liu CC (1996) The involvement of interleukin (IL)-15 in regulating the differentiation of granulated metrial gland cells in mouse pregnant uterus. J Exp Med 184: 2405–2410
Yokoyama WM, Daniels BF, Seaman WE, Hunziker R, Margulies DH, Smith HR (1995) A family of murine NK cell receptors specific for target cell MHC class I molecules. Semin Immunol 7:89–101
Yokoyama WM, Kehn PJ, Cohen DI, Shevach EM (1990) Chromosomal location of the Ly-49 (A1, YE1/48) multigene family. Genetic association with the NK 1.1 antigen. J Immunol 145: 2353–2358
Yokoyama WM, Ryan JC, Hunter JJ, Smith HR, Stark M, Seaman WE (1991) cDNA cloning of mouse NKR-P1 and genetic linkage with LY-49. Identification of a natural killer cell gene complex on mouse chromosome 6. J Immunol 147:3229–3236
Yokoyama WM, Seaman WE (1993) The Ly-49 and NKR-P1 gene families encoding lectin-like receptors on natural killer cells: the NK gene complex. Annu Rev Immunol 11:613–635
Zavazava N, Kronke M (1996) Soluble HLA class I molecules induce apoptosis in alloreactive cytotoxic T lymphocytes [published erratum appears in Nat Med 1996 Nov; 2(11):1267]. Nat Med 2:1005–1010
Zemmour J, Parham P (1992) Distinctive polymorphism at the HLA-C locus: implications for the expression of HLA-C. J Exp Med 176:937–950
Zhang L, Miller RG (1993) The correlation of prolonged survival of maternal skin grafts with the presence of naturally transferred maternal T cells. Transplantation 56:918–921
Zhou M, Mellor AL (1998) Expanded cohorts of maternal CD8+ T-cells specific for paternal MHC class I accumulate during pregnancy. J Reprod Immunol 40:47–62
Ziegler SF, Ramsdell F, Alderson MR (1994) The activation antigen CD69. Stem. Cells (Dayt.) 12:456–465
Ziegler SF, Ramsdell F, Hjerrild KA, Armitage RJ, Grabstein KH, Hennen KB, Farrah T, Fanslow WC, Shevach EM, Alderson MR (1993) Molecular characterization of the early activation antigen CD69: a type II membrane glycoprotein related to a family of natural killer cell activation antigens. Eur J Immunol 23:1643–1648

6 Regulation der Kortisolproduktion in der Plazenta

U. Jeschke

6.1 Einleitung

Im Rahmen der Plazentation des Menschen kommt es nach Befruchtung der Eizelle zu einer Differenzierung in

- innere Zellen (Embryoblast) und
- äußere Zellen (Trophoblast).

Der Trophoblast liefert später den fetalen Anteil der Plazenta. Durch Flüssigkeitsaufnahme entsteht ein Hohlraum, die Blastozyste. Am 5. Tag nach der Befruchtung kommt der Trophoblast in Kontakt mit der Uterusschleimhaut. Der Trophoblast beginnt sich einzunisten. Interessant ist die Tatsache, daß das Endometrium gegenüber dem Trophoblast eine immunologische Toleranz zeigt. Diese Toleranz tritt jedoch nur dann auf, wenn eine normal entwickelte Blastozyste zu einem bestimmten Zeitpunkt den Uterus erreicht. Wird diese Zeit nicht eingehalten, kommt es zum Embryonaltod ohne Implantation. Der genaue Mechanismus dieses Vorganges ist jedoch noch ungeklärt.

Die Plazenta synthetisiert eine Reihe von immunsuppressiven Substanzen. Dazu gehören

- Steroidhormone wie Progesteron und Kortisol (Smith u. Thomson 1991),
- Glykoproteine wie das Schwangerschaftsprotein 1 (SP 1; Briese u. Glockner 1991),
- das schwangerschaftsassoziierte Plasmaprotein A (Briese u. Straube 1994),

- humanes Plazentalaktogen (hPL; Stephanou u. Handwerger 1994),
- humanes Choriongonadotropin (hCG; Jeschke et al. 1997).

Allerdings sind diese Substanzen in vitro nur in unphysiologisch hohen Konzentrationen immunsuppressiv. Im Endometrium werden weitere Steroidhormone und immunsuppressive Glykoproteine gebildet. Zu ihnen gehören Östrogen (Yasuda et al. 1998), Glykodelin A bzw. Plazentaprotein 14 (PP14; Bolton et al. 1987) und Plazentaprotein 12 (Rutanen et al. 1985).

Im Verlauf der Schwangerschaft steigt die Produktion von Kortisol progressiv an (Daya u. Sabet 1991; Nolton u. Rueckert 1981). Die Ursache für diesen Anstieg und die Regulierungsmechanismen werden erst seit neuester Zeit untersucht.

6.2 Kortisol im Organismus

6.2.1 Kortisolstruktur und -synthese

Kortisol, ein δ4-C21-Steroid, ist der wichtigste Vertreter der Gruppe der Glukokortikoidhormone. Seine Synthese ist Teil des durch den hypothalamo-hypophysär-adrenalen Regelkreis mit Hilfe des HVL-(Hypophysenvorderlappen-)Hormons ACTH (adrenokortikotropes Hormon) gesteuerten Steroidmetabolismus (Breckwolt et al. 1991). *Cholesterol*, ein δ5-C27-Steroid und Ausgangssubstanz der Steroidbiosynthese, wird intrazellulär aus Azetyl-CoA (Coenzym A) synthetisiert, mehrheitlich jedoch mit der Nahrung aufgenommen. Im Blutplasma liegt es überwiegend in Form des LDH-(Laktat-Dehydrogenase-)Lipoproteinkomplexes vor. Der im Plasma existente Pool des Cholesterol ist die Hauptgrundlage der Steroidbiosynthese. In den Mitochondrien erfolgt durch 2fache Hydroxylierung die Abspaltung der Seitenkette des Cholesterols durch das Enzym P450scc (Zytochrom-P450-„side chain cleaving enzym") zwischen C21 und C22 und die Synthese von Pregnenolon, einem biologisch inaktiven δ5-C21-Steroid. Dieses wird im glatten endoplasmatischen Retikulum unter Mithilfe von P450c17 zu 17αa-Hydroxypregnenolon hydroxyliert und dann mit Hilfe des 3β-Hydroxysteroiddehydrogenase-δ5-δ4-Oxosteroidisomeraseenzymkomplexes zu 17αa-Hydroxyprogesteron konvertiert. Im Mitochondrium der Zelle erfolgt mit Hilfe des mikrosomalen Enzyms P450c21 eine Hydroxylierung an C21 desselben zu 11-Deoxykortisol. Dieses wird unter enzymatischer Beteiligung von P450c11 ebenfalls in den Mitochondrien zu Kortisol hydroxyliert: Cholesterol $\rightarrow$ Progesteron $\rightarrow$ Hydroxyprogesteron $\rightarrow$ 11-Desoxykortisol $\rightarrow$ Kortisol.

Physiologischerweise laufen die oben beschriebenen Syntheseleistungen in den hormonproduzierenden Zellen der Zona fasciculata und Zona glomerulosa der Nebennierenrinde (NNR) ab.

6.2.2 Sekretion und Zirkulation im menschlichen Organismus

Die Kortisolsekretion aus der NNR und der Blutplasmaspiegel des Kortisol stehen unter neuroendokriner Kontrolle (Löffler u. Petrides 1997). Diese neuroendokrine Steuerung setzt sich aus verschiedenen Bereichen zusammen.

Die pulsatile Ausschüttung von ACTH, verbunden mit einer zirkadianen Rhythmik, aus der Adenohypophyse bewirkt ebenfalls eine zirkadiane Rhythmik der Kortisolproduktion (van Cauter 1990) und eine Sekretion mit einem Sekretions- und Konzentrationsmaximum am frühen Morgen zwischen 5.00 und 8.00 Uhr und einem Sekretions- und Konzentrationsminimum am späten Abend gegen 24.00 Uhr. Die zirkadiane Rhythmik ist exogenen und endogenen Einflüssen unterworfen sowie interindividuell verschieden. Psychischer und physischer Streß induziert eine Freisetzung des hypothalamischen Releasinghormones CRH („corticotropin releasing hormon"), welches wiederum eine gesteigerte Sekretion des ACTH bewirkt. Daraus resultiert eine gesteigerte Kortisolsekretion der NNR und ein erhöhter Kortisolplasmaspiegel. Die Ausschüttung des Kortisol aus der NNR wird durch eine Feedback-Inhibition gesteuert. Dabei inhibiert das sezernierte Kortisol die CRH- und die ACTH-Produktion. Der Mechanismus dieser Regulationsform wird noch einmal unterschieden in

- eine „fast-feed-back-inhibition" und
- eine „delayed- feed-back-inhibition"

(CRH-⇑-ACTH-⇑-Kortisol – Kortisol-⇓-ACTH-⇓-CRH).

Im Blut ist Kortisol zu 75% an das kortikosteroidbindende Globulin gebunden, zu 15% an Albumin und liegt zu 10% in freier Form vor. Das frei im Plasma vorliegende Kortisol ist die biologisch aktive Form des Kortisols. Seine Konzentration beträgt ungefähr 1 µg/dl. Die Mehrheit (ca. 95%) des im Blut befindlichen Kortisols wird in der Leber zu wasserlöslichen Metaboliten glukuronidiert und mit dem Urin ausgeschieden. Die Ausscheidung nichtmetabolisierten Kortisols im Urin beträgt weniger als 1%.

6.2.3 Die physiologisch-biologische Wirkung des Kortisols

In folgenden Bereichen ist eine Wirkung des Kortisols zu verzeichnen (Greiling u. Gessner 1995):

- Kortisol als Vertreter der Glukokortikoide fördert die Aufnahme von Aminosäuren in die Hepatozyten und stimuliert dadurch die Glukoneogenese der Leber und die Synthese von Proteinen hepatischen Ursprungs.
- Durch seine *eiweißkatabole Wirkung* werden Aminosäuren in Glukose umgewandelt. Der Glukosetransport in die Zelle wird erschwert und die Glukoseutilisation der Körperzellen vermindert. Aus diesen Umständen heraus resultiert die *diabetogene Wirkung* des Kortisol.
- Eine *antianabole Wirkung* des Kortisol kommt dadurch zustande, daß der Aminosäuretransport in die Zelle gehemmt wird und dadurch Proteine vermindert synthetisiert werden.
- Der *Fettmetabolismus* wird dahingehend beeinflußt, daß der Fettsäurespiegel im Blut durch die forcierte Spaltung von Triglyzeriden steigt, Triglyzeride durch die verringerte Glukoseutilisation der Zellen vermindert neusynthetisiert werden und somit die Produktion von Depotfett reduziert wird.
- Weiterhin besitzt Kortisol eine *antiphlogistische Wirkung*, damit verbunden ist eine gehemmte Antikörperproduktion und eine daraus erwachsende reduzierte Infektabwehr.

- Die HCl-(Salzsäure-)Sekretion der Belegzellen des Magens wird ebenfalls durch Kortisol stimuliert.
- Eine besondere Bedeutung erlangt das Kortisol im Rahmen des *Stressmetabolismus*. Endogene und exogene Stressoren induzieren einen schnellen Anstieg des Kortisolspiegels im Blut, mit dem Ziel einer schnellen Bereitstellung von Energieträgern zur Metabolisierung.
- Eine besondere Bedeutung kommt dem permissiven Effekt des Kortisols auf die Wirkung von Katecholaminen an der glatten Gefäßmuskulatur zu.
- Eine schwache mineralokortikoide Wirkung des Cortisols sollte ebenfalls erwähnt werden.

6.3 Kortisol in der Schwangerschaft

6.3.1 Plasmakortisol in der Schwangerschaft

Biologisch aktives Kortisol steigt im Verlauf der Schwangerschaft im Plasma deutlich an (Nolton u. Rueckert 1981). Hierfür wird die Verlängerung der Halbwertszeit im Plasma und eine erhöhte Produktion von Kortisol verantwortlich gemacht (Nolton et al. 1980). Der *verzögerte Abbau* von Kortisol während der Schwangerschaft wird mit einer erhöhten Konzentration von „corticosteroid-binding globulin" (CBG; Rosenthal et al. 1969) erklärt, welches freies Kortisol im Blutkreislauf bindet und eine weitere Metabolisierung verhindert.

Untersuchungen zur Kortisolkonzentration im Serum der Mutter, in der Nabelschnurvene und in der Nabelschnurarterie (Hercz et al. 1987) zeigten, daß Kortisol zwischen der 28. bis 40. vollendeten Schwangerschaftswoche in der Nabelschnurarterie ansteigt. Dieser Anstieg wird bisher mit der Zunahme der fetalen adrenokortikalen Aktivität erklärt. Ein weiterer Anstieg wird zwischen der 37. und 40. vollendeten Woche unabhängig von der Wehentätigkeit im Nabelschnurblut gemessen (Murphy 1982). Zur Geburt steigt dann die Kortisolkonzentration in der mütterlichen Vene im Vergleich zur Nabelschnurvene und -arterie stark an (Kohno et al. 1984). Dieser Anstieg ist unabhängig von der Art der Entbindung.

6.3.2 Kortisolregulation in der Plazenta

Die Plazenta hat eine enorme Kapazität für die Synthese und den Metabolismus von Steroidhormonen und Proteinen. Während der Schwangerschaft wirken diese Hormone endokrin, parakrin und autokrin (Sun et al. 1998). Sie haben eine unmittelbare Wirkung auf

- die Plazentafunktion,
- das mütterliche und das fetale kardiovaskuläre System und
- das Wachstum und die Entwicklung des Fetus.

Zur Synthese der Steroidhormone gewinnt die Plazenta Cholesterol aus der LDL-(„low density lipoprotein"-)Fraktion des mütterlichen Bluts v. a. für die Synthese von Progesteron (Yen 1994). Im fetalen Blut ist die Kortisolkonzentration aufgrund des fetalen hypothalamo-hypophysär-adrenalen Regelkreises und der Plazentaschranke für Kortisol um den Faktor 4 geringer als im mütterlichen Blut (Seckl 1994).

Obwohl der Fetus Kortisol im späten Stadium der Schwangerschaft für die Entwicklung der Atmungsorgane und zur Einleitung der Geburt benötigt, hat eine zu hohe Kortisolkonzentration im fetalen Blutkreislauf einen negativen Einfluß auf die Zellproliferation und das Geburtsgewicht und kann eine Hypertension bewirken (Seckl et al. 1995).

Vor einer zu hohen Kortisolkonzentration im Blut ist der Fetus durch eine Inaktivierung des mütterlichen Kortisols in der Plazenta geschützt. Das Enzym 11β-Hydroxysteroid-Dehydrogenase (11β-HSD; Krozowski 1996) wandelt das überschüssige mütterliche Kortisol in das biologisch weniger aktive Kortison um. Andererseits erlaubt dieses Enzym auch die Umwandlung von Kortison in das aktive Kortisol insbesondere in den Trophoblastzellen der Plazenta (Perelli et al. 1997; Stewart et al. 1995).

In In-vivo-Experimenten konnte gezeigt werden, daß kurz vor der Geburt die plazentare Kortisolumwandlung in Kortison durch Östrogen reguliert wird (Pepe et al. 1988; Pepe u. Albrecht 1995). Davon ist die 11β-HSD-gesteuerte Reduktion von Kortison zu Kortisol nicht betroffen. 11β-HSD wird in der Plazenta durch 2 unterschiedliche Redoxsysteme gesteuert. $NADP^+$/NADPH (Nicotinamid-Adenin-Dinucleotid-Phosphat/Nicotinamid-Adenin-Dinucleotid-Phosphat, reduzierte Form) als Kofaktor (Lopez-Bernal et al. 1980) findet man haupsächlich in der Dezidua. Im Trophoblasten findet man das NAD^+-abhängige oxidative System zur 11β-HSD-katalysierten Oxidation von Kortisol zu Kortison (Tannin et al. 1991). Diese Reaktion ist im Gegensatz zum $NADP^+$/NADPH-System östrogengesteuert. So steigt im Trophoblasten zum Ende der Schwangerschaft die Oxidation von Kortisol zu Kortison an. In der Dezidua überwiegt dagegen die Reduktion von Kortison zu Kortisol, das Gleichgewicht dieser Reaktion verändert sich im Laufe der Schwangerschaft nicht. Diese Reaktion in der Dezidua ist nicht östrogengesteuert, wie In-vivo-Versuche an Pavianen gezeigt haben (Baggia et al. 1990).

6.3.3 Kortisolregulation über die „Plazenta-Uhr"

Die Dauer der Schwangerschaft wird durch eine innere Uhr in der Plazenta bestimmt (McLean et al. 1995).

Diese „Uhr" wird von einem Faktor gesteuert, der schon in der 16. bis 20. vollendeten Schwangerschaftswoche festlegt, ob es zu einer Frühgeburt, einer Geburt zum Termin oder einer Übertragung kommt.

Bei diesem Marker handelt es sich um das CRH, dessen Plasmaspiegel im mütterlichen Blut mit fortschreitender Schwangerschaft exponentiell ansteigt. Damit verbunden ist ein entsprechendes Absinken der Konzentration des CRH-bindenden Proteins (CRH-BP) im Plasma, was dann zu einem rapiden Anstieg des biologisch verfügbaren CRH zum Zeitpunkt des Geburtsbeginns führt (Jeske et al. 1989; Emanuel et al. 1994; Goland et al. 1992). Die Konzentration des CRH-BP fällt dann rapide ab, wenn der Wert des CRH im mütterlichen Plasma 1000 pmol/l überschreitet. CRH-Rezeptoren (Karteris et al. 1998) und andere Rezeptoren für tonusregulierende Substanzen werden im Uterus verstärkt exprimiert. Dadurch kommt es zu einer Erhöhung der Kontraktilität der Gebärmutter, und die intrauterine Prostaglandinsynthese wird gesteigert.

Innerhalb einer prospektiven Studie wurden bei 485 Schwangeren mehrmals ab der 16. vollendeten Woche in 4- bis 6wöchigen Abständen die CRH-Spiegel bestimmt. Bei den 24 Frauen, deren Kinder vorzeitig zur Welt kamen, wurden signifikant höhere CRH-Werte gemessen im Vergleich zu den 308 Schwangeren, die am Termin entbunden wurden. Am niedrigsten waren die CRH-Spiegel bei 29 Frauen, deren Schwangerschaft im Mittel 42 Wochen lang dauerte.

6.3.4 Kortisolregulation in der Trophoblastzelle

McLean et al. (1995) beschreiben, daß die Dauer der Schwangerschaft über eine innere Uhr in der Plazenta reguliert wird. Weitere Untersuchungen an der Frauenklinik der Universität Rostock zeigen, daß der Ort dieser Plazenta-Uhr die Trophoblastzelle ist.

Der Marker zur Steuerung der Plazenta-Uhr ist das CRH. CRH wird in der Plazenta zum Geburtstermin von Trophoblastzellen exprimiert (Odagiri et al. 1979; Petraglia et al. 1987). Wie Versuche von Petraglia et al. (1987) an isolierten Trophoblastzellen aus reifen Plazenten zeigten, stimuliert CRH dosisabhängig die ACTH-Produktion dieser Zellen. Die Autoren konnten außerdem zeigen, daß CRH in signifikanten Mengen insbesondere von den Zytotrophoblastzellen hergestellt wird. CRH stimuliert die Sekretion von ACTH, welches in der Plazenta vorwiegend von den Synzytiotrophoblastzellen (Petraglia et al. 1987; Rees et al. 1975) produziert wird. Die gesteigerte ACTH-Sekretion führt dann zu einer erhöhten Kortisolproduktion.

Zirkadianer Rhythmus der Kortisolfreisetzung von Trophoblastzellen in vitro

Unsere Untersuchungen zur Kortisolfreisetzung von Trophoblastzellen zeigen, daß Kortisol auch in vitro in einem zirkadianen Rhythmus freigesetzt wird. Dazu wurden Trophoblastzellen aus zum Termin gewonnener Plazenta isoliert. Einzelne Kotyledonen wurden vom fibrösen Plazentauntergrund abgetrennt. Die gewonnenen Zellen wurden einer Percoll-Gradienten-Zentrifugation unterworfen (Kliman et al. 1986). Die gereinigten Trophoblastzellen wurden abgetrennt und für bis zu 432 h in Kultur gegeben. Die Reinheit der Zellpräparation wurde durch immunhistochemische Methoden (Anfärbung mit Anti-Zytokeratinantikörper) sowie der Fähigkeit der Zellen zur Produktion von trophoblastspezifischen Hormonen wie hCG, Progesteron und hPL überprüft (Jeschke et al. 1996). Erstmalig nach 8 h und dann in 8 h-Abständen wurden 700 µml Kulturüberstand abgenommen und gesammelt. Danach ist die gleiche Menge

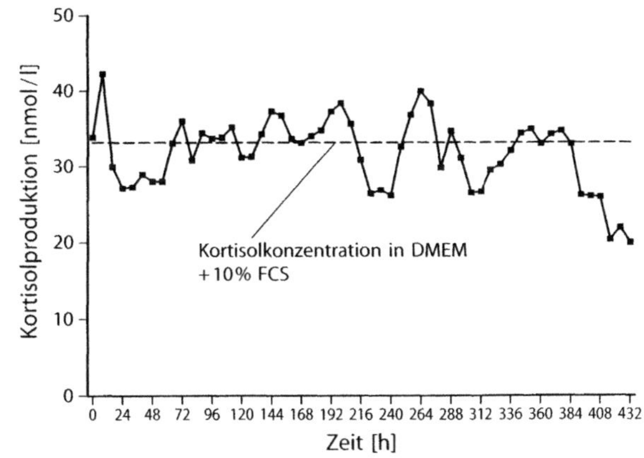

Abb. 6.1. Kortisolproduktion von Trophoblastzellen. Trophoblastzellen produzieren Kortisol in vitro in einem zirkadianen Rhythmus

an Medium zur Kultur gegeben worden. Die Proben wurden bei −20°C gelagert. Nach der letzten Medienentnahme wurden die eingefrorenen Proben auf ihre Kortisolkonzentration untersucht. Dabei wird das Kortisol mit einem immunenzymometrischen Assay mit einem spezifischen polyklonalen Antikörper gegen Kortisol sowie mit einem polyklonalen fluoreszeinmarkierten Anti-Kortisol-Antikörper und magnetischer Trenntechnik über eine Festphase bestimmt.

Unsere Untersuchungen, dargestellt in Abb. 6.1, zeigen, daß das Kortisol von Trophoblastzellen in vitro auch über eine Kultivierungsdauer von über 400 h in einem zirkadianen Rhythmus ausgeschieden wird, bzw. die Kortisolkonzentration im Zellkulturüberstand einen zirkadianen Rhythmus zeigt.

Diese zirkadiane Rhythmik in der Plazenta funktioniert in einer einzelnen Zellpopulation (Trophoblastzelle) auch ohne die streßinduzierte Freisetzung des CRH im Hypothalamus. Auch die pulsatile Ausschüttung von ACTH aus der Adenohypophyse, welche im Organismus letztendlich die zirkadiane Rhythmik der Kortisolproduktion und -sekretion bewirkt, fehlt in der Trophoblastzellkultur.

Damit konnte nachgewiesen werden, daß auto- bzw. parakrine Vorgänge in der Trophoblastzelle unabhängig vom mütterlichen oder fetalen Neuroendokrinium ablaufen können.

Stimulierung der Kortisolproduktion in vitro durch CRH und ACTH

Trophoblastzellen produzieren in der Schwangerschaft sowohl CRH als auch ACTH (Liotta et al. 1977).

ACTH. Untersuchungen an der Frauenklinik der Universität Rostock an isolierten Trophoblastzellen ergaben, daß auch die Freisetzung des ACTH in der Trophoblastzellkultur in pulsatilen Schüben einmal innerhalb von 24 h erfolgt. Diese pulsative Freisetzung des ACTH erfolgt wiederum ohne neuroendokrine Kontrolle.

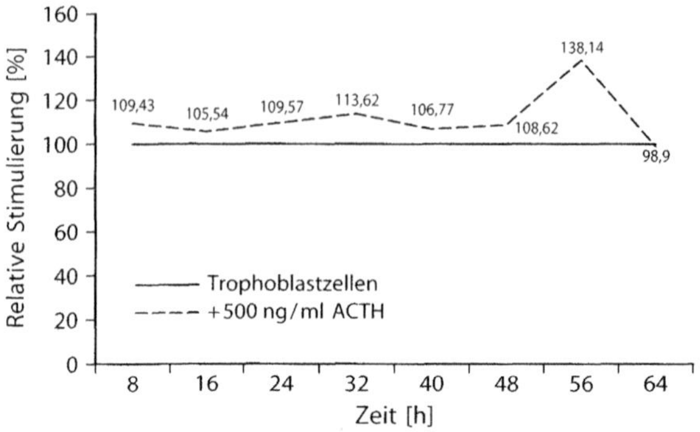

Abb. 6.2. Stimulierung der Kortisolproduktion durch ACTH

Die Zugabe von ACTH zu Trophoblastzellen bewirkt eine signifikant höhere Kortisolproduktion der stimulierten Zellen (Abb. 6.2) in einem Zeitraum von bis zu 64 h im Vergleich zu unstimulierten Trophoblastzellen. Dabei wurden die Trophoblastzellen (1×10^6 Zellen/ml) alle 8 h mit 500 ng/ml ACTH stimuliert. Nach jeweils 30 min erfolgte dann die Probeentnahme.

Die mit ACTH behandelten Trophoblastzellkulturen zeigen im Vergleich mit unbehandelten Zellen eine höhere Kortisolfreisetzung. Diese erhöhte Kortisolfreisetzung ist bereits 8 h nach der Kultivierung der Zellen meßbar und läßt sich über einen Gesamtzeitraum von 64 h verfolgen. Das zugeführte ACTH bewirkt dementsprechend eine unmittelbare und stetige Kortisolstimulierung an Trophoblastzellen in vitro. Die Stimulationsversuche mit einer größeren Menge ACTH zeigten, daß bei einer Stimulierung der Trophoblastzellen mit 2 µmg/ml ACTH ebenfalls eine erhöhte Kortisolproduktion erfolgt. Gegenüber den mit 500 ng/ml ACTH stimulierten Kulturen ist hier die produzierte Kortisolmenge etwas größer.

Diese Ergebnisse zeigen, daß die Kortisolproduktion von Trophoblastzellen durch ACTH steuerbar ist.

Die Menge des produzierten Kortisols erhöht sich mit steigender ACTH-Konzentration im Zellkulturmedium.

CRH. Die Zugabe von CRH zu Trophoblastzellen führt ebenfalls zu einer Stimulierung der Kortisolproduktion in den behandelten Zellkulturen (Abb. 6.3).

Aus der reifen Plazenta wurden Trophoblastzellen nach der oben beschriebenen Prozedur isoliert und gereinigt. Nach der Kultivierung der Trophoblastzellen (1×10^6 Zellen/ml) wurde unmittelbar und danach alle 8 h CRH (500 ng/ml) zugegeben. Unbehandelte Trophoblastzellkulturen aus der gleichen Plazenta wurden als Vergleich mitgeführt. Die mit CRH stimulierten Zellkulturen zeigten 40 h nach der Kultivierung eine höhere Kortisolproduktion als die unstimulierten Trophoblastzellen. Diese erhöhte Kortisolproduktion war stetig und bis zu einer Dauer von 64 h meßbar. Versuche mit einer erhöhten CRH-Konzentration (1 µmg/ml) in der Trophoblastkultur zeigten, daß im Vergleich zu den mit 500 ng/ml CRH stimulierten Kulturen eine größere Menge Kortisol produziert wird.

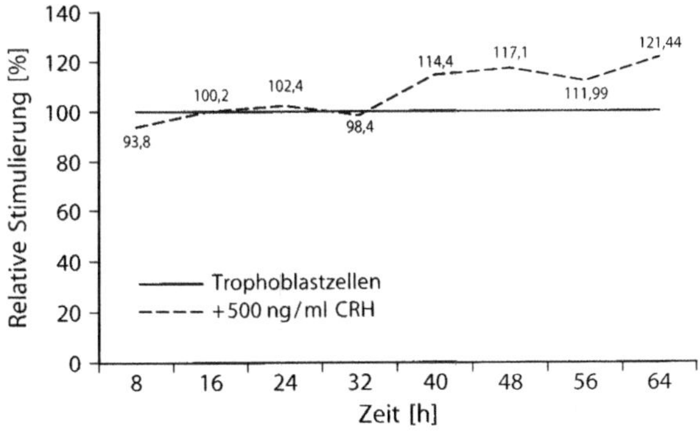

Abb. 6.3. Stimulierung der Kortisolproduktion durch CRH. Die Zugabe von CRH bewirkt eine Erhöhung der Kortisolproduktion von Trophoblastzellen

Die Stimulierung der Kortisolproduktion mit beiden CRH-Konzentationen war im Gegensatz zu den mit ACTH stimulierten Kulturen erst nach 40 h meßbar. Diese Verzögerung ist darauf zurückzuführen, daß CRH die Kortisolproduktion wahrscheinlich indirekt stimuliert. Wie bereits Versuche von Petraglia et al. (1987) an isolierten Trophoblastzellen aus reifen Plazenten zeigten, stimuliert CRH dosisabhängig die ACTH-Produktion. Unsere Untersuchungen bestätigen diese Ergebnisse. Darüber hinaus konnten wir zeigen, daß CRH die ACTH-Produktion einmal in 24 h stimuliert, auch wenn CRH den Zellen kontinuierlich bzw. in 8 h-Abständen zugeführt wird. Die verspätete Ausschüttung des ACTH durch die mit CRH stimulierten Trophoblastzellen erklärt die verzögerte (nach 40 h) höhere Kortisolproduktion bei den mit CRH stimulierten Zellen.

6.3.5 Bedeutung der Kortisolregulation in der Trophoblastzelle für die Geburt

Zum Ende der Schwangerschaft steigt die Produktion von CRH in der Trophoblastzelle exponentiell an (Karalis et al. 1996). Dieser Anstieg ist verbunden mit einer ebenfalls erhöhten Kortisolfreisetzung. Bei vielen Säugern endet die Schwangerschaft nach einem drastischen Abfall des Progesterons im Serum. Bei Primaten wird dieser Abfall des Progesterons nicht beobachtet. Hier wird die vermehrte Ausschüttung eines endogenen Antiprogestins diskutiert. Karalis et al. (1996) schreiben diese Eigenschaft dem Kortisol zu. Sie fanden, daß Kortisol zum Ende der Schwangerschaft die Regulation des CRH-Gens übernimmt und so im Gegensatz zur Feedback-Inhibierung der CRH-Produktion im Hypothalamus durch Kortisol steht. Progesteron inhibiert ebenfalls die Produktion des CRH. An Trophoblastzellen wurden zum Ende der Schwangerschaft Glukokortikoidrezeptoren (GR) jedoch keine Progesteronrezeptoren nachgewiesen. Die Affinität von Progesteron zu den GR erreicht nur 25–50% der Affinität des Kortisols zu den GR. Hohe Kortisolkonzentrationen blockieren Progesteron kompetitiv. Die CRH-Produktion wird weiter stimuliert.

Unsere Untersuchungen mit erhöhten Kortisolkonzentrationen an Trophoblastzellen (1×10^6 Zellen/ml) zeigten, daß bei einer Stimulierung mit 1 μmg/ml Kortisol nach jeweils 8 h eine erhöhte ACTH-Produktion der mit Kortisol stimulierten Zellen meßbar ist. Diese ACTH-Stimulierung ist 16 h nach der Zugabe von Kortisol über eine

Gesamtdauer von bis zu 88 h in der Trophoblastkultur meßbar. Die erhöhte ACTH-Produktion führen wir auf eine erhöhte CRH-Produktion der mit Kortisol behandelten Trophoblastzellen zurück.

Dieser positive Feedback der CRH-Stimulierung durch Kortisol erklärt das exponentielle Ansteigen des CRH zum Ende der Schwangerschaft.

Durch Messung signifikant erhöhter CRH-Spiegel im mütterlichen Serum sind möglicherweise schon ab der 16. bis 20. vollendeten Schwangerschaftswoche Voraussagen möglich, ob Kinder vorzeitig zur Welt kommen (s. oben).

Zusammenfassung

Die Dauer der Schwangerschaft wird durch eine innere Uhr in der Plazenta bestimmt. Diese innere Uhr ist im Trophoblasten lokalisiert. Das CRH bestimmt den Lauf der Plazenta-Uhr. Über einen positiven Feedback-Mechanismus stimuliert CRH die Kortisolfreisetzung in Trophoblastzellen, was wiederum eine erhöhte CRH-Produktion zur Folge hat. Die hohen Kortisolkonzentrationen bewirken kompetitiv die Inhibierung von Progesteron an der Plazenta, einer möglichen Ursache für die Geburtsauslösung.

Literatur

Baggia S, Albrecht ED, Babischkin JS, Pepe GJ (1990) Inconversion of cortisol and cortisone in baboon trophoblast and decidua cells in culture. Endocrinology 127:1735–1741

Bolton AE, Cough KJ, Stoker RJ, Pockley AG, Mowles EA (1987) Identification of placental protein 14 as an immunsuppressive factor in human reproduction. Lancet 1:593–595

Breckwolt M, Neumann F, Bräuer H (1991) Bildatlas zur Physiologie und Morphologie des endokrinen Systems, Bd 1. Schering AG, Berlin, S 70–85

Briese V, Glockner E (1991) Placental function test, clinical and biochemical parameters in diabetic pregnancy complicated by retinopathy. Zentralbl Gynäkol 113:1033–1041

Briese V, Straube W (1984) Detection of pregnancy-specific beta 1-glycoproteins (SP1) and pregnancy-associated plasma protein A (PAPP-A) in maternal serum. Diagnostic significance in intrauterine fetal retardation. Zentralbl Gynäkol 106:517–523

Cauter E van (1990) Diurnal and ultradian rhythms in humans endokrine funktion: A mini-review. Horm Res 34:45–53

Daya D, Sabet L (1991) The use of cytokeratin as a sensitive and reliable marker for trophoblastic tissue. Am J Clin Pathol 95:137–141

Emanuel RL, Robinson BG, Seely EW et al. (1994) Corticotropin releasing hormone levels in human plasma and amniotic fluid during gestation. Clin Endocrinol 40:257–262

Goland RS, Conwell IM, Warren WB, Wardlaw SL (1992) Placental corticotropin-releasing hormone and pituitary-adrenal function during pregnancy. Neuroendocrinology 56:742–749

Greiling H, Gressner AM (1995) Lehrbuch der klinischen Chemie und Pathobiochemie. Schattauer, Stuttgart, S 1026–1039

Hercz P, Siklos P, Ungar L (1987) Serum cortisol level changes in the maternal-fetoplacental unit between the 28th–40th weeks of pregnancy. Acta Physiol Hung 69:161–165

Jeschke U, Briese V, Richter D, Kunkel S (1996) Stimulierungsversuche von Trophoblastzellen in vitro mit Hilfe von PP14. Z Geburtsh Neonatol 200:199–201

Jeschke U, Briese V, Richter D, Kunkel S, Walzel H, Friese K (1997) Neue Ergebnisse zur hCG-Regulation in der Plazenta. Geburtsh Frauenheilk 57:681–684

Jeske W, Soszynski P, Rogozinski W, Lukaszewicz E, Latoszewska W, Snochowska H (1989) Plasma GHRH, CRH, ACTH, beta-endorphin, human placental lactogen, GH and cortisol concentrations at third trimester of pregnancy. Acta Endocrinol 120:785–789

Karalis K, Goodwin G, Majzoub JA (1996) Cortisol blockade of progesterone: A possible molecular mechanism involved in the initiation of human labor. Nat Med 2:556–560

Karteris E, Grammatopoulos D, Dai Y, Olah KB, Ghobara TB, Easton A, Hillhouse EW (1998) The human placenta and fetal membranes express the corticotropin-releasing hormone receptor 1αa (CRH-1αa) and the CRH-C variant receptor. J Clin Endocrinol Metab 83:1376–1379

Kliman HJ, Nestler JE, Sermasi E, Sanger HJ, Strauss JF (1986) Purification, characterisation, and in vitro differentiation of cytotrophoblasts from human term placentae. Endocrinology 118: 1567–1582

Kohno H, Furuhashi N, Fukaya T, Tachibana Y, Shinkawa O, Suzuki M (1984) Serum cortisol levels of maternal vein classified by mode of delivery. Gynecol Obstet Invest 17:301–308

Krozowski Z (1996) The 11β-hydroxysteroid dehydrogenase enzymes: Perspectives and paradoxes. Endocr Res 22:781–790

Liotta A, Osathanondh R, Ryan KJ, Krieger DT (1977) Presence of corticotropin in human placenta: Demonstration of in vitro synthesis. Endocrinology 101:1552–1558

Löffler G, Petrides PE (1997) Biochemie und Pathobiochemie. Springer, Berlin Heidelberg New York Tokyo, S 827–835

Lopez-Bernal A, Flint APE, Anderson ABM, Turnbull AC (1980) 11β-Hydroxysteroid dehydrogenase (11β-HSD) activity in human placenta and decidua. J Steroid Biochem 12:1081–1087

McLean M, Bisits A, Davies J, Woods R, Lowry P, Smith R (1995) A placental clock controlling length of human pregnancy. Nat Med 1:460–463

Murphy BE (1982) Human fetal serum cortisol levels related to gestational age: Evidence of a midgestational fall and a steep late gestational rise, independent of sex or mode of delivery. Am J Obstet Gynecol 114:267–282

Nolton WE, Rueckert PA (1981) Elevated cortisol index in pregnancy; possible regulator mechanism. Am J Obstet Gynecol 139:492–498

Nolton WE, Lindheimer MD, Rueckert PA, Oparil S, Ehrlich EN (1980) Diurnal patterns and regulation of cortisol secretion in pregnancy. J Clin Endocrinol Metab 51:466–472

Odagiri E, Sherell BJ, Mount CD, Nicholson WE, Orth DN (1979) Human placental immunreactive corticotropin, and beta-endorphin: Evidence for a common precursor. Proc Natl Acad Sci USA 76:2027–2031

Pepe GJ, Waddell BJ, Stahl SJ, Albrecht ED (1988) The regulation of transplacental cortisol-cortisone metabolism by estrogen in pregnant baboons. Endocrinology 122:78–83

Pepe GJ, Albrecht ED (1995) Actions of placental and fetal adrenal steroid hormones in primate pregnancy. Endocr Rev 16:608–648

Perelli MD, Lim-Tio SS, Condon J, Hewison, M, Stewart PM (1997) Differential expression of nuclear 11β-hydroxysteroid dehydrogenase type 2 in mineralcorticoid receptor positive and negative tissues. Endocrinology 138:3077–3080

Petraglia F, Sawchenko PE, Rivier J, Vale W (1987) Evidence for local stimulation of ACTH secretion by corticotropin-releasing factor in human placenta. Nature 328:717–719

Rees LH, Burke CW, Chard T, Evans SW, Letchworth AT (1975) Possible placental origin of ACTH in normal human pregnancy. Nature 254:620–622

Rosenthal HE, Slaunwhite WR, Sandberg AA (1969) Transcortin: A corticosteroid-binding protein of plasma. X. Cortisol and progesterone interplay and unbound levels of these steroids in pregnancy. J Clin Endocrinol Metab 29:352–367

Rutanen EM, Koistinen R, Wahlström T, Bohn H, Ranta M, Seppälä M (1985) Synthesis of placental protein 12 by human decidua. Endocrinology 116:1304–1309

Seckl JR (1994) Glucocorticoids and small babies. QJM 87:259–262

Seckl JR, Benediktsson R, Lindsay RS, Brown RW (1995) Placental 11β-hydroxysteroid dehydrogenase and the programming hypertension. J Steroid Biochem Mol Biol 55:447–455

Smith R, Thomson M (1991) Neuroendocrinology of the hypothalamo-pituitary-adrenal axis in pregnancy and the puerperium. Baillieres Clin Endocrinol Metab 5:167–186

Stephanou A, Handwerger S (1994) Interleukin-6 stimulates placental lactogen expression by human trophoblast cells. Endocrinology 135:719–723

Stewart PM, Fraser MR, Mason JI (1995) Type 2 11β-hydroxysteroid dehydrogenase messenger ribonucleic acid and activity in human placenta and fetal membranes: Its relationship to birth weight and putative role in fetal adrenal steroidogenesis. J Clin Endocrinol Metab 80:885–890

Sun K, Yang K, Challis JRG (1998) Glucocorticoid actions and metabolism in pregnancy: Implications for placental function and fetal cardiovascular activity. Placenta 19:353–360

Tannin GM, Agarwal AK, Monder C, White PC (1991) The human gene for 11β-hydroxysteroid dehydrogenase. J Biol Chem 266:25959–25962

Yasuda Y, Masuda S, Chikuma M, Inoue K, Nagao M, Sasaki R (1998) Estrogen-dependent production of erythropoietin in uterus and its implication in uterine angiogenesis. J Biol Chem 273:25381–25387

Yen SSC (1994) Endocrinology of pregnancy. In: Creasy RK, Resnik R (Hrsg) Maternal-fetal medicine, principles and practice. Saunders, Philadelphia, pp 382–412

Teil II
Epidemiologie und Prävention der Frühgeburtlichkeit

7 Epidemiologie der Frühgeburtlichkeit

W. Kirschner, J. Hoeltz

7.1 Häufigkeit und Kosten der Frühgeburtlichkeit

Häufigkeit. Die Frühgeburtlichkeit (Geburt eines Kindes vor der vollendeten 37. Schwangerschaftswoche) beträgt in Deutschland seit den 80er Jahren unverändert im Durchschnitt ca. 6% an der Gesamtgeburtenzahl mit allerdings deutlichen regionalen Unterschieden. An der Universitäts-Frauenklinik Rostock schwankt sie in den letzten 10 Jahren zwischen 5 und 11%.

20% der Frühgeburten sind als sehr früh („very preterm") zu klassifizieren (Geburtstermin unter 31 Schwangerschaftswochen).

Mortalität und Morbidität. Die Frühgeburtlichkeit ist eine entscheidende Determinante der perinatalen Mortalität und Morbidität sowie der Morbidität dieser Kinder im späteren Lebensalter. Auch wenn die perinatale Mortalität in Deutschland durch den Einsatz technisch-diagnostischer Maßnahmen seit den 50er Jahren von 50 auf 5‰ im Jahr 1995 deutlich reduziert werden konnte, beträgt der Anteil der Frühgeborenen an der perinatalen Mortalität ca. 30% und an der postnatalen Mortalität ca. 70%. Von noch viel größerer Bedeutung sind allerdings die Morbiditätswirkungen der Frühgeburtlichkeit. Dazu zählen v. a.:

- *intrazerebrale Blutungen* (mit einer Häufigkeit von über 70% in der Gewichtsklasse zwischen 500 und 750 g und immerhin noch 15% in der Gewichtsklasse zwischen 1500 und 2000 g). Etwa 10 - 15% der überlebenden sehr kleinen Frühgeborenen weisen lebenslang Behinderungen und Mehrfachbehinderungen auf;
- *neurologische Symptome* bei Kindern von Müttern mit aszendierenden Infektionen durch Viren oder Bakterien.

Kosten. In Deutschland kommen bei einer jährlichen Geburtenzahl von ungefähr 800000 etwa 50000 als Frühgeburten auf die Welt.

Neben den mit einer Frühgeburt nicht selten verbundenen Krankheiten und Behinderungen entstehen für die Betroffenen und die Krankenversicherungen jährlich immense Kosten.

Aktuelle Kostenermittlungen für Deutschland liegen nicht vor. Kostenschätzungen auf der Basis von Krankenhausdaten ergeben jährliche Kosten

- für die sehr früh Geborenen (<31. Woche) von 600 Mio. DM,
- für die Frühgeborenen (32. bis 36. Woche) von 800 Mio. DM und
- für Tokolysemaßnahmen von 224 Mio. DM.

Die Gesamtkosten betragen damit jährlich 1,6 Mrd. DM.

Die große Zahl Frühgeborener läßt sich nur durch eine weitere Optimierung der kurativen und präventiven Versorgungsformen in der ambulanten und stationären Versorgung reduzieren. Neben klinischen Strategien zur Vermeidung einer drohenden Frühgeburt muß sich die primäre Prävention der Frühgeburtlichkeit an den durch epidemiologische Untersuchungen ermittelten Risikofaktoren orientieren.

7.2 Epidemiologische Risikofaktoren der Frühgeburtlichkeit

Die Epidemiologie untersucht die Häufigkeit, die räumliche und soziale Verteilung von Krankheiten und ihre Ursachen. Zur Ursachenanalyse bedient sie sich der Methoden der analytischen Epidemiologie. Zu den wichtigsten Untersuchungsansätzen gehören hier prospektive und retrospektive Fall-Kontroll-Studien. Sie gestatten es, die Zusammenhänge zwischen einer Krankheit (oder einem negativen Gesundheits-Outcome) und hypothetischen Risikofaktoren zu untersuchen und die Stärke des Zusammenhangs über das „relative Risiko" oder die „ODDS-Ratio" zu bestimmen (Berkowitz u. Papiernik 1993; Savitz et al. 1991).

Die Ergebnisse epidemiologischer Untersuchungen sind für Nichtepidemiologen häufig recht verwirrend. Oft genug kommen epidemiologische Untersuchungen, die die gleichen Zusammenhänge untersuchen, zu unterschiedlichen oder widersprüchlichen Ergebnissen.

Dies hat eine Vielzahl von Gründen. Zum einen sind die meisten Krankheiten multifaktoriell determiniert, zum anderen ist über die Wirkungsweise kombinierter Risikofaktoren oft nur wenig bekannt. Nicht zuletzt werden untersuchte Zusammenhänge durch Unterschiede in der sozialen und kulturellen Situation sowie durch Unterschiede in der Gesundheitsversorgung überlagert.

Je kleiner die relativen Risiken sind, desto vorsichtiger sind die Zusammenhänge im Sinne epidemiologischer Kausalität zu interpretieren. Aber auch ein hohes Risikomaß ist für sich allein betrachtet noch kein Beweis epidemiologischer Kausalität. Hierzu müssen weitere Kausalitätskriterien wie die zeitliche Beziehung, die Plausibilität, die Konsistenz, die Stärke, die Dosis-Wirkungs-Beziehung und die Reversibilität gut erfüllt sein. Ein sehr sicherer Kausalitätsnachweis läßt sich durch Interventionsstudien führen, ein Ansatz der allerdings manchmal – wie auch im vorliegenden Fall – aus ethischen Gründen nicht durchführbar ist.

In Abb. 7.1 sind die untersuchten Risikofaktoren der Frühgeburtlichkeit wiedergegeben.

Alter	Ethnische Zugehörigkeit/ Rasse	Familienstand	Soziale Lage	Psychosoziale Faktoren (z.B. Life-events, Streß, Angst)	Genetische, familiäre Faktoren
Geschlecht des Kindes	Größe und Gewicht der Mutter	Gewichtszunahme während der SS	Ernährung	Anzahl früherer Geburten	Schwangerschaftsintervalle
Vorherige Frühgeburt	Vorheriger Spontanabort	Vorheriger Abort	Vorherige Totgeburt	Frühere Unfruchtbarkeit	Medizinische Komplikationen (Blutungen etc.)
Medikamente	Infektionen (z.B. Chlamydien)	Krankheiten (z.B. Diabetes, Asthma)	Zwillings- oder Mehrlingsgeburten	Rauchen	Alkoholkonsum
Kaffeekonsum	Illegaler Drogenkonsum	Qualität und Dichte der medizinischen Versorgung	Physische Aktivität, Sport	Belastende Arbeitsbedingungen	Freizeitverhalten
Umweltnoxen (Blei, Pestizide)	–	–	–	–	Anzahl der Sexualpartner

↓

Vorzeitige Wehentätigkeit, vorzeitiger Blasensprung, Uteruskontraktion

Drohende Frühgeburt

↓

Frühgeburt

Abb. 7.1. Untersuchte Risikofaktoren der Frühgeburtlichkeit

Höhe des Risikos. Tabelle 7.1 gibt einen Überblick über alle beschriebenen Risiken und ihre Wirkungen auf die Frühgeburt. Die Stärke des Risikos ist mit Sternen gekennzeichnet. 3 Sterne bedeuten eine 3fach erhöhte Wahrscheinlichkeit, eine Schwangerschaftskomplikation zu erleiden. Bei 2 Sternen ist das Risiko doppelt so hoch, bei einem Stern leicht erhöht. Bei einem Stern in Klammern kann auf der Grundlage des derzeitigen Forschungsstandes die Stärke des Risiko nicht angegeben werden.

Risiko am Beispiel „Rauchen". Rauchen hat 2 Sterne. Die durchschnittliche Frühgeburtenrate in Deutschland liegt bei 6%, bei nichtrauchenden Schwangeren beträgt sie 4%. Das Risiko bei rauchenden Schwangeren ist um den Faktor 2 erhöht, beträgt also 8%.

Risikoausprägung. Die genannten Risikostärken beziehen sich auf Schwangerengruppen, die das jeweilige Risiko in ausgeprägtem Umfang aufweisen, also starke Raucher, sehr übergewichtige Schwangere. In den meisten Fällen ist bei geringerer Risikoausprägung die Stärke des Risikos geringer als das genannte.

Multiple Risiken. Über die Wirkungsweisen beim Vorliegen mehrerer Risiken gibt es bis heute keine gesicherten Erkenntnisse. Auch ist nicht bekannt, in welcher Weise

Tabelle 7.1. Schwangerschaftsverlaufsrisiken geordnet nach der Stärke des Risikos

Risiko	Stärke
Vorausgegangene Frühgeburt	***
Medizinische Komplikationen in der späten Schwangerschaft (z. B. Ablösung des Mutterkuchens)	***
Vaginalinfektionen	***
Erbliche Belastungen[a]	*/**/***
Vorausgegangener Spontanabort	**
Überhöhter Alkoholkonsum	**
Rauchen	**
Schwangerschaftsalter (40 Jahre und älter)	**
Mehrere Sexualpartner	*/**
Schwangerschaftsalter (35–40 Jahre)	*
Starkes Übergewicht	*
Drogenkonsum (illegale Drogen)	*
Ernährungsmangel, Ernährungsfehler	*
Überhöhter Kaffeekonsum	*
Chronische Krankheiten (z. B. Diabetes, Asthma)	*
Chemikalien/Umweltbelastungen[b]	(*)
Medikamente[b]	(*)
Kein Sport	(*)
Leistungssport (ungeeignete Sportarten)	(*)
Starkes Untergewicht	(*)

[a] Erhöhtes Fehlbildungsrisiko.
[b] Hängt von der Art und Stärke der Exposition bzw. der Substanzen ab.

diese Risiken wirken, ob additiv oder z. B. multiplikativ, d. h. daß sich beim Vorliegen von 3 Risiken das Risiko einer Schwangerschaftskomplikation um den Faktor 3 oder um einen höheren Faktor erhöht.

Vorhersage. Viele der genannten Risikofaktoren lassen sich präkonzeptionell und perinatal vorhersagen.

Die Zusammenstellung des gegenwärtigen epidemiologischen Kenntnisstandes zu Zusammenhängen zwischen Risikofaktoren und Frühgeburtlichkeit zeigt zusammenfassend:

Bei relativ gutem und gesichertem Wissen bei etwas über einem Drittel der untersuchten Risikofaktoren besteht weiterer Forschungsbedarf für eine ganze Reihe von Risikofaktoren.

Dies gilt gerade auch für die Bundesrepublik Deutschland.

Tabelle 7.2. Risikofaktoren der Frühgeburtlichkeit in Deutschland. (Aus Hoeltz, Infratest 1991)

Variable	Frühgeburt (<2500 g) (n = 174)	Normalgeburt (n = 2992)	T-Test Z-Wert
Gewicht <50 KG	16%	9%	3,08
Einfache Arbeiterin	61%	52%	2,31
Wechselschichtarbeit	13%	8%	2,33
Körperlich schwere Arbeit	29%	24%	(1,50)
Index Arbeitsbelastungen	1,61	1,42	2,43
Krankheiten und Beschwerden im letzten Monat (3 Tage und mehr)	20%	14%	2,20
Finanzielle Sorgen	19%	15%	(1,43)
Partnerschaftsprobleme	13%	10%	(1,23)
Schwangerschaftsabbrüche	24%	15%	3,19
Nervosität, Ängstlichkeit	54%	47%	1,80
Schwindel	46%	39%	1,84
Soziale Unterstützung (3 Personen und mehr)	60%	71%	3,09

Zusammenhänge zwischen Risikofaktoren und Frühgeburtlichkeit. Welche Zusammenhänge zwischen den genannten Faktoren und der Frühgeburtlichkeit in Deutschland sich in der Tendenz zeigen, soll auf der Grundlage der 1991 durchgeführten Untersuchung „Schwangerschaft und Geburt" (J. Hoeltz, Infratest 1991) an ausgewählten Beispielen gezeigt werden. Den Daten liegen 3000 Schwangerschaftsverläufe zugrunde (Tabelle 7.2).

Der prädiktive Wert dieser Risikofaktoren ergibt sich, indem man über die verschiedenen Risikofaktoren eine Punktsumme bildet. Bis zu 9 Belastungspunkten können erreicht werden. Der Frühgeborenenanteil steigt von 2% bei 0 Punkten über 10% bei 5 Punkten auf 50% bei 9 Punkten an (Abb. 7.2).

Allein diese Zusammenhänge stützen präventive Maßnahmen und lassen in einer Weiterentwicklung auf vertretbare prädiktive Werte schließen.

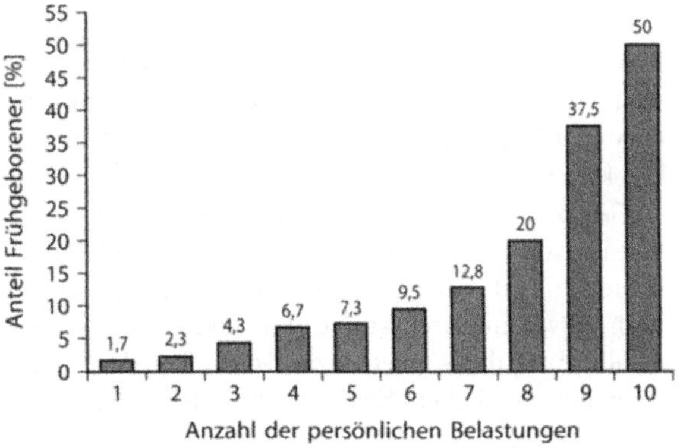

Abb. 7.2. Anteil Frühgeborener in Abhängigkeit der Anzahl der persönlichen Belastung der Schwangeren. (Aus Hoeltz, Infratest 1991)

7.3 Schlußfolgerungen

Angesichts der hohen Morbiditätsraten und der immensen Kosten ist ein Präventionsbedarf unstrittig gegeben.

Präventionsprogramme. Die Epidemiologie der Frühgeburtlichkeit zeigt eine Reihe von nachgewiesenen Risikofaktoren der Frühgeburtlichkeit, die durch Risikoerkennungsstrategien und entsprechend zielgruppenspezifisch ausgerichtete Präventionsprogramme prinzipiell beeinflußbar sind. Neuere Forschungsergebnisse zur Bedeutung aszendierender Infektionen für die Frühgeburtlichkeit (vgl. Kap. 4) legen nahe, derartige Präventionsprogramme durch sich ergänzende medizinische, psychosoziale und pädagogische Interventionsmaßnahmen in einer Integration und Vernetzung der ambulanten und stationären Versorgung durchzuführen.

Forschungsbedarf. Forschungsbedarf besteht in der weiteren Klärung immunologischer Risikofaktoren und der Entwicklung von Markern mit hohen prädiktiven Werten. In einer Kombination eines medizinischen und sozialwissenschaftlichen Screenings epidemiologischer und immunologischer Risikofaktoren ließe sich der prädiktive Wert deutlich erhöhen.

Versorgungskonzepte. Bereits länger zurückliegende Untersuchungen und verbesserte Versorgungskonzepte in den USA und in Frankreich haben gezeigt, daß durch Präventionsmaßnahmen der Frühgeburtlichkeit die Frühgeborenenrate und die Versorgungskosten deutlich gesenkt werden können. Eine der größten dazu durchgeführten Studien wurde 1971–1985 in Haguenau durchgeführt (Meyer et al. 1988). Hier konnte die Frühgeburtlichkeit um 33% reduziert werden.

Das in den USA mit dem Ziel der Verbesserung des Schwangerschaftsverlaufs und der Kostenreduktion eingeführte Maternity Management Program (Healthdyne/Babysteps) basiert auf einer Kombination der Verbesserung medizinischer Versorgung, ergänzender psychosozialer Beratung, rechtzeitiger und indikationsgerechter medizinischer Diagnostik und 24stündiger telephonischer Beratungsmöglichkeiten. Das Programm zeigt eine deutliche Verbesserung des Outcomes und deutlich sinkende Kosten. Allerdings gibt es auch immer wieder Studien, die keine positiven Effekte zeigen. Die Aktuellste stammt aus den USA (Dyson et. al. 1998).

Kriterien für Interventionsansätze und Präventionsmaßnahmen. Insgesamt sind nach Datenlage die manchmal in Deutschland auch in Fachkreisen geäußerten Zweifel an der Effektivität und Effizienz von Präventionsmaßnahmen zur Frühgeburtlichkeit keinesfalls berechtigt.

Gerade vor dem Hintergrund der notwendigen Erhöhung der Wirtschaftlichkeit und der Versorgungsqualität im Gesundheitswesen ist die Steigerung der Outcome-Qualität der Schwangerenversorgung durch entsprechende Interventions- und Präventionsprogramme zur Reduktion der Frühgeburtlichkeit ein aktuelles Qualitätsziel der Anbieter von Gesundheitsleistungen und – vor dem Hintergrund auch der möglichen Kostenreduktionen – ein vorrangiges Ziel der Krankenversicherungen.

Zweifelsohne müssen die in Deutschland neu zu etablierenden Interventions- und Präventionsansätze aber durch folgende Kriterien ausgezeichnet sein:

- Die Erkennung und das weitere Management von Risiken der Frühgeburtlichkeit muß sich am gegebenen, aktuellen und zu verbessernden epidemiologischen Kenntnisstand ausrichten.
- Die zusätzlichen Präventions- und Interventionsmaßnahmen müssen möglichst kostengünstig in die gegebene ambulante Versorgungsstruktur zu integrieren sein.
- Um Schnittstellenprobleme in der Versorgung zu vermeiden bzw. zu vermindern, müssen ambulante und stationäre Versorgungsleistungen ggf. integriert und vernetzt werden.
- Die Erforschung möglicher biochemischer Marker und Prädiktoren ist voranzutreiben.
- Die Präventionsprogramme sind zu evaluieren und auch unter Kosten-Nutzen-Bewertungen zu untersuchen.

Ohne eine Verstärkung der Prävention wird die Frügeborenenrate nicht abnehmen.

Zusammenfassung

Jährlich kommen in Deutschland ca. 50000 Kinder als Frühgeburten zur Welt. Neben dem häufig großen Leid durch die höhere Morbidität der Frühgeborenen entstehen den Krankenversicherungen hohe Kosten. Allein die direkten stationären Kosten der Frühgeburt in Deutschland werden auf jährlich 1,6 Mrd. DM geschätzt.

Die Epidemiologie hat eine Reihe von Risikofaktoren der Frühgeburtlichkeit sicher nachgewiesen. Diese können und sollten zur Prävention von Frühgeburten von Ärzten und Schwangeren noch deutlicher beachtet werden. Angesichts der prädiktiven Werte der Risikofaktoren erscheint ein zielgerichtetes Präventionsprogramm effektiv und effizient.

Neuere Forschungsergebnisse zur Bedeutung aszendierender Infektionen für die Frühgeburtlichkeit legen nahe, diesbezügliche Präventionsprogramme durch sich ergänzende medizinische, psychosoziale und pädagogische Interventionsmaßnahmen in einer Integration und Vernetzung der ambulanten und stationären Versorgung durchzuführen.

Forschungsbedarf besteht in der weiteren Klärung immunologischer Risikofaktoren und der Entwicklung von Markern mit hohen prädiktiven Werten. Durch eine Kombination eines medizinischen und sozialwissenschaftlichen Screenings epidemiologischer und immunologischer Riskofaktoren ließe sich der prädiktive Wert deutlich erhöhen.

Literatur

Berkowitz G, Papiernik E (1993) Epidemiology of preterm birth. Epidemiol Rev 15:414–443
Dyson D, Danbe K, Bamber J et al. (1998) Monitoring women at risk for preterm labor. New Engl J Med 338:15–19
Hoeltz J (1991) Schwangerschaft und Geburt. Unveröff. Forschungsbericht, Infratest-Gesundheitsforschung. München

Meyer L, Bouyer J, Papiernik E, LeLann D, Moukengue L, Dreyfus L (1988) Secular trend in the rate of small-for-gestational age infants: Haguenau Study 1971–1985. Br J Obstet Gynaecol 99: 1257–1263

Savitz D, Blackmore C, Thorp J (1991) Epidemiologic characteristics of preterm delivery: Etiologic heterogeneity. Am J Obstet Gynecol 164:467–471

Weiterführende Literatur

Albermann E, Evans S (1989) Zur Epidemiologie der Frühgeburt: Ätiologie, Prävalenz und Ergebnisse. Annales Nestlé 47:73–93

Arnold C, Kramer M, Hobbs C, McLean F, Usher R (1991) Very low birth weight: A problematic cohort for epidemiologic studies of very small or immature neonates. Am J Epidemiol 134: 604–613

McGregor J, French J (1991) Chlamydia trachomatis infection during pregnancy. Am J Obstet Gynecol 164:1782–1789

Pastore L, Savitz D (1995) Case-control study of caffeinated beverages and preterm delivery. Am J Epidemiol 141:61–69

8 Versorgungsmanagement bei Frühgeburten

C. Sordyl

8.1 Zur geburtshilflichen Situation in Mecklenburg-Vorpommern

Die geburtshilfliche Situation eines Bundeslandes muß sich am Ziel einer zeitgemäßen Betreuung während der Schwangerschaft und Geburt messen lassen. Angestrebt wird die ständige Verbesserung der geburtshilflichen Leistungsziffern. Sie sind abhängig (Wulf 1993)

- von der rechtzeitigen Erkennung und Gewichtung einer Risikosituation,
- von der Motivation der Schwangeren,
- von den Behandlungsmöglichkeiten,
- von der Intensität der Geburtsüberwachung sowie
- von der Neugeborenenversorgung.

Eine zentrale Leistungsziffer stellt nach wie vor die Frühgeburt dar. Wulf bezeichnet sie 1997 im Deutschen Ärzteblatt als die eigentliche Herausforderung für die moderne Geburtshilfe (Wulf 1997).

Die perinatale Mortalität und die einschlägige Morbidität sind vorrangig durch die Frühgeburtlichkeit belastet. In Mecklenburg-Vorpommern ist die Rate der Frühgeborenen - aufgrund der Auflistung des Statistischen Landesamtes hier definiert als Kinder mit einem Geburtsgewicht unter 2500 g - seit 1991 mit Zahlen zwischen 6,1 und 5,6 % praktisch unverändert geblieben (Abb. 8.1).

Zwar liegt Mecklenburg-Vorpommern mit dieser Zahl im Bundesdurchschnitt, aber insgesamt wird die seit Jahren stagnierende Untergewichtigenrate in der Fachliteratur angesichts der bestehenden Präventionsmaßnahmen wie Mutterschutzgesetz, Mutterschaftsrichtlinien, Infektionsprophylaxe u.a. sehr kritisch gesehen

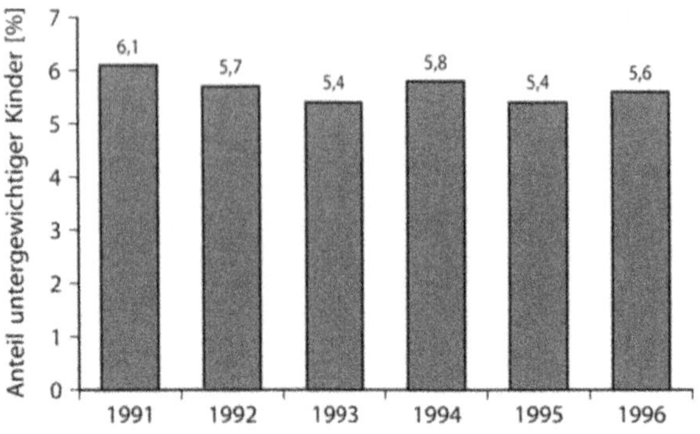

Abb. 8.1. Lebendgeborene unter 2500 g in Mecklenburg-Vorpommern 1991–1996. (Aus Gesundheitsberichte Mecklenburg-Vorpommern 1991–1996)

und ein wirksames Gesamtkonzept für die Frühgeborenenprophylaxe angemahnt (Wulf 1997).

Überdurchschnittliche perinatale Mortalität und Morbidität. Im Gegensatz zur Situation bei den Frühgeborenen liegt Mecklenburg-Vorpommern bei der perinatalen Mortalität und der Morbidität konstant über dem Bundesdurchschnitt.

So hat die perinatale Mortalität von 1993–1996 um ca. 26% zugenommen (Abb. 8.2).

Auch im Vergleich der Bundesländer nimmt Mecklenburg-Vorpommern eine negative Spitzenposition ein (1995 mit 7,9‰ Pos. 3 und 1996 mit 7,3‰ Pos. 4 nach Angaben des Statistischen Bundesamtes Wiesbaden).

Weniger Routine. Es überrascht nicht, daß gerade die Bundesländer (u.a. Bayern, Hessen, Baden-Württemberg und Niedersachsen) eine konstant unter dem Bundesdurchschnitt liegende perinatale Mortalität aufweisen, in denen eine graduelle und dem Bedarf angepaßte Verschiebung von Risikofällen in die nächsthöhere Versorgungsstufe praktiziert wird und die über eine sehr entwickelte Infrastruktur verfügen. In Mecklenburg-Vorpommern steht diese Schwerpunktplanung noch aus. Bemerkenswert ist die Tatsache, daß die niedergelassenen Frauenärzte dieser Bundesländer über

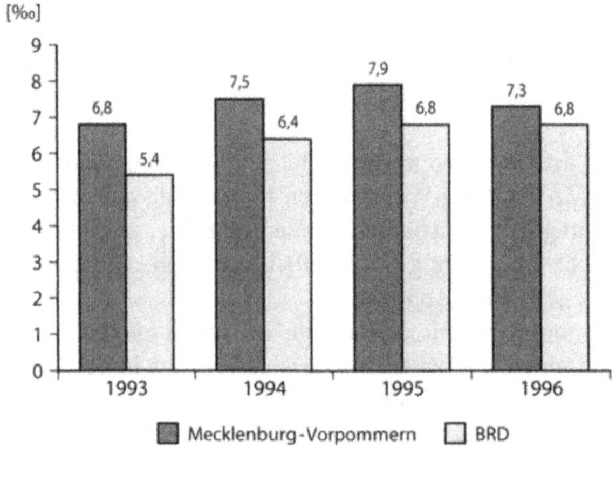

Abb. 8.2. Perinatale Mortalität in Mecklenburg-Vorpommern 1993–1996. (Aus Gesundheitsberichte Mecklenburg-Vorpommern 1996)

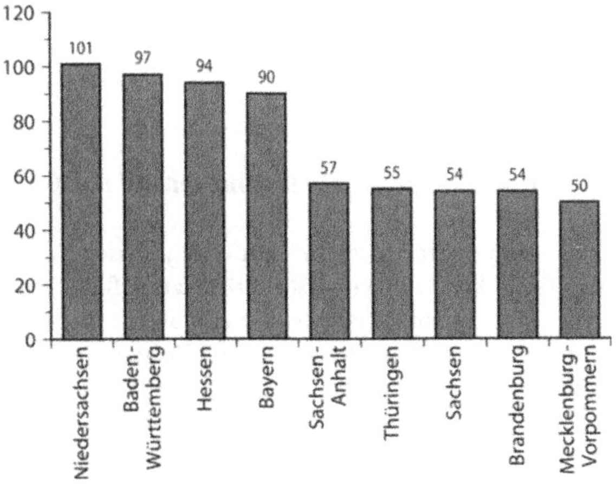

Abb. 8.3. Geborene je niedergelassenem Frauenarzt nach Bundesländern im Jahr 1995. (Aus Statistisches Bundesamt und Bundesarztregister der Kassenärztlichen Bundesvereinigung/Frauenärzte in den Bundesländern)

eine bedeutend höhere Routine in der Schwangerenvorsorge und -betreuung verfügen. So betreut in Niedersachsen ein Frauenarzt doppelt soviel Schwangere wie in Mecklenburg-Vorpommern (Abb. 8.3).

Steigende Frühgeborenenmortalität. Angestiegen ist in Mecklenburg-Vorpommern der Anteil der Frühgeborenenmortalität an der gesamten Mortalität. 1995 lag er noch bei 58,5%. 1996 stieg dieser Anteil bereits auf 71% (Gesundheitsberichte des Landes Mecklenburg-Vorpommern 1995 und 1996). Dies deutet bei einer konstanten perinatalen Mortalität darauf hin, daß die Betreuung der normalgewichtigen, reifgeborenen Kinder erfolgreich war, während die zunehmende Rate lebendgeborener Frühgeborener die Mortalitätsziffern anteilsmäßig mehr belastete.

Defizite bei der Schwangerenvorsorge. Ein weiterer Qualitätsparameter der Geburtshilfe ist die Verlegungsrate in eine Kinderklinik. Während in Mecklenburg-Vorpommern 1996 jedes 4. Neugeborene (25%) in eine Kinderklinik verlegt wurde, betraf dies in Niedersachsen fast nur jedes 10. (Neonatalerhebung Mecklenburg-Vorpommern 1996 und NPExtra 1997; Abb. 8.4). Wulf weist 1993 in seiner Untersuchung zur Effizienz

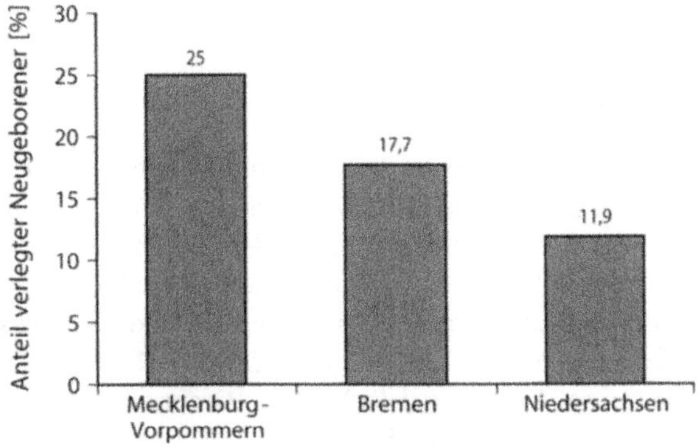

Abb. 8.4. Verlegung von Neugeborenen in die Kinderklinik im Vergleich ausgewählter Bundesländer (Bremen und Niedersachsen) 1996. (Aus Perinatalerhebungen der Bundesländer 1996)

der Schwangerenvorsorge eine deutliche Abhängigkeit der „fetal outcome"-Maße (u.a. Verlegungsfrequenz und Totgeburtenrate) von der Qualität der Schwangerenvorsorge nach (Wulf 1993). Diese Aussage läßt Defizite in Mecklenburg-Vorpommern vermuten.

8.2 Auswirkungen der Frühgeburten auf die Kosten und die Lebensqualität

Eine Analyse der Kosten bei den Frühgeburten im Geschäftsstellenbereich Schwerin der Techniker Krankenkasse 1997 zeigt, daß die kumulativen Kosten der medizinischen Versorgung Frühgeborener erheblich höher sind als die einer normalen Entbindung. Dies betrifft nicht so sehr die Kosten für die ambulante ärztliche Versorgung während der Schwangerschaft. Hier liegt das Morbiditätsrisiko bei den niedergelassenen Ärzten. Die Krankenkassen vergüten die ärztlichen Leistungen durch eine jährliche Kopfpauschale je Mitglied im Rahmen einer Gesamtvergütung. Diese Gesamtvergütung wird mit befreiender Wirkung an die Kassenärztliche Vereinigung entrichtet.

- Höhere Kosten resultieren erstens aus der *stationären Behandlung während der Schwangerschaft.* Nach Untersuchungen von Wolff (1997) befinden sich 16% der Schwangeren einmal, 2,6% sogar mehrfach während der Schwangerschaft im Krankenhaus. Zwei Drittel dieser Behandlungen sind auf Symptome der drohenden Frühgeburt zurückzuführen.
- Zweitens sind die Entbindungskosten durch eine weit über die bei einer normalen Entbindung liegende *stationäre Verweildauer* vor und nach der Geburt deutlich höher.
- Hinzu kommen drittens die Kosten für die *neonatologische Versorgung* des Neugeborenen, die in Mecklenburg-Vorpommern aufgrund der hohen Verlegungsrate in die Kinderklinik besonders ins Gewicht fallen.
- Ein letzter Gesichtspunkt ist in diesem Zusammenhang das *Mutterschaftsgeld*, das bei Frühgeburten um das 3fache höher liegt.

Ohne die weiteren zusätzlichen Ausgaben u.a. für die Hebammenversorgung, Arzneimittel und Haushaltshilfe und ohne Berücksichtigung der Mehrlingsgeburten betrugen die durchschnittlichen Kosten für eine Frühgeburt im TK-Geschäftsstellenbereich Schwerin 1997 16294 DM gegenüber den 4928 DM für eine normale Entbindung (Abb. 8.5).

Mehrlingsgeburten

Mit den Mehrlingsgeburten steigen die Kosten auf das 7,5fache einer normalen Entbindung (im Durchschnitt 37260 DM).

Diese Kosten werden insbesondere durch den wachsenden Anteil der Mehrlingsgeburten in Mecklenburg-Vorpommern an den Entbindungen weiter zunehmen. Von 1992–1997 ist er um 50,3% in unserem Bundesland gestiegen (Abb. 8.6). Gleichzeitig stieg auch die Zahl der untergewichtigen Mehrlinge im Vergleich zu allen Mehrlingen von 47% 1993 auf 71% 1996 (Gesundheitsberichte des Landes Mecklenburg-Vorpommern 1993 bis 1996).

Abb. 8.5. Vergleich der durchschnittlichen Kosten zwischen normaler Entbindung und Frühgeburt im Bereich der Techniker Krankenkasse Schwerin für das Jahr 1997 (inkl. Mehrlingsgeburten)

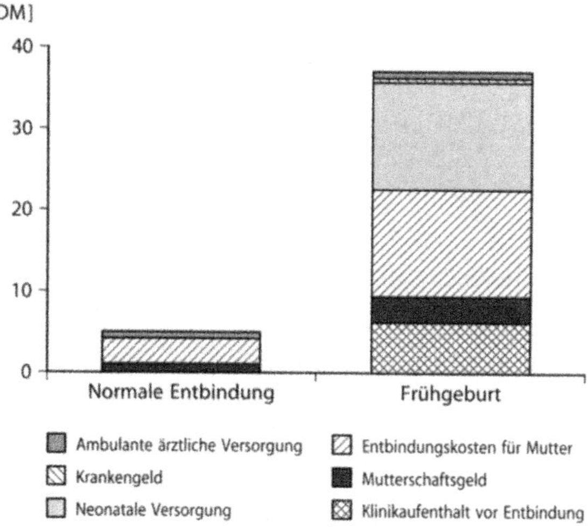

Abb. 8.6. Anteil der Mehrlingsgeburten in Mecklenburg-Vorpommern an den Entbindungen 1992–1997. (Aus Gesundheitsberichte Mecklenburg-Vorpommern 1997)

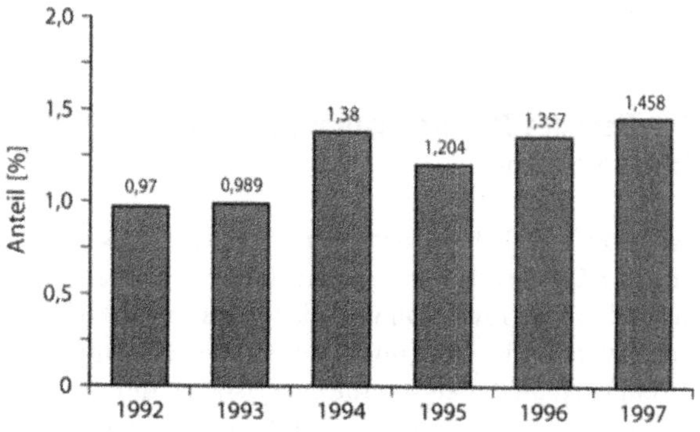

Die wachsende Zahl der Mehrlinge resultiert aus der erfolgreichen Reproduktionsmedizin. Nach Strauss et al. (1997) sind ca. 80% der Mehrlingsschwangerschaften auf eine Sterilitätsbehandlung zurückzuführen. Diese Entwicklung ist nicht unproblematisch. Die Mehrlingsgeburt beinhaltet infolge einer um das 6- bis 7fache erhöhten perinatalen bzw. neonatalen Sterblichkeit von Mehrlingen im Vergleich zu Einlingen erhebliche Risiken (Schröder 1998). Das liegt vordergründig an der hohen Frühgeborenenrate bei Mehrlingen infolge der gehäuften präexistenten Schwangerschaftskomplikationen. Untersuchungen haben ergeben, daß selbst bei maximalen personellen und apparativen Ressourcen an einem Perinatalzentrum bei Drillingsschwangerschaften Familien mit verstorbenem oder beeinträchtigtem Kind in 49%, bei Vierlingsschwangerschaften in 62% und bei Fünflingsschwangerschaften in 67% zu finden sind (Strauss et al. 1997).

Diese bedenklichen Resultate erfordern von den in der Sterilitätstherapie tätigen Medizinern einen verantwortungsvollen Einsatz ihrer verschiedenen Behandlungsmethoden. Eltern mit Kinderwunsch müssen rechtzeitig und nachdrücklich auch auf die aus Mehrlingsschwangerschaften resultierenden medizinischen und psychosozialen Folgen hingewiesen werden.

Resultierende Behinderungen

Nicht nur bei den frühgeborenen Mehrlingen muß sich die Qualität der Geburtshilfe auch an der Anzahl der Patienten, die ohne Behinderungen überleben, messen lassen. Dieser Parameter hat einen entscheidenden Einfluß auf die weitere Lebensqualität der Betroffenen und natürlich auch auf die Folgekosten (z.B. Behindertenpflege). So muß z.B. bei den in der Gewichtsgruppe unter 1000 g überlebenden Kindern (ca. 50–70%) in ca. 15% mit einem schweren Handicap und in 10–15% mit einem geringen oder mäßigen Handicap gerechnet werden (Wolff 1997).

Daher ist es künftig auch eine wichtige Aufgabe der Geburtshilfe, durch entsprechende Strategien bei der Geburtsleitung und Erstversorgung die Rate insbesondere der mittel- bis geringgradigen Handicaps zu vermindern.

8.3 Ziele des TK-Versorgungsmanagements in der Schwangerenvorsorge und -betreuung

Die geburtshilfliche Situation in Mecklenburg-Vorpommern in bezug auf die Kosten und die Lebensqualität der betroffenen Familien und Kinder erfordert aus unserer Sicht, daß die Prävention von Risikoschwangerschaften und Frühgeburten durch eine intensivere Aufklärung und Beratung der Schwangeren weiter ausgebaut wird.

Zugleich plädieren wir für eine risikoadaptiertere Schwangerenvorsorge und auch -betreuung in geburtshilflichen Abteilungen mit unterschiedlichem Behandlungspotential.

Hieraus resultieren sowohl Forderungen an die Schwerpunktplanung als auch an die Qualitätssicherung.

8.4 TK-Forderungen an die Schwerpunktplanung und Qualitätssicherung

Die Deutsche Gesellschaft für Geburtshilfe und Gynäkologie hat bereits 1992 in einer Stellungnahme gefordert (zit. nach Hickl 1997, S. 4):

„Ist mit der Geburt eines gefährdeten Neugeborenen zu rechnen und ist insbesondere die Notwendigkeit einer pädiatrischen Weiterbehandlung vorauszusehen, sollte die Schwangere in eine Frauenklinik mit angeschlossener Kinderklinik und ständiger Verfügbarkeit eines neonatologisch geschulten Pädiaters (Perinatologischer Schwerpunkt) verlegt werden. Im Falle einer Hochrisikoschwangerschaft und/oder vorhersehbarer Intensivbehandlungsbedürftigkeit des Neugeborenen sollte die Schwangere in ein Perinatalzentrum verlegt werden, wo die Erstversorgung des Kindes unter der Verantwortung eines in Neonatalogie besonders ausgewiesenen Pädiaters erfolgt."

Spezialeinrichtungen. Diese Zentralisierung der Geburtshilfe hat in den Staaten bzw. in den deutschen Bundesländern (z. B. in Hessen und Baden-Württemberg), in denen sie bereits umgesetzt wurde, auf bedeutende Weise zur Reduktion von Morbidität und Mortalität Frühgeborener beigetragen. In einer Vielzahl von Studien im europäischen Raum und in den USA wurde überzeugend nachgewiesen, daß die Überlebenschanchen kleiner Frühgeborener in Perinatalzentren hochsignifikant besser sind als in Abteilungen der Grund- und Regelversorgung. Bereits das bessere Training der Neonatologen im Umgang mit den kleinen Frühgeborenen, wie es eine Zentralisierung fast notwendigerweise mit sich bringt, läßt die Mortalität bei Frühgeborenen unter 1000 g von 88 auf 37% absinken (Roemer 1994, 1997). Eine Analyse der perinatalen Daten aus Hessen in bezug auf die Frühgeborenen mit einem Geburtsgewicht unter 1500 g aus dem Jahre 1994 ergab große Unterschiede in der Totgeburtenrate bei den Geburtskliniken. Sie liegt zwischen 12% bei den Perinatalzentren und 29% bei den übrigen hessischen Geburtskliniken (v. Loewenich u. Vonderheit 1997).

Insgesamt unterstreichen die vorliegenden Studien, daß Mortalitäts- und Morbiditätsziffern Frühgeborener mit der apparativen und personellen Ausstattung sowie den organisatorisch-logistischen Gegebenheiten einer Klinik stark korrelieren.

Aus diesem Grund erscheint auch für Mecklenburg-Vorpommern die Einrichtung von Perinatalzentren im Rahmen der Schwerpunktplanung des Landes als eine zwingende Notwendigkeit.

Basiseinrichtungen. Aus der Forderung nach einer risikoorientierten Selektionierung aller Schwangeren mit dem Ziel einer risiokoadaptierten Betreuung in geburtshilflichen Abteilungen mit unterschiedlichem Behandlungspotential darf allerdings nicht der Schluß gezogen werden, daß die Basisabteilungen in Mecklenburg-Vorpommern sowohl personell wie apparativ nicht ähnlich gut auszurüsten seien wie Perinatalzentren.

Anhand der Daten der Perinatalstudien wird deutlich, daß es die vorhersehbare „komplikationslose Spontangeburt am Termin" aus medizinischer Sicht nicht gibt.

Nach den Perinatalerhebungen der Bundesländer treten Risiken nach befundfreien Schwangerschaften in ca. einem Drittel der Fälle auf.

So müssen in einem risikoleeren Kollektiv ohne Verlaufsrisiken immer noch

- in ca. 4% ein Kaiserschnitt,
- in ca. 8% eine vaginal-operative Entbindung sowie
- in 3,7% eine Verlegung des Neugeborenen

vorgenommen werden (Roemer 1994). Daraus folgt, daß auch Abteilungen mit geringen Geburtenzahlen einen „Minimalstandard" geburtshilflicher Leistung vorweisen müssen.

Diese Mindestanforderungen an die Kliniken der verschiedenen Versorgungsstufen sind von der Deutschen Gesellschaft für Gynäkologie und Geburtshilfe (1995) verbindlich festgelegt worden. Dies bedeutet, daß auch in einer kleinen Abteilung mit nur ca. 300 Geburten pro Jahr der juristisch geforderte „Facharztstandard", „Personalstandard" und „Apparatestandard" gewährleistet sein muß, daß also z.B. ein Notfallkaiserschnitt in einer vernünftigen Zeit durchgeführt werden kann. Die Erfüllung der genannten Sollstandards ist kostenintensiv und könnte zur Folge haben, daß ganz kleine Abteilungen die Geburtshilfe aus finanziellen Gründen einstellen müssen.

Es ist auch zu bedenken, daß bei weniger als einer Entbindung pro Tag die notwendige Routine beim ärztlichen und nichtärztlichen Personal fehlt, um unerwarteten Zwischenfällen rasch und konsequent begegnen zu können.

Nach Roemer (1994) sind daher aus geburtshilflicher Sicht Mindestgeburtenzahlen pro Jahr zwischen 500 und 600 wünschenswert.

In Mecklenburg-Vorpommern kommt es derzeit bei 27,3 % der Kliniken zu weniger als einer Entbindung am Tag (Abb. 8.7). Die Kliniken mit weniger als 400 Geburten im Jahr versorgen 25,5 % des gesamten Entbindungsvolumens.

Zusätzlich zu den genannten Mindestvoraussetzungen ist zu beachten, daß auch kleinere Abteilungen nichtvorhersehbare und unkalkulierbare neonatale Risiken in der Geburtshilfe abdecken müssen, wie sie bei jedem normalen Geburtsablauf im Kreißsaal, aber auch nach der Geburt bei der Betreuung des Neugeborenen im Kinderzimmer auftreten können. Gerade diese Situationen verlangen auch in Zukunft die Aufrechterhaltung eines hohen Kenntnis- und Ausbildungsstandes in neonatologischer Primärversorgung bei Geburtshelfern und Gynäkologen sowie Anästhesisten, aber auch bei Hebammen und Kinderkrankenschwestern.

Daten aus den Neonatalerhebungen Mecklenburg-Vorpommerns belegen die Notwendigkeit breiter neonatologischer Kenntnisse ausdrücklich. So benötigten 1995 5,7% und 1996 7,1% der Neugeborenen eine Beatmung vor Verlegung. Dies sind immerhin 152 bzw. 196 Kinder, bei deren Primärversorgung Geburtshelfer und

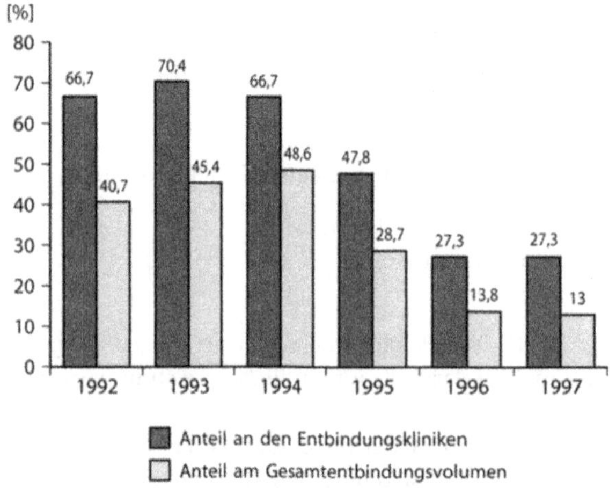

Abb. 8.7. Anteil der Kliniken mit weniger als einer Geburt am Tag in Mecklenburg-Vorpommern 1992–1997

Anästhesisten vor Eintreffen des neonatologischen Teams in einem hohen Prozentsatz gefordert waren (Neonatalerhebungen Mecklenburg-Vorpommern 1995 und 1996).

Qualitätssichernde Maßnahmen. Einen weiteren Aspekt im Rahmen unseres Versorgungsmanagements sehen wir in dem Ausbau begleitender qualitätssichernder Maßnahmen. In diesem Zusammenhang wäre es sinnvoll, daß die Auswertung der Ergebnisse der Perinatal- und Neonatalerhebungen ebenso wie in anderen Bundesländern, wie z.B. in Nordrhein-Westfalen oder Niedersachsen, der Öffentlichkeit zugänglich gemacht werden. Die Ärztekammer Nordrhein betrachtet z.B. die Information der Öffentlichkeit als ein wesentliches Ziel, um u.a. die Eigenverantwortung der Schwangeren zu fördern.

Die Analyse der Neonatal- und Perinatalerhebungen und die breite Diskussion der Ergebnisse müssen als Schwerpunkte des Qualitätsmanagements in der Geburtshilfe auch in Mecklenburg-Vorpommern noch vertieft und zielgerichteter betrieben werden.

Als wichtiges Instrument in diesem Prozeß können nach Auffassung der Techniker Krankenkasse regionale qualitätssichernde Fallkonferenzen dienen, die im Sinne eines Peer Review bei außergewöhnlichen Komplikationen, Todesfällen, hohen Sectioraten u.ä. ohne Sanktionen die Behandlungsstrategien und -methoden kritisch analysieren. In dieses Qualitätssicherungsverfahren sollten kompetente Vertreter der Ärztekammer, der Kassenärztlichen Vereinigung, des Medizinischen Dienstes der Krankenkassen und der jeweils betroffenen Krankenkasse involviert sein.

8.5 Aufklärung und Beratung der TK-Versicherten

Eine wesentliche Präventivmaßnahme zur Verhinderung einer Frühgeburt ist die Intensivierung der Schwangerenvorsorge. Es liegen eine Reihe wissenschaftlicher Untersuchungen vor, die eine deutliche Korrelation zwischen der Frühgeburtenrate und der Vorsorgeintensität, gemessen an dem Zeitpunkt der Erstuntersuchung und der Anzahl der Untersuchungen belegen (Wulf 1997).

So steigt die Frühgeborenenrate von 1,8% bei überstandardversorgten Schwangeren über 3,3% bei Standardversorgten auf fast 15% bei unterstandardversorgten Schwangeren. Dies zeigt, daß das Vorsorgeangebot in den Mutterschaftsrichtlinien prinzipiell ausreichend ist. Wichtig ist daher eine ausreichend informierte und motivierte Schwangere, die die vorhandenen Möglichkeiten auch konsequent nutzt.

Im Zentrum der Beratung und Information sollte daher die Aufklärung über die Bedeutung der Lage des Erstuntersuchungstermins vor der 12. Schwangerschaftswoche, der Untersuchungsdichte und der Anpassung der Intensität der Untersuchungen an die individuelle Risikosituation stehen. Daß in diesen Bereichen auch in Mecklenburg-Vorpommern noch Reserven bestehen, zeigt u.a. die Teilnahme der Schwangeren an den Vorsorgeuntersuchungen bis zur 12. Schwangerschaftswoche (Abb. 8.8). Während in Mecklenburg-Vorpommern 1996 79,3% der Schwangeren ihre Erstuntersuchung bis zur 12. Schwangerschaftswoche hatten, waren es im gleichen Jahr in Niedersachsen 87,6% der Frauen (Gesundheitsbericht Mecklenburg-Vorpommern 1996; NPExtra 1996).

Dies ist insofern bedeutsam, da sich oft bereits beim Erstuntersuchungstermin eine Prognose für die Schwangerschaft stellen läßt. Dies betrifft v.a. die Frühgeborenenrate sowie die Zahl der Totgeburten (Wulf 1993).

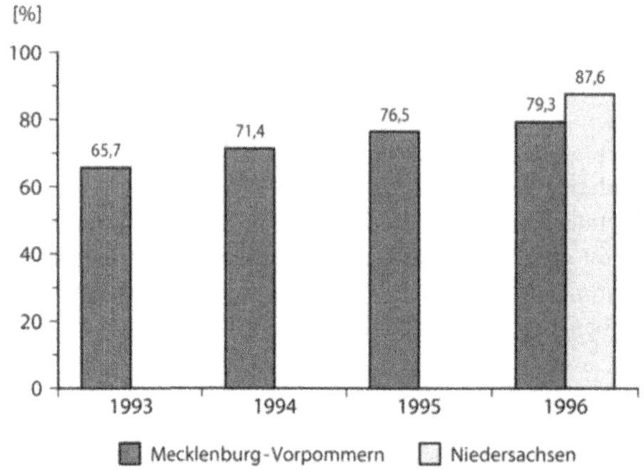

Abb. 8.8. Teilnahme der Schwangeren an den Vorsorgeuntersuchungen bis zur 12. Schwangerschaftswoche in Mecklenburg-Vorpommern von 1993–1996. (Aus Gesundheitsberichte Mecklenburg-Vorpommern 1993–1996)

Neben der Bedeutung der Schwangerenvorsorge sehen wir einen weiteren Schwerpunkt unserer Aufklärungsbemühungen darin, unseren Versicherten mehr Informationen über die Leistungsangebote, die Leistungsfähigkeit und das Bemühen der Leistungserbringer um Qualitätsmanagement zu geben (Abb. 8.9).

Verbesserte Informationen und Transparenz des medizinischen Versorgungssystems sind einerseits wichtige Voraussetzungen für eine patientenorientierte Verbesserung der medizinischen Qualität und zum anderen stärken diese Informationen das Selbstbestimmungsrecht unserer Versicherten.

Informationsbedarf im Sinne einer Prävention für geburtshilfliche Komplikationen sehen wir u.a. bei der Aufklärung über die Bedeutung der zentralisierten Betreuung von Hochrisikoschwangerschaften, über Qualitätsstandards in der Geburtshilfe sowie zur Situation der Geburtshilfe in Mecklenburg-Vorpommern.

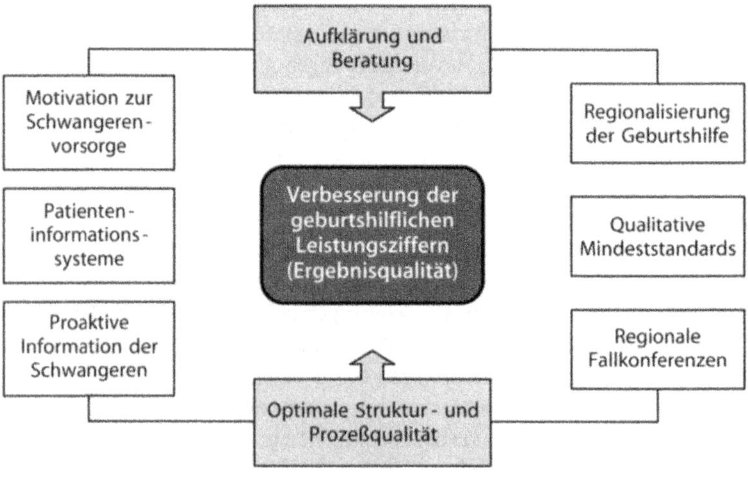

Abb. 8.9. TK-Versorgungsmanagement während der Schwangerschaft und in der Geburtshilfe

Ein erster Schritt in diese Richtung war die Herausgabe des Beratungsblattes „Ärztliche Betreuung in der Schwangerschaft und Mutterschaft" im September 1997. Hier geben wir u.a. Hinweise zur ärztlichen Schwangerenvorsorge, zu geburtshilflichen Qualitätsanforderungen und zu den Vorsorgemaßnahmen nach der Entbindung sowie einen Überblick über die Entbindungskliniken des Landes mit Hinweisen zur Strukturqualität. Geplant ist darüber hinaus der Ausbau des Telefonservice, um mit Schwangeren bereits vor der Beantragung von Mutterschaftsgeld Kontakt aufnehmen zu können und sie ggf. proaktiv zu beraten und zu unterstützen.

Von unserer Seite werden wir das Versorgungsmanagement während der Schwangerschaft und in der Geburtshilfe ausbauen, um einerseits die Motivation der Schwangeren zur Vorsorge und ihr Selbstbestimmungsrecht zu fördern und andererseits um verstärkt Einfluß zu nehmen auf die Verbesserung der Rahmenbedingungen der Geburtshilfe in Mecklenburg-Vorpommern.

Zusammenfassung

Die Qualität der Betreuung während der Schwangerschaft und Geburt wird durch die geburtshilflichen Leistungsziffern gekennzeichnet. Eine zentrale Leistungsziffer stellt nach wie vor die Frühgeburt dar, die die perinatale Mortalität und Morbidität maßgeblich prägt.

Die Rate der Frühgeborenen liegt in Mecklenburg-Vorpommern seit 1991 praktisch unverändert zwischen 6,1 und 5,6% und damit im Bundesdurchschnitt. Die perinatale Mortalität liegt konstant über dem Bundesdurchschnitt und hat von 1993–1996 um ca. 26% zugenommen. Angewachsen ist auch der Anteil der Frühgeborenenmortalität an der gesamten Mortalität. Während er 1995 noch bei 58.5% lag, stieg er 1996 auf 71%.

Die Verlegungsrate in die Kinderklinik stellt einen weiteren Qualitätsparameter dar; jedes 4. Neugeborene wurde in eine Kinderklinik verlegt.

Nach Roemer (1994) sind aus geburtshilflicher Sicht Mindestgeburtenzahlen pro Jahr zwischen 500 und 600 pro Klinik wünschenswert. In Mecklenburg-Vorpommern liegt der Anteil der Kliniken mit weniger als einer Entbindung pro Tag bei 27,3%. Kliniken mit weniger als 400 Geburten im Jahr versorgen 25,5% des gesamten Entbindungsvolumens.

Eine Analyse der Kosten im Geschäftsstellenbereich Schwerin der Techniker Krankenkasse belegt, daß die Kosten der medizinischen Versorgung Frühgeborener 3fach höher sind als die einer normalen Entbindung. Bei Mehrlingsgeburten, deren Anteil infolge der erfolgreichen Reproduktionsmedizin von 1992–1997 um 50,3% in unserem Bundesland gestiegen ist, liegen die Kosten ca. 7,5fach höher. Die Erfahrungen aus anderen Bundesländern zeigen, daß eine Verbesserung der Qualität der Geburtshilfe, v. a. bei der Geburt von gefährdeten Neugeborenen, in Perinatalzentren wesentlich erfolgreicher ist. Daher ist die Einrichtung von Perinatalzentren in Mecklenburg-Vorpommern zwingend notwendig.

Die Frühgeburtenrate kann nur durch ein umfassendes Versorgungsmanagement reduziert werden. Eine wesentliche Präventivmaßnahme ist die Intensivierung der Schwangerenvorsorge und -aufklärung sowie die frühzeitige risikoorientierte Selektionierung der Schwangeren mit dem Ziel der risikoadaptierten Betreuung.

Literatur

Deutsche Gesellschaft für Gynäkologie und Geburtshilfe (1995) Stellungnahme zu den Mindestanforderungen an geburtshilfliche Abteilungen. Frauenarzt 36:1237–1239
Hickl EJ (1997) Das Neugeborene im Bereich der Geburtshilfe. Gynäkologe 30:3–6
Loewenich V von, Vonderheit KH (1997) Qualitätssicherung in der Perinatalen Medizin. Z Geburtshilfe Neonatol 201:277–278
Neonatalerhebungen Mecklenburg-Vorpommern 1995 und 1996 (unveröff.)
NPExtra (1997) Zentrum für Qualitätsmanagement im Gesundheitswesen der Ärztekammer Niedersachsen (Hrsg)
Roemer VM (1994) Die Regionalisierung in der Geburtshilfe aus forensischer Sicht. Gynäkologe 27:229–238
Roemer VM (1997) Anmerkungen zur Struktur der Geburtshilfe in Deutschland. Frauenarzt 4: 580–596
Schröder W (1998) Leitung der Mehrlingsgeburt. Gynäkologe 31:267–274
Sozialministerium des Landes Mecklenburg-Vorpommern (Hrsg) (1993, 1994, 1995, 1996, 1997) Gesundheitsberichte des Landes Mecklenburg-Vorpommern
Sozialministerium des Landes Mecklenburg-Vorpommern (Hrsg) Krankenhausstatistiken 1992–1997
Strauss A, Knitza R, Otto M, Genzel-Borovczeny O, Versmold H, Hepp H (1997) Geburtshilfliche Besonderheiten höhergradiger Mehrlinge – Fluch oder mehrfacher Segen? Geburtshilfe Frauenheilk 57:500–509
Wolff F (1997) Prävention der Frühgeburt. Gynäkologe 30:726–736
Wulf KH (1993) Effizienz und Inanspruchnahme der Schwangerenvorsorge. PerinatalMed 5: 73–77
Wulf KH (1997) Frühgeburt und Grenzen. Dtsch Ärzteblatt 94:1672–1674

9 Prävention der Frühgeburt

B. Viehweg

9.1 Einleitung

Trotz umfangreicher Bemühungen in den Bereichen Prävention, Diagnostik und Therapie ist es bislang nicht gelungen, die Inzidenz von Frühgeburten zu senken. In Deutschland beträgt die Frühgeburtenrate etwa 6,5–8%. Nach den Angaben ausgewählter Perinatalerhebungen scheint sich in einigen Bundesländern eher ein leicht zunehmender Trend abzuzeichnen (Tabelle 9.1). Fast 80% der neonatalen Mortalität sind Folge der Frühgeburtlichkeit (Tabelle 9.2). Damit wird nachdrücklich unterstrichen, daß gegenwärtig die Frühgeburtlichkeit für die Prognose des Kindes das wichtigste Problem der modernen Geburtsmedizin darstellt, da andere Todesursachen in der Vergangenheit erfolgreich zurückgedrängt werden konnten.

Besondere Aufmerksamkeit erfordert die Verhütung der Geburt sehr unreifer Frühgeborener. Neugeborene mit einer Tragzeit <29 Schwangerschaftswochen stellen nur 0,6% des Geburtengutes dar, bedingen aber fast 51% der neonatalen Mortalität. Anhand der Daten der Sächsischen Perinatalerhebung wird ersichtlich, daß ihr Anteil an

Tabelle 9.1. Frühgeburtenhäufigkeit in ausgewählten Bundesländern. (Perinatalerhebungen 1992, 1997)

Bundesland	1992 [%]	1997 [%]
Nordrhein	7,6	8,0
Niedersachsen	7,3	7,8
Hessen	7,1	7,6
Bayern	7,0	7,5
Thüringen	7,2	6,8
Sachsen	6,8	6,5

Tabelle 9.2. Anteil Frühgeborener an der neonatalen Mortalität bis zum 7. Lebenstag (n = 151 911). (Aus Sächsische Perinatalerhebung 1992–1997)

Jahr	Neonatale Mortalität (n = 354)	Gesamt < 29 SSW (n = 140) [%]	Gesamt < 32 SSW (n = 174) [%]	Gesamt < 37 SSW (n = 251) [%]
1992	71	29,6	39,4	63,3
1993	51	39,2	51,0	78,4
1994	54	35,2	37,0	64,8
1995	54	42,6	51,9	68,5
1996	55	40,0	54,5	70,9
1997	69	50,7	60,9	79,5

der neonatalen Mortalität in dem kurzen Beobachtungszeitraum seit 1992 um 21% (von 29,6 auf 50,7%) zugenommen hat (vgl. Tabelle 9.2).

Hinsichtlich der Prävention von Frühgeburten besteht dringend Handlungsbedarf, jedoch fehlt bislang ein wirksames Gesamtkonzept für die Frühgeburtsprophylaxe.

9.2 Risikoklassifizierung

Bisherige Screeningprogramme zielen auf

- die Identifikation von Risikogruppen (primäre Prävention) und
- die frühzeitige Erkennung von Zeichen einer drohenden Frühgeburt (sekundäre Prävention).

Präventionsprogramme. Infolge unbefriedigender Ergebnisse wurde in den letzten Jahren wiederholt eine kritische Neubewertung existierender Präventionsprogramme versucht. Dabei stehen Praktikabilität und Effizienz und nicht zuletzt auch die Kosten der Maßnahmen im Mittelpunkt des Interesses (Collaborative Group on Preterm Birth Prevention 1993; Fangman et al. 1994; Hueston et al. 1995; Goldenberg u. Rouse 1998; McLean et al. 1993; Mercer et al. 1996; Shiono u. Klebanoff 1993; Thoumsin et al. 1998). Die existierenden Präventionsprogramme basieren auf der Erfassung von Risikofaktoren aus der Anamnese und Störungen der aktuellen Schwangerschaft mit dem Ziel der Aufdeckung und Vermeidung von ursächlichen oder zur Frühgeburtlichkeit assoziierten Faktoren sowie Empfehlungen und Maßnahmen für eine angemessene Intensivierung der Betreuung von potentiell durch Frühgeburt bedrohten Schwangeren.

Daten aus Perinatalerhebungen. Eine Analyse aktueller Daten aller Frühgeburten (n = 3617) aus der Sächsischen Perinatalerhebung der Jahre 1996–1997 zeigt, daß die in den Risikokatalogen (Mutterschaftsrichtlinien und Mutterpaß) erfaßten Prädiktoren insgesamt relevant sind. Die Frühgeburtenrate beträgt bei risikofreier Schwangerschaft nur 2,1% und steigt auf 7,4% bei anamnestischem Risiko bis 12,0% bei Berücksichtigung befundeter Risiken aus der aktuellen Schwangerschaft. Auch konnte anhand der Daten der Bayerischen Perinatalerhebung eine enge Korrelation zwischen Frühgeburteninzidenz und Qualität der Schwangerenvorsorge demonstriert werden. Die Frühgeburtenrate lag bei Betreuung unter dem Standard bei 14,9 %, bei Betreuung entsprechend dem Standard bei 3,3 % und bei Betreuung über dem Standard nur bei 1,8 % (Wulf 1993).

Erfolgreiche Prävention. Daß ein komplexes Programm von Beratung, Intensivierung der Schwangerenvorsorge und sozialen Maßnahmen eine Senkung der Frühgeburtlichkeit bewirken kann, wurde in der Vergangenheit von Papiernik et al. (1985) gezeigt. Leider sind derartige Konzepte bislang nur regional erfolgreich gewesen. Die existierenden, überwiegend somatisch orientierten Screening- und Präventionsprogramme sind insgesamt hinter den Erwartungen zurückgeblieben.

Risikofaktoren. Hinter der Frühgeburtlichkeit verbirgt sich ein multifaktorielles und komplexes Geschehen, wobei das Verständnis für das Wechselspiel zwischen wehen-induzierenden und schwangerschaftserhaltenden Faktoren nach wie vor lückenhaft ist. Anhand epidemiologischer Daten und klinischer Erfahrungen werden Merkmale, die aus dem sozioökonomischen Status sowie Lebensführung und Gesundheitsverhalten der Schwangeren, der allgemeinen und geburtshilflichen Anamnese und der aktuellen Schwangerschaft resultieren, als Risikofaktoren bewertet.

Problematische Risikozuordnung. Die Ergebnisse hinsichtlich der Identifikation von Frauen, die nachfolgend tatsächlich eine Frühgeburt bekommen, sind bislang unbefriedigend. Interventionsmaßnahmen sind jedoch nur sinnvoll und möglich, wenn es gelingt, mit diesen Risikoschemata den überwiegenden Teil der Frauen zu identifizieren, die tatsächlich von einer Frühgeburt bedroht sind. Die Fülle der in Risikokatalogen oder Risikoscores erfaßten Faktoren bedingt, daß nach Risikoklassifizierung inzwischen nur noch etwa 30 – 35 % des Geburtengutes in den Perinatalerhebungen als risikofreie Schwangerschaften ausgewiesen werden. Bei Berücksichtigung der tatsächlichen Frühgeburteninzidenz werden die Grenzen derartiger quantitativer Methoden deutlich.

Bei der hohen Rate falsch positiver Fälle ist nicht nur die unnötige Verunsicherung der Schwangeren, bei denen keine tatsächliche Gefährdung gegeben ist, zu bedenken, sondern auch die daraus resultierende mangelnde Praktikabilität bzw. niedrige Compliance bei der Nutzung und Anwendung derartiger Risikokataloge (Thoumsin et al. 1998). Nach Literaturangaben (Shiono u. Klebanoff 1993) beträgt die Sensitivität etwa 50 % und der positive Vorhersagewert übersteigt kaum 30 %. Das einfache Verknüpfen von Risikofaktoren in Risikokatalogen wird den komplexen Zusammenhängen bei Frühgeburtlichkeit offenbar nicht ausreichend gerecht.

Neubewertung der Risikofaktoren. Für die Beschreibung des Einzel- und Gesamtrisikos ist deshalb eine Neubewertung, Reihung und Gewichtung der Risikofaktoren unter Berücksichtigung der jeweiligen Prävalenz und der Strenge der Beziehung zur Frühgeburtlichkeit sowie Synergismus, Antagonismus, Verteilung und Konstellation potentieller Risikofaktoren wünschenswert (Dudenhausen u. Büscher 1996; Shiono u. Klebanoff 1993; Spätling u. Schneider 1997).

Durch den Einsatz einer mehrdimensionalen Diskriminanzanalyse, mit der Zusammenhänge zwischen mehreren Parametern bezüglich ihres Informationsgehalts für ein definiertes Ereignis überprüft werden können, ließ sich in eigenen Untersuchungen, zumindest bei Schwangeren mit Zeichen drohender Frühgeburt, sowohl die Vorhersage einer erfolgreichen Schwangerschaftsverlängerung als auch einer Früh- oder Termingeburt verbessern (Faber et al. 1995).

Bei bestimmten Risikokonstellationen spielt die *Verkettung ungünstiger Faktoren* (niedriger Sozialstatus, unzureichendes Gesundheitsbewußtsein und mangelnde Inanspruchnahme der Schwangerenvorsorge) zusätzlich eine Rolle. Beklagt wird auch die fehlende Möglichkeit der Voraussage, ob eine Frühgeburt bei sehr niedrigem oder relativ günstigem Gestationsalter erfolgen wird, was für die Prognose der zugehörigen Neugeborenen von entscheidender Bedeutung ist (Thoumsin et al. 1998). Bei einigen Faktoren ist ein Wandel in der Wertigkeit zu beobachten. So finden wir anhand der Daten (n = 55454) der Sächsischen Perinatalerhebung der Jahre 1996/1997 für das Merkmal „Berufstätigkeit während der Schwangerschaft" mit einer Frühgeburtenhäufigkeit von 6% einen Wert, der die Frühgeburtenrate im Gesamtgeburtengut (6,5%) unterschreitet, was inzwischen auf die Wirksamkeit der Mutterschutzgesetzgebung zurückgeführt wird.

Risikokataloge, in denen die geburtshilfliche Anamnese ein wesentlicher Bestandteil ist, haben für *Mehrgebärende* einen besseren Vorhersagewert (Spätling u. Schneider 1997). Eine Überprüfung von Anzahl und Ausgang vorangegangener Schwangerschaften anhand der Daten der Sächsischen Perinatalerhebung bestätigt bekannte Zusammenhänge zur Frühgeburtlichkeit (Tabelle 9.3). Die niedrigste Frühgeburtenrate (4,3%) haben Zweitgebärende bei unauffälliger erster Schwangerschaft in der Anamnese. Die höchste Frühgeburtenrate (21,9%) findet sich bei Zustand nach Frühgeburt.

Die Bedeutung *psychosozialer Einflußfaktoren* wird schon seit langem vermutet (Börgens 1997). Den Einfluß von Information und Beratung und der daraus resultierenden Patientenzufriedenheit konnten wir in einer prospektiven Studie (450 Schwan-

Tabelle 9.3. Geburtshilfliche Anamnese und Frühgeburtlichkeit. (Aus Sächsische Perinatalerhebung 1996/1997)

Schwangere (n = 55454)	<29 SSW (314 = 0,6%) [%]	29–31 SSW (276 = 0,5%) [%]	32–36 SSW (3027 = 5,4%) [%]	Ges. <37 SSW (3617 = 6,5%) [%]
≥2mal Abortus (n = 1435)	2,2	1,1	9,2	12,5
≥2mal Abruptio (n = 1338)	1,9	2,8	8,1	12,9
Zustand nach Frühgeburt (n = 1290)	2,1	2,0	17,8	21,9
Zustand nach Termingeburt (n = 12941)	0,3	0,3	3,7	4,3

Tabelle 9.4. Frühgeburtenrate in Abhängigkeit von der Patientenzufriedenheit in der Schwangerenvorsorge (prospektiv 450 Schwangerschaften, Wiederauffindungsrate 93%)

Risiko	Patientenzufriedenheit			
	Gut bis ausreichend		Schlecht	
	n	Frühgeburt [%]	n	Frühgeburt [%]
Ohne (n = 218)	188	4	30	7
Mäßig (n = 137)	115	2	22	9
Hoch (n = 48)	38	8	10	20
Gesamt	341	3,5	62	9,7

gere, Auffindungsrate zur Geburt 93%) darstellen (Ruckhäberle et al. 1992). Unabhängig von der zu Betreuungsbeginn erfolgten Risikoklassifizierung verdoppelte sich die Frühgeburtenrate in allen Untersuchungsgruppen bei schlechter Patientenzufriedenheit (Tabelle 9.4).

9.3 Früherkennung der Zeichen der drohenden Frühgeburt

Neben unsicherer Kalkulierbarkeit des Frühgeburtsrisikos fehlen verläßliche Möglichkeiten der rechtzeitigen und sicheren Erfassung der Symptome einer drohenden Frühgeburt. Die Suche gilt Indikatoren für tatsächlich behandlungsbedürftige Frühgeburtssymptome.

Vorzeitige Wehen

Zweifelsohne haben vorzeitige Wehen als klinisches Symptom zentrale Bedeutung. Es gibt jedoch keine einheitlichen Vorstellungen über die Abgrenzung zwischen noch physiologischer oder bereits therapiebedürftiger Uterusaktivität im Verlauf der Schwangerschaft. Kontroverse Ansichten werden bereits bei der Definition vorzeitiger Wehen deutlich. Nach der 20. Schwangerschaftswoche nehmen uterine Kontraktionen sowohl an Frequenz als auch an Intensität zu. Zahn (1978) sieht die Grenzwerte bei ungestörter Schwangerschaft bei 3 Uteruskontraktionen pro Stunde in der 25. bis 28. Schwangerschaftswoche und bei 5 Kontraktionen pro Stunde in der 29. bis 32. Schwangerschaftswoche. Nach Martius (1988) sind mehr als 2 schmerzhafte Kontraktionen in 10 min über einen Zeitraum von 2 h vor der 37. Schwangerschaftswoche pathologisch.

Zervixwirksamkeit der Wehen. Neben Anzahl, Regelmäßigkeit und Schmerzhaftigkeit wird immer wieder auf die Zervixwirksamkeit für die Differenzierung zwischen Frühgeburtswehen und physiologischen Uteruskontraktionen hingewiesen (Thoumsin et al. 1998). Andere Autoren (Iams et al. 1990, 1994) halten solche Symptome jedoch bereits für späte Warnzeichen einer Frühgeburt. Verwiesen wird auf die Bedeutung subjektiver Zeichen wie menstruationsähnliche Beschwerden, tiefe Rückenschmerzen, uterine Kontraktionen bei Belastung, blutiger oder wäßriger Fluor bzw. Änderungen der Zusammensetzung und Zunahme des Vaginalsekrets. Schwangere mit vermehrter uteriner Kontraktilität haben nach Roberts et al. (1995) auch ohne Zervixveränderungen ein höheres Frühgeburtsrisiko.

Tokographie. Bei Selbstpalpationskontrolle werden nur etwa 15% der tatsächlichen Uteruskontraktionen durch die Schwangeren bemerkt (Newman et al. 1986). Der Einsatz eines täglichen häuslichen Tokographiemonitorings der Uterusaktivität hat jedoch die an das aufwendige und kostenintensive Verfahren gestellten Erwartungen nicht erfüllt (American College of Obstetricians and Gynecologists 1995).

Überlegungen, ob auch andere Charakteristika wie Lokalisation des Ursprungs und Art der Ausbreitung der Uteruskontraktionen für die Vorhersage einer Frühgeburt bedeutsam sind, haben zur Entwicklung der Vierkanaltokographie geführt, deren klinische Wertigkeit gegenwärtig noch überprüft wird (Spätling u. Schneider 1997).

Zervixveränderungen

Da Auflockerung der Zervix, Verkürzung der Zervixlänge und vorzeitige Zervixdilatation – offenbar als Endergebnis zahlreicher verschiedener Einflüsse – lange vor einer Frühgeburt auftreten können, wird eine enge Assoziation zwischen vorzeitiger Zervixreifung und Frühgeburtlichkeit vermutet (Copper et al. 1995).

Routinemäßige Zervixkontrollen. Während in einigen Ländern (Frankreich, Deutschland, Italien, Belgien) im Rahmen der Schwangerenvorsorge regelmäßige vaginale Zervixuntersuchungen weit verbreitet sind, sind sie in anderen Ländern (Dänemark, Irland, England, Niederlande) nicht üblich (Buekens et al. 1994; Thoumsin et al. 1998). In Deutschland haben sich routinemäßige palpatorische Zervixkontrollen, selbst bei symptomlosen Schwangeren, weitgehend eingebürgert (Kürzl 1996), obwohl weder der Nutzen eines generellen Zervixscreenings für die Erkennung eines erhöhten Frühgeburtsrisikos bzw. die Reduzierung der Frühgeburtenhäufigkeit bislang eindeutig belegt werden konnte (Bergsjo u. Villar 1997), noch in den Mutterschaftsrichtlinien regelmäßige vaginale Untersuchungen gefordert sind.

In einer großen europäischen Multicenterstudie ließ sich kein Effekt auf die Erkennung von Schwangeren mit Frühgeburtsrisiko und auf die Frühgeburtenrate nachweisen, allerdings auch keine der teilweise behaupteten Nachteile routinemäßiger vaginaler Untersuchungen wie die Zunahme von vorzeitigen Blasensprüngen (Buekens et al. 1994).

Beurteilung der Zervixbefunde. Die Objektivierung palpatorischer Zervixbefunde ist durch die subjektiv erhobenen Einzelparameter limitiert. Zervixmessungen mittels Vaginalsonographie erlauben neben der Einschätzung der Zervixverkürzung auch eine Beurteilung der Eröffnung des inneren Muttermundes sowie einer möglicherweise bereits nachweisbaren U- oder V-förmigen Trichterbildung mit Prolaps des unteren Eipols. Bei sonografisch gemessener Zervixlänge zwischen 28 und 30 Schwangerschaftswochen unter 35 mm, ist die Aussagekraft im Hinblick auf eine Frühgeburt mit einer Sensitivität von 66% und einer Spezifität von 62% einzuordnen (Tongsong et al. 1995). Nach den Mutterschaftsrichtlinien sind sonographische Zervixmessungen bei Zervixinsuffizienz oder entsprechendem Verdacht gerechtfertigt, also Risikoschwangerschaften bzw. ausgewählten Indikationen vorbehalten.

9.4 Klassifizierung der Frühgeburten nach ätiologischen Kategorien

Die größte Begrenzung der gegenwärtigen Bemühungen um die Prävention von Frühgeburten stellt die Unkenntnis der Ursachen der Frühgeburtlichkeit dar.

Geburtsauslösende Ereignisse

Neuere Literaturangaben (Tucker et al. 1991; Schneider et al. 1994) stellen ätiologische Kategorien in dem für die Geburtsauslösung verantwortlichen Geschehen bei Frühgeburtlichkeit in den Mittelpunkt der Überlegungen. Danach bedingen unter Berücksichtigung der jeweils führenden Symptomatik zu je etwa einem Drittel

- spontane vorzeitige Wehen,
- ein früher vorzeitiger Blasensprung und
- eine aus mütterlicher und kindlicher Indikation notwendige vorzeitige Schwangerschaftsbeendigung

die Frühgeburtlichkeit (Abb. 9.1). Eine Analyse der Daten der Sächsischen Perinatalerhebung der Jahre 1996–1997 (3617 Frühgeburten bzw. 4046 Frühgeborene) bestätigt weitgehend derartige Aussagen (Tabelle 9.5). Bei 29% der Frühgeburten sind vorzeitige Wehen, bei 41% ein vorzeitiger Blasensprung und weiterhin eine Reihe fetaler sowie mütterlicher Störungen dokumentiert. In dieser Untersuchung ist zu berücksichtigen, daß hier nicht nur das führende Symptom sondern alle Ereignisse registriert

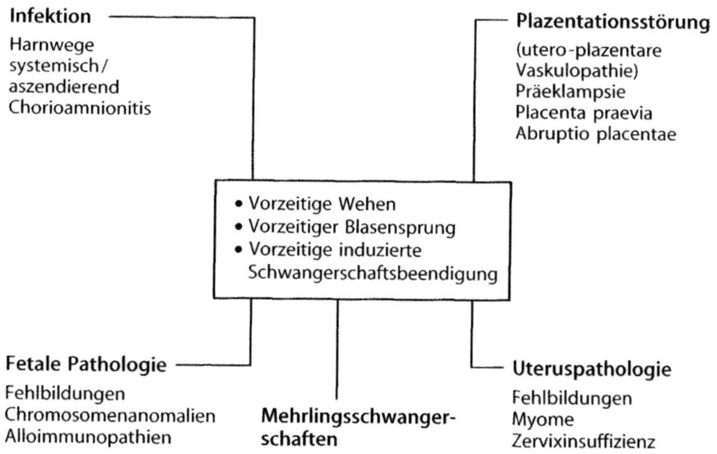

Abb. 9.1. Pathogenese der Frühgeburt. (Nach Schneider et al. 1994)

Tabelle 9.5. Zur Frühgeburt assoziierte Parameter (3617 Frühgeburten, 4046 Frühgeborene). (Aus Sächsische Perinatalerhebung 1996/1997)

Ätiologische Klassifikation	n	%
Vorzeitige Wehen	1051	29,1
Vorzeitiger Blasensprung	1493	41,3
Mütterliche oder fetale Gefährdung:		
Fetale Wachstumsretardierung	585[a]	14,5
Pathologisches CTG	562	15,5
Amnioninfektionssyndrom	127	3,5
Blutungen	1074	29,7
Placenta praevia	98	2,7
Abruptio placentae	123	3,4
Gestose/Eklampsie	243	6,7
Mehrlingsschwangerschaft	405	11,2

[a] Frühgeborene.

wurden, so daß teilweise Überschneidungen vorliegen. Das komplexe Auftreten mehrerer Faktoren ist aber andererseits gerade für Frühgeburtlichkeit typisch. Unter Beachtung der jeweils dominierenden Symptomatik stimmen die Ergebnisse einer Analyse der Daten von Frühgeborenen mit Geburtsgewichten <1500 g aus dem eigenen Geburtengut der Jahre 1990–1994 mit einer Häufigkeit von 33% vorzeitige Wehen, 41% vorzeitige Blasensprünge und 26% indizierte Frühgeburten ebenfalls recht gut mit den Literaturangaben überein.

Unterschiedliche Prognose. Eine Betrachtungsweise nach ätiologischen Kategorien ist auch insofern interessant, da die Prognose für die jeweils zugehörigen Frühgeborenen unterschiedlich ist. Frühgeborene <1500 g nach medizinisch indizierter vorzeitiger Schwangerschaftsbeendigung (wegen fetaler Wachstumsretardierung oder hypertensiver mütterlicher Schwangerschaftserkrankung) haben bessere Überlebens-

Tabelle 9.6. Kindliche Morbidität und Mortalität in Abhängigkeit von der ätiologischen Klassifikation der Frühgeburt (175 Frühgeborene <1500 g, ohne Fehlbildungen, Universitätsfrauenklinik Leipzig 1990–1994)

	Spontane Frühgeburt	Indizierte Frühgeburt	
	(n = 131) [%]	Fetale Wachstumsretardierung (n = 15) [%]	Hypertensive Schwangerschaftserkrankungen (n = 29) [%]
Ungestörter Verlauf (n = 40)	19	53	24
Morbidität (n = 69)	35	40	59
Komplikationen/ Spätschäden (n = 37)	26	7	7
Mortalität (n = 29)	20	0	10

chancen und ein geringeres Risiko für schwere Komplikationen bzw. bleibende Schäden als Neugeborene mit vergleichbaren Geburtsgewichten nach spontaner Frühgeburt (Tabelle 9.6).

Ätiologische Klassifikation

Die überwiegende Mehrzahl aller Frühgeburten kann pathogenetisch folgenden Störungen zugeordnet werden (Schneider et al. 1994; vgl. Abb. 9.1):

- Infektionen,
- Plazentationsstörungen,
- fetale Pathologie,
- Uteruspathologie und
- Mehrlingsschwangerschaften.

Plazentationsstörungen. Anhand der Sächsischen Perinataldaten kann die Assoziation von Plazentationsstörungen und hoher Frühgeburtenrate bestätigt werden (Tabelle 9.7). Das gilt besonders für Placenta praevia und Abruptio placentae, wobei mindestens die Hälfte dieser Schwangerschaften mit einer Frühgeburt (57,3 bzw. 50,0%) enden.

In diesem Zusammenhang ist besonders auf das extreme Risiko von Frühgeburten mit sehr geringer Tragzeit <29 Schwangerschaftswochen bei Placenta praevia (7,6%) und Abruptio placentae (8,1%) gegenüber der Häufigkeit solcher Frühgeburten im Gesamtgeburtengut (0,6%) hinzuweisen. Auffällig ist der große Anteil von Blutungen in der Schwangerschaft bei 29,7% aller Frühgeburten (vgl. Tabelle 9.5) sowie die erhöhte Fühgeburtenrate von 23,5% bei Blutungen vor der 28. Schwangerschaftswoche (vgl. Tabelle 9.7).

Uteruspathologie und fetale Pathologie. Die Bedeutung der Uteruspathologie spiegelt sich wider in der Frühgeburtenhäufigkeit bei Zervixinsuffizienz von 24,3%, diejenige der fetalen Pathologie im Zusammenhang mit Fehlbildungen in einer Rate von 10,3%.

Mehrlingsschwangerschaften. Eine 10fach höhere Frühgeburtenrate bei Mehrlingsschwangerschaften gegenüber Einlingsschwangerschaften insgesamt (58,8%:5,9%), aber auch in den einzelnen Gestationsaltersgruppen, unterstreicht nachdrücklich die Notwendigkeit einer risikoadaptierten Betreuung solcher Schwangerschaften (Tabelle 9.8).

Infektionen. Bei Amnioninfektionssyndrom beträgt die Frühgeburtenrate 33,9% (vgl. Tabelle 9.7). Dem Geburtshelfer ist die fehlende Ansprechbarkeit vorzeitiger Wehen auf eine tokolytische Therapie bei Amnioninfektionssyndrom aus der klinischen Praxis gut bekannt. Vorstellungen über Zusammenhänge zwischen mütterlichen Genitalinfektionen und vorzeitiger Wehentätigkeit bzw. vorzeitigem Blasensprung werden inzwischen weitgehend akzeptiert und besonders für die Auslösung von Frühgeburten mit sehr geringer Tragzeit ursächlich angeschuldigt (Martius 1989). Tatsächlich läßt sich anhand der Daten der Sächsischen Perinatalerhebung demonstrieren, daß bei

Tabelle 9.7. Frühgeburtenrate nach ätiologischer Klassifizierung. (Aus Sächsische Perinatalerhebung 1996/1997)

Schwangere (n = 55454)	<29 SSW (314 = 0,6%) [%]	29–31 SSW (276 = 0,5%) [%]	32–36 SSW (3027 = 5,4%) [%]	Ges. <37 SSW (3617 = 6,5%) [%]
Plazentationsstörung:				
Gestose/Eklampsie (n = 1781)	1,3	2,4	10,0	13,7
Plazentainsuffizienz (n = 1218)	1,9	2,6	14,3	18,8
Blutungen <28 SSW (n = 1860)	2,4	1,8	19,3	23,5
Placenta praevia (n = 171)	7,6	8,2	41,5	57,3
Abruptio placentae (n = 246)	8,1	6,9	35,0	50,0
Uteruspathologie:				
Zervixinsuffizienz (n = 2107)	3,0	1,9	19,4	24,3
Fetale Pathologie:				
Fehlbildungen (n = 1558)	0,6	0,6	9,1	10,3
Infektionen:				
Ammnioninfektions-syndrom (n = 375)	12,5	5,3	16,0	33,9

Tabelle 9.8. Mehrlingsschwangerschaft und Frühgeburtlichkeit. (Aus Sächsische Perinatalerhebung 1996/1997)

Schwangere (n = 55454)	<29 SSW (314 = 0,6%) [%]	29–31 SSW (276 = 0,5%) [%]	32–36 SSW (3027 = 5,4%) [%]	Ges. <37 SSW (3617 = 6,5%) [%]
Einlinge (n = 54765)	0,5	0,4	4,9	5,9
Mehrlinge (n = 689)	5,7	6,4	46,7	58,8

Amnioninfektionssyndrom die Häufigkeit von Frühgeburten <29 Schwangerschaftswochen mit 12,5% gegenüber der Häufigkeit im Gesamtgeburtengut um den Faktor 20 erhöht ist (vgl. Tabelle 9.7).

Beobachtungen zum erhöhten Frühgeburtsrisiko bei Infektionen des unteren Genitaltrakts haben nicht nur zur Etablierung regelmäßiger Kontrollen der mütterlichen Infektionsparameter sowie der vaginalen und zervikalen Mikroflora und dem zusätzlichen Einsatz von Antibiotika neben der medikamentösen Wehenhemmung bei der Behandlung der drohenden Frühgeburt geführt, sondern auch die Bemühungen um Früherkennung und Prävention beeinflußt. Auch wenn die Rolle der bei vorzeitigen Wehen oder frühem vorzeitigen Blasensprung gefundenen Mikroorganismen im einzelnen nicht restlos geklärt ist, wird ein pathologisches genitales Keimspektrum für

Tabelle 9.9. Prozentualer Anteil vaginaler pH-Werte >4,5 in der 26;1 und 30;1 Schwangerschaftswoche (Median) bei Schwangeren mit nachfolgender Frühgeburt bzw. Geburt am Termin (prospektiv 140 Risikoschwangerschaften, Universitätsfrauenklinik Leipzig 1991 – 1993)

	Frühgeburt		Geburt am Termin		
	n	%	n	%	
26;1 SSW (n = 140)	9/27	33,3	14/113	12,4	p <0,01
30;1 SSW (n = 131)	11/22	50,0	9/109	8,3	p <0,005

eine zunächst stumm verlaufende Chorioamnionitis verantwortlich gemacht, wobei verschiedene pathogenetische Mechanismen zu einer vermehrten Prostaglandinfreisetzung führen (Egarter u. Husslein 1996).

Veränderter vaginaler pH-Wert. Änderungen der genitalen Mikroflora mit Verdrängung der Laktobakterien und eine atypische Kolonisation können zu einer zunehmenden Alkalisierung des vaginalen Milieus führen, die durch pH-Messungen objektivierbar sind (s. Kap. 10).

In prospektiven Untersuchungen Schwangerer aus einem Risikokollektiv (n = 140) fanden wir in der 26;1 Schwangerschaftswoche (Median) bei denen, die später eine Frühgeburt hatten, signifikant häufiger pathologische Scheiden-pH-Werte >4,5 (Tabelle 9.9). Die Unterschiede waren bei Verlaufskontrollen in der 30;1 Schwangerschaftswoche (Median) durch den Nachweis pathologischer Scheiden-pH-Werte bei der Hälfte aller späteren Frühgeburten noch auffälliger gegenüber nur 8,3% aller Schwangerschaften mit Geburt am Termin (Viehweg et al. 1997).

Zusammenfassung

Die Prävention der Frühgeburt gehört, bedingt durch die folgenden Faktoren, zu den bislang unbefriedigend gelösten Problemen der modernen Geburtsmedizin:

- unsichere Risikokalkulation bzw. unzureichende Identifikation potentiell bedrohter Schwangerschaften,
- begrenzte diagnostische Möglichkeiten zur Differenzierung zwischen physiologischen Veränderungen im Verlauf der Schwangerschaft und tatsächlichen Frühgeburtssymptomen zur frühzeitigen Erkennung drohender Frühgeburten einerseits und Vermeidung unnötiger Behandlungen andererseits,
- Fehlen eines wirksamen Konzepts zur Frühgeburtsprophylaxe.

Ätiologisch orientierte Vorstellungen zur Klassifikation von Frühgeburten werden dem multifaktoriellen und heterogenen Geschehen bei Frühgeburtlichkeit nicht nur besser gerecht, sondern verweisen auch darauf, daß für eine gezielte Prävention unterschiedliche Ansatzpunkte bzw. differenzierte Behandlungsstrategien notwendig sind.

Für die Verhütung medizinisch indizierter Frühgeburten ist die frühzeitige Erkennung und Behandlung relevanter mütterlicher und fetaler Störungen von Bedeutung.

Besonderheiten der aktuellen Schwangerschaft mit bekanntem hohen Frühgeburtsrisiko (Mehrlingsschwangerschaften, Placenta praevia) erfordern individuelle Betreuungskonzepte. Eine besondere Herausforderung stellt die Verhütung spontaner Frühgeburten mit extrem unreifen Neugeborenen dar.

Im Zusammenhang mit Vorstellungen zur Rolle subklinischer mütterlicher Genitalinfektionen bei frühem vorzeitigen Blasensprung bzw. vorzeitigen Wehen bei niedrigem Gestationsalter imponiert gegenwärtig die Bestimmung des Scheiden-pH-Wertes als einfache und praktikable Maßnahme im Rahmen der Frühgeburtenprävention gerade im mittleren Schwangerschaftstrimenon.

Solange eine Reduzierung der Frühgeburtenhäufigkeit insgesamt nicht gelingt, steht die Verlängerung der Schwangerschaft und die Prävention der zur Frühgeburtlichkeit assoziierten kindlichen Morbidität und Mortalität im Mittelpunkt der Bemühungen.

Literatur

American College of Obstetricians and Gynecologists (1995) Preterm Labor Technical Bulletin, no 206

Bayerische Perinatalerhebung - Jahresbericht (1992, 1997) Kommission für Perinatologie und Neonatologie. Bayerische Landesärztekammer und Kassenärztliche Vereinigung Bayerns

Bergsjo P, Villar J (1997) Scientific basis for the content of routine antenatal care. II. Power to eliminate or alleviate adverse newborn outcomes: Some special conditions and examinations. Acta Obstet Gynecol Scand 76:15-25

Börgens S (1997) Prophylaxe aus psychosozialer Sicht. In: Künzel W, Wulf K-H (Hrsg) Frühgeburt. Urban & Schwarzenberg, München Wien Baltimore, S 29-39

Buekens P, Alexander S, Boutsen M, Blondel B, Kaminski M, Reid M, European Community Collaborative Study Group on Prenatal Screening (1994) Randomised controlled trial of routine cervical examinations in pregnancy. Lancet 344:841-844

Collaborative Group on Preterm Birth Prevention (1993) Multicenter randomized, controlled trial of a preterm birth prevention program. Am J Obstet Gynecol 169:352-366

Copper RL, Goldenberg RL, Dubard MB, Hauth JC, Cutter GR (1995) Cervical examination and tocodynamometry at 28 weeks' gestation: Prediction of spontaneous preterm birth. Am J Obstet Gynecol 172:666-671

Dudenhausen JW, Büscher U (1996) Zuverlässigkeit der Abschätzung des Frühgeburtsrisikos. Gynäkologe 29:585-589

Egarter Ch, Husslein P (1996) Frühgeburtlichkeit und intrauterine Infektion. Geburtshilfe Frauenheilk 56:138-140

Faber R, Viehweg B, Hiller K (1995) Diskriminanzanalytisches Modell zur Prognoseeinschätzung bei Schwangerschaften mit drohender Frühgeburt. Z Geburtshilfe Neonatol 199:48-53

Fangman JJ, Mark PM, Pratt L, Conway KK, Healey ML, Oswald JW, Uden DL (1994) Prematurity prevention programs: An analysis of successes and failures. Am J Obstet Gynecol 170:744-750

Goldenberg RL, Rouse DJ (1998) Prevention of premature birth. N Engl J Med 339:313-320

Hueston WJ, Knox MA, Eilers G, Pauwels J, Lonsdorf D (1995) The effectiveness of preterm-birth prevention educational programs for high-risk women: A meta-analysis. Obstet Gynecol 86: 705-712

Iams JD, Stilson R, Johnson FF, Williams RA, Rice R (1990) Symptoms that precede preterm labor and preterm premature rupture of the membranes. Am J Obstet Gynecol 162:486-490

Iams JD, Johnson FF, Parker M (1994) A prospective evaluation of the signs and symptoms of preterm labor. Obstet Gynecol 84:227-230

Kürzl R (1996) Effizienz klinischer Untersuchungen in der Schwangerenvorsorge. Gynäkologe 29:541-544

Martius G (1988) Frühgeburt, Übertragung. In: Martius G (Hrsg) Lehrbuch der Geburtshilfe einschließlich der geburtshilflichen Operationen. Thieme, Stuttgart New York, S 443–460
Martius J (1989) Die aufsteigende Infektion in der Schwangerschaft als eine Ursache der Frühgeburt. Z Geburtshilfe Perinatol 193:1–7
McLean M, Walter WA, Smith R (1993) Prediction and early diagnosis of preterm labour: A critical review. Obstet Gynecol Surv 48:209–225
Mercer BM, Goldenberg RL, Das A et al. (1996) The preterm prediction study: A clinical risk assessment system. Am J Obstet Gynecol 174:1885–1895
Newman RB, Gill PJ, Wittreich P, Katz M (1986) Maternal perception of prelabor uterine activity. Obstet Gynecol 68:765–769
Niedersächsische Perinatalerhebung (1992, 1997) Zentrum für Qualitätsmanagement im Gesundheitswesen. Ärztekammer Niedersachsen
Papiernik E, Bouyer J, Dreyfus J, Collin D, Winisdorffer G, Guegen S, Lecomte M, Lazar P (1985) Prevention of preterm birth: A perinatal study in Haguenau, France. Pediatrics 76:154–158
Perinatalstatistik Hessen (1992, 1997) Geschäftsstelle Qualitätssicherung Hessen. Kassenärztliche Vereinigung Hessen
Perinatalerhebung Thüringen (1992, 1997) Perinatologische Arbeitsgemeinschaft. Landesärztekammer Thüringen
Rheinische Perinatalerhebung (1992, 1997) Projektgeschäftsstelle Qualitätssicherung Geburtshilfe/Pädiatrie bei der Ärztekammer Nordrhein
Roberts WE, Perry KG, Neaf III RW, Washburne JF, Morrison JC (1995) The irritable uterus: A risk factor for preterm birth. Am J Obstet Gynecol 172:138–142
Ruckhäberle K-E, Viehweg B, Reichel S, Schinagl A (1992) Bewertung von Bemühungen in der Schwangerenvorsorge um Prävention der Frühgeburtlichkeit. Zentralbl Gynakol 114:231–237
Sächsische Perinatal- und Neonatalerhebung (1992, 1993, 1994, 1995, 1996, 1997) Projektgeschäftsstelle Qualitätssicherung bei der Sächsischen Landesärztekammer
Schneider H, Naiem A, Malek A, Hänggi W (1994) Ätiologische Klassifikation der Frühgeburt und ihre Bedeutung für die Prävention. Geburtshilfe Frauenheilk 54:12–19
Shiono PH, Klebanoff MA (1993) A review of risk scoring for preterm birth. Clin Perinatol 20: 107–125
Spätling L, Schneider H (1997) Prophylaxe und Therapie vorzeitiger Wehen. In: Künzel W, Wulf K-H (Hrsg) Frühgeburt. Urban & Schwarzenberg, München Wien Baltimore, S 51–74
Thoumsin H, Nondofaz N, Senterre G (1998) Screening for signs of preterm labor. In: Kurjak A (eds) Textbook of perinatal medicine. Parthenon, London New York, pp 677–686
Tongsong L, Kampraganth P, Srisomboon J, Wanapirak C, Piyamongkol W, Sirichotiyakul S (1995) Single transvaginal sonographic measurement of cervical length in the third trimester as a predictor of preterm delivery. Obstet Gynecol 86:184–187
Tucker JM, Goldenberg RL, Davis RO, Copper RL, Winkler CL, Hauth JC (1991) Etiologies of preterm birth in an indigent population: Is prevention a logical expectation? Obstet Gynecol 77: 343–347
Viehweg B, Junghans U, Stepan H, Voigt Th, Faber R (1997) Der Nutzen vaginaler pH-Messungen für die Erkennung potentieller Frühgeburten. Zentralbl Gynakol 119:33–37
Wulf K-H (1993) Effizienz und Inanspruchnahme der Schwangerenvorsorge. Perinatal Med 5: 73–77
Zahn V (1978) Physiologie der Uteruskontraktionen. Z Geburtshilfe Perinatol 182:263–268

10 Zur Vermeidung sehr früher Frühgeburten

E. Saling, T. Al-Taie, J. Lüthje

10.1 Einleitung

Seit Jahren beträgt die Rate an untergewichtigen Lebendgeborenen (Geburtsgewicht <2500 g) in Deutschland unverändert ca. 6%. Die Situation in anderen europäischen Staaten oder z. B. den USA ist vergleichbar. Trotz zahlreicher Innovationen im Bereich der modernen Medizin ist es bislang nicht gelungen, durch „fortschrittliche" Mutterschaftsvorsorge diese Rate sowie die hohe Rate an späten Aborten[1] (≥12 + 0 Schwangerschaftswochen/SSW) und Frühgeburten (<37 + 0 SSW) auf breiter Ebene auf ein annehmbares Niveau zu senken.

---

[1] Entgegen der früher allgemein benutzten Abgrenzung zwischen Früh- und Spätabort bei 16 + 0 SSW, empfehlen wir jetzt aus klinischen Erwägungen eine Grenzziehung bei 12 + 0 SSW, weil von diesem Schwangerschaftsalter ab nach unseren Erfahrungen die aszendierende Infektion zunehmend eine Rolle spielt und hinsichtlich der Entstehungsursachen eine Differenzierung sinnvoll erscheint.

Daher sollte die Verbesserung dieser Situation eine der vordringlichsten Aufgaben der Gesundheitspolitik und der Schwangerschafts- und Geburtsmedizin sein.

Vor allem muß die Anzahl der *sehr früh Frühgeborenen* (<32 + 0 SSW) reduziert werden, da der Hauptanteil der post partum verstorbenen bzw. kurz-, langfristig oder auch zeitlebens beeinträchtigten Kinder aus diesem Kollektiv stammt. Während die Mortalität in den letzten Jahrzehnten erfreulich gesunken ist, werden die immer noch *hohe Rate der langfristig beeinträchtigten Frühgeborenen* und die damit verbundenen Belastungen oft unterschätzt.

Nach Untersuchungen von Riegel und Mitarbeitern (1995) ist die Häufigkeit von leichten bis schweren Beeinträchtigungen bei 4 Jahre alten Kindern, die als *sehr kleine Untergewichtige* (<1500 g Geburtsgewicht) geboren wurden und anschließend klinisch behandelt werden mußten, erschreckend hoch. Die Art der Beeinträchtigung reicht von Einschränkungen des Wortschatzes und der visomotorischen Integration über Seh- oder Hörstörungen bis hin zur Epilepsie oder Zerebralparese. Die Häufigkeit *schwerer Beeinträchtigungen* lag bei diesen Kindern bei 30%, im Vergleich zu 2% bei einer den Bevölkerungsquerschnitt repräsentierenden Population (Riegel et al. 1995).

Hack und Mitarbeiter (Hack et al. 1994) haben Kinder im Schulalter untersucht, die als sehr kleine (<1500 g Geburtsgewicht) oder als extrem kleine (nach deren Definition <750 g Geburtsgewicht) Untergewichtige geboren wurden. Als Vergleichsgruppe wurden reife, zum errechneten Termin geborene Kinder herangezogen. Die Ergebnisse zeigen, mit welch hohen Raten an Beeinträchtigungen, besonders bei den extrem kleinen Untergewichtigen, zu rechnen ist.

Zu neuen Ergebnissen haben auch *psychologische Nachuntersuchungen* an 264 „sehr früh" Frühgeborenen (<32 + 0 SSW) im Alter von 6 Jahren geführt. Sie zeigen, daß die IQ-Scores, die die Informationsverarbeitung und die Fertigkeiten betreffen, auf 85% reduziert waren. Außerdem lagen vor:

- starke Intelligenzdefizite bei 26%,
- reduzierte Leistungen in der Sprachentwicklung bei 14%,
- Artikulationsstörungen bei 25% und
- Verhaltensprobleme bei 21%.

Signifikant häufiger als bei Reifgeborenen lagen Aufmerksamkeitsstörungen und Kontaktschwierigkeiten mit Gleichaltrigen vor. Sehr früh Frühgeborene waren signifikant häufiger ängstlich und depressiv wie auch aggressiv (Wolke u. Meyer 1994).

Darüber hinaus sind die *außerordentlich hohen Kosten* der Betreuung sowie die Folgekosten zwingender Anlaß, sich mit Nachdruck um die Senkung der Raten dieser sehr kleinen Frühgeborenen zu bemühen. Künzel hat (persönliche Mitteilung) aufgrund von Daten aus Perinatalstudien (bezogen auf die Bundesrepublik Deutschland) errechnet, daß im Jahre 1993 die Kosten für die klinische Betreuung von Müttern mit drohender Frühgeburt 667 Mio. DM betrugen. Die zusätzlichen Kosten für die Betreuung von Frühgeborenen bis zu 60 Tage nach der Geburt beliefen sich auf 1426 Mio. DM. Damit betrugen die Gesamtkosten in der Bundesrepublik Deutschland 1993 rund 2 Mrd. DM (bei ca. 800000 Geburten), wobei die darüber hinaus entstehenden Folgekosten für aufgrund einer Frühgeburt beeinträchtigte Personen noch nicht einmal berücksichtigt sind.

10.2 Ätiologie und Pathogenese

10.2.1 Ursachen für Spätaborte und frühe Frühgeburten

Die Ursachen für die Entstehung von Spätaborten und Frühgeburten sind vielfältig und oft multifaktoriell. Es muß zunächst zwischen vermeidbaren und nur bedingt bzw. nicht vermeidbaren Ursachen unterschieden werden.

Den weit *überwiegenden Teil der vermeidbaren Ursachen* – ganz besonders im Gestationsalter < 32 + 0 SSW – stellt die *aszendierende genitale Infektion* dar. Daher kommt der hier ansetzenden diagnostischen und therapeutischen Strategie die entscheidende Bedeutung zu.

Bei Kollektiven, die *weniger häufige Ursachen* für Spätaborte und Frühgeburten aufweisen, sind die Ansatzmöglichkeiten und die Erfolgschancen im Vergleich dazu deutlich geringer. Allerdings bestehen bei einem Teil der weniger häufigen Ursachen auch mittelbare Beziehungen zu den infektiologischen Ursachen, z. B. durch Auswirkungen auf den Immunstatus.

Die aszendierende genitale Infektion

Daß die aszendierende genitale Infektion tatsächlich die wichtigste Ursache bei der Entstehung von Spätaborten und Frühgeburten darstellt, ist mehrfach bewiesen worden. Eine erste überzeugende Bestätigung der Aszensionsgenese konnte durch den bereits Anfang der 80er Jahre eingeführten operativen *frühen totalen Muttermundverschluß (FTMV)* gewonnen werden. Dieser schafft eine Barriere innerhalb des Aszensionsbereiches, so daß Keime aus der Vagina nicht mehr in die Zervix gelangen können. Während früher Frauen mit 2 oder mehr vorausgegangenen Spätaborten nach unseren Erhebungen nur zu 17% Chancen hatten, ein überlebendes Kind zu bekommen, liegen die Chancen heute, nach Durchführung des FTMV, bei über 80% (Saling 1990). Bei Schwangerschaften, in denen eine Cerclage an Stelle eines FTMV eingesetzt wurde, lagen die Chancen dagegen nur bei 26%. Durch eine Multicentererhebung an insgesamt 11 deutschen Kliniken, die den FTMV durchgeführt haben, konnten diese guten Ergebnisse bestätigt werden (Saling u. Schumacher 1996).

Es existiert inzwischen eine Reihe weiterer Veröffentlichungen anderer Autoren, die den infektiologischen Entstehungsmodus bestätigen (z. B. Romero et al. 1993).

Streß, soziale Situation und Immunstatus

Schon vor vielen Jahren hat eine Reihe von Autoren die Ansicht vertreten, daß die Hauptursachen für Frühgeburten in sozialen Problemen der betreffenden Schwangeren sowie in psychischem und physischem Streß zu suchen seien. In Modellversuchen, die auf diesen Aspekten basierten, konnten auch einige Erfolge erzielt werden (Papiernik 1987).

Auch wir haben hierzu Untersuchungen durchgeführt. Diese lieferten konkrete Hinweise dafür, daß bei *Frauen mit Frühgeburtssymptomatik*, von denen 65% belastende Streßsituationen angegeben haben, *Beeinträchtigungen des Immunstatus* bestehen und dadurch möglicherweise aszendierende Infektionen begünstigt werden

(Brandt-Niebelschütz et al. 1995). Bei Schwangeren mit Symptomen einer drohenden Frühgeburt wurden im Vergleich zu Frauen mit unauffälligem Schwangerschaftsverlauf signifikant niedrigere Werte für Lymphozyten (gesamt), T-Lymphozyten – und hier speziell für T-Helferzellen – nachgewiesen. Auch die T_4/T_8-Ratio (Helfer-/Suppressorzellen) war deutlich vermindert. In den Fällen, in denen es später tatsächlich zu einer Frühgeburt kam, war sie mit 1,1 signifikant niedriger als in der Kontrollgruppe mit 1,6.

Auch tritt eine bakterielle Vaginose signifikant häufiger bei Schwangeren mit niedrigem sozioökonomischen Status auf (Hillier et al. 1995).

Daher kann gerade Schwangeren mit kritischem sozialen Status und deshalb beeinträchtigter Immunitätslage durch gezielte Aufklärung und durch sehr früh einsetzende präventivmedizinische Maßnahmen, wie sie auch in unserem Frühgeburtenvermeidungsprogramm enthalten sind, wirksam geholfen werden. Unserer Ansicht nach ist diese Vorgehensweise sinnvoller und wirksamer als der Versuch, durch aufwendige und zwangsläufig kostspielige Intensivierung sozialer und psychologischer Fürsorge Erfolge zu erzielen.

Es ist zu optimistisch zu glauben, man könne für die Dauer der Schwangerschaft den sozialen Status oder die sonst belastende Situation bei frühgeburtgefährdeten Frauen wesentlich verbessern oder durch aufwendige psychologische Betreuung Erfolge erzielen. Derartige Aktivitäten müßten, um die Ergebnisse auch landesweit entscheidend günstig zu beeinflussen, auf entsprechend breiter Ebene stattfinden. Das ist allein schon wegen des dafür erforderlichen personellen und damit auch immensen finanziellen Aufwands nur schwer in die Tat umzusetzen.

Wesentlich effektiver gestalten sich dagegen die von uns neu erschlossenen Wege durch Einsatz einfacher, praktikabler und kostengünstiger medizinischer Maßnahmen. Es werden Lösungen angeboten, besonders diesem belasteten Patientenkreis – bei sehr geringem Aufwand – wirksam zu helfen.

10.3 Stadien der Spätabort- und Frühgeburtsgefährdung – Einsatz des Frühgeburtenvermeidungsprogramms

Schon in den 80er Jahren haben wir festgestellt, daß der *Früherkennung der aszendierenden genitalen Infektion als häufigster Frühgeburtursache* eine große, wenn nicht sogar die entscheidende Bedeutung für die Senkung der Rate an Spätaborten und Frühgeburten zukommt. Daraufhin wurde das Frühgeburtenvermeidungsprogramm entwickelt, welches seit seiner Einführung 1989 aufgrund immer neuer Erkenntnisse ständig weiter entwickelt und ausgebaut wurde (Saling 1997). In Abhängigkeit von den jeweiligen Risikofaktoren bzw. pathologischen Befunden ergeben sich verschiedene Gefährdungsgrade (Stadien) und demzufolge differenzierte Therapieempfehlungen.

Ein entsprechender, als Hilfsmittel für den behandelnden Arzt gedachter Grundriß geht aus Abb. 10.1 hervor.

Stadium	Symptome oder Befunde	Prophylaktische bzw. therapeutische Maßnahmen			Effizienz
1 **Potentiell** erhöhtes Risiko	**Anamnestische Belastung** - Mittelgradig (1 Spätabort/Frühgeburt <1500 g o. <32+0 SSW)	Kleiner früher totaler Muttermundverschluß			Optimale Prognose
	- Hochgradig (≥2 Spätabort/Frühgeburt <1500 g o. <32+0 SSW)	Großer früher totaler Muttermundverschluß			
2 **Vor-**Stadium der Gefährdung	**Milieustörung in der Vagina** - pH↑ und/oder Dysbiose im Nativpräparat - aber noch - **Kein** Nachweis einer bakteriellen Vaginose - **Kein** Anhalt für Keimaszension - **Kein** Anhalt für vermehrte Kontraktionen	Nur hier ist eine alleinige Lactobacillus-Substitution in Kombination mit einem säurehaltigen Präparat sinnvoll			
3 **Früh-**Stadium der Gefährdung	**Keine vermehrten Kontraktionen und kein kritischer Zervixbefund** a) Nachgewiesene vaginale Infektion (bakterielle Vaginose, Trichomoniasis, Candidose u.a.)	**Lokale Therapie** - Antisepsis (z.B. Octenisept) oder - Antibiose (z.B. Clindamycin) oder - Chemotherapie (z.B. Metronidazol)	Verordnung schonender Maßnahmen, u.a. zur Verbesserung des Immunstatus	„Nachkur" mit Lactobacillus- und säurehaltigen Präparaten (falls pH↑)	Noch gute Erfolgsaussichten
	b) Chlamydiennachweis in Zervix/Urethra c) Keimnachweis durch Eipollavage (TMV) d) Signifikante Bakteriurie	Systemische Antibiotika + lokale Scheidenmilieuansäuerungstherapie			
4 **Spät-**Stadium der Gefährdung	**Vermehrte Kontraktionen und/oder kritischer Zervixbefund** e) Nachgewiesene Infektion in Vagina/Zervix oder am Eipol f) Abort-/Frühgeburtssymptomatik **ohne** Erregernachweis, aber positive Entzündungsparameter (z.B. CRP↑, fFN pos., Leukozytose) g) Keimnachweis im Fruchtwasser	Kalkulierte oder gezielte systemische Antibiotika + lokale Scheidenmilieuansäuerungstherapie			Zunehmend erfolglos

Abb. 10.1. Grundriß des ärztlichen Frühgeburtenvermeidungsprogramms. Stadien der FG-Gefährdung, prophylaktische bzw. therapeutische Maßnahmen in Abhängigkeit von diagnostischen Befunden und/oder vorliegender FG-Symptomatik sowie Effizienz von Gegenmaßnahmen

10.3.1 Stadium des potentiell erhöhten Risikos aufgrund anamnestischer Belastung

Ein potentiell erhöhtes Frühgeburtsrisiko besteht, wenn es bereits in vorausgegangenen Schwangerschaften

- zu Spätaborten (≥ 12 + 0 SSW) und/oder
- sehr kleinen Frühgeborenen (< 1500 g Geburtsgewicht) bzw.
- Geburten < 32 + 0 SSW

gekommen ist.

Bei einem Spätabort bzw. sehr kleinem Frühgeborenen in der Anamnese, für dessen Zustandekommen eine nichtinfektiologische Ursache nicht ermittelt werden konnte, oder aber Hinweise auf eine aszendierende Infektion bestanden haben, wird in der folgenden Schwangerschaft die Durchführung des *kleinen frühen totalen Muttermundverschlusses (KFTMV)* empfohlen.

Unter gleichen Voraussetzungen empfehlen wir, falls 2 oder mehr Spätaborte bzw. sehr kleine Frühgeborene bzw. Geburten <32 + 0 SSW vorausgegangen sind, die Durchführung des *großen frühen totalen Muttermundverschlusses (GFTMV).*

Unter einem FTMV verstehen wir einen Eingriff bei unbeeinträchtigtem Zervixbefund und fehlender Frühgeburtssymptomatik vor 16 + 0 SSW. Nach Entfernung des glandulären Epithels, z.B. mittels rotierender Drahtbürste, werden beim KFTMV lediglich 2–3 innere Zervixverschlußnähte gelegt, beim GFTMV zusätzlich eine zweite Oberflächenadaptationsknopfnahtreihe (Saling 1990).

Vor dem eigentlichen Muttermundverschluß sollte intraoperativ eine Eipollavage durchgeführt werden, bei der Spülflüssigkeit vom unteren Eipol gewonnen und bakteriologisch untersucht wird (aerobe + anaerobe Blutkultur + Spezialmedium für Mykoplasmen/Ureaplasmen; Brandt-Niebelschütz et al. 1992).

Wir empfehlen, neben den bereits beschriebenen Indikationen, die Indikation zum FTMV generell großzügiger zu stellen bei:

- Zustand nach mehrfachen Abruptiones,
- Zustand nach Konisation,
- Multiparae,
- aktueller Mehrlingsschwangerschaft.

Im Gegensatz zum Stadium des potentiell erhöhten Risikos weisen die nun folgenden *Stadien der Gefährdung* konkret diagnostizierbare Befunde auf.

10.3.2 Vorstadium der Gefährdung mit Milieustörung in der Vagina

Weniger Laktobazillen. Das Vorstadium der Frühgeburtgefährdung ist charakterisiert durch die Milieustörung in der Vagina. Zumeist ist dies erkennbar am *Anstieg der vaginalen pH-Werte* und/oder einer *Dysbiose* im Nativpräparat. Im Vergleich zur Eubiose, die sich durch einen hohen Anteil von Lactobacillus acidophilus (etwa 80%) an der Vaginalflora auszeichnet, ist hier das Gleichgewicht deutlich zu Lasten der Laktobazillen verschoben. Für die Therapiewahl ist besonders wichtig, daß in diesem Stadium – außer den eben beschriebenen Milieuveränderungen – weder eine bakterielle Vaginose, ein Anhalt für eine Keimaszension, vermehrte Kontraktionen, noch ein kritischer Zervixbefund nachgewiesen werden können. Denn nur dann ist die alleinige azidierende Therapie sinnvoll, um wieder normale Aziditätsverhältnisse in der Scheide zu erreichen.

Erhöhter pH-Wert. Andere Autoren haben festgestellt, daß ein erhöhter pH-Wert allein keinen Risikofaktor für die Geburt eines untergewichtigen Frühgeborenen darstellt, sondern nur in Verbindung mit einer bakteriellen Vaginose (Hillier et al. 1995). Jedoch beginnt eine bakterielle Vaginose in aller Regel mit den hier geschilderten Veränderungen der Vaginalflora.

Immunstimulierende und antibakterielle Eigenschaften von Laktobazillen. Laktobazillen sorgen nicht nur für ein saures Scheidenmilieu, sie haben außerdem noch andere nützliche Eigenschaften. So wirken sie z.B. auch immunstimulierend, indem sie das mononukleäre phagozytäre System und die Migration von Monozyten aktivieren. Ferner haften bestimmte Lactobacillusstämme an den Wänden von Hohlorganen und führen so zu einer „Konkurrenzadhäsion“ gegenüber pathogenen Erregern und damit zu einer „ökologischen Barriere“ (Lencner et al. 1987). Auch produzieren viele Lactobacillusstämme H_2O_2, wobei O_2 frei wird, der das Scheidenmilieu so verändert, daß Wachstum und Vermehrung der Anaerobier be- bzw. verhindert werden.

Für die tägliche Praxis besonders beachtenswert ist, daß *kein* enger Zusammenhang zwischen erhöhtem Scheiden-pH und einer Chlamydieninfektion besteht (Hengst et al. 1992).

Therapievorschlag zur Scheidenansäuerung

In der 1. Woche jeden Abend eine Vaginaltablette bzw. ein Vaginalsuppositorium eines Lactobacilluspräparates. Gelingt es nicht, innerhalb einer Woche eine Normalisierung des pH-Werts zu erreichen, sollte in diesen relativ seltenen Fällen 2mal täglich eine vaginale Applikation erfolgen.

Bei Normalisierung des pH-Werts, der zu Therapiebeginn durch häufigere, mitunter auch tägliche Messungen überprüft werden sollte, kann die Applikation ab dem 8. Tag auf jeden 2. Tag, ab der 3. Woche auf 2mal wöchentlich reduziert werden. Danach kann versucht werden, die Medikation abzusetzen, falls der vaginale pH-Wert im Bereich der Norm bleibt.

Um möglichst schnell normale Aziditätsverhältnisse zu erreichen, halten wir eine neue – von uns konzipierte – Therapie für sinnvoll: Wir empfehlen, gleichzeitig mit dem Lactobacilluspräparat auch ein säurehaltiges Präparat zu verabreichen. Auf diese Weise wird das Scheidenmilieu sofort, und nicht erst mit Verzögerung von einigen Tagen, angesäuert.

10.3.3 Frühstadium der Gefährdung ohne Frühgeburtssymptomatik

Vom Frühstadium der Frühgeburtgefährdung sprechen wir, wenn *Erreger nachweisbar* sind, eine Veränderung des Zervixbefunds oder eine Vermehrung von Kontraktionen aber *nicht* festgestellt werden kann.

Bakterielle Vaginose. Eine der häufigsten genitalen Infektionen während der Schwangerschaft ist die bakterielle Vaginose, deren angenommene Prävalenz in Deutschland nach Hoyme u. Saling (1998) ca. 20% beträgt. Im Vergleich zu Schwangeren ohne bakterielle Vaginose beträgt das relative Risiko für Schwangere mit bakterieller Vaginose, ein untergewichtiges Frühgeborenes zur Welt zu bringen, nach verschiedenen Studien 1,4–6,9. Die höchsten Risiken wurden dort gefunden, wo eine bakterielle Vaginose schon in der Frühschwangerschaft diagnostiziert wurde (Hillier et al. 1995).

Therapie

Lokale Therapie. Für die Therapie einer genitalen Infektion ist der *Ort des Erregernachweises* von entscheidender Bedeutung:

Konnte – ohne existente Frühgeburtssymptomatik – eine *lokale Infektion in der Vagina* diagnostiziert werden, stehen

- lokale antiseptische Maßnahmen (z. B. Octenisept),
- eine lokale Antibiotikatherapie oder
- eine lokale Chemotherapie

zur Wahl. Es empfiehlt sich bei bakterieller Vaginose – die zumeist auch mit einem pathologisch erhöhten pH-Wert einhergeht – eine lokale Therapie mit 2%iger Clindamycin-Vaginalcreme (Dennemark et al. 1997; Schlesinger 1998). Alternativ kommt auch eine lokale Metronidazolbehandlung in Betracht. Fundierte Erkenntnisse über diese lokalen Vaginaltherapeutika liegen allerdings erst mit Beginn des 2. Trimenons vor.

Im 1. Trimenon sollte wegen noch fehlender schlüssiger Erfahrungen nach strenger Nutzen-Risiko-Abwägung verfahren werden.

Systemische Therapie. Bei Nachweis von Chlamydien im Zervix-Urethra-Bereich oder bei Nachweis von Erregern im Harn (signifikante Bakteriurie >100000 Keime/ml), sollte dagegen eine systemische Antibiotikatherapie erfolgen. Für die Behandlung von *Chlamydien* empfiehlt sich bei Schwangeren Erythromycin 2 g/Tag (4mal 500 mg/Tag) über 10 Tage (Hoyme u. Saling 1998).

Bei signifikanter Bakteriurie (auch asymptomatisch) und bei einem Erregernachweis durch Eipollavage (beispielsweise Untersuchung im Rahmen eines totalen Muttermundverschlusses) sollte sich die Wahl des Antibiotikums nach dem Antibiogramm richten (Brandt-Niebelschütz et al. 1992).

Ist eine systemische Therapie indiziert, so sollte auch an die negativen Einflüsse dieser Therapie gedacht werden, wie z. B. negative Auswirkung auf die verbliebenen Laktobazillen in der Vagina und die damit meist verbundene Erhöhung des vaginalen pH-Werts.

Daher empfehlen wir, parallel zur Antibiotika- bzw. Chemotherapie eine *lokale Scheidenansäuerungstherapie* durchzuführen (z. B. mit Milchsäure), um nicht den „Nährboden" für eine sich an die Antibiose oder Chemotherapie anschließende Folgeinfektion durch andere, vermutlich dann noch schwerer therapierbare Erreger, zu schaffen. Im Anschluß daran sollte eine „Nachkur" mit einem Lactobacilluspräparat zur möglichst schnellen Milieunormalisierung erfolgen.

Ist der pH-Wert nach antibiotischer bzw. chemotherapeutischer Behandlung erhöht bzw. weiterhin erhöht, so schlagen wir auch hier – trotz der Lactobacillustherapie – eine gleichzeitige unterstützende direkte lokale Scheidenansäuerungstherapie, beispielsweise mit einem Milchsäurepräparat, vor.

Neben der jeweils angezeigten Therapie sollte natürlich auch für *schonende Maßnahmen* gesorgt werden (z.B. körperliche Ruhe), nicht zuletzt zur Verbesserung des Immunstatus.

10.3.4 Spätstadium der Gefährdung bei bestehender Frühgeburtssymptomatik

Dieses Stadium ist gekennzeichnet durch das Vorliegen einer *nachweisbaren Frühgeburtssymptomatik*, wie *vorzeitige Wehen* und/oder einem *kritischen Zervixbefund*. Diese ist oft kombiniert mit dem Nachweis pathogener Erreger in der Vagina, der Zervix, am unteren Eipol oder bereits im Fruchtwasser, kommt aber auch ohne Erregernachweis in Kombination mit *positiven Infektionsparametern* (CRP erhöht, fetales Fibronektin/fFN positiv, Leukozytose) vor.

Therapie

Die Therapie in diesem Stadium der Frühgeburtgefährdung ähnelt der des Frühstadiums bei nicht ausschließlich vaginaler Infektion. Da hier aber keinesfalls erst auf das Ergebnis eines Antibiogramms gewartet werden kann, sollte bereits bei Diagnosestellung eine kalkulierte systemische (in dringenden Fällen durchaus auch intravenöse) antibiotische Breitbandtherapie parallel zu einer lokalen Scheidenmilieuansäuerungstherapie, beispielsweise mit einem Milchsäurepräparat, eingeleitet werden.

Die Einweisung zur stationären Behandlung dürfte in der Mehrzahl der Fälle dringend indiziert sein, wobei in diesem Stadium oft auch eine zusätzliche Tokolyse angezeigt ist, um Zeit für die Durchführung einer Lungenreifeinduktion beim Fetus zu gewinnen.

Nach abgeschlossener Antibiotikatherapie empfiehlt sich natürlich auch hier die „Nachkur" mit einem Lactobacilluspräparat, ggf. in Kombination mit säurehaltigen Präparaten (s. auch Frühstadium).

Behandlungserfolg

Was die Effizienz der beschriebenen Maßnahmen und die damit verbundene Prognose betrifft, so ist festzustellen, daß mit *optimalen* Ergebnissen nur bei der Behandlung im Vorstadium der Gefährdung – bzw. durch präventive Maßnahmen im Stadium des potentiell erhöhten Risikos – zu rechnen ist. Im darauffolgenden Frühstadium bestehen aber trotzdem noch gute Erfolgsaussichten, eine Frühgeburt zu verhindern.

Im Spätstadium muß dagegen, je nach Ausprägung des Befunds, von zunehmend erfolglosen Bemühungen um eine Frühgeburt- bzw. Spätabortvermeidung ausgegangen werden.

Name:		Vorname:			Errechneter Termin:			
		Datum:						
		Schwangerschaftswoche:						
Anamnestische/jetzige Risikohinweise		nein						
		ja						
Vaginal-pH (Introitus)	normal	(≤4,4)						
	erhöht	(>4,4)						
Palpatorischer Zervixbefund *	normal	(≤4 Punkte)						
	kritisch	(>4 Punkte)						
Sonographischer Zervixbefund	normal	(≥30 mm)						
	kritisch	(<30 mm)						
Vorzeitige Wehen		palpatorisch | tokolytisch						
	normal	<10/Tag | ≤2/h						
	kritisch	10-20/Tag | 3-4/h						
	pathologisch	>20/Tag | ≥5/h						
Nativpräparat bzw. bakteriologische Befunde		Vagina: o.B.						
		pathologisch						
		Zervix: o.B.						
		pathologisch						
		Urin: o.B.						
		pathologisch						
CRP		normal						
		erhöht						

* modif. Bishop-Score n. Saling

Abb. 10.2. Einlageblatt für den Mutterpaß: Daten und spezielle Diagnostik bei erhöhtem Frühgeburtrisiko. Die jeweils linke Hälfte eines jeden datumsbezogenen Eintragungsblockes ist für unauffällige Befunde, die jeweils rechte für suspekte oder pathologische Befunde vorgesehen

Frühgeburtenvermeidungsprogramm. Grundsätzlich empfehlen wir den Einsatz des Frühgeburtenvermeidungsprogramms für alle Schwangeren. Es ist jedoch durchaus von praktischem Interesse zu wissen, in welchen Fällen ein erhöhtes Risiko für einen Spätabort bzw. eine Frühgeburt besteht und die betroffenen Frauen folglich einer besonders aufmerksamen Überwachung bedürfen.

Um den Einsatz, besonders des diagnostischen Teils des Programms, in der frauenärztlichen Praxis zu erleichtern, haben wir für interessierte Kolleginnen und Kollegen ein *Einlageblatt für den Mutterpaß* entwickelt (Abb. 10.2). Gleichzeitig ermöglicht es einen Überblick, ob die wichtigsten diagnostischen Faktoren beachtet wurden.

10.4 Selbstvorsorge-Aktion für Schwangere

Um Gegenmaßnahmen so früh wie möglich und nicht erst dann zu ergreifen, wenn bereits konkrete Symptome der drohenden Frühgeburt vorliegen, ist 1993 das Frühgeburtenvermeidungsprogramm durch Einführung der „Selbstvorsorge-Aktion für

Schwangere“ weiter ausgebaut worden (Saling 1997). Haupteinsatzgebiet ist natürlich das Vorstadium der Frühgeburtgefährdung, da es für die Vermeidung von Frühgeburten die größten Erfolgsaussichten bietet.

10.4.1 Grundlagen der pH-Messung

Nach unseren Untersuchungen sind bei ungestörtem Schwangerschaftsverlauf folgende pH-Werte am Introitus vaginae (ca. 2–3 cm tief) als *normal* anzusehen:

- apparativ (mit pH-Meter) gemessen: ≤4,2,
- mit Indikatorpapier gemessen: ≤4,4.

Um einheitlich zu verfahren empfiehlt es sich, grundsätzlich im Scheideneingangsbereich zu messen. Je tiefer man mißt, desto höher fallen die pH-Werte aus. Im Zervikalkanal selbst, also im Bereich des äußeren Muttermunds, liegen bei Frauen mit ungestörtem Schwangerschaftsverlauf mit pH-Werten von 6,5–6,9 annähernd neutrale Verhältnisse vor (Riedewald et al. 1990).

Testverfahren. Der einfachste Weg, pH-Werte zu messen, ist die Benutzung von *Farbindikatoren*, die in den unterschiedlichen Aziditätsbereichen mit entsprechenden Verfärbungen reagieren. Nach unseren Erfahrungen eignen sich hierzu Indikatorteststreifen (Merck Art.Nr. 1.09542.), CarePlan-VpH-Testhandschuhe oder aber VpH-Test-Stäbchen. Sie werden in den Bereich des Introitus vaginae eingeführt und mit der entsprechenden Farbskala verglichen.

Vom Testhandschuh existieren 2 Versionen: Bei der Version für ärztliche Belange ist der Teststreifen im Bereich des Zeigefingermittelglieds fixiert, so daß man beim vaginalen Untersuchen automatisch den pH-Wert mitmißt. Für die Selbstmessung durch die Schwangere wurde eine andere Version entwickelt, bei der sich der Teststreifen an der Zeigefingerkuppe befindet. Die beiden unterschiedlichen Versionen sollen gewährleisten, daß die pH-Werte, sowohl bei der ärztlichen vaginalen Untersuchung als auch bei der Messung durch die Schwangere selbst, immer am Introitus, wo die niedrigsten pH-Werte vorliegen, gemessen werden.

Dysbiose bei normalem pH-Wert. Bei manchen Schwangeren kann zwar auch bei normalem pH-Wert eine Dysbiose (z.B. bei Candidainfektion) in der Scheide vorliegen. Doch bei der am häufigsten eine Frühgeburt auslösenden Infektion, der bakteriellen Vaginose, findet sich zumeist auch ein erhöhter pH-Wert.

Erhöhter pH-Wert. Andererseits kann der pH-Wert gelegentlich auch aus anderen Gründen ohne gleichzeitiges Vorliegen einer Infektion erhöht sein. Dies ist der Fall

- bei vaginalen Blutungen,
- bei vermehrter Absonderung von Zervikalschleim,
- kurz nach vorzeitigem Blasensprung (bevor eine Keimaszension erfolgt ist),
- nach Geschlechtsverkehr oder
- bei Einsatz falscher Hygienemaßnahmen (z.B. Vaginalspray).

Auch bei Nichtschwangeren besteht vor der Menopause ein enger Zusammenhang zwischen einem erhöhten vaginalen pH-Wert und einer bakteriellen Scheideninfektion (Caillouette et al. 1997).

10.4.2 Durchführung durch die Schwangere selbst

Jeder Schwangeren wird empfohlen, 2mal wöchentlich bei sich selbst den Scheiden-pH-Wert zu messen. Der Messvorgang ist denkbar einfach: Der Teststreifen, das Teststäbchen oder der behandschuhte Finger mit der Indikatorfläche wird etwa 2–3 cm in die Scheide eingeführt. Die Indikatorschicht kommt so mit dem Scheideninhalt in Berührung, wird befeuchtet und verfärbt sich. Die Farbe der Testfläche wird mit einer Farbskala verglichen und so der pH-Wert ermittelt. Der Wert ist normal, wenn er dem gelben Farbton der pH-Werte 4,0 oder 4,4 entspricht.

Die Ergebnisse der Selbstmessung mit einem Farbindikator stimmen gut mit der ärztlichen pH-Meter-Messung überein (Riedewald et al. 1992).

Bei erhöhten pH-Werten auf 4,7 und mehr, erkennbar an der eher grünlichen Verfärbung, sollte die Schwangere – falls eine wiederholte Messung einige Stunden später zum gleichen Ergebnis kommt – unverzüglich ihren Frauenarzt aufsuchen (vgl. Abschn. 10.4.4). Wird dort die reduzierte Ansäuerung bestätigt, empfiehlt es sich, bei Fehlen konkreter Hinweise auf eine Keimbeteiligung, durch Gaben von Lactobacilluspräparaten die vaginale Azidität zu normalisieren (s. Vorstadium der Frühgeburtgefährdung). Gleichzeitig muß aber auch nach den Ursachen der Aziditätsstörung gefahndet werden.

10.4.3 Bedeutung der vaginalen pH-Messung

Der Hauptnutzen durch die aktive Beteiligung der Schwangeren liegt in dem frühestmöglichen Erkennen von pH-Wert-Abweichungen und somit im rechtzeitigen Erfassen eines beträchtlichen Teils von spätabort- und frühgeburtrelevanten Störungen.

Risikoverringerung. Nimmt eine Schwangere an der Selbstvorsorge-Aktion teil, so reduziert sie bei 2mal pH-Messung pro Woche das Untersuchungsintervall ganz beträchtlich (auf ein Achtel, verglichen mit dem üblichen monatlichen Intervall der ärztlichen Vorsorgeuntersuchungen). Durch die 3- bis 4tägigen Abstände zwischen den Messungen erhöhen sich deutlich die Chancen, Risikosymptome schon sehr früh zu erfassen.

Auch ermöglicht das häufige Messen durch die Schwangere eine gute Verlaufskontrolle. Das Verhalten der vaginalen Azidität, im besonderen bei therapeutischen Maßnahmen, kann in kurzen Abständen, bei Störungen sogar täglich, durch pH-Selbstmessung beobachtet werden. Besser als bisher lassen sich unverzüglich die weiteren therapeutischen Maßnahmen sowie Dosisänderungen und Applikationshäufigkeit ausrichten.

Klinische Bedeutung. Welche klinische Bedeutung der Messung vaginaler pH-Werte zuzuordnen ist, zeigen beispielsweise die folgenden Ergebnisse der beiden Arbeitsgruppen um Ernest bzw. Hengst. Ernest und Mitarbeiter (1989) haben festgestellt, daß bei mehrfach gemessenem erhöhten vaginalen pH-Wert über 4,5 ein 4fach höheres Risiko für einen vorzeitigen Blasensprung vor 37 + 0 SSW besteht, verglichen mit Schwangeren, die normale pH-Werte aufwiesen.

In diesem Zusammenhang möchten wir besonders darauf hinweisen, daß unser vollständiges Frühgeburtenvermeidungsprogramm konsequenterweise auch die bestgeeigneten Maßnahmen zur Vermeidung des *vorzeitigen Blasensprungs* enthalten dürfte, da die aszendierende Infektion dessen häufigste Ursache darstellt.

Hengst und Mitarbeiter (1992) konnten in einer prospektiven Studie an der Charité folgendes zeigen: Im Kollektiv der Schwangeren mit Frühgeburtsymptomatik, die erhöhte vaginale pH-Werte von >4,5 aufwiesen und keine azidierende Therapie erhielten, betrug die Zahl der untergewichtigen Kinder 15,1% gegenüber 2,0%, wenn eine ansäuernde Therapie mit Lactobacillus-acidophilus-Präparaten erfolgt war.

Aus einer anderen, an unserer geburtsmedizinischen Abteilung der Frauenklinik Berlin-Neukölln durchgeführten retrospektiven Erhebung (Schumacher 1999) geht hervor: Je früher in der Schwangerschaft Kinder geboren wurden, desto häufiger wiesen deren Mütter bei der klinischen Aufnahme erhöhte vaginale pH-Werte auf. Bei Geburten unter 32 + 0 SSW wiesen alle 15 Mütter erhöhte pH-Werte auf, bei Frühgeburten zwischen 32 + 0 SSW und 36 + 6 SSW waren es deutlich weniger, aber immer noch rund 60%. Daraus ist zu schließen, daß das Aszensionsgeschehen gerade bei der *sehr frühen* Frühgeburt besonders häufig eine Rolle zu spielen scheint und daß sich in vielen dieser Fälle die drohende Frühgeburt durch Messung erhöhter pH-Werte erfassen läßt.

10.4.4 Hinweise auf eine mögliche Frühgeburtgefahr

Alle an der Selbstvorsorge-Aktion teilnehmenden Schwangeren werden über die wichtigsten potentiellen Risikofaktoren und die möglicherweise im weiteren Schwangerschaftsverlauf auftretenden Warnhinweise aufgeklärt.

Unsere ausführliche Informationsschrift für die Schwangeren enthält zu diesem Punkt folgende Passage:

Warnhinweise, nach denen so bald wie möglich eine frauenärztliche Praxis aufgesucht werden sollte:

- wiederholte Messung (mit Testpapier) eines Scheiden-pH-Werts von 4,7 oder höher,
  Achtung: Besonders hohe Werte können durch Abgang von Fruchtwasser (vorzeitiger Blasensprung) bedingt sein;
- Blutungen aus der Scheide, auch Schmierblutungen;
- übel riechender oder stark vermehrter Ausfluß (eine geringe Vermehrung ist in der Schwangerschaft normal);
- auffallend häufiges Wasserlassen (auch hier ist eine gewisse Zunahme normal) oder Brennen beim Wasserlassen;
- Juckreiz oder Brennen in der Scheide oder im äußeren Genitalbereich;

- vorzeitige Wehen:
  - stärkere, menstruationsähnliche Beschwerden,
  - Ziehen in den Leistenbeugen oder „im Kreuz",
  - vorübergehendes, wiederholtes Hartwerden des Unterbauchs.

  Über das normale physiologische Maß hinaus vorkommende Wehen sind als kritisch bis bedrohlich anzusehen. Das ist der Fall, wenn diese häufiger als 2mal pro Stunde oder häufiger als 10mal über den ganzen Tag verteilt auftreten;
- Fieber und/oder Durchfall (mit diesen Ereignissen gehen oft gesteigerte Aktivitäten der Gebärmutter einher).

10.4.5 Ergebnisse

Selbstvorsorge-Aktion. In vollem Ausmaß läuft die Selbstvorsorge-Aktion seit September 1993 (Institut für Perinatale Medizin, Mariendorfer Weg 28, 12051 Berlin, Tel.: 030/60048334); bislang haben sich über 7800 Schwangere beteiligt. Eine Auswertung von 1715 zurückgesandten, vollständig ausgefüllten Fragebögen kam u.a. zu folgenden Ergebnissen:

34,7% der Patientinnen (595) waren Erstschwangere und 65,3% (1120) Mehrfachschwangere. Die anamnestischen Angaben der zuletzt genannten sind von besonderem Interesse (Abb. 10.3). Auffallend viele von ihnen, nämlich 18,3%, hatten bereits in der unmittelbar vorausgegangenen Schwangerschaft untergewichtige Kinder (<2500 g) zur Welt gebracht. Daraus ist der Schluß zu ziehen, daß es sich bei den an der Selbstvorsorge-Aktion teilnehmenden Frauen um ein in dieser Hinsicht risikoreiches, also negativ selektiertes, Kollektiv handelt. So gaben ca. 60% der Patientinnen einen „gestörten" Verlauf der jetzigen Schwangerschaft an.

Folgende positive Ergebnisse waren bei den Frauen, die an der Selbstvorsorge-Aktion teilgenommen haben, zu verzeichnen:

- Die Rate an untergewichtigen Kindern liegt mit 6,2% etwa 3mal niedriger als in den jeweils vorangegangenen Schwangerschaften mit 18,3%.
  - Von besonderem Interesse ist hier, daß die Zahl der sehr kleinen Kinder (<1500 g Geburtsgewicht) jetzt mit 1,3% 6mal niedriger ist als in den unmittelbar vorausgegangenen Schwangerschaften mit 7,8%.
  - Die Rate der extrem kleinen Kinder (<1000 g Geburtsgewicht) beträgt in der aktuellen Schwangerschaft bislang 0,9% im Vergleich zu 3,9% zuvor, das entspricht einer Reduktion auf weniger als ein Viertel.

Resultate aus Erfurt. Ergebnisse einer prospektiven Aktion (Hoyme et al. 1998) zeigen in überzeugender Weise, was in einer einzigen Stadt erreicht werden kann. In Erfurt, einer Stadt mit 208000 Einwohnern und ca. 1500 Geburten pro Jahr – die alle in nur einer geburtshilflichen Einrichtung dieser Stadt stattfinden – nahmen 16 der 30 niedergelassenen Frauenärzte, also etwa die Hälfte, an der Aktion teil. Sie konnten einen Teil ihrer Patientinnen zur Anwendung unseres Frühgeburtenvermeidungsprogramms mit seiner Selbstvorsorge-Aktion motivieren, bei der die Patientinnen selbständig ihren vaginalen pH-Wert 2mal wöchentlich gemessen haben. Die Ergebnisse sind sehr aufschlußreich (Tabelle 10.1).

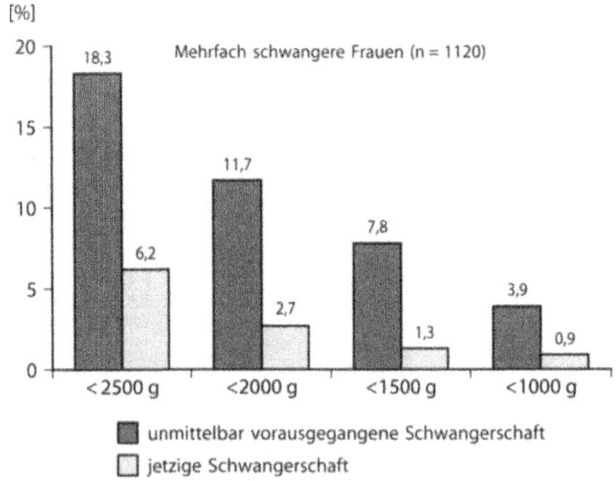

Abb. 10.3. Raten untergewichtiger Neugeborener vor und nach Einsatz der Selbstvorsorge-Aktion für Schwangere

Tabelle 10.1. Vorläufige Ergebnisse der Erfurter Frühgeburtenvermeidungsaktion (Stand 8/1998, n = 2156). (Aus Hoyme et al. 1998)

Entbindungen	Kontrollgruppe (n = 1842)		Teilnehmerinnen (n = 314)	
	%	n	%	n
≥37 + 0 SSW	87,0	1602	91,7	288
36 + 6 bis 32 + 0 SSW	9,7	179	8,0[a]	25
<32 + 0 SSW	3,3	61	0,3[b]	1
Vorzeitiger Blasensprung	32,1	591	22,3[c]	70

[a] $p < 0{,}05$; [b] $p < 0{,}01$; [c] $p < 0{,}001$.

In der Gruppe der 1842 Patientinnen ohne Selbstmessung lag die Rate an sehr früh Frühgeborenen (<32 + 0 SSW) bei 3,3%. In der Gruppe der 314 Patientinnen, die Selbstmessungen durchgeführt haben, lag die Rate nur bei 0,3%. Das ist eine signifikante Reduktion auf ein Elftel.

Die mit 3,3% relativ hohe Rate an sehr früh Frühgeborenen kann in dem niedrigen sozialen Status eines beträchtlichen Teiles der Einwohner begründet sein. Demgegenüber liegt die bislang erreichte niedrige Zahl von 0,3% an sehr früh Frühgeborenen in jedem Fall viel niedriger als dies bei einer mittleren Rate von etwa 1% in Deutschland erwartet werden konnte.

Fazit. Die amerikanischen Kollegen Caillouette und Mitarbeiter (1997) haben folgende treffende Schlußfolgerung gezogen (Übers. des Autors):

> „In einer Zeit zunehmender medizinischer Versorgung sind Ärzte ständig gehalten, sich in der Anwendung teurer diagnostischer 'high-tech'-Verfahren zu mäßigen. Statt dessen müssen wir neue diagnostische 'low-tech'-Instrumente entwickeln, die zugleich kostengünstig sind."

Unserer Ansicht nach ist die vaginale pH-Messung – besonders durch die Schwangere selbst – ein solches 'low-tech'-Instrument für Screeningzwecke zur Prophylaxe von Spätaborten, Frühgeburten und Geburten untergewichtiger Kinder.

10.5 Abschließende Betrachtung

Auch wenn die Rücksendung zahlreicher Antwortbögen bisher noch aussteht und die Ergebnisse noch lange nicht erschöpfend ausgewertet sind, so läßt sich absehen, daß das Frühgeburtenvermeidungsprogramm, kombiniert mit der Selbstvorsorge-Aktion der Schwangeren, bei entsprechend breitem Einsatz zu bislang nicht erzielbaren positiven Ergebnissen führen dürfte:

Eine signifikante Senkung der Rate an Spätaborten und sehr kleinen Frühgeborenen ist auf breiter Ebene bei Mitarbeit der praktizierenden Kollegenschaft, der Hebammen und bei Teilnahme möglichst vieler Schwangeren an der Selbstvorsorge-Aktion sehr wahrscheinlich.

Demzufolge sollte eine weitere Senkung der Säuglingssterblichkeit, besonders aber der diesbezüglichen Morbidität, möglich sein. In dem Maße, in dem Frühgeburten durch Einsatz dieses Programms vermieden werden können, ist mit einer beträchtlichen Einsparung der bisher noch hohen allgemeinen Kosten für die so aufwendigen Betreuungen, wie auch mit entsprechender Vermeidung der psychischen und physischen Belastungen für die sonst Betroffenen zu rechnen.

Die Selbstvorsorge-Aktion bildet die Grundlage für ein neues Modell des aktiven Zusammenwirkens von praktizierenden Frauenärzten, Hebammen und den von ihnen betreuten Schwangeren.

Nach wie vor können viele Fragen, die die Spätabort- und Frühgeburtentstehung betreffen, heute noch nicht beantwortet werden. Entscheidend ist aber, was am Ende der Kette aller unserer heutigen Erkenntnisse über die Spätabort- und Frühgeburtentstehung sowie der Maßnahmen zur Vermeidung solcher Ereignisse steht. Mit unserem Programm dürfte ein entscheidender Schritt in bezug auf Praktikabilität und Effizienz der Frühgeburtenvermeidung getan sein. Es stehen damit bei konsequenter Anwendung bislang nicht erreichbare Fortschritte in Aussicht, die durch einfache Maßnahmen erzielbar sind.

Zusammenfassung

Die Senkung der immer noch hohen Rate an sehr früh Frühgeborenen (< 32 + 0 SSW) stellt eine der vordringlichsten Aufgaben der Gesundheitspolitik und der Schwangerschafts- und Geburtsmedizin dar.

Hauptursache für die Entstehung von Spätaborten und sehr frühen Frühgeburten ist die aszendierende genitale Infektion, hier besonders die bakterielle Vaginose.

Durch gezielte Aufklärung und sehr früh einsetzende Präventivmaßnahmen kann allen betroffenen Schwangeren, gerade solchen mit kritischem sozialen Status und beeinträchtigter Immunitätslage, wirksam geholfen werden.

Hierfür eignet sich besonders das Frühgeburtenvermeidungsprogramm mit seiner denkbar einfachen Selbstvorsorge-Aktion, bei der die Schwangeren eigenständig auf spezielle Risikohinweise achten und außerdem ihren vaginalen pH-Wert 2mal wöchentlich überprüfen. Bei kritischen Befunden sollen sie ihren behandelnden Frauenarzt unverzüglich aufsuchen. Dadurch wird eine noch engere Zusammenarbeit zwischen Ärzten, Hebammen und Schwangeren gewährleistet.

Für den behandelnden Arzt bietet sich ein auf ihn zugeschnittenes Programm mit Stadieneinteilung und den entsprechenden Therapieempfehlungen an, ein hervorragendes Hilfsmittel für die Prävention von Spätaborten und Frühgeburten. Belegt wird dies eindrucksvoll durch die Ergebnisse unserer Selbstvorsorge-Aktion sowie der Erfurter Aktion.

Es ist also möglich, die Rate an infektionsbedingten Spätaborten und Frühgeburten und die damit verbundene Säuglingsmortalität und -morbidität bedeutend zu senken. Nicht zuletzt sind damit deutliche finanzielle Einsparungen im Gesundheitswesen, aber auch die Vermeidung schwerer Belastungen für die betroffenen Familien verbunden.

Literatur

Brandt-Niebelschütz S, Saling E, Küchler R (1992) Weitere Erfahrungen mit der Eipol-Lavage (EPL) im Zusammenhang mit der Vermeidung von Frühgeburten. Z Geburtshilfe Perinatol 196:229–237

Brandt-Niebelschütz S, Saling E, Uphoff A et al. (1995) Untersuchung zur Immunitätslage Schwangerer insbesondere beim Vorliegen einer Frühgeburtsymptomatik. Geburtshilfe Frauenheilk 55:456–463

Caillouette JC, Sharp CF, Zimmerman GJ et al. (1997) Vaginal pH as a marker for bacterial pathogens and menopausal status. Am J Obstet Gynecol 176:1270–1277

Dennemark N, Meyer-Wilmes M, Schlüter R (1997) Screening and treatment of bacterial vaginosis in the early second trimester of pregnancy: A sufficient measure for prevention of preterm deliveries? Int J STD AIDS 8(Suppl 1):38–40

Ernest JM, Meis PJ, Moore ML et al. (1989) Vaginal pH: A marker of preterm premature rupture of the membranes. Obstet Gynecol 74:734–738

Hack M, Taylor HG, Klein N et al. (1994) School-age outcomes in children with birth weights under 750 g. N Engl J Med 331:753–759

Hengst P, Uhlig B, Bollmann R et al. (1992) Nutzen der vaginalen pH-Messung zur Frühgeburtsvermeidung. Z Geburtshilfe Perinatol 196:238–241

Hillier SL, Nugent RP, Eschenbach DA et al., for the Vaginal Infections and Prematurity Study Group (1995) Association between bacterial vaginosis and preterm delivery of a low-birthweight infant. N Engl J Med 333:1737–1742

Hoyme UB, Saling E (1998) Spezielle therapeutische Maßnahmen zur Frühgeburtenvermeidung. In: Hansmann M, Feige A, Saling E (Hrsg) Berichte vom 5. Kongreß der Gesellschaft für Pränatal- und Geburtsmedizin, Bonn 21.–23. Februar 1997. DCM Druck Center, Meckenheim, S 73–75

Hoyme UB, Grosch A, Roemer VM et al. (1998) Erste Resultate der Erfurter Frühgeburten-Vermeidungs-Aktion. Z Geburtshilfe Neonatol 202:247–250

Lencner A, Lencner H, Brilis V et al. (1987) Zur Abwehrfunktion der Lactoflora des Verdauungstraktes. Nahrung 31:5–6, 405–411

Papiernik E (1987) Proposals for a programmed prevention policy of preterm birth. Clin Obstet Gynecol 27:614–635

Riedewald S, Kreutzmann I-M, Heinze T et al. (1990) Vaginal and cervical pH in normal pregnancy and pregnancy complicated by preterm labor. J Perinat Med 18:181–186

Riedewald S, Hanifi-Afshar T, Saling E (1992) pH-Selbstmessung in der Vagina durch die Schwangere (im Vergleich zu Kontrollmessungen durch den Arzt). Z Geburtshilfe Perinatol 196:61-62

Riegel K, Ohrt B, Wolke D et al. (1995) Die Entwicklung gefährdet geborener Kinder bis zum fünften Lebensjahr. Enke, Stuttgart

Romero R, Gomez R, Baumann P et al. (1993) The role of the infection and cytokines in preterm parturition. In: Chwalisz K, Garfield RE (eds) Basic mechanisms controlling term und preterm birth. Ernst Schering Research Foundation, Workshop 7. Springer, Berlin Heidelberg New York Tokyo, pp 197-240

Saling E (1990) Der totale operative Muttermundverschluß zur Vermeidung habitueller Spätaborte und sich wiederholender Frühgeburten. Fortentwicklung der Technik, weitere Erfahrungen und Ergebnisse. In: Dudenhausen JW, Saling E (Hrsg) Perinatale Medizin, Bd XIII. 14. Deutscher Kongreß für Perinatale Medizin, Berlin 1989. Thieme, Stuttgart New York, S 65-67

Saling E (1997) Prevention of prematurity. A review of our activities during the last 25 years. J Perinat Med 25:406-417

Saling E, Schumacher E (1996) Der operative Totale Muttermundverschluß (TMV) - Erhebungen von Daten einiger Kliniken, die den TMV einsetzen. Z Geburtshilfe Neonatol 200:82-87

Schlesinger Y (1998) Anaerobic infections in pregnancy. In: Kurjak A (ed) Textbook of perinatal medicine - a comprehensive guide to modern clinical perinatology. Parthenon, Carnforth New York, pp 1652-1655

Schumacher E (In Vorbereitung) Infektionsbezogene diagnostische Parameter bei Patientinnen mit Frühgeburtssymptomatik. Dissertation an der Freien Universität Berlin

Wolke D, Meyer R (1994) Psychologische Langzeitbefunde bei sehr Frühgeborenen. Perinatal Med 6:121-123

11 Gewichts-, Längen- und Kopfumfangsverteilungen von Neugeborenen (insbesondere Frühgeborenen) in Ostdeutschland unter besonderer Berücksichtigung demographischer Aspekte

(Vergleich der Neugeborenenmaße von 1984/85 mit 1992–1996)

M. Voigt, K. Jährig, G. Reichelt, K. Friese

11.1 Einleitung

Mit der Wiedervereinigung kam es in Ostdeutschland ungewöhnlich rasch zu tiefgreifenden demographischen und sozialökonomischen Veränderungen, die sich auch stark auf die Perinatalmedizin auswirkten. Parallel zu den deutlichen Veränderungen der Altersstruktur der Schwangeren war ein drastischer Rückgang der Geburtenzahlen zu verzeichnen, wie er für Friedenszeiten innerhalb eines so kurzen historischen Zeitraums bisher einmalig war.

Als Folge dessen veränderten sich nicht nur der auf das Lebensalter bezogene Zeitpunkt der Geburt, sondern auch die Geburtenabstände (Spacing) und die Kinderzahl (Parität) merklich. Die psychischen und physischen Belastungen der Schwangeren erfuhren einen Wandel. Gesellschafts- und Sozialstruktur sind heute naturgemäß anders zu bewerten als zu DDR-Zeiten. Leider fehlen bisher detaillierte soziologische Untersuchungen, die zur Frage der Geburtenplanung und des reproduktiven Verhaltens Auskunft über die veränderten Einflußfaktoren und die Motivation zur Schwangerschaft geben.

Veränderte Lebensplanung. Die Entscheidung für ein Kind erfolgt nach unserer Meinung heute bewußter und ordnet sich anders in die Zukunftsplanung der Familien ein. Besonders im Osten rangiert der Wunsch nach einem Kind hinter dem Bestreben der Frau nach Erwerbstätigkeit und Akzeptanz im Beruf, was dazu führte, daß viele, insbesondere junge Frauen Ostdeutschland verließen (Wanderungsbewegung). Die daraus resultierende „Anti-Baby-Haltung“ ist offenbar eine Folge des sich entwickelnden höheren Lebensstandards, des Wunsches nach Erhalt des erreichten Sozialstatus und auch der längeren Ausbildungszeiten (einschließlich von Umschulungen und neuen Existenzgründungen).

Demographische Daten. Tabelle 11.1 zeigt die Entwicklung der Lebendgeborenenzahlen für die alten und neuen Bundesländer von 1950–1997.

Mit 78698 Lebendgeborenen wurde in Ostdeutschland 1994 ein absoluter Tiefstand erreicht. Danach ist ein jährlicher Zuwachs um bisher ca. 10% zu registrieren. Diese Tendenz dürfte sich unter dem Einfluß der prognostisch bekannten demographischen Gegebenheiten bald wieder abschwächen. In Rostock hatten wir beispielsweise einen Geburtenrückgang von 1985–1994 um 70,4% (von 5399 auf 1569 Geburten). Abbildung 11.1 zeigt mit der Darstellung der allgemeinen Fruchtbarkeitsziffer, getrennt nach alten und neuen Bundesländern, diese Entwicklung noch eindrucksvoller.

Die Fertilität von 24,4‰ war 1994 in Ostdeutschland nur halb so hoch wie in den alten Bundesländern (49,9 Lebendgeborene je 1000 fertile Frauen).

Fragestellung. Abgeleitet aus den komplexen Veränderungen des Reproduktionsgeschehen in Ostdeutschland stellte sich für uns die Frage:

- Wie haben sich die Körpermaße der Neugeborenen, insbesondere der Frühgeborenen, nach 1990 im Erhebungsgebiet (Ostdeutschland) und im Vergleich zu den Altbundesländern entwickelt?
- Wo liegen die Ursachen für Veränderungen und wie sind sie insgesamt zu bewerten?

Tabelle 11.1. Anzahl der Lebendgeborenen von 1950–1997 getrennt nach alten und neuen Bundesländern. In den neuen Bundesländern ist von 1994 bis 1997 ein Anstieg von 27% zu verzeichnen

Jahr	Lebendgeborene		Gesamt
	Alte Bundesländer	Neue Bundesländer	
1950	812835	303866	1116701
1955	820128	293280	
1960	968629	292985	1261614
1965	1044328	281058	
1970	810808	236929	1047737
1975	600512	181798	
1980	620657	245132	865789
1985	586155	227648	
1990	727199	178476	905675
1991	722250	107769	
1992	720794	88320	
1993	717915	80532	
1994	690905	78698	
1995	681374	83847	768626
1996	702688	93325	
1997	711915	100258	812173

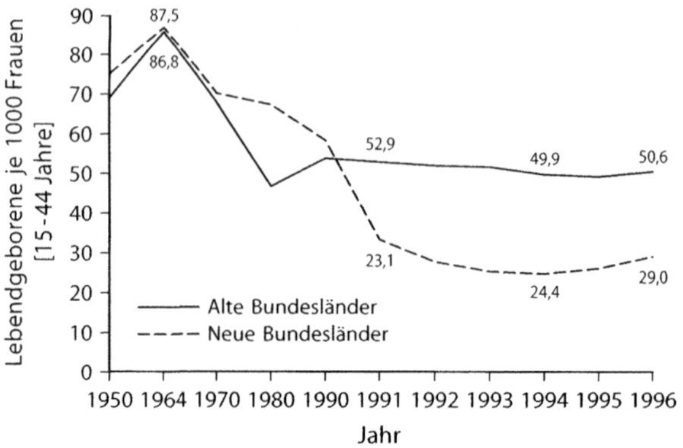

Abb. 11.1. Lebendgeborene je 1000 fertile Frauen von 1950–1996 getrennt nach alten und neuen Bundesländern

11.2 Material und Methode

Unser Datenmaterial basiert zunächst auf der Perinatalerhebung der neuen Bundesländer (ohne Berlin) der Jahre 1992–1996 (n = 323139 Einlinge). Für gezielte Auswertungen wurden die Daten der Mütter und ihrer Neugeborenen mit der Angabe „Herkunftsland: Deutschland" herausgezogen und statistisch bearbeitet.

Zum Vergleich wurden Daten der Perzentilwerterhebung aus 30 Einrichtungen der vormaligen DDR (n = 51570 Einlinge, Normalpopulation) herangezogen. Sie wurden vom 01.01.1984–31.12.1985 an Lebendgeborenen ohne Fehlbildungen (Voigt u. Eggers 1988; Voigt et al. 1989) erhoben. Die Erfassungen wurden von der damaligen Hauptforschungsrichtung „Schwangerschaft und kindliche Entwicklung", Forschungsrichtung „Perinatologie", initiiert und dienten u.a. der Berechnung neuer Perzentilwerte für die Körpermaße der Neugeborenen. Die bis dahin für die Beurteilung der intrauterinen somatischen Entwicklung benutzten Standardkurven nach Kyank aus den 70er Jahren (Kyank et al. 1977) sollten damit durch aktuellere Werte ersetzt werden.

Ebenfalls für Vergleichszwecke wurden die statistischen Werte für die Geburtsmaße aus der Erhebung von Voigt und Jährig 1992 (Piechota 1995; Schröder 1995) herangezogen. Diese Daten stammten aus 31 geburtshilflichen Einrichtungen Ostdeutschlands (n = 21117 Einlinge) und dienten ebenfalls der Erfassung des somatischen Entwicklungsstandes Neugeborener im Sinne einer Standortbestimmung unmittelbar nach der Wiedervereinigung, als sich der beschriebene Geburtenrückgang abzuzeichnen begann. Die Ergebnisse wurden in mehreren Dissertationen publiziert (Piechota 1995; Schröder 1995).

Mit allen 3 Datensamples wurden notwendige, umfangreiche Plausibiliätsprüfungen durchgeführt, um Fehlverschlüsselungen auszuschließen und für die statistische Auswertung zu eliminieren.

11.3 Ergebnisse

11.3.1 Veränderungen der Körpermaße

Tabelle 11.2 zeigt die arithmetischen Mittelwerte der Körpermaße der Neugeborenen von 1984/85 im Vergleich mit dem Zeitraum 1992-1996.

Danach stiegen die Geburtsgewichte während dieses Zeitraums im statistischen Mittel um 143 g an. Bei Körperlänge und Kopfumfang betrug die Zunahme nur 0,2 cm. Die Abweichungen der Geburtsgewichte bei Berücksichtigung ausschließlich deutschstämmiger Mütter gegenüber der Gesamtpopulation von 1992-1996 sind unwesentlich.

In Abb. 11.2 sind die durchschnittlichen Geburtsgewichte in Jahresintervallen für den Zeitraum 1992-1996 unter Berücksichtigung ausgewählter Altersgruppen der Schwangeren und im Vergleich zu 1984/85 dargestellt. Man erkennt deutlich, daß die Geburtsgewichte in der ostdeutschen Population schon 1992 anstiegen und sich seit 1993 auf einem relativ hohen Niveau konstant halten. Einen Vergleich mehrerer Geburtsgewichtsperzentilkurven zeigt Abb. 11.3. Bis auf eine Ausnahme (Bereich 10. Perzentile bis zu 34 SSW, evtl. auch durch kleinere Fallzahlen in der Population von 1984/85 zu erklären) liegen die Werte von 1992-1996 generell höher als 1984/85. Schon bei den Frühgeborenen sind diese Abweichungen im Bereich über der 90. Perzentile, für die 50. Perzentile ab 33 Schwangerschaftswochen deutlich zu erkennen. Die

Tabelle 11.2. Vergleich der Körpermaße von Neugeborenen (arithmetisches Mittel; DDR 1984/85 und neue Bundesländer 1992-1996)

Körpermaße	Jahrgänge		Differenz
	1984/85	1992-1996	
Geburtsgewicht (g)	3240	3383 (3386)[a]	+143
Länge (cm)	50,4	50,6 (50,6)	+0,2
Kopfumfang (cm)	34,7	34,9 (34,9)	+0,2

[a] Herkunftsland Deutschland.

Abb. 11.2. Durchschnittliche Geburtsgewichte nach ausgewähltem Alter der Mutter (Ostdeutschland, Herkunftsland: Deutschland, 1984/85 und 1992-1996)

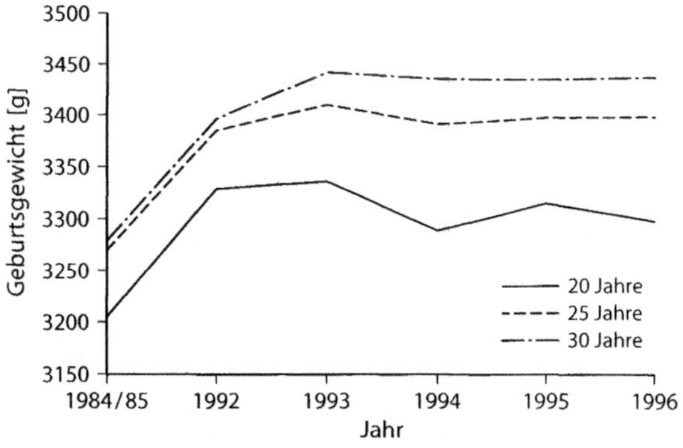

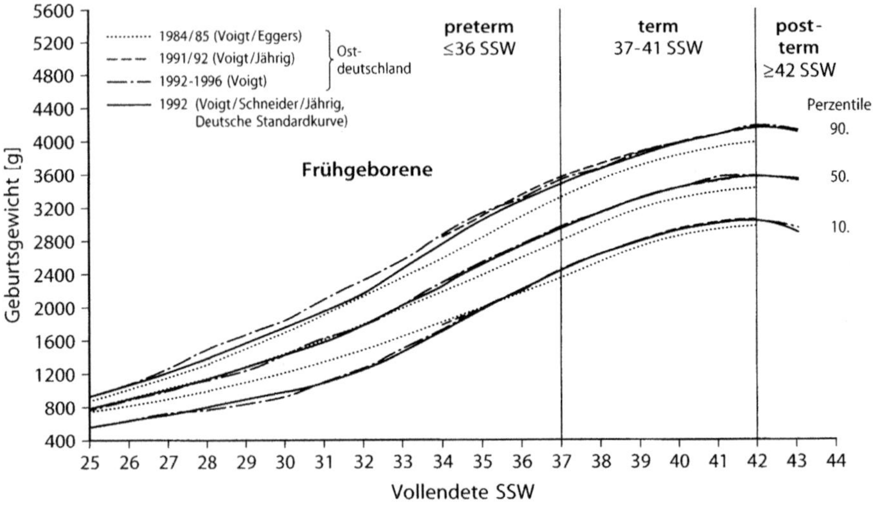

Abb. 11.3. Perzentilkurven des Geburtsgewichtes weiblicher Neugeborener je Tragzeit (Ostdeutschland in verschiedenen Zeiträumen und Deutschland 1992)

Perzentilkurven der Geburtsgewichte von 1991/92 sind nahezu identisch mit denen von 1992–1996. Dies ist ein Zeichen, daß der Prozeß der Angleichung der Daten aus dem Beitrittsgebiet an die Standards der alten Bundesländer unmittelbar nach der Wiedervereinigung einsetzte. Auffallend gut ist auch die Übereinstimmung der Geburtsgewichtsperzentilen von 1992–1996 mit den deutschen Standardwerten von 1992 (Voigt et al. 1996,1997), besonders deutlich im Bereich der 50. und 10. Perzentile. An

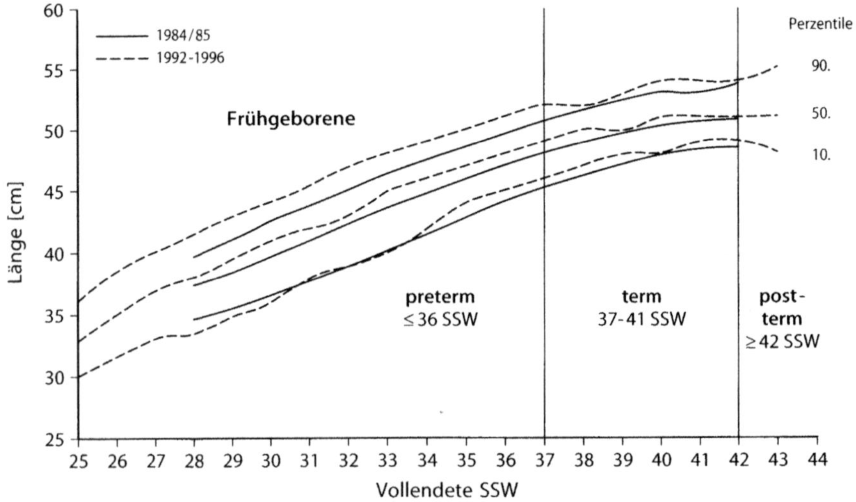

Abb. 11.4. Perzentilkurven der Länge weiblicher Neugeborener je Tragzeit (Ostdeutschland, 1984/85 und 1992–1995)

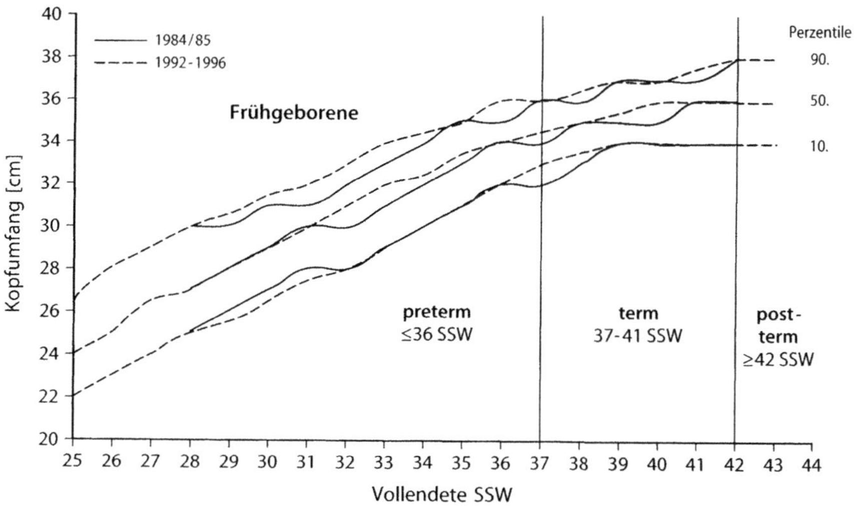

Abb. 11.5. Perzentilkurven des Kopfumfangs männlicher Neugeborener je Tragzeit (Ostdeutschland, 1984/85 und 1992–1996)

der damaligen Berechnung der deutschen Standardwerte war das ostdeutsche Geburtengut nur zu etwa 10% beteiligt, da die Perinatalerhebungen erst nach und nach eingeführt wurden.

Die Abb. 11.4 und 11.5 zeigen die Perzentilkurven der Körperlänge und des Kopfumfanges von 1992–1996 im Vergleich mit den Kurven von 1984/85. Interessant ist, daß gerade bei den Frühgeborenen im mittleren und oberen Gewichtsbereich nach 1990 deutlich höhere Werte erhoben werden konnten.

Der durchschnittliche Anstieg beider Maße um 0,2 cm ist für die Frühgeborenen aufgrund der dort niedrigen Fallzahlen nicht zu verifizieren.

11.3.2 Alters- und Gewichtsveränderungen der Schwangeren

Anstieg des Gebäralters. Nach der Wiedervereinigung war und ist auch gegenwärtig noch anhaltend für die ostdeutsche Population ein deutlicher Anstieg des Gebäralters zu beobachten. Nach Abb. 11.6 lag das durchschnittliche Gebäralter 1984/85 in Ostdeutschland bei 23 Jahren (Medianwert). Es erhöhte sich 1992 auf 25 Jahre und stieg 1996 weiter auf 27 Jahre an. Mit zunehmendem Alter der Schwangeren wird die Variabilität auch geringer (Abflachung der Verteilungskurve), d.h. auch die Geburtenabstände werden größer. In etwa 2–3 Jahren wird sich das mittlere Gebäralter in Deutschland auf rund 29 Jahre nivellieren.

Hatten 1984/85 mit 23 Jahren bereits 51,8% der ostdeutschen Frauen ein Kind geboren, waren es 1996 erst 20,8%. Im Jahre 1985 waren 11,9% der Mütter jünger als 20 Jahre, 1996 nur noch 4,7%. Andererseits betrug der Anteil der 34jährigen und älteren Mütter 1985 nur 2,4%, lag aber schon 1996 bei 8,1%.

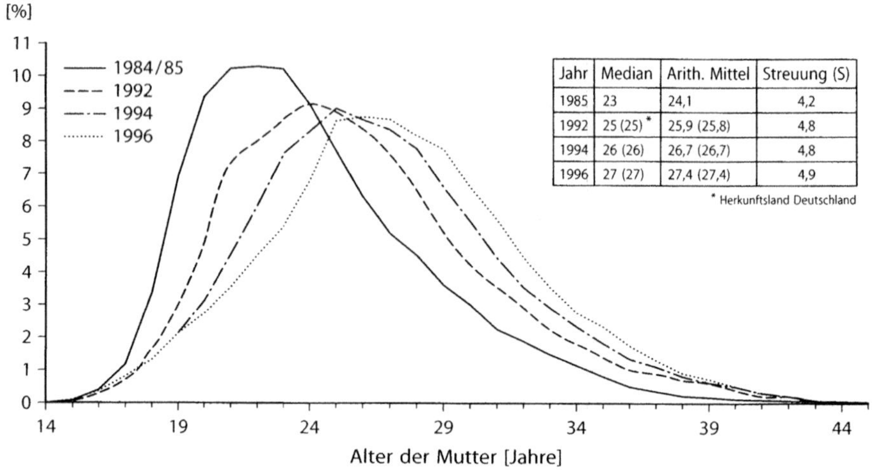

Abb. 11.6. Verteilung nach dem Alter der Mütter (Ostdeutschland, 1984/85, 1992, 1994 und 1996)

Körpergewicht der Mutter. Das Körpergewicht der Mutter beeinflußt in entscheidenem Maße das Geburtsgewicht und auch die anderen neonatalen Körpermaße. Da Alter und Körpergewicht der Frauen miteinander linear korreliert sind, muß bei einem Anstieg des Gebäralters auch das durchschnittliche Gewicht der Schwangeren ansteigen. Lag das durchschnittliche Körpergewicht der ostdeutschen Gebärenden 1985 bei 60 kg, so stieg es bis 1996 auf 63 kg. Besonders interessant ist aber, daß gleichaltrige Schwangere in Ostdeutschland heute ein höheres Körpergewicht haben als vor der Vereinigung. Tabelle 11.3 zeigt die prozentuale Körpergewichtsverteilung von 2 ausgewählten Altersklassen von 1984/85 und 1992–1996 im Vergleich. Die Besetzung der höheren Gewichtsklassen steigt im Erhebungszeitraum 1992–1996 prozentual

Tabelle 11.3. Vergleich der Körpergewichtsverteilung bei 15- bis 19jährigen bzw. 30- bis 34jährigen Müttern (Ostdeutschland, 1984/85, 1992–1996)

Körpergewicht (kg)	15–19 Jahre		Differenz	30–34 Jahre		Differenz
	1984/85 (in %)	1992–1996 (in %)		1984/85 (in %)	1992–1996 (in %)	
<50	9,2	9,7	+0,5	4,8	4,1	−0,7
50–54	19,0	17,8	−1,2	12,9	10,9	−2,0
55–59	24,5	22,0	−2,5	18,0	17,9	−0,1
60–64	21,3	19,0	−2,3	19,7	19,4	−0,3
65–69	12,3	12,9	+0,6	14,7	15,2	+0,5
70–74	6,8	7,5	+0,7	10,4	11,0	+0,6
75–79	3,4	4,6	+1,2	6,9	6,9	–
>79	3,5	6,5	+3,0	12,6	14,6	+2,0
	100	100		100	100	
n =	5973	14474		4824	57136	

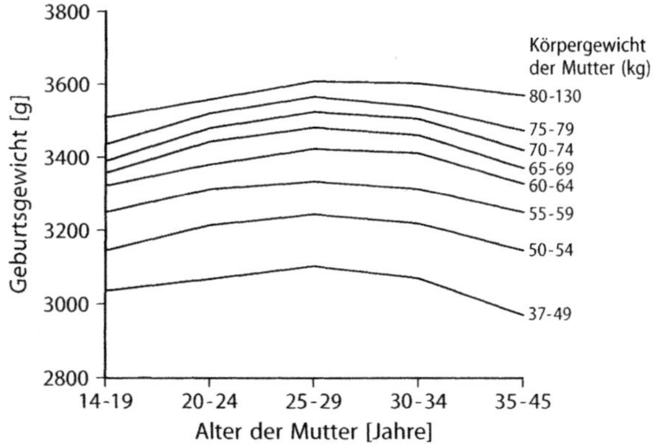

Abb. 11.7. Durchschnittliche Geburtsgewichte nach dem Alter der Mutter bei unterschiedlichem Körpergewicht (Ostdeutschland 1992–1996)

deutlich an. Da Alter und Gewicht der Mutter eng miteinander korrelieren, bestehen signifikante statistische Beziehungen nichtlinearer Art sowohl zwischen dem Gebäralter und dem Geburtsgewicht, als auch zwischen dem Körpergewicht der Schwangeren und dem Geburtsgewicht.

Abbildung 11.7 zeigt das durchschnittliche Geburtsgewicht nach dem Gebäralter in unterschiedlichen Körpergewichtsgruppen. Man erkennt, daß der Einfluß des Alters auf das Geburtsgewicht relativ gering ist, wenn man das Gewicht der Schwangeren berücksichtigt. Die höchsten Geburtsgewichte werden in der Altersgruppe der 25- bis 29jährigen Mütter beobachtet. Niedrigere Geburtsgewichte finden sich vornehmlich bei sehr jungen und den älteren Müttern ab 35 Jahre. Die große Variabilität der Geburtsgewichte kommt vorrangig durch die Körperbaumerkmale (z.B. das Körpergewicht der Mutter) zustande.

11.3.3 Beziehungen zwischen Gebäralter und Gewicht der Mütter und der Frühgeborenenrate

Die Abhängigkeit der Frühgeborenenrate (Geburt vor 37 vollendeten SSW) vom Alter und dem Körpergewicht der Mutter einzeln und in Kombination präsentiert Tabelle 11.4. In der gesamten ostdeutschen Population von 1992–1996 lag die durchschnittliche Frühgeborenenrate bei 6,8%. Die niedrigsten Frühgeborenenraten findet man bei Schwangeren unter 30 Jahren mit einem Gewicht von 75–79 kg. Ebenfalls bis zu dieser Gewichtsgruppe fallen die Frühgeborenenraten kontinuierlich in jeder anderen Altersklasse ab. Die Frühgeburtlichkeit in Abhängigkeit vom Gebäralter zeigt bei unterschiedlichen Körpergewichtsgruppen einen mehr U-förmigen Kurvenverlauf. Dabei sind die Frequenzen bei den jungen Müttern mit 11,4% (Höchstwert) nicht so hoch wie bei älteren. Ab einem Gebäralter von 30 Jahren steigt die Frühgeborenenhäufigkeit in jeder Körpergewichtsgruppe stark an. Das 2- bis 2,5fache des Durchschnittswertes erreichen die Prämaturitätsraten bei relativ leichten Müttern ab 35 Jahren, wobei hier sicher ein höherer Anteil von „small-for-gestational-age“-Kindern zu berücksichtigen ist.

Tabelle 11.4. Frühgeborenenraten (FG in %) nach Alter und Körpergewicht der Mutter (Ostdeutschland, 1992–1996)

Alter	Körpergewicht (kg)								Gesamt
	37–49	50–54	55–59	60–64	65–69	70–74	75–79	80–130	
14–19	11,4	9,5	8,6	7,0	7,2	6,7	4,4	6,0	8,3
20–24	9,8	7,4	6,2	5,7	5,0	5,1	4,5	5,1	6,2
25–29	8,9	7,0	6,0	5,4	5,3	5,1	4,4	5,2	5,9
30–34	10,7	8,3	7,0	6,7	6,1	6,0	6,2	6,7	7,2
35–45	16,9	13,5	10,4	10,7	9,5	9,9	9,8	10,5	10,9
Gesamt	9,9	7,7	6,6	6,1	5,7	5,7	5,3	6,1	6,8

11.4 Diskussion

Nach der staatlichen Wiedervereinigung 1990 war ein drastischer Rückgang der Geburtenzahlen in Ostdeutschland zu verzeichnen.

Tiefgreifender gesellschaftlicher Umbruch. Dies war wohl Ausdruck des tiefgreifenden politischen und sozialökonomischen Umbruchs, der unvermittelt und nicht vorausschaubar die gesamte herkömmliche gesellschaftliche Struktur nach 40 Jahren getrennter Entwicklung im Beitrittsgebiet abrupt veränderte. Neu gesetzte Akzente und Wertvorstellungen, die Verunsicherung durch steigende Arbeitslosigkeit, insbesondere der Frauen und Unwägbarkeiten für die Zukunftsplanung, waren dafür wohl ausschlaggebende Triebkräfte, die im einzelnen noch einer fundierten Analyse bedürfen.

Wenngleich eine leichte Aufwärtsbewegung der Geburtenzahl nach dem Tiefstand 1994 zu erkennen ist, erreichte die ostdeutsche Fertilitätsrate 1996 noch immer nur 57% des Niveaus der Altbundesländer.

Zum starken Geburtenrückgang im Beitrittsgebiet trug auch die Abwanderung gerade von jungen Frauen im optimalen fertilen Alter in die alten Bundesländer bei.

Einfluß von Schwangerschaftsunterbrechungen und „Pillenknick“. Auch die Freigabe der Schwangerschaftsunterbrechung in der DDR 1972 führte zu einer starken Verringerung der ausgetragenen Schwangerschaften und damit der Geburtenzahl. Daraus resultierte sekundär ein Rückgang der totalen Fruchtbarkeitsziffern anfang der 90er Jahre, da durch die veränderte Altersstruktur der Bevölkerung eine Reproduktionslücke entstand. Der „Pillenknick“ wirkte sich in ähnlicher Weise und noch verstärkend aus. Dennoch waren die damit verbundenen Veränderungen des reproduktiven Verhaltens niemals so einschneidend und erreichten solch gravierende Ausmaße wie 1990.

Kompensatorische und zu einem gewissen Maß erfolgreiche politische Interventionen bremsten die negativen Effekte der Freigabe der Interruptio und der freiwilligen Geburtenbeschränkung durch die hormonelle Antikonzeption.

Familienförderung in der DDR. Das niedrige durchschnittliche Gebäralter in der DDR gründete sich auf zahlreiche sozialpolitische Maßnahmen wie zinsfreie Ehekredite, Förderung alleinstehender Mütter und deren Kinder, bevorzugte Vergabe von Wohnraum an Kinderreiche, Vergabe von Kindergartenplätzen usw. (Vaskovics et al. 1994). Kinder waren in jungen Familien die Voraussetzung, um in den Genuß staatlicher Fördermaßnahmen zu kommen.

Angleichungsprozeß. Der Prozeß der Angleichung des durchschnittlichen Gebäralters von West- und Ostdeutschland ist in vollem Gange. Die Verlagerung des mittleren Geburtstermins auf einen späteren Zeitpunkt wird heute durch die Notwendigkeit motiviert, eine entsprechende Ausbildung mit anschließender beruflicher Etablierung und einen möglichst hohen wirtschaftlichen Wohlstand zu erreichen. Kinder werden in dieser Phase des Lebens von vielen Paaren nicht gewünscht. Auch die zunehmende Arbeitslosigkeit wirkt dabei zusätzlich demotivierend.

Einfluß biologischer Faktoren auf die pränatale Entwicklung. Die von uns dargestellte Veränderung somatometrischer Daten von Neugeborenen und Schwangeren, die mit der deutschen Wiedervereinigung zu beobachten sind, belegen erneut die Wirksamkeit biologischer Parameter (Gebäralter, mütterliche Konstitution) als determinierende Faktoren der pränatalen Entwicklung. Die äußeren Lebensumstände beeinflussen das reproduktive Verhalten, sind jedoch für die fetale Entwicklung nur mittelbar bedeutsam. Diese Aussage gilt natürlich in dieser Form nur für Populationen mit einer weitgehend gesicherten, ziemlich homogenen Sozialstruktur, die extreme Notsituationen (Hunger, Krankheit, Obdachlosigkeit, Ghettounterbringung) hinreichend wirksam ausschließt. Soziale Randgruppen (z. B. Drogenabhängige) oder Bevölkerungsgruppen mit alternativen Ernährungs- und Lebensgewohnheiten beeinflussen als Minderheiten das Ergebnis von Kohortenstudien der hier vorgelegten Dimension nur unwesentlich, wobei natürlich trotzdem bestimmte statistische Zusammenhänge weiter wirksam bleiben.

Höherer Stellenwert der Mutterschaft. Eine konkrete Evaluation des Einflusses definierter sozialer Bedingungen und Zusammenhänge ist zwangsläufig bei Studien, wie der hier vorgelegten Erhebung, nicht zu erwarten und sachlich unmöglich. Dennoch ergeben sich eine Vielzahl von Hinweisen auf den Einfluß inkriminierter Details, die durch weitere Untersuchungen aufgehellt werden könnten. So ist anzunehmen, daß heute in Ostdeutschland mehr „Wohlstandskinder" geboren werden, als vor der Vereinigung. Dafür spricht möglicherweise der um etwa 3% höhere Anteil von Dritt- und Mehrgebärenden nach 1990. Viele Frauen haben (wenn auch ungewollt) ihren Arbeitsplatz aufgegeben. Damit erlangt für sie Mutterschaft und Hinwendung zur Familie einen höheren Stellenwert.

Ein- vs. Mehrkindfamilien. Die Paritätsverteilung hat sich in Hinblick auf die Geburtsgewichte in Ostdeutschland im Erhebungszeitraum eher nachteilig entwickelt. Waren 1984/85 51,1% Erstgebärende und 35,7% Zweitgebärende, veränderten sich die Proportionen 1996 auf 55,3% Erstgebärende zu 29% Zweitgebärende. Es findet demnach gegenwärtig eine stärkere Polarisierung zu Erst- und Dritt- bzw. Mehrgebärenden statt.

Größere Geburtenabstände. Demgegenüber werden nach eigenen Untersuchungen die Geburtenabstände zunehmend wieder größer, was sich positiv auf die Körpermaße der Neugeborenen auswirken dürfte.

Verminderung von Risikogruppen. Die massive Ausgliederung von Frauen aus dem Produktionsprozeß führte zu einer starken Verminderung des Anteils von berufstätigen Schwangeren mit schwerer körperlicher Belastung (z.B. in der Landwirtschaft). Bekannte Randgruppen mit hohem Risiko für Untergewichtigkeit und Frühgeburtlichkeit wurden anteilmäßig stark reduziert. Die Zahl der unter 20jährigen Schwangeren hat sich beispielsweise von 1985 (11,9%) bis 1996 (4,7%) stark verringert. Die Frühgeborenenrate bei unter 20jährigen betrug 1992–1996 in Ostdeutschland 8,3% (Gesamtdurchschnitt 6,8%).

Anstieg der Frühgeburtlichkeit. Wenn auch gegenwärtig eine Verschiebung der Schwangerschaft in Altersklassen zu beobachten ist, die günstige Vorbedingungen für die pränatale somatische Entwicklung bieten, so läuft gleichzeitig eine demografische Entwicklung ab (und deren Ende ist noch nicht abzusehen), die in bezug auf die Frühgeburtlichkeit eher ungünstig beurteilt werden muß. Die durchgängig höhere Frühgeburtenrate bei älteren Schwangeren unabhängig von ihrem Körpergewicht werden absehbar die durchschnittliche Frühgeburtenzahl in dem Maße ansteigen lassen, wie die Rate älterer Frauen zunimmt. Die entsprechende Frühgeburtsfrequenz betrug in Ostdeutschland 1984/85 7,2%. Eine Beurteilung und ein Vergleich dieses Wertes mit der gegenwärtigen Frühgeborenenrate erscheint äußerst schwierig, da sich die klinischen, soziologischen und sozialökonomischen Verhältnisse mittlerweile grundlegend geändert haben.

Einfluß des Körpergewichts. Wir wissen, daß das Körpergewicht der Schwangeren (natürlich in seiner Beziehung zur Körperhöhe und Konstitution) in starkem Maße das Geburtsgewicht und die anderen neonatalen Körpermaße reguliert. Erst untergeordnet rangieren als weitere biologische Faktoren Parität, Geburtenabstand und Gebäralter.

Erschwert wird der Datenvergleich über einen längeren Zeitraum auch durch generelle Verhaltensänderungen, die nicht in direktem Zusammenhang mit der Schwangerschaft stehen. Hier ist z.B. eine allgemeine Zunahme des durchschnittlichen Körpergewichts in der ostdeutschen Bevölkerung nach der Wiedervereinigung zu erwähnen und bei der Auswertung zu berücksichtigen. So weist Tabelle 11.3 aus, daß Schwangere gleichen Alters heute schwerer sind als vor 1990. Als Ursachen kommen u.a. in Frage:

- veränderte Ernährungsgewohnheiten in Kombination mit der Wirkung von Streßfaktoren,
- zunehmender Bewegungsmangel,
- andere ergonomische Bedingungen am Arbeitsplatz (Rückgang körperlicher Belastung).

Dies korrespondiert mit Untersuchungen aus Jena (Kromeyer u. Jäger 1995), die feststellten, daß Vorschulkinder in Ostdeutschland von 1985–1994 ca. 2 kg an Körpermasse zunahmen – eine Entwicklung, die eher bedenklich stimmt.

Tabelle 11.5. Geburtsgewichtsdifferenzen (g) nach der Parität der Mutter bei ausgewähltem Alter – Vergleich 1984/85 zu 1992–1996 (Ostdeutschland, Herkunftsland: Deutschland)

Parität	Alter der Mutter		
	20 Jahre (Differenz)	25 Jahre (Differenz)	30 Jahre (Differenz)
I	+108	+171	+242
II	+118	+139	+179
III	+ 43	+103	+ 90
Gesamt	+103	+122	+147

Weiterer Forschungsbedarf. Tabelle 11.5 macht noch einmal deutlich, daß auch bei Berücksichtigung wesentlicher bekannter Einflußgrößen ein überproportionaler Anstieg der durchschnittlichen Geburtsgewichte von 1984/85 auf 1992–1996 zu registrieren ist. Die aufgelisteten Daten belegen erneut, daß neben den hier analysierten biologischen Größen andere Einflußfaktoren eine zusätzliche Rolle spielen müssen. Die Erfassung solcher Parameter gelingt nur mittels kleinerer, dafür aber entsprechend ausführlicher und methodisch subtiler Kohortenstudien, wie wir bereits zu einem früheren Zeitpunkt nachweisen konnten (Jährig u. Kraybill 1989, 1991).

Zusammenfassung

Nach der staatlichen Wiedervereinigung 1990 und den damit verbundenen tiefgreifenden politischen und sozioökonomischen Veränderungen war ein drastischer Geburtenrückgang in den neuen Ländern zu verzeichnen. Das durchschnittliche Gebäralter und damit auch das Körpergewicht der Schwangeren verlagerten sich in für die Körpermaße der Neugeborenen günstigere Bereiche. Damit belegen unsere Ergebnisse erneut die Wirksamkeit biologischer Parameter (mütterliche Konstitution) als determinierende Faktoren für die pränatale Entwicklung.

Als entscheidende Einflußgröße stellt sich das Körpergewicht der Mutter dar. Das mütterliche Alter kommt mehr indirekt über das Körpergewicht zum Tragen. Bekannte Randgruppen in der Schwangerenpopulation ostdeutscher Frauen mit einem hohen Risiko für Untergewichtigkeit und Frühgeburtlichkeit nahmen anteilsmäßig nach 1990 stark ab. Diese Entwicklung führte dazu, daß insgesamt gesehen gegenwärtig in den neuen Bundesländern eine demographische „Übergangssituation" vorhanden ist, die sich im statistischen Sinne positiv auf die Höhe der Körpermaße der Neugeborenen auswirkt.

Festgestellt werden muß aber auch, daß die veränderten sozioökonomischen und psychosozialen Faktoren in den neuen Bundesländern eine nicht untergeordnete Rolle spielen. Es ist davon auszugehen, daß die Entscheidung für ein Kind heute sehr viel bewußter getroffen und anders in die Familienplanung eingeordnet wird und damit beste Voraussetzungen für ein „Wohlstandskind" gegeben sind.

Literatur

Jährig K, Kraybill EN (eds) (1989, 1991) Prevention of prematurity, Part I and II. Wissenschaftliche Beiträge der E. M. Arndt-Universität Greifswald

Kromeyer K, Jaeger U (1995) Auswirkungen veränderter Lebensbedingungen auf Körperhöhe und Körpergewicht bei Jenaer Vorschulkindern. Z Morphol Anthropol 81:91–100

Kyank H, Kruse H-J, Adomßent S, Plesse R (1977) Standardwerte für Geburtsgewicht und Geburtslänge von Neugeborenen. Zentralbl Gynäkol 99:461–465

Piechota K (1995) Vergleich der Gewichts-Längen-Relation männlicher und weiblicher Neugeborener in Relation zur Tragzeit. Wann beginnt der terminale Ansatzspurt? Inauguraldissertation, Humboldt-Universität, Berlin

Schröder T (1995) Der Zusammenhang zwischen dem prägestationalen Gewicht der Mutter und dem Geburtsgewicht des Neugeborenen unter Berücksichtigung des mütterlichen Alters und der Parität. Inauguraldissertation, Humboldt-Universität, Berlin

Vaskovics LA, Garhammer M, Schneider NF, Kabat vel Job O (1994) Familien- und Haushaltsstrukturen in der ehemaligen DDR und in der Bundesrepublik Deutschland von 1980–1989 – ein Vergleich. Hrsg. vom Bundesinstitut für Bevölkerungsforschung. Wiesbaden, Sonderheft 24

Voigt M, Eggers H (1988) Neugeborenen-Perzentilwerte für die DDR – 1985. 1. Mitteilung: Geburtsgewicht- und Längenperzentilwerte. Zentralbl Gynäkol 110:927–943

Voigt M, Eggers H, Jährig K, Grauel EL, Zwahr C, Plesse R (1989) Neugeborenen-Perzentilwerte für die DDR – 1985. Beziehungen zwischen Alter, Parität, Körpergewicht und -länge der Mutter und dem Gewicht der Neugeborenen. Zentralbl Gynäkol 111:337–349

Voigt M, Schneider KTM, Jährig K (1996) Analyse des Geburtengutes der Bundesrepublik Deutschland. Teil 1: Neue Perzentilwerte für die Körpermaße von Neugeborenen. Geburtshilfe Frauenheilk 56:550–558

Voigt M, Schneider KTM, Jährig K (1997) Analyse des Geburtengutes der Bundesrepublik Deutschland. Teil 2: Mehrdimensionale Zusammenhänge zwischen Alter, Körpergewicht und Körperhöhe der Mutter und dem Geburtsgewicht. Geburtshilfe Frauenheilk 57:246–255

Teil III
Diagnostik und Therapie der drohenden Frühgeburt

12 Immunologische Diagnostik

C. Egarter

12.1 Einleitung

Das Interesse in bezug auf die Ursachen der Frühgeburt fokusierte sich in den letzten Jahren zunehmend auf die Infektionen, und diese scheinen einen ganz wesentlichen Beitrag zur Auslösung der vorzeitigen Wehentätigkeit und auch des vorzeitigen Blasensprungs zu leisten.

Es stellt sich aber das Problem sowohl hinsichtlich der Abgrenzung der vorzeitigen Wehen, die tatsächlich zur Frühgeburt führen, von den harmlosen, evtl. gehäuft auftretenden Schwangerschaftskontraktionen, als auch in bezug auf die exakte Diagnose einer intrauterinen Infektion. Dies insbesondere dann, wenn es sich um sehr frühe Infektionsstadien oder um eine subklinische Infektion handelt (Egarter u. Husslein 1996). Die üblichen klassischen Infektionszeichen wie Erhöhung des C-reaktiven Proteins (CRP) und der Leukozyten im mütterlichen Serum, Linksverschiebung im Blutbild, Fieber der Mutter sowie eine Tachykardie beim Kind sind meist insofern insuffizient, als es sich dabei – vielleicht mit Ausnahme des CRP – um Spätparameter im Laufe einer Entzündung handelt.

12.2 Auslöser intrauteriner Entzündungsreaktionen

Neuere Untersuchungen richten deshalb ihr Augenmerk auf Mediatoren, die an der Auslösung der intrauterinen Entzündungsreaktion selbst beteiligt sind und wahrscheinlich als frühe Marker einer Infektion genutzt werden können.

Bei der Entstehung von vorzeitigen Wehen ist die Arachidonsäure das zentrale Substrat. Sie stellt die Ausgangssubstanz für die Cyclooxygenase dar. Die relevanten Endprodukte sind v. a. die stark kontraktionsfördernden Prostaglandine PG E_2 und PG $F_{2\alpha}$.

Die Bildung der Arachidonsäure und damit letztlich der Prostaglandine in den Amnionzellen, im Chorion und in der Dezidua kann durch verschiedene Infektionsfaktoren angeregt werden:

- durch Bakterienbestandteile wie Phospholipasen oder Lipopolysaccharide und
- durch Endotoxine, die nach Auflösung gramnegativer Bakterien entstehen.

In rezenteren Studien (Romero et al. 1993a) konnte darüber hinaus gezeigt werden, daß eine Infektion im Rahmen der körpereigenen Abwehr hauptsächlich Makrophagen stimuliert, die sehr zahlreich im Bereich der Membranen und der Dezidua, aber auch im fetalen und plazentaren Kompartiment vorkommen. Diese Makrophagen und z.T. auch Fibroblasten und Endothelzellen werden durch bakterielle Produkte aktiviert, eine Vielzahl von sogenannten Zytokinen, wie beispielsweise Interleukin IL-1, IL-6, IL-8, IL-10 sowie den Tumornekrosefaktor (TNF), zu sezernieren.

Von diesen Zytokinen weiß man, daß sie sowohl ganz massiv die lokale Prostaglandinproduktion verstärken können als auch – wie beispielsweise IL-8 oder MIP-1_{α} – eine chemotaktische Aktivität aufweisen, die zur Anlockung speziell von polymorphnukleären Leukozyten führt. Diese Leukozyten setzen dann ihrerseits aus ihren Granula verschiedene proteolytische Enzyme wie Kollagenasen, Elastasen oder Gelatinasen frei. Dies führt zur Aufweichung der Zervix und vermindert die Belastbarkeit der fetalen Membranen, wodurch letztlich das Risiko für einen Blasensprung deutlich erhöht werden kann.

Die Arbeitsgruppe um Romero (Romero et al. 1987) konnte nun in ihren initialen Untersuchungen Ende der 80er Jahre zeigen, daß es tatsächlich bei einer durch Infektion verursachten vorzeitigen Wehentätigkeit zum signifikanten Anstieg von bestimmten Zytokinen im Fruchtwasser kommt (Abb. 12.1).

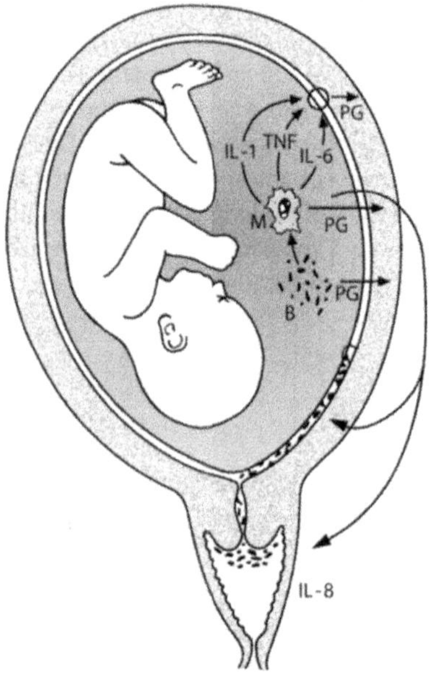

Abb. 12.1. Erhöhung verschiedener Zytokine [Interleukin IL-1 und IL-6, Tumornekrosefaktor (*TNF*) nach Romero (Romero et al. 1987)] im Fruchtwasser bei vorzeitiger Wehentätigkeit mit Infektionszeichen

Diese Untersuchungen wurden in der Folge von zahlreichen weiteren Studien bestätigt und darüber hinaus noch ausgeweitet, beispielsweise in bezug auf das IL-4 von der Arbeitsgruppe um Dudley (Dudley et al. 1996). IL-4 hat möglicherweise antiinflammatorische Eigenschaften, weil es z. B. die Produktion von IL-1 und TNF_{α} durch Monozyten unterdrücken kann. Gleichzeitig verfügt es aber auch über proinflammatorische Eigenschaften, da es die IL-6-Produktion und auch die MIP-1_{α}-Produktion erhöhen kann.

Die Arbeitsgruppe um Hampel und Friese (Hampel et al. 1995) hat diese intrauterine Erhöhung der Zytokine bei vorzeitigen Wehen und auch beim vorzeitigen Blasensprung noch um die von zwei anderen Substanzen erweitert: um das IL-2 und das Interferon (IFN)γ. IL-2 und IFNγ werden im Gegensatz zu den meisten anderen genannten Zytokinen von T_{H1}-Helferzellen gebildet. Diese sog. Typ-1-Zytokine sind eher für eine wirksame zelluläre immunologische Reaktion auf ein Antigen, also z. B. für die Immunantwort gegen intrazelluläre Erreger sowie für die Sekretion der IgG-Subklassen notwendig.

IL-4 und IL-6, also Typ- 2-Zytokine, sind hingegen für eine effektive humorale Abwehr und für die IgE- und IgA-Synthese verantwortlich. Allerdings ist anzumerken, daß man in den letzten Jahren aufgrund der Limitierungen zunehmend von dieser dogmatischen Einteilung dieses Systems Abstand genommen hat. Man hat gesehen, daß das Zytokinmuster bemerkenswert vielfältig und sehr komplex aufgebaut ist.

Besonders eindrucksvoll – auch im Zeitverlauf – konnte der Zusammenhang zwischen Infektion und vorzeitiger Wehentätigkeit im Rhesusaffenmodell von Gravett (Gravett et al. 1994) demonstriert werden. Nach einer Applikation von Streptokokken der Gruppe B kommt es zunächst zum Anstieg der Interleukine, und zwar zuallererst von TNF und IL-6 und mit einer gewissen Verzögerung auch von IL-1. Anschließend steigen die PG E_2- und PG $F_{2\alpha}$-Konzentrationen im Fruchtwasser an und erst sehr spät, nach etwa 40 h, kommt es zu einer deutlichen Zunahme der uterinen Kontraktilität.

Die Wirkung der Zytokine verläuft immer rezeptorvermittelt ab, d.h. erst nach Bildung eines Zytokin-Rezeptor-Komplexes können diese Polypeptide spezifische Wirkungen an der Zielzelle entfalten. Die Arbeitsgruppe um Hampel und Friese (Hampel et al. 1995) hat aus diesem Grund auch die Konzentration der Rezeptoren im Fruchtwasser untersucht, und es zeigte sich eindeutig, daß diese Rezeptoren bei vorzeitiger Wehentätigkeit und beim vorzeitigen Blasensprung erhöht sind (Abb. 12.2 a – d). Die Erforschung dieses Wirkungsmechanismus ist insofern theoretisch von großem Interesse, als damit möglicherweise ein kausaler Therapieansatz realisierbar erscheint.

Der IL-1-Rezeptor-Antagonist steigt, wie die Arbeitsgruppe um Witkin (Witkin et al. 1994) nachweisen konnte, im Fruchtwasser parallel zum IL-1-Spiegel bei intrauterinen Infektionen ebenfalls an. Also ist es möglicherweise ein Ungleichgewicht zwischen den einzelnen Zytokinen, ihren Rezeptoren bzw. den Rezeptorantagonisten, das letztlich im Sinne der Frühgeburt deletär wirkt. Ein IL-1-Rezeptorantagonist wird bereits durchaus erfolgreich in der Behandlung des septischen Schocks in vivo erprobt und ist möglicherweise auch in einem zukünftigen Behandlungskonzept bezüglich einer Verhinderung der Frühgeburt einsetzbar.

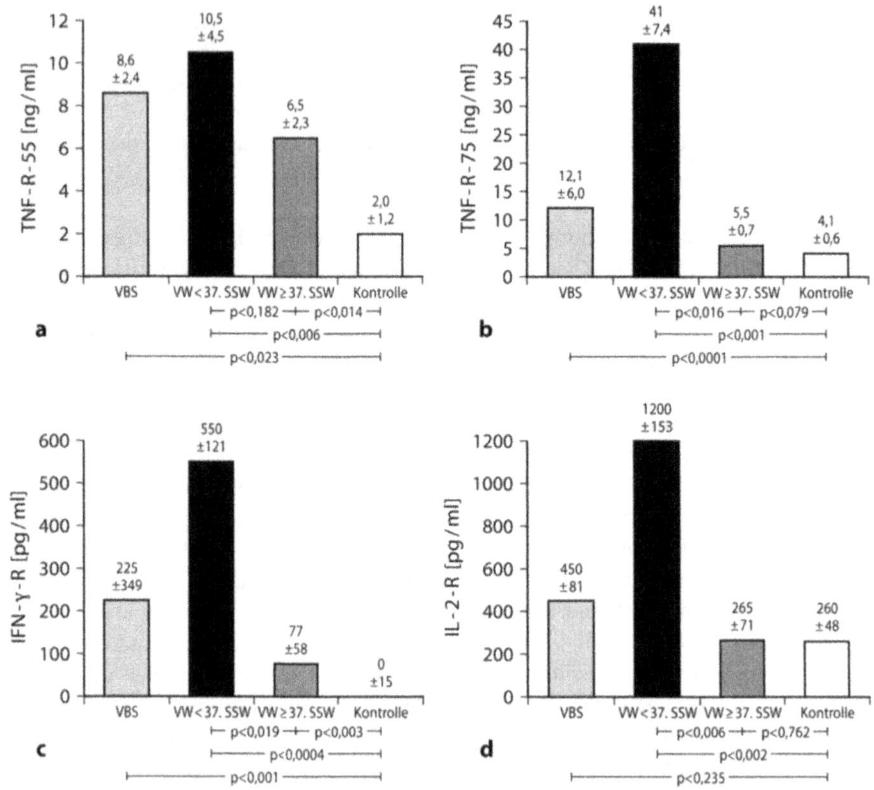

Abb. 12.2 a–d. Erhöhung der Zytokinrezeptoren im Fruchtwasser bei vorzeitiger Wehentätigkeit (*VW*) vor und nach der 37. Schwangerschaftswoche (*SSW*) und beim vorzeitigen Blasensprung (*VBS*). [TNF-R-55 (**a**), TNF-R-75 (**b**) IFN-γ (**c**) und IL-2R (**d**); nach Hampel et al. 1995]

12.3 Nachweismethoden

Daß nicht alle Arbeitsgruppen bei den Zytokinbestimmungen zu denselben Ergebnissen kommen – beispielsweise konnte IL-2 von anderen Gruppen nicht in erhöhter Konzentration im Fruchtwasser bestätigt werden –, liegt z. T. an verschiedenen Problemen, die mit dem Zytokinnachweis verbunden sind.

Zunächst einmal handelt es sich bei den Zytokinen um Substanzen mit einer sehr kurzen Halbwertszeit im Bereich von wenigen Minuten. Prinzipiell gibt es auch verschiedene Nachweismethoden (s. unten und Abb. 12.3).

Zytokinnachweis auf Genexpressionsebene durch Nachweis der mRNA von ruhenden Immunzellen nach Stimulation. Insbesondere bei der Polymerasekettenreaktion (PCR) handelt es sich um eine Nachweismethode mit sehr hoher Sensitivität. Das generelle Problem dabei ist, daß die Zytokingenexpression zwar eine Voraussetzung für eine Zytokinsynthese ist, es aber noch eine Vielzahl posttranskriptioneller Regula-

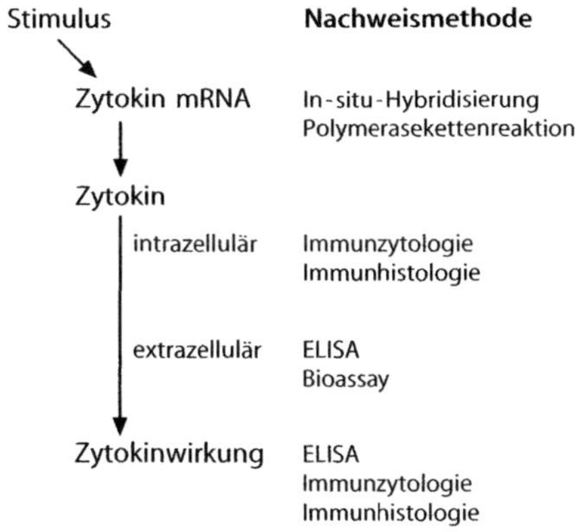

Abb. 12.3. Verschiedene Ebenen und Möglichkeiten des Zytokinnachweises. (Aus Asadullah et al. 1997)

tionsansätze gibt, so daß die Genexpression und die tatsächliche Proteinsynthese nicht unbedingt miteinander korrelieren müssen.

Zytokinnachweis auf Proteinebene. Früher wurden Bioassays verwendet. Diese weisen jedoch hohe Inter- und Intraassayvariationen auf, so daß heute fast ausschließlich die zwar teuren, aber hochspezifischen ELISA-Tests herangezogen werden. Allerdings muß man auch hier darauf achten, daß trotz internationaler Zytokinstandards ELISA-Tests von unterschiedlichen Produzenten z. T. sehr unterschiedliche Ergebnisse liefern. Dies hängt mit der unterschiedlichen Affinität der im Test verwendeten Antikörper zusammen. Zytokine werden nicht nur sehr schnell proteolytisch gespalten, sondern binden sich ähnlich wie Hormone an zahlreiche Proteine. Durch diese Bindungen können verschiedene Epitope an der Oberfläche der Zytokine verdeckt werden.

Indirekte Zytokinnachweise. Das sind beispielsweise die Erhöhung von CRP oder Neopterin aus Makrophagen oder auch andere Produkte einer Zytokinwirkung wie Adhäsionsmoleküle oder HL-A-Moleküle. Der Vorteil dabei ist, daß es sich hier meist um Faktoren mit längerer Halbwertszeit handelt. Allerdings ist eine exakte Zuordnung zur Produktion eines bestimmten Zytokins aufgrund des Pleiotropismus meist nicht möglich (Asadullah et al. 1997).

Es gibt mittlerweile auch vergleichende Untersuchungen (Romero et al. 1993b) der verschiedensten Zytokine im Fruchtwasser mit positiven bakteriellen Kulturen und auch mit dem mütterlichen CRP in bezug auf die Vorhersage einer Frühgeburt bei Infektion. Diese zeigen im wesentlichen, daß die Fruchtwasserkultur eine sehr niedrige Sensitivität hat – nur bei etwa 20–30% der Frauen mit vorzeitigen Wehen kann ein entsprechender Keim auch tatsächlich nachgewiesen werden. Bei definitivem Nachweis ist natürlich die Spezifität 100%. Von den Zytokinen scheint das IL-6 im Fruchtwasser die besten Werte in bezug auf Sensitivität, Spezifität sowie positive und negative Vorhersagewerte aufzuweisen, v.a. gegenüber dem – allerdings viel leichter zu gewinnenden – CRP im mütterlichen Blut. Dies zeigt auch ein unlängst publiziertes mathematisches Modell von Greci (Greci et al. 1998). Es ergab, daß hohe IL-6-Spiegel

Tabelle 12.1. IL-6-Spiegel im mütterlichen Blut bei vorzeitigen Wehen und beim vorzeitigen Blasensprung (*VBS*) nach Murtha. Bei IL-6-Konzentrationen über 8 pg/ml ist das Intervall bis zur Geburt signifikant kürzer. (Nach Murtha et al. 1998; mit Genehmigung von American College of Obstetricians and Gynecologists: Obstetrics Gynecol 91/2:163)

	Vorzeitige Wehen (VBS)		
	Kontrolle n = 41	IL-6 <8 pg/ml n = 73	IL-6 >8 pg/ml n = 16
Intervallabnahme bis zur Geburt [h]	1801	240	5,5
SSW	39	33	29,6

im Fruchtwasser innerhalb kürzester Zeit bei vorzeitigen Wehen zu einer Frühgeburt führen. Ein Grenzwert von etwa 7500 pg/ml wies eine 100%ige Spezifität für die Vorhersage einer Geburt innerhalb von 48 h bzw. eine 98%ige Spezifität für eine Geburt innerhalb von 7 Tage auf und war damit auch gegenüber dem Gestationsalter und der Zervixdilatation der beste prädiktive Parameter.

Generell besteht aber das Problem, daß Zytokine insbesondere bei rein intrauterin ablaufenden Infektionen nur im Fruchtwasser erhöht sind und somit ausschließlich über eine Amniozentese bestimmt werden können. Dies ist insofern besonders interessant, als sie auch den Fetus mit entsprechend negativen Auswirkungen betreffen können.

Eine Bestimmung der Zytokinspiegel bei intrauterinen Infektionen im mütterlichen Serum scheint auch deshalb nicht zielführend, weil es hier offenbar eine hohe Plazentaschranke gibt. Wie wir an einem Plazentaperfusionsmodell mit radioaktiv markiertem IL-8 nachweisen konnten (Reisenberger et al. 1996), kommt es bei fetaler Perfusion in diesem In-vitro-Modell zu keinerlei Anstieg von IL-8 im mütterlichen Kreislauf.

Studien aus dem Jahr 1998 (Murtha et al. 1996) zeigen, daß IL-6 auch im maternalen Serum bei vorzeitigen Wehen und beim vorzeitigen Blasensprung oberhalb eines gewissen „Cut-off"-Spiegels liegt (Tabelle 12.1). Dies kommt wahrscheinlich dadurch zustande, daß hier die Infektion im wesentlichen in der Dezidua und im myometranen Bereich lokalisiert ist und somit eine systemische Erhöhung der Zytokinspiegel im maternalen Serum resultieren kann.

12.4 Potentielle Auswirkungen intrauterin gebildeter Zytokine auf den Fetus

Wie man aus verschiedenen Untersuchungen (Yoon et al. 1997) weiß, können Zytokine die Fragilität der Endgefäße im Plexus choroideus erhöhen. Die daraus resultierenden Hirnblutungen führen dann zur Schädigung der periventrikulären Region, da die Liquor-Hirn-Schranke wesentlich geringer als die Blut-Hirn-Schranke ausgeprägt ist. Bekannt ist aber auch, daß Mikrogliazellen und Astrozyten die Fähigkeit aufweisen, selbst Zytokine zu bilden. Die lokale Zytokinerhöhung kann dann über eine Schädigung der Oligodendrozyten später bei den Neugeborenen zu den bekannten zerebralen Schädigungen bis hin zu Krampfanfällen führen.

Die Arbeitsgruppe um Yoon (1997) hat diesbezüglich nicht nur im Hasenmodell, sondern auch bei Kindern mit späteren Zeichen einer periventrikulären Leukomalazie nachweisen können, daß hier unmittelbar nach der Geburt beispielsweise signifikant erhöhte IL-6-Spiegel im Nabelschnurblut auftreten.

Verabreichung von Antioxidantien, Anti-TNF-α oder IL-10. Monozyten des peripheren Blutes, die durch Lipopolysaccharide stimuliert werden, exprimieren an ihrer Oberfläche membranständiges TNF-α, und dieses mTNF-α kann die Apoptose in Endothelzellen verursachen (Lindner et al. 1997). Darüber hinaus weiß man, daß der Transdermal-growth-factor-β, der auch von unbehandelten Monozyten exprimiert wird, die Zelle in der $G_{0/1}$-Phase arretieren und dadurch die Proliferation von Endothelzellen inhibieren kann. Aus dieser Schädigung der Endothelzelle resultieren letztlich Gefäßschäden und damit Hirnblutungen. Interessant ist in diesem Zusammenhang, daß durch Antioxidantien wie N-Acetylcystein und auch durch Anti-TNF-α oder IL-10 sowohl diese Apoptose als auch die Arretierung der Endothelzellen in der $G_{0/1}$-Phase verhindert werden kann.

Das würde letztlich auch erklären, weshalb wir in einer Metaanalyse (Egarter et al. 1996) der Wirkung der Antibiotikaapplikation bei vorzeitigem Blasensprung neben der signifikanten Reduzierung der Fälle von kindlicher Sepsis auch eine signifikante Senkung der Rate an intraventrikulären Blutungen durch einen präpartalen Antibiotikaeinsatz gefunden haben. Wie diese Analyse aller vorhandenen, prospektiv randomisierten, plazebokontrollierten Studien zeigte, kann also im Lichte der häufigen infektiösen Ätiologie der Frühgeburt auch ein eindeutiger Benefit der Antibiotika in bezug auf die kindliche Morbidität auftreten.

Verabreichung von Glukokortikoiden. Eine weitere Möglichkeit der Reduktion intrauterin gebildeter Zytokine bzw. der Verhinderung ihrer biologischen Auswirkungen könnte auch in der Verabreichung der Glukokortikoide bestehen. Eine Metaanalyse von Crowley (1995) zeigte neben der fördernden Wirkung auf die fetale Lungenreife weitere günstige Effekte auf, wie beispielsweise die signifikante Verhinderung der nekrotisierenden Enterokolitis sowie die Verhinderung von periventrikulären Blutungen. Dies hängt möglicherweise mit den immunsuppressiven Eigenschaften der Glukokortikoide bei der häufigen infektiösen Genese der Frühgeburten zusammen.

Die Immunsuppression von Glukokortikoiden und z.T. etwas modifiziert auch von Gestagenen und Androgenen funktioniert im wesentlichen über die Unterdrückung des nukleären Faktors κB (NFκB; Van der Burg u. Van der Saag 1996). Dieser Faktor spielt die Hauptrolle in der intrazellulären Signalübertragung der Zytokine (Abb. 12.4).

Normalerweise liegt er inaktiv, gebunden an eine inhibitorische Komponente IκB vor und wird durch Zytokine aktiviert. Er ist der wesentlichste Transkriptionsfaktor und bewirkt dann im Rahmen der sog. Transstimulation die Bildung von vielfältigen weiteren Substanzen wie Zytokinen, Enzymen und Adhäsionsmolekülen. Steroidhormone werden nun ebenfalls an ihren Rezeptor gebunden, und dieser Hormon-Rezeptor-Komplex kann den NFκB inaktivieren. Man spricht hier von einer Transrepression des NFκB. Vor kurzer Zeit konnte darüber hinaus gezeigt werden, daß Steroidhormone auch die Bildung der inhibitorischen Komponente von κB stimulieren, was wiederum die Aktivität des NFκB unterdrückt.

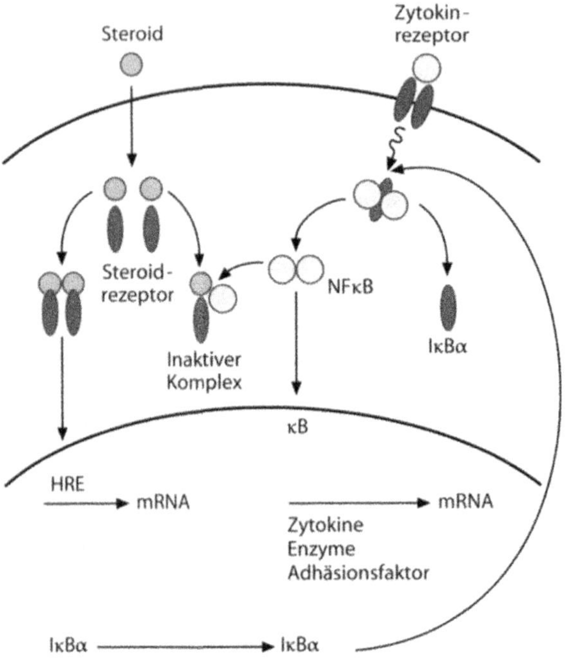

Abb. 12.4. Intrazelluläre Wirkungsweise von Zytokinen und Steroidhormonen. Der nukleäre Faktor (*NF*) κB wird durch Zytokine stimuliert und durch Glukokortikoide inaktiviert. Der inhibitorische Faktor I κB wird ebenfalls durch Glukokortikoide stimuliert. *HRE* „hormone response element"

Die Unterdrückung der Zytokine im ZNS-Bereich durch Glukokortikoide könnte eine Erklärungsmöglichkeit für die günstigen Auswirkungen beispielsweise hinsichtlich der periventrikulären Blutungen darstellen.

Es war daher naheliegend, zu untersuchen, ob es möglicherweise einen additiven positiven Effekt auf die Hirnblutungsrate zwischen einer antibiotischen und einer Glukokortikoidtherapie gibt. Wir haben das in einem Vergleich von 2 Metaanalysen versucht zu evaluieren (Leitich et al. 1998). In dieser Untersuchung konnte ein additiver Effekt leider nicht demonstriert werden. Möglicherweise spielt ein zeitliches Moment eine Rolle, welcher Abstand zwischen den verschiedenen Applikationen besteht und welche der Maßnahmen Priorität hat, also ob man zuerst Kortison oder Antibiotika appliziert.

Zusammenfassung

Trotz all unserer diagnostischen und therapeutischen Bemühungen der letzten Jahre ist es uns nicht entscheidend gelungen, die Frühgeburtsrate wesentlich zu senken. Sie liegt beispielsweise in Österreich seit Jahrzehnten konstant bei etwa 6%. Wenn es uns aber durch einen großzügigen Einsatz einer antibiotischen Therapie und durch die Glukokortikoidverabreichung oder vielleicht durch den Einsatz eines Rezeptorantagonisten gelingt, die Morbidität der Neugeborenen – also beispielsweise die Hirnblutungsrate – signifikant zu reduzieren, ist es auch sinnvoll, frühzeitig eine intrauterine Infektion über immunologische Parameter zu diagnostizieren, um rechtzeitig die Therapie einleiten zu können.

Literatur

Asadullah K, Döcke WD, Reinke P, Sterry W, Volk HD (1997) Zytokinbestimmungen. Diagnostischer Einsatz aus klinisch-immunologischer Sicht. Med Wochenschr 122:1424–1431

Crowley P (1995) Corticosteroids prior to preterm delivery. In: Keirse MJNC, Renfrew MJ, Neilson JP, Crowther C (eds) Pregnancy and Childbirth Module Cochrane Database, Oxford

Dudley DJ, Hunter Ch, Varner MW, Mitchell MD (1996) Elevation of amniotic fluid interleukin-4 concentrations in women with preterm labor and chorioamnionitis. Am J Perinatol 13:443–447

Egarter C, Husslein P (1996) Frühgeburtlichkeit und intrauterine Infektion. Geburtsh Frauenheilkd 56:M138–140

Egarter C, Leitich H, Karas H, Wieser F, Husslein P, Kaider A, Schemper M (1996) Antibiotic treatment in preterm premature rupture of membranes and neonatal morbidity: A meta-analysis. Am J Obstet Gynecol 174:589–597

Gravett MG, Witkin SS, Haluska GJ, Edwards JL, Cook MJ, Novy MJ (1994) An experimental model for intraamniotic infection and preterm labor in rhesus monkeys. Am J Obstet Gynecol 171:1660–1667

Greci LS, Gilson GJ, Nevils B, Izquierdo LA, Qualls CR, Curet LB (1998) Is amniotic fluid analysis the key to preterm labor? A model using interleukin-6 for predicting rapid delivery. Am J Obstet Gynecol 179:172–178

Hampel M, Friese K, Pracht I, Zieger W, Weigel M, Gallati H (1995) Bestimmung der Zytokine und Zytokinrezeptoren bei Frühgeburtlichkeit. Geburtsh Frauenheilkd 55:483–489

Leitich H, Egarter C, Reisenberger K, Kaider A, Berghammer P (1998) Concomitant use of glucocorticoids: A comparison of two meta-analyses on antibiotic treatment in preterm premature rupture of membranes. Am J Obstet Gynecol 178:899–908

Lindner H, Holler E, Ertl B et al. (1997) Peripheral blood mononuclear cells induce programmed cell death in human endothelial cells and may prevent repair: Role of cytokines. Blood 89:1931–1938

Murtha AP, Greig PC, Jimmerson CE, Herbert WP (1998) Maternal serum interleukin-6 concentration as a marker for impending preterm delivery. Obstet Gynecol 91:161–164

Reisenberger K, Egarter C, Vogl S, Sternberger B, Kiss H, Husslein P (1996) The transfer of interleukin-8 across the human placenta perfused in vitro. Obstet Gynecol 87:613–616

Romero R, Emamian M, Wan M et al. (1987) Prostaglandin concentrations in amniotic fluid of women with intraamniotic infection and preterm labor. Am J Obstet Gynecol 157:1461–1469

Romero R, Gomez R, Baumann P, Mazor M, Cotton D (1993a) The role of infection and cytokines in preterm parturition. In: Chwalisz K, Garfield RE (eds) Basic mechanism controlling term and preterm birth. Springer, Berlin Heidelberg New York Tokyo

Romero R, Yoon BH, Mazor M, Gomez R, Gonzalez R et al. (1993b) A comparative study of the diagnostic performance of amniotic fluid glucose, white blood cell count, interleukin-6, and Gram stain in the detection of microbial invasion in patients with preterm premature rupture of membranes. Am J Obstet Gynecol 169:839–851

Van der Burg B, Van der Saag PT (1996) Nuclear factor kappa-B/steroid hormone receptor interactions as a functional basis of anti-inflammatory action of steroids in reproductive organs. Mol Hum Reprod 2:433–438

Witkin SS, Gravett MG, Haluska GJ, Novy MJ (1994) Induction of interleukin-1 receptor antagonist in rhesus monkeys after intraamniotic infection with group B streptococci or interleukin-1 infusion. Am J Obstet Gynecol 171:1668–1672

Yoon BH, Jun KJ, Romero R, Park KH, Gomez R, Choi JH, Kim IO (1997) Amniotic fluid inflammatory cytokines (interleukin-6, interleukin 1-β, and tumor necrosis factor-α), neonatal brain white matter lesions, and cerebral palsy. Am J Obstet Gynecol 177:19–26

13 Kardiotokographie und drohende Frühgeburt

E. Koepcke

13.1 Einleitung

Seit Jahrzehnten ist die Frühgeburtenrate unbeeinflußbar geblieben. Zahlreiche Strategien der Frühgeburtenprävention, die als symptomatisch-therapeutische Maßnahmen zur Anwendung kamen und auch gegenwärtig in unterschiedlicher Bewertung bezüglich der Effektivität aktuell sind, haben den Einzelfall überzeugend beeinflussen können, in der Gesamtheit aber enttäuscht. Das wird auch so bleiben, solange die eigentliche Ursache des Individualfalles nicht rechtzeitig und exakt zu definieren ist und gezielt effektiv behandelt werden kann. Die wesentlichsten therapeutischen Ansätze sind:

- Infektionsprophylaxe und -therapie (vaginal, fokal, allgemein),
- Wehenhemmung mittels β-Sympathikomimetika,
- Korrektur bei zervikaler Verschlußinkompetenz,
- Beeinflussung immunologischer Probleme,
- neurovegetative Stabilisierung.

Da aber jede vorzeitig und rechtzeitig beendete Schwangerschaft mit einheitlicher Symptomatik wie Wehentätigkeit und Dilatation des zervikalen Verschlußmechanismus mit und ohne Ruptur der Eihäute (Blasensprung) – wenn auch mit erheblicher Variation der zeitlichen Dauer und der Reihenfolge der Symptome – einhergeht, hat die Erfassung der Uterusmotilität in Verbindung mit der fetalen Herzfrequenzmessung einen hohen Stellenwert in der ambulanten und stationären Schwangerenbetreuung. Dies betrifft ganz speziell Schwangere mit anamnestisch oder, aus aktueller Sicht, bestehendem Frühgeburtsrisiko. Dabei sind die exakte technische Handhabung dieses Diagnostikums und die richtige Interpretation der Befunde die Basis, um individuell und erfolgreich damit im klinischen Alltag umgehen zu können.

13.2 Klinische Anwendung der Kardiotokographie bei drohender Frühgeburt

Die Kardiotokographie ist keinesfalls ein geeignetes Screeningverfahren, das Frühgeburtsrisiko zu definieren. Sie ist aber als Diagnostikum zum Ausschluß oder zur Bestätigung einer vorzeitigen Wehentätigkeit in der Schwangerenvorsorge unverzichtbar. Ebenso besitzt sie einen besonders hohen Stellenwert in der Effektivitäts- und Verlaufskontrolle einer tokolytischen Therapie und in der ambulanten Nachsorge von Behandlungsfällen. Im Gegensatz zur Kardiotokographie bei der allgemeinen Beurteilung der fetalen Kondition besitzen das Tokogramm und das Kardiotachogramm in dieser Situation eine besondere Eigenständigkeit, die sich im Umgang mit der Methode und der Auswertung widerspiegeln muß. Speziell bei der Tokographie sind Einflußgrößen zu beachten (s. Übersicht).

Einflußgrößen für die Tokographie

- Position des Druckaufnehmers,
- Andruck,
- Bauchdeckendicke,
- Kindsbewegungen,
- Lagewechsel:
  - horizontal,
  - vertikal,
- Schwangerschaftswoche (Uterusgröße).

Die Plazierung des Druckaufnehmers sollte möglichst an der Stelle der größten „Verformung" des Uterus bei einer Kontraktion erfolgen. Das ist in aller Regel etwas kaudal vom Fundus. Eine zu hohe Plazierung führt leicht zur sog. „Negativwehe", die häufig völlig verkannt wird. Weiterhin haben Andruck, Uterusgröße (Schwangerschaftswoche) und Dicke der Bauchdecken einen Einfluß auf die Darstellung der Uterusaktivität im Tokogramm. Selbstverständlich erfordern Positionsänderungen während der Tokometrie, speziell beim Wechsel vom Liegen zum Stehen, eine entsprechende Berücksichtigung; d.h., eine völlig neue Positionierung. Von Bedeutung sind weiterhin Kindsbewegungen (KBW), die im Rahmen der tokographischen Beurteilung die Sensibilität der Meßkette widerspiegeln. Aus der Relation der Ausschlagshöhe und des Kontraktionsmaximums lassen sich Angaben zur Wehenintensität relativieren (Tabelle 13.1). Allerdings bedarf es hierzu eines klinisch-praktischen Erfahrungswertes. Nicht unerwähnt soll die Darstellung der maternen Atemexkursionen in der tokometrischen Kurve bleiben. Mit Nachdruck muß hervorgehoben werden, daß mit keinem externen Verfahren über die tatsächliche Wehentätigkeit etwas ausgesagt werden kann, d.h., den in der Wehenakme auf das Cavum uteri wirkenden intraamnialen Druck (mmHg). Dennoch sind über die Uterusaktivität unter Berücksichtigung von

- Frequenz (n/t, i. allg. n/10, n/30 bzw. n/60 min),
- Rhythmus (Regularität) und
- Form (Bewertung der Relation von Stadium incrementi zu decrementi).

Tabelle 13.1. Klinisch relevante Aussagen von Tokogramm und Kardiotachogramm in der Kardiotokographie unter dem Aspekt der vorzeitigen Wehentätigkeit (*KBW* Kindsbewegung)

Tokographie	Kardiotachographie
Uterusaktivität (Frequenz, Rhythmus, Form)	Normalbefunde
Diagnostik	Warnsymptome
Therapieentscheid	Gestörte Hämodynamik
Therapiekontrolle	Hypoxiezeichen
FHF-Bezugslinie	
Kindsbewegungen	
Relation „Höhe“: KBW-Wehe	

Angaben über die Koordination einer Uterusaktivitätserhöhung möglich. Zervixwirksamkeit ist besonders bei einer regelmäßigen Kontraktionstätigkeit zu erwarten, bei der nahezu gleiche Amplituden und ein zeitlich kürzeres Stadium incrementi im Vergleich zum Stadium decrementi vorliegen. Einen tokometrischen Stellenwert haben in diesem Zusammenhang auch Kindsbewegungen; lösen sie regelmäßig allgemein oder bei intensiverem bzw. kumuliertem Auftreten Kontraktionen aus, ist von einer reduzierten Reizschwelle für die uterine Erregbarkeit auszugehen.

Die Frage nach einem Normbereich bzw. einem Grenzwert der Uterusaktivität im Verlaufe der Schwangerschaft ist aus verständlichen Gründen immer wieder aufgeworfen worden, aber nie präzise beantwortbar gewesen. Umfangreiche Untersuchungen wurden von Zahn (1978) vorgelegt; sie haben sich trotz neuerer Kontrolle als allgemeine Grobeinschätzung bestätigen lassen; der Einzelfall ist danach aber praktisch nie zu beurteilen. Nach den Ergebnissen von Zahn nimmt für Erst- und Mehrgebärende physiologischerweise von der 25. bis zur 40. Wochen die Uterusaktivität zu, sie erreicht zwischen der 30. und 33. Woche ein durchschnittliches Niveau. Mehr als fünf Kontraktionen pro Stunde werden als pathologisch und als vorzeitige Wehentätigkeit bezeichnet und bedürfen einer Therapie, zumindest einer engmaschigen Kontrolle mit der Option einer Tokolyse. Über die Zervixwirksamkeit und über die fetale Toleranz einer pathologisch gesteigerten Uterusaktivität (s. unten) ist damit noch nichts gesagt.

Eigene Untersuchungen (Tabelle 13.2) in einer Normalgruppe (n = 176), einer anamnestisch belasteten Gruppe (n = 120) und einer spezifischen Behandlungsgruppe (n = 178) ließen trendmäßig eine uterine Aktivitätssteigerung erkennen. Der Einzelfall ließ sich aber schwer bzw. nicht einordnen oder gar kalkulieren. Beeindruckend, aber nicht überraschend, ist die unterschiedlich hohe Rate der Frühgeburten.

Neben der klinisch aktuellen oder anamnestisch angegebenen vorzeitigen Wehentätigkeit und deren tokographische Bestätigung respektive Ausschluß besitzen definierte geburtsmechanische Diagnosen (s. Übersicht) einen praktischen Bezug zur Frühgeburt.

Vorzeitige Plazentalösung. Nicht immer ist die klinische Symptomatik (Schmerzen und uterine Blutung) eindeutig, wohingegen die sonographische Sicherung eines retroplazentaren Hämatoms und deren Beurteilung bezüglich Größe und Dynamik durch kurzfristige Verlaufsbeobachtungen zur Diagnosesicherung führen. Der Stel-

Klinische Diagnosen mit Bezug zur spontanen oder iatrogenen Frühgeburt:

- Vorzeitige Plazentalösung.
- Vorzeitiger Blasensprung.
- Infektion.
- Anämie (fetal).
- Akute Zeichen der hämodynamischen Störung.

Tabelle 13.2. Mittlere Kontraktionsfrequenz und Frühgeburten im Normalkollektiv, bei anamnestischer Belastung und tokolytisch behandelten Schwangeren

Gruppe	n	Registrierdauer [min]	Mittlere Kontraktionsfrequenz [n/h]	Frühgeburten [%] (n)
Normalgruppe	176	6161	1,1–2,3	4,5 (8)
Anamnestisches Risiko (unbehandelt)	120	4687	1,1–3,3	6,7 (8)
Behandlungsgruppe (Tokolyse ambulant/stationär)	178	23032	2,0–3,1	29,2 (52)
Gesamt	474	33879 (= 564,65 h)	-	14,3 (68)

lenwert der Kardiotokographie liegt in der begründeten Verdachtsäußerung und Möglichkeit der kurzfristigen Kontrolle bzw. Langzeitbeobachtung. Das typische tokographische Frühzeichen einer beginnenden vorzeitigen Plazentalösung ist eine hyperkinetische hypointensive Uterusaktivität, d.h., uterine Kontraktionen sehr niedriger Amplitude und einer Wehenpause von lediglich 30–60 s. Die Trendbeurteilung unter Berücksichtigung klinisch-materner Symptome erhärtet den Verdacht. In Abhängigkeit vom Ausmaß der lösungsbedingten plazentaren Funktionseinschränkung kommt es sekundär zu Hypoxiezeichen im Kardiotachogramm. Eine Verwechslung mit einer sinusoidalen Verrundung im Tachogramm bei hyperkinetischer Kontraktionstätigkeit sollte differentialdiagnostisch ausgeschlossen werden. Nicht selten sind Tachykardie und Einschränkung der Oszillationsamplitude damit verbunden. Die Entscheidungsfindung zur iatrogenen Frühgeburt erscheint somit zeitdefiniert besser möglich und unter Berücksichtigung der maternen sowie neonatalen Prognose qualifizierbar.

Vorzeitiger Blasensprung. Der frühe vorzeitige Blasensprung ist ein häufiges Symptom (23,7% im eigenen Untersuchungsmaterial) einer bevorstehenden spontanen Frühgeburt. Unabhängig vom klinisch spezifischen Management, d.h. unverzügliche oder zeitnahe aktive Beendigung der Schwangerschaft bzw. maximale Prolongation derselben, hat die Kardiotokographie einen hohen Stellenwert in der rechtzeitigen Erfassung der uterinen Aktivität und bei der vorgesehenen Prolongation für die Effektivität tokolytischer Maßnahmen, um diese zu objektivieren und die Dosisfindung zu variieren. Daneben ist die fetale Oxigenation über das CTG beurteilbar. Hämodynamische Störungen in Form von variablen Dezelerationen einschließlich ihrer Zusatzkriterien nach Fischer und Neigung zur Arrhythmie sind ebenso erkennbar wie eine zunehmende Mangeloxigenation, die sich durch eine kompensatorische Anhebung der Basalfrequenz in den Tachykardiebereich mit Reduktion der Oszillationsamplitude dokumentiert und differentialdiagnostisch ätiologisch auch an eine noch subklinische Chorioamnionitis denken lassen muß.

Infektion. Unabhängig vom Blasensprung kann ein Tokolysedurchbruch, der sich klinisch zu manifestieren scheint und tokographisch zu sichern ist, ursächlich durchaus auf eine meist beginnende Keimaszension oder auch auf eine extrauterine genitale respektive extragenitale Infektion beziehen. Auch hier ist die symptomadaptierte Kardiotokographie ein akzeptiertes externes Diagnostikum.

Fetale Anämie. Diese kann entweder hämolytisch bedingt sein oder vorgeburtlich sehr selten als Hypovolämie nach fetaler Blutung auftreten. Sie findet in der chronischen Form meist eine kompensatorische Basalfrequenzsteigerung mit den typischen Einschränkungen der Oszillationsamplitude und den sinusoidalen Verrundungen durch Reduktion der Makrofluktuationsfrequenz, deren Genese in einer zentralnervösen Hypoxie- oder/und einer Myokardschädigung zu sehen ist. Hier stellt das CTG unter Berücksichtigung klinisch-anamnestischer Daten (Blutgruppeninkompatibilität) und Laborparameter nach Chordozentese, die allerdings für die akute Entscheidungsfindung meist weniger bedeutend ist, ein wesentliches Diagnostikum für die indizierte iatrogene Frühgeburt dar. Charakteristisch sind auch kindsbewegungskorrelierte Herzfrequenzabfälle.

Akute Zeichen einer hämodynamischen Störung. Im aktuellen CTG finden akute Zeichen einer hämodynamischen Störung der materno-uteroplazentaren Funktionseinheit verzögerungslos ihre Reflektionen. Die Entscheidung zur Intensivierung der Uterustokolyse bzw. die Entscheidung zur iatrogenen Frühgeburt wird wesentlich durch das richtig interpretierte CTG beeinflußt. Noch völlig unzureichend sind die Kenntnisse, wie lange bei einem definierten Grad der fetalen Unreife gegenüber diesen meist mit Hypoxiephasen korrelierten Herzfrequenzveränderungen eine Toleranz besteht. Eigene noch vorläufige Untersuchungsergebnisse legen den Verdacht nahe,

Tabelle 13.3. Kardiotokographische Befunde bei Frühgeborenen ≤32 vollendete Wochen mit und ohne Zerebralparese (*CP; n. s.* nicht signifikant; *CI* „confidential interval")

CTG-Befunde	Keine Zerebralparese (n = 44)	Zerebralparese (n = 19)	Odds-Ratio (95% CI)
Nicht beurteilt	10/44	6/19	–
Unauffällig	13/34	4/13	n. s.
Tachykardie	5/34	3/13	n. s.
Hämodynamische Störungen	6/34	0/13	n. s.
Hypoxämie	4/34	1/13	n. s.
Hypoxie	6/34	7/13	5,44 (1,34–22,13)
Hypoxie >1 h	3/34	6/13	12,06 (2,14–60,34)

Tabelle 13.4. Vorgeburtliche intravenöse Tokolyse bei Frühgeborenen ≤32 vollendete Wochen mit und ohne Zerebralparese (*CP; n. s.* nicht signifikant; *CI* „confidential interval")

Partusisten [µg/min]	Keine CP (n = 44)	Zerebralparese (n = 19)	Odds-Ratio (95% CI)
< 1,0	2/22	2/6	n. s.
1,1 – 1,9	8/22	1/6	n. s.
> 2,0	12/22	4/6	n. s.

daß Hypoxämien speziell typische Hypoxiezeichen im CTG zeitabhängig signifikant zur cerebralen Parese führen können (Tabelle 13.3). Im Gegensatz zu Groome et al. (1992) fanden wir keine statistisch abhängige positive Korrelation zwischen Tokolysedosis und Zerebralparese als Folge einer periventrikulären-intraventrikulären Blutung (Tabelle 13.4). Mit der geringsten Dosis von β-Mimetika eine suffiziente Uterustokolyse zu gewährleisten ist über die situationsadaptierte Kardiotokographie möglich und zu fordern.

Zusammenfassung

Mittels der Kardiotokographie kann die zur Frühgeburt führende vorzeitige Wehentätigkeit qualifiziert abgeschätzt – aber nicht quantifiziert – werden. Die fetale Kondition (Oxigenation) erscheint bei korrekter Beurteilung des fetalen Kardiotachogramms abschätzbar. Damit gibt das CTG praxisrelevante Hinweise zur Intensivierung oder zum Verzicht einer tokolytischen Therapie. Die Entscheidung zur Prolongation respektive zur Beendigung der Schwangerschaft aus präventiver fetaler Sicht ist damit CTG-gestützt. Es erscheint mittels der ätiopathogenetischen CTG-Interpretation möglich, funktionelle hämodynamische Störungen von manifesten und therapeutisch längerfristig nicht beeinflußbaren Oxigenationsstörungen zu differenzieren. Damit können Entscheidungen zur vertretbaren Prolongation einer gefährdeten Schwangerschaft präzisiert und vertreten werden, ebenso wie die Entscheidung zur Beendigung der Schwangerschaft innerhalb des Frühgeburtenlimits.

Literatur

Fischer WM (1981) Kardiotokographie. Thieme, Stuttgart

Groome LJ, Goldenberg RL, Cliver SP, Davis RO, Copper RL (1992) Neonatal periventricular-intraventricular hemorrhage after maternal β-sympathomimetic tocolysis. Am J Obstet Gynecol 167:873–879

Zahn V (1979) Tokometrische Longitudinaluntersuchungen in der Schwangerschaft: Ein Beitrag zur Verhütung der Frühgeburt. Habilitationsschrift, München

14 Therapie der drohenden Frühgeburt

T. Reimer, K. Friese

14.1 Einleitung

Vorzeitige Wehen, vorzeitiger Blasensprung und Zervixinsuffizienz sind die häufigsten Ursachen für eine Frühgeburt. Etwa $^2/_3$ aller Frühgeburten sind darauf zurückzuführen, der Rest wird iatrogen aufgrund einer fetalen oder maternalen Indikation ausgelöst (Meis et al. 1987). Obwohl die tatsächlichen Ursachen für eine vorzeitige Wehentätigkeit und den vorzeitigen Blasensprung im Einzelfall schwer zu eruieren sind, weisen viele Untersuchungen der letzten Zeit auf eine lokale oder systemische Infektion als auslösenden Faktor hin (Reimer et al. 1999).

Die Frühgeburtenrate ist in allen industrialisierten Ländern (mit Ausnahme von Frankreich) seit 20 Jahren relativ konstant geblieben. Nach Auflistung des Statistischen Bundesamtes sind die Frühgeburtsziffern unter Berücksichtigung der Geburtsgewichte seit 1980 in Deutschland praktisch unverändert (Rettwitz-Volk 1996).

Lediglich in Frankreich konnte durch ein Präventionsprogramm die Rate der Frühgeburten signifikant von 7,9% im Jahre 1971 auf 4,1% im Jahre 1989 gesenkt werden. Im gleichen Zeitraum nahm auch die Häufigkeit der extrem unreifen Frühgeborenen (vor vollendeter 32. Schwangerschaftswoche/SSW) von 1,6% auf 0,5% ab (Papiernik 1993). Das Konzept des Pariser Geburtshelfers Papiernik besteht aus drei Säulen:

- intensive Information der Schwangeren,
- Änderung ihres Lebensstils (Vermeidung von Drogen, Alkohol und Nikotin) und
- körperliche Schonung,

die bei Risikoschwangerschaften die Arbeitsunfähigkeitsbescheinigung einschließt, aber ausdrücklich nicht Bettruhe meint. Eine medikamentöse Therapie wird nicht eingesetzt (Schattenfroh 1999).

Trotz intensiver Bemühungen, vorzeitige Geburten auch in Deutschland zu verhindern, sind die Erfolge in der Senkung der perinatalen Mortalität in den letzten 25 Jahren v.a. auf die großen Fortschritte in der neonatalen Intensivüberwachung und auf die Konzentration der Behandlung von Patientinnen mit drohender Frühgeburt in Perinatalzentren zurückzuführen. Gleichzeitig verpflichten die Fortschritte der Neonatologie den Geburtshelfer geradezu, durch das geburtshilfliche Management einen optimalen Start für das Frühgeborene nach seiner Abnabelung zu sichern (Briese 1995).

14.2 Therapeutische Maßnahmen

14.2.1 Tokolytika

Seit vielen Jahren wird die Tokolyse mit β_2-Sympathomimetika als Therapieverfahren der ersten Wahl angewandt. Zusätzlich erfolgt heute fast ausschließlich die kombinierte Behandlung mit Magnesiumpräparaten (Magnesiumsulfat, Magnesiumaspartat). Magnesium hat einen eigenen direkten wehenhemmenden Effekt, der jedoch erst bei relativ hohen Plasmaspiegeln von 2–3 mmol/l wirksam wird. Magnesium besitzt neben dem tokolytischen einen kardioprotektiven Effekt bei gleichzeitiger Gabe von β_2-Sympathomimetika sowohl hinsichtlich der hämodynamischen Situation als auch der myokardialen Stoffwechselsituation. Zusätzlich kann durch Gabe eines β_1-Blockers (z.B. Metoprolol, Beloc) die kardioprotektive Wirkung, insbesondere durch Vermeidung der Tachykardie und der Steigerung des Herzzeitvolumens, verstärkt und eine Antagonisierung der Wasserretention und Senkung der Lungenödemgefährdung erreicht werden (Grospietsch 1993). Eine Kaliumsubstitution ist nicht notwendig, da die beschriebene Hypokaliämie nach Fenoterolgabe nur vorübergehend (3–24 h nach Therapiebeginn) nachweisbar ist.

Die empfohlenen Dosierungen für das β_2-Sympathomimetikum Fenoterol (Partusisten), für Magnesium und für β_1-Blocker sind in der Tabelle 14.1 zusammengefaßt. Alternativ zum Fenoterol stehen mit Ritodrin (Pre-par) und Terbutalin zwei weitere Substanzen zur klinischen Verfügung.

Nach zahlreichen Studien wird die Wirksamkeit der β_2-Sympathomimetika zur Tokolyse gegenwärtig sehr zurückhaltend gesehen. Jedoch haben die Ergebnisse eindeutig gezeigt, daß zumindest kurzfristig eine Tokolyse nach i.v.-Applikation erreicht und die Geburt um bis zu 2 Tage verzögert werden kann (Egarter 1998). Dieses Zeitintervall kann im Einzelfall sehr nützlich sein, da eine Induktion der fetalen Lungenreife und ein Transport in ein Perinatalzentrum möglich wird.

Demgegenüber wird bezweifelt, daß eine Langzeittokolyse wirklich zu einer klinisch bedeutsamen Schwangerschaftsverlängerung führt. Eine Senkung der Frühgeburtlichkeit wird ohnehin nicht erreicht, da die tokolytische Therapie gewöhnlich zwischen der 34. und 36. SSW beendet wird. Auch für die orale Tokolyse mit Fenoterol oder Clenbuterol (Spiropent, Contraspasmin) gibt es derzeit keine Studien, die einen therapeutischen Effekt dieser Maßnahme bestätigen, so daß diese von den meisten Untersuchern als unsinnig angesehen oder nur in Einzelfällen angewendet werden (Egarter 1998; Schattenfroh 1999).

Tabelle 14.1. Dosierungen der tokolytisch wirksamen Medikamente

Substanz	Applikationsweg		
	i. v. (kontinuierlich)	oral	anderer
Fenoterol;	Beginn: 2 μg/min; maximal 4,4 μg/min	5 mg alle 3-6 h,	Bolustokolyse: Beginn: 3-5 μg alle 3 min; maximal 7 μg alle 2 min
Begleitmedikation: Metoprolol	50 μg/min	50 mg alle 8 h oder 100 mg alle 12 h	
Ritodrin	Beginn: 50 μg/min; maximal 350 μg/min	10-20 mg alle 4-6 h; maximal 120 mg/Tag	i. m.: 5-10 mg alle 2-4 h
Magnesium	Beginn: 4 g über 20-30 min, dann 2-4 g/h	-	-
Indomethacin	-	Beginn: 50 mg, dann 25 mg alle 4-6 h	Rektal: 50-100 mg
Nifedipin	-	Beginn: 30 mg, dann 10-20 mg alle 4-6 h	Sublingual: Beginn: 10 mg, dann 10 mg alle 20 min; maximal 40 mg/h

Der Ansatz zu einer Verbesserung der Tokolyse ist angesichts der zum Teil massiven Nebenwirkungen, u.a. Tremor, Herzsensationen, Unruhe, Schwindel, Schwitzen, in erster Linie in einer Reduzierung der notwendigen Dosierung zu sehen. An unserer Klinik wird die Dosis der kontinuierlichen i.v.-Tokolyse bei folgenden mütterlichen Symptomen herabgesetzt: Dyspnoe bzw. Atembeschwerden, Pulsfrequenz >130/min, systolischer Blutdruck <85 mmHg, diastolischer Blutdruck <40 mmHg. Die Bolustokolyse, d.h. die pulsatile intravenöse β_2-Sympathomimetika-Applikation, ist ein weiterer möglicher Weg zur Dosisreduktion. Eine Infusionspumpe ermöglicht dabei die Abgabe verschiedener Bolusgrößen (3-7 μg Fenoterol) in bestimmten Zeitintervallen (2, 3, 6, 12, 24 min). Die Bolusgröße wird dem Gewicht der Patientin entsprechend angepaßt (Spätling et al. 1994; Spätling et al. 1989).

Bei Kontraindikationen für eine Therapie mit β_2-Sympathikomimetika (z.B. tachykarde Arrhythmie, WPW-Syndrom, schwere Leber- und Nierenerkrankungen, Hypokaliämie) können eine Magnesiummonotherapie oder Prostaglandinantagonisten verwendet werden. Inhibitoren der Prostaglandin-Synthese wie z.B. Indomethacin und Acetylsalicylsäure sind potente tokolytische Substanzen, die darüber hinaus leicht verabreichbar und relativ gut von der Mutter toleriert werden. Es sind jedoch schwere neonatale Komplikationen in 1-3% der Anwendungen in Form von pulmonal-arterieller Hypertonie und vorzeitigem Verschluß des Ductus arteriosus Botalli bekannt. Insbesondere Indomethacin führt zum Oligohydramnion und zu ischämischen Schädigungen mit der Ausbildung zystischer zerebraler Läsionen beim Frühgeborenen (Baerts et al. 1990).

Kalziumantagonisten, Nitroglyzerin und Oxytocinantagonisten sind als weitere Tokolytika gegenwärtig in der klinischen Erprobung. Kalziumantagonisten hemmen den Einstrom von Kalziumionen in die Zelle und verhindern so die Kontraktion. Mehrere randomisierte Studien konnten zeigen, daß Nifedipin hinsichtlich der tokolytischen Wirksamkeit mit β_2-Sympathomimetika vergleichbar ist (Garcia-Velasco et al. 1998; Koks et al. 1998). Übereinstimmend scheinen die Nebenwirkungen (Tachykardie, Kopfschmerz) bei Nifedipin geringer zu sein, obwohl beispielsweise kürzlich über einen Myokardinfarkt unter Nifedipin-Tokolyse berichtet wurde (Oei et al. 1999). Nitroglyzerin bewirkt eine Verringerung der Kontraktion von glatten Muskelzellen über eine GMP-induzierte Verminderung des intrazellulären Kalziums (Altabef et al. 1992). In einer Vergleichsuntersuchung mit Magnesiumsulfat hinsichtlich der tokolytischen Potenz war Nitroglyzerin jedoch unterlegen und häufiger mit vasodilatatorischen Nebeneffekten (Hypotonie) belastet (El-Sayed et al. 1999).

Eine weitere Alternative stellen die Oxytocinantagonisten dar, von denen keine nichtoxytocin-rezeptorvermittelten Nebenwirkungen zu erwarten sind. Die neue Substanz (Atosiban) ist ein kompetitives Oxytocin-Vasopressin-Analogon und bindet am myometranen Zellrezeptor, so daß das Hormon unwirksam bleibt. Gleichzeitig werden die Vasopressinrezeptoren antagonistisch blockiert, so daß typische Nebenwirkungen herkömmlicher Tokolytika, wie z. B. Wasserretention, unter der Atosibantherapie vermindert auftreten. Atosiban ist wie Oxytocin ein Peptid und muß injiziert werden (Akerlund et al. 1987). In ersten Studien zeigte sich Atosiban genauso effektiv wie die β_2-Sympathomimetika jedoch mit weniger Nebenwirkungen, vor allem kardiovaskulärer Art (Goodwin et al. 1996). Indiziert ist Atosiban zur Akuttherapie bei vorzeitiger Wehentätigkeit ab der 28. SSW. Somit stellt der neue Oxytocinantagonist einen interessanten und neuen Therapieansatz dar. Die Zulassung des Präparates in Deutschland steht jedoch noch aus.

14.2.2 Fetale Lungenreifeinduktion

Die pränatale Gabe von Glukokortikoiden zur Reifung der fetalen Lunge ist eines der wenigen, gut abgesicherten Therapiekonzepte in bezug auf die schwierige Situation bei Frühgeburten. Auch im Zeitalter der Surfactanttherapie besitzt die antenatale Glukokortikoidtherapie einen großen Stellenwert, zumal es Hinweise gibt, daß Glukokortikoide die postnatale Surfactanttherapie noch potenzieren (Jobe et al. 1993). Gleichzeitig konnte gezeigt werden, daß mit einer intrauterinen Betamethasongabe der Surfactantbedarf deutlich gesenkt wird. Frühgeborene nach abgeschlossener Kortisonbehandlung besitzen die höchste Überlebensfähigkeit (Strittmatter et al. 1992). Neben der Risikoreduktion eines Atemnotsyndroms scheint die Glukokortikoidapplikation günstig auf die Verhinderung der nekrotisierenden Enterokolitis sowie auf periventrikuläre Blutungen zu wirken (Egarter 1998).

Grundsätzlich können alle Glukokortikoide verabreicht werden, die plazentagängig sind. In Deutschland hat sich vermehrt Betamethason (Celestan solubile) durchgesetzt, wobei im Intervall von 24 h zweimal 8 bzw. 12 mg an die Mutter verabreicht werden. In den USA wird vorzugsweise Dexamethason verwendet. Eine Wiederholung der Lungenreifung sollte alle 10–14 Tage bis zur abgeschlossenen 34. SSW erfolgen. Der Beginn der Applikation scheint heute bereits in der 25. SSW sinnvoll und erfolgsversprechend. Bei ausgeprägtem Diabetes oder Tokolyse mit hoher Lungenödemgefährdung der Mutter kann als Alternative 1000 mg Ambroxol (z. B. Mucosolvan) intravenös über 5 Tage verabreicht werden (Wolff 1997).

14.2.3 Antibiotika

Sowohl im Zusammenhang mit dem vorzeitigen Blasensprung als auch bei vorzeitiger Wehentätigkeit und drohender Frühgeburtlichkeit stehen genitale Infektionen heute ganz vorn in der Diskussion.

Obwohl es eindeutige Verbindungen zwischen einer intrauterinen Infektion und der vorzeitigen Wehentätigkeit gibt, kann nach der vorliegenden Literatur der generelle Antibiotikaeinsatz nicht empfohlen werden. Es gibt jedoch Risikogruppen innerhalb dieser Patientenpopulation, die von einer Antibiotikatherapie profitieren. Beispielsweise ist bei Schwangeren mit einer bakteriellen Vaginose das Risiko einer Frühgeburt um den Faktor 1,5–3 erhöht (Reimer et al. 1999). In einer randomisierten Doppelblindstudie konnte bei 258 Patientinnen mit einer bakteriellen Vaginose gezeigt werden, daß die antibiotisch (Metronidazol, Erythromycin) behandelte Gruppe eine signifikant geringere Frühgeburtsrate aufwies (Hauth et al. 1995). Insgesamt konnte jedoch in einer Metaanalyse kein günstiger Effekt auf die perinatale Morbidität durch die Antibiotikagabe bei vorzeitigen Wehen nachgewiesen werden (Egarter et al. 1996a).

Beim frühen vorzeitigen Blasensprung hingegen kann durch eine Antibiotikatherapie die Schwangerschaftsdauer verlängert und die perinatale Morbidität gesenkt werden (Mercer 1998). Insbesondere für die Problemgruppe <32. SSW konnte in einer placebokontrollierten Doppelblindstudie der günstige Effekt von Ampicillin und Erythromycin nachgewiesen werden (Mercer et al. 1997). Wiederum in einer Metaanalyse war die Risikosituation hinsichtlich einer kindlichen Sepsis als auch bzgl. intraventrikulärer Blutungen nach Antibiotikaapplikation signifikant verbessert (Egarter et al. 1996b). An der Universitäts-Frauenklinik Rostock erfolgt gegenwärtig die sofortige Antibiose mit Mezlocillin (Baypen) zunächst begrenzt auf drei Tage nach vorheriger Abstrichentnahme.

14.2.4 Management beim frühen vorzeitigen Blasensprung

Das Vorgehen beim frühen vorzeitigen Blasensprung (unter 37 SSW) ist immer wieder Gegenstand kontroverser Diskussionen.

Das Vorgehen vor 32 SSW umfaßt die Applikation von Glukokortikoiden zur fetalen Lungenreifeinduktion, Antibiotika (Breitspektrum-Penicillin) und i. v.-Tokolytika zur Schwangerschaftsverlängerung. Dieses abwartende Management wird fortgesetzt, bis Zeichen einer intrauterinen Infektion auftreten.

Zwischen 32. und 34. SSW sollte unter antibiotischer Therapie die Lungenreifung des Fetus durchgeführt werden. Bei vorzeitiger Wehentätigkeit verordnen wir zusätzlich Tokolytika. 24 h nach der Glukokortikoidgabe streben wir eine baldige Entbindung an. Treten hohe oder ansteigende Parameter einer intrauterinen Infektion auf, wird die Schwangerschaft sofort beendet.

Nach 34 SSW sind Glukokortikoide, Antibiotika und Tokolytika nicht mehr indiziert. Im Intervall von 12 h nach dem frühen vorzeitigen Blasensprung beginnen wir mit der Geburtseinleitung oder entbinden bei hohen bzw. ansteigenden Infektionsparametern sofort.

14.2.5 Sonstige Maßnahmen

Die Cerclagefrequenz ist in den letzten Jahren von fast 10% auf 1–2% gesunken. Die einzige echte Indikation zur Cerclage ist die isthmozervikale Insuffizienz. Da weder epidemiologische Untersuchungen noch prospektiv-randomisierte Studien einen Effektivitätsnachweis erbrachten, besteht keine Indikation zur Cerclage bei:

- Zustand nach einmaligem Spätabort oder Frühgeburt,
- Zustand nach Konisation, Mehrlingsschwangerschaften und Plazenta praevia.

Auch sog. prophylaktische Cerclagen aus anamnestischen Indikationen werden heute abgelehnt. Da das spontane Abortrisiko nach der 14. SSW deutlich sinkt, sollte eine Cerclage bei nachgewiesener Zervixinsuffizienz nicht vor der 14. und nicht nach der 30. SSW erfolgen. Die Cerclage wird etwa 10 Tage vor dem Entbindungstermin entfernt (Berg u. Stuth 1996).

Der operative Verschluß des Muttermundes dient weniger der mechanischen Festigung des erweichten zervikalen Gewebes, sondern vielmehr der Abgrenzung der Fruchthöhlen von der keimbesiedelten Vagina. Das prophylaktische Prinzip besteht in der Vermeidung einer intrauterinen Infektion, die es als Abort- oder Frühgeburtsursache auszuschließen gilt. Optimaler Zeitpunkt für die Durchführung des frühen totalen Muttermundverschlusses ist die 12.–14. SSW.

Die Annahme, daß strikte Bettruhe helfen würde, die Summe der Frühgeburten zu senken, ist nicht bewiesen, wird aber im klinischen Alltag konstant angewendet. Sie begünstigt lediglich das Auftreten von Venenthrombosen und Lungenembolien und erfordert somit die Heparinisierung der Schwangeren. Einen wirksamen Effekt scheint dagegen körperliche Schonung zu besitzen (Schattenfroh 1999).

Ausblick

Möglichkeiten zur Senkung der Frühgeburtenrate liegen in der weiteren Konzentration der Risikogeburten in Perinatalzentren mit ihren besseren Behandlungsmöglichkeiten und in der Prävention. Um präventiv tätig werden zu können, ist die Identifikation der frühgeburtsgefährdeten Frauen mit Hilfe von anamnestischen, sonographischen, laborchemischen und mikrobiologischen Frühgeburtsmarkern notwendig. Deren Einsatz kann nach einem Stufenkonzept erfolgen: vaginaler pH-Wert und Nativpräparat, Vaginalbakteriologie, Zervixsonographie, vaginales Fibronektin und CRP-Bestimmung (Dudenhausen et al. 1996).

Ein Pilotvorsorgeprogramm wurde von Saling entwickelt, daß eine Selbstuntersuchung der Schwangeren beinhaltet. Steigt der pH-Wert in der Scheide über 4,5 an, führt die Patientin selbst eine Lakto-Bazillus-Therapie durch. Ist dadurch eine pH-Wert-Absenkung nicht möglich, muß ein Keimnachweis und eine entsprechende antibiotische Therapie vorgenommen werden. Nach seinen Angaben läßt sich damit das Risiko einer erneuten Frühgeburt bei Schwangeren mit entsprechender Disposition um über 50% senken (Saling et al. 1999). Der Beweis durch prospektiv-randomisierte Studien steht allerdings noch aus.

Literatur

Akerlund M, Stromberg P, Hauksson A, Andersen LF, Lyndrup J, Trojnar J, Melin P (1987) Inhibition of uterine contractions of premature labour with an oxytocin analogue. results from a pilot study. Br J Obstet Gynaecol 94:1040–1044

Altabef KM, Spencer JT, Zinberg S (1992) Intravenous nitroglycerin for uterine relaxation of an inverted uterus. Am J Obstet Gynecol 166:1237–1238

Baerts W, Fetter WP, Hop WC, Wallenburg HC, Spritzer R, Sauer PJ (1990) Cerebral lesions in preterm infants after tocolytic indomethacin. Dev Med Child Neurol 32:910–918

Berg D, Stuth R (1996) Cerclage und Muttermundverschluß. Gynäkologe 29:595–604

Briese V (1995) Aktuelle Aspekte zur Frühgeburt. Zentralbl Gynäkol 117:393–401

Dudenhausen JW, Büscher U (1996) Zuverlässigkeit der Abschätzung des Frühgeburtsrisikos. Gynäkologe 29:585–589

Egarter C (1998) Medikamentöse Therapie vorzeitiger Wehen und des vorzeitigen Blasensprungs. Gynäkologe 31:962–969

Egarter C, Leitich H, Husslein P, Kaider A, Schemper M (1996a) Adjunctive antibiotic treatment in preterm labor and neonatal morbidity: a meta-analysis. Obstet Gynecol 88:303–309

Egarter C, Leitich H, Karas H, Wieser F, Husslein P, Kaider A, Schemper M (1996b) Antibiotic treatment in preterm premature rupture of membranes and neonatal morbidity. a metaanalysis. Am J Obstet Gynecol 174:589–597

El-Sayed YY, Riley ET, Holbrook RH Jr, Cohen SE, Chitkara U, Druzin ML (1999) Randomized comparison of intravenous nitroglycerin and magnesium sulfate for treatment of preterm labor. Obstet Gynecol 93:79–83

Garcia-Velasco JA, Gonzalez Gonzalez A (1998) A prospective, randomized trial of nifedipine vs. ritodrine in threatened preterm labor. Int J Gynaecol Obstet 61:239–244

Goodwin TM, Valenzuela GJ, Creasy G (1996) Dose ranging study of the oxytocin antagonist atosiban in the treatment of preterm labor. Atosiban study group. Obstet Gynecol 88:331–336

Grospietsch G (1993) Wirkungen bzw. Nebenwirkungen der betamimetischen tokolytischen Therapie bei Mutter und Kind. In: Spätling L, Fallenstein F (Hrsg): Bolustokolyse in Theorie und Praxis. Steinkopff, Darmstadt, S 143

Hauth JC, Goldenberg RL, Andrews WW, DuBard MB, Copper RL (1995) Reduced incidence of preterm delivery with metronidazole and erythromycin in women with bacterial vaginosis. N Engl J Med 333:1732–1736

Jobe AH, Mitchell BR, Gunkel JH (1993) Beneficial effects of the combined use of prenatal corticosteroids and postnatal surfactant on preterm infants. Am J Obstet Gynecol 168:508–513

Koks CA, Brolmann HA, Kleine MJ de, Manger PA (1998) A randomized comparison of nifedipine and ritodrine for suppression of preterm labor. Eur J Obstet Gynecol Reprod Biol 77: 171–176

Meis PJ, Ernest JM, Moore ML (1987) Causes of low birthweight in public and private patients. Am J Obstet Gynecol 156:1165–1168

Mercer BM (1998) Management of preterm premature rupture of the membranes. Clin Obstet Gynecol 41:870–882

Mercer BM, Miodovnik M, Thurnau GR et al. (1997) Antibiotic therapy for reduction of infant morbidity after preterm premature rupture of membranes. JAMA 278:989–995

Oei SG, Oei SK, Brolmann HA (1999) Myocardial infarction during nifedipine therapy for preterm labor. N Engl J Med 340:154

Papiernik E (1993) Prevention of preterm labour and delivery. Baillieres Clin Obstet Gynaecol 7: 499–521

Reimer T, Ulfig N, Friese K (1999) Antibiotics: treatment of preterm labor. J Perinat Med 27: 35–40
Rettwitz-Volk W (1996) Epidemiologische Aspekte der Frühgeburtlichkeit. Perinat Med 8:15–18
Saling E, Al-Taie T, Lüthje J (1999) Frühgeburtenvermeidungsprogramm. Zusammenarbeit zwischen Arzt, Hebamme und Patientin. Gynäkologe 32:39–45
Schattenfroh S (1999) Verhinderung von Frühgeburten: Interview mit Prof. J. Dudenhausen. Gynäkologe 32:66–67
Spätling L, Fallenstein F (1994) Indikation und Stellenwert der Bolustokolyse. In: Wolff F (Hrsg) Standortbestimmung der Tokolyse. Steinkopff, Darmstadt, S 35–41
Spätling L, Fallenstein F, Schneider H, Dancis J (1989) Bolustocolysis: treatment of preterm labor with pulsatile administration of a β-adrenergic agonist. Am J Obstet Gynecol 160:713–717
Strittmatter HJ, Wischnik A, Lasch P, Friese K, Melchert F, Kachel W (1992) Fetal Outcome bei Frühgeborenen unter 1500 g Geburtsgewicht unter besonderer Berücksichtigung des Surfactantbedarfs. Geburtshilfe Frauenheilkd 52:544–548
Wolff F (1997) Prävention der Frühgeburt. Gynäkologe 30:726–736

15 Die pränatalen Aufgaben des Neonatologen bei der Frühgeburt

U. Bernsau

15.1 Einleitung

Seit Gründung der Deutschen Gesellschaft für Perinatalmedizin durch interessierte Geburtshelfer und Kinderärzte vor über 30 Jahren hat sich die Notwendigkeit einer praktischen und wissenschaftlichen interdisziplinären Zusammenarbeit in der Geburtsmedizin nicht nur als wünschenswert, sondern inzwischen auch als selbstverständlich etabliert (Berg u. von Stockhausen 1997).

Es wurden in diesem Zusammenhang viele technische und organisatorische Details gemeinsam diskutiert und in Form von Standards – in letzter Zeit auch als Leitlinien – festgelegt und publiziert (von Stockhausen u. Albrecht 1997).

15.2 Was wurde bisher erreicht?

Als wichtigstes Zeichen des Fortschritts wurde eine Senkung der perinatalen Mortalität erkennbar, die im Rahmen landesweiter perinatologischer und neonatologischer Erhebungen im Sinne von Qualitätssicherungsmaßnahmen in Geburtshilfe und Neonatalmedizin erzielt wurde. Zusammen mit haftungsrechtlichen Konsequenzen erzwang diese Entwicklung u.a. die Einsicht in die Notwendigkeit einer Regionalisierung der

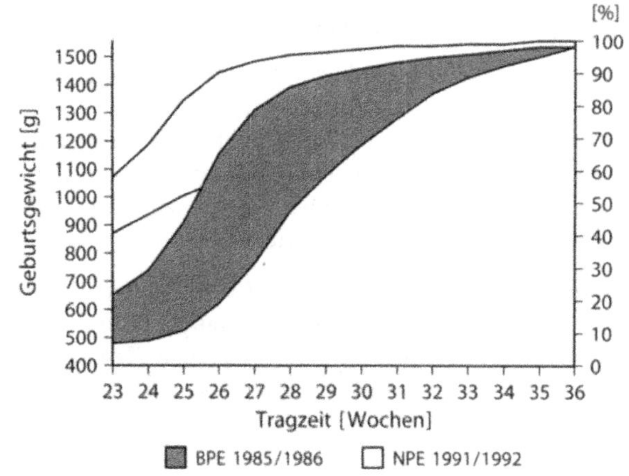

Abb. 15.1. Überlebenswahrscheinlichkeit (schrittweise logistische Regression) von frühgeborenen Einlingen mit einem Geburtsgewicht unter 1500 g. Vergleich eines methodisch analog ermittelten Kollektivs der Bayerischen Perinatalerhebung (BPE 1985/86) mit einem Kollektiv der Niedersächsischen Perinatalerhebung (*NPE;* 1991/92; aus Sens u. Mühlhaus 1993, NP-Extra, Abb. 6, S. 148, Perinatologische Arbeitsgemeinschaft, Einrichtung der Ärztekammer)

Risikogeburtshilfe in Perinatalzentren. Parallel dazu führten die gesetzlichen Voraussetzungen und Empfehlungen für Schwangerschaftsvorsorgeuntersuchungen und die Etablierung von Neugeborenenabholdiensten zu einer Verbesserung der Schwangeren- und Neugeborenenversorgung. Nicht zuletzt hatten wissenschaftliche, technische und organisatorische Fortschritte sowie die Institutionalisierung von neonatologischen Intensivstationen zu einer messbar besseren Versorgung von Frühgeborenen geführt. Die Etablierung der Geburtsmedizin und Neonatologie in der ärztlichen Weiterbildungsordnung war schließlich die logische Konsequenz dieser erwünschten Spezialisierung.

Die Verbesserung der Überlebenswahrscheinlichkeit bei Neugeborenen, die in erster Linie durch eine Senkung der Frühgeborenenletalität erreicht wurde, zeigt Abb. 15.1 (Sens u. Mühlhaus 1993).

In den folgenden Ausführungen soll im Zentrum jetziger und zukünftiger Aufgaben des Neonatologen auf die Notwendigkeit einer optimalen Kooperation mit dem Geburtshelfer im Rahmen der Frühgeborenenmedizin hingewiesen werden.

15.3 Reifeabhängige Schwerpunkte der neonatologisch-geburtshilflichen Zusammenarbeit

Allgemeine Probleme der Frühgeburt und des Frühgeborenen können innerhalb eines Perinatalzentrums sowohl prospektiv in gemeinsamen Konferenzen, als auch ad hoc für den einzelnen Patienten rechtzeitig gemeinsam besprochen werden. Dabei kann über folgende Punkte aufgeklärt werden:

- Infektionen der Schwangeren,
- Tokolyse und Geburtsmodus bei Frühgeburtsbestrebungen,
- lokales reifeabhängiges Prognosespektrum,
- Organisation von Primärversorgung und Abholdienst. Besonderes Interesse gilt der Situation bei Frühgeburtsbestrebungen und den sich daraus ergebenden Konsequenzen bei extrem unreifer Schwangerschaft bzw. beim extrem unreifen Frühgeborenen (Sens u. Mühlhaus 1993; Wolff u. Roth 1997).

Das geburtshilflich-neonatologische Konsil erweist sich bereits als notwendig

- bei pränatal festgestellter Fetopathie mit möglichen vorzeitigen Wehen
- oder bei notwendig einzuleitender Frühgeburt,
- aber auch bei chronischer Krankheit der Mutter, die wegen spezieller Therapie die Einleitung einer Frühgeburt oder geburtshilflichen Operation notwendig machen kann (z.B. Thrombophilie, hämorrhagische Diathese, Immunsuppression durch Kortison oder Zytostatika etc.).

Daraus kann sich ergeben, daß Geburtshelfer und Neonatologe gemeinsam Visiten oder Einzelgespräche mit der Schwangeren und mit dem zukünftigen Vater führen müssen. Für akut auftretende Probleme in diesem Zusammenhang müssen kollegiale, persönliche Kontakte auf kurzem Wege jederzeit möglich sein.

15.4 Folgen geburtshilflicher Spezialisierung

Bevor auf die Aufgaben des Neonatologen im Rahmen der Frühgeburtsbestrebungen eingegangen wird, muß hervorgehoben werden, daß aus juristischer Sicht die medizinische und organisatorische Zuständigkeit für die Versorgung des Neu- und Frühgeborenen so lange beim Geburtshelfer verbleibt, bis er die Verantwortung an den Neonatologen, in besonderen Fällen an den Kinderarzt oder Anästhesisten, übergeben hat (Berg u. von Stockhausen 1997). Dies wird in Perinatalzentren in der Regel zu keinem Konflikt führen, kann jedoch haftungsrechtliche Probleme in geburtsmedizinischen Kliniken aufwerfen, die zur Erstversorgung keinen zeitlich kurzfristig verfügbaren Neonatologen haben. In einem Perinatalzentrum ergibt sich daraus die Chance, daß der fachspezialisierte Neonatologe bereits bei der Geburt anwesend ist und somit das Risikoneugeborene aus den Händen des geburtshilflichen Spezialisten frühestmöglich in die Hände des Neonatologen übergeben wird.

Für den Geburtshelfer außerhalb eines Perinatalzentrums können jedoch auch Gefahren entstehen: Eine zu späte Benachrichtigung des zuständigen Neugeborenenabholdienstes oder eine versäumte Verlegung der Risikoschwangeren in ein Perinatalzentrum können heute bereits zu haftungsrechtlichen Problemen führen. Schwierigkeiten können auch dadurch entstehen, daß die Zuständigkeiten von Geburtshelfer einerseits und Neonatologen bzw. Anästhesisten andererseits nicht in allen Einzelheiten organisatorisch festgelegt sind (Deutsch-Österreichischen Gesellschaft für Neonatologie und pädiatrische Intensivmedizin et al. 1998).

Eine folgenreiche Auswirkung der Spezialisierung des Geburtshelfers ist der allmähliche Verlust seiner praktischen Fähigkeiten für die Erstversorgung von Neugeborenen und Frühgeborenen. Aus dieser Gefährdung ergibt sich als Ausweg die gemeinsame Fortbildung von Neonatologen und Geburtshelfern für die akute Neu- und Frühgeborenenversorgung. Möglicherweise könnte eine Hospitation des werdenden Geburtshelfers auf der Früh- und Neugeborenenabteilung im Rahmen der Weiterbildung – aber auch danach – erwogen werden.

Nach Risikoprofilen aller geburtshilflichen Kliniken in der Bayerischen Neonatalerhebung traten 1996 in 5–18% der Fälle einer risikofreien Schwangerschaft akute Geburtsrisiken auf. Bei zwischen 0,6% und 12,6%, im Median 3,6% aller Geburten trat die Notwendigkeit einer Neugeborenenreanimation ein (BPE-Jahresbericht 1994-1996).

Das Risiko, ein Frühgeborenes unter 32 SSW erstversorgen zu müssen, beträgt nach den Klinikprofilen der Bayerischen Perinatalerhebung im Median 1,3% aller Geburten und kommt bei 6,7% aller Geburten mit vorzeitigen Wehen vor. Insgesamt bedeuten diese Zahlen, daß der Geburtshelfer, in welchem Krankenhaus er auch immer Entbindungen leitet, mit relativ hoher Wahrscheinlichkeit der Situation ausgesetzt ist, ein Risikoneugeborenes versorgen zu müssen.

15.5 Bestandsaufnahme der pädiatrischen Erstversorgung

Wie sieht die Frühgeborenenerstversorgung durch den spezialisierten Kinderarzt oder - im günstigsten Fall - durch den Neonatologen aus? Um diese Frage zu beantworten, wurden die Bayerische und Niedersächsische Neonatalerhebung der Jahrgänge 1994-1996 zusammengefaßt und miteinander verglichen (BPE-Jahresbericht 1994-1996). Diese beiden Landeserhebungen wurden deshalb ausgewählt, weil sowohl Bayern als auch Niedersachsen Flächenstaaten innerhalb der Bundesrepublik darstellen. Hierbei muß hervorgehoben werden, daß es in Niedersachsen nur sehr wenige Zentren gibt, in denen Geburtshilfe und Neonatologie unter einem Dach betrieben werden können. Das heißt, hier basiert die Neugeborenenversorgung auf einem entsprechend spezialisierten Neugeborenenabholdienst. Dies ist in Tabelle 15.1 aus den Prozentzahlen „Transport innerhalb der Klinik" ersichtlich.

Bei den extrem unreifen Frühgeborenen unter 1000 g Geburtsgewicht mußte das Frühgeborene in Bayern in 29%, in Niedersachsen in 49% aus einer auswärtigen Klinik abgeholt werden. Unabhängig davon, aber auch unabhängig von der Reifeklasse der Frühgeborenen wurde der Transport zwischen 96 und 99% pädiatrisch geleitet. Ähnlich liegen die Prozentzahlen bei der Frage nach der Häufigkeit einer „Verlegung aus dem Kreißsaal". Entscheidend für das Funktionieren der pädiatrischen Versorgung und für die mögliche Notwendigkeit einer Versorgung durch den Geburtshelfer ist die Frage nach der prozentualen Häufigkeit der Anwesenheit des Pädiaters vor der Geburt: Sowohl in Bayern, als auch in Niedersachsen liegt die Häufigkeit bei den extrem unreifen Frühgeborenen mit einem Gewicht von < 1000 g unter 90% und in der

Tabelle 15.1. Frühgeborenenerstversorgung und Frühgeborenentransport nach Statistiken der Bayerischen *(BNE)* und Niedersächsischen *(NNE)* Neonatalerhebung 1994-1996

Frühgeborenenversorgung durch Pädiater BNE (NNE) 1994-1996

	< 1000 g [n = 1233 (753)] [%]	1000-1499 g [n = 2171 (1473)] [%]	1500-1999 g [n = 4429 (2400)] [%]
Verlegung aus Kreißsaal	98 (98)	97 (96)	95 (96)
Pädiater vor Geburt eingetroffen	89 (91)	91 (92)	81 (82)
Transport innerhalb der Klinik	71 (51)	67 (52)	60 (57)
Transport pädiatrisch geleitet	98 (99)	97 (99)	96 (96)

Gruppe der 1500–1999 g schweren um 80%. Bemerkenswert ist, daß der Kinderarzt trotz höherer Abholfrequenz in Niedersachsen häufiger vor der Geburt aus einer auswärtigen Frauenklinik eingetroffen war als in Bayern. Über die Qualität der Erstversorgung geben diese Zahlen natürlich keine Auskunft.

15.6 Notwendigkeit des geburtshilflich-neonatologischen Konsils

Bei schweren Fehlbildungen, die sonographisch bei einem überlebensfähigen Fetus oder bei drohender Frühgeburt festgestellt wurden, ist ein derartiges Konsil dringend anzuraten.

Was muß miteinander besprochen werden?

- Es müssen u.a. die Chancen des Fetus bei Entbindung vor dem errechneten Termin oder zum Termin erörtert werden. Dabei ist auch das Risiko einer weiteren Schwangerschaft von großer Bedeutung.
- Über das Prozedere während der Schwangerschaftsfortsetzung und die Festlegung des Entbindungsmodus entscheiden Schwangerschaftsalter und Kinderwunsch. Auch die Beratung der werdenden Eltern spielt eine entscheidende Rolle. Es kann evtl. notwendig sein, Spezialisten wie z. B. Kinderkardiologen, Kinderchirurgen oder Humangenetiker hinzuzuziehen.

15.6.1 Verantwortung des Geburtshelfers

Die geburtshilfliche Organisation der Frühgeborenenprimärversorgung wird sich in erster Linie auf eine „Pannenvermeidung" konzentrieren. Am schwierigsten ist die Wertung der Geburtsrisikomarker, für die es keine einheitliche Definition gibt (Berg 1992). Eine Auswahl von unstrittigen Geburtsrisiken ergibt sich aus der nachfolgenden Übersicht:

Nichtstrittige anamnestische und befundete Faktoren zur Definition einer Hochrisikoschwangerschaft im Rahmen der Frühgeburtsrisiken:

- Alkoholabhängigkeit.
- Insulinpflichtiger Diabetes.
- Höhergradige Mehrlingsschwangerschaft.
- Drogenabhängigkeit.
- Schwere Wachstumsretardierung.
- Wehen vor der 33. SSW.
- Blutungen nach der 28. SSW.
- Schwere mütterliche Erkrankung.
- Fetale Erkrankungen, wenn eine Behandelbarkeit möglich erscheint (z. B. Rh-Inkompatibilität, Hydrozephalus, Myelomeningozele, Omphalozele, Hydrops fetalis, Fetale Tachyarrhythmie).
- Schwere Formen der Schwangerschaftshypertonie (z. B. HELLP-Syndrom).
- Poly-/Oligohydramnion.

Bei Geburtskliniken ohne neonatologische Versorgung in ortsnahem Zugriff wird die rechtzeitige Verlegungsindikation in ein Perinatalzentrum oder zumindest die frühzeitige Information des zuständigen Neonatologen im Mittelpunkt der Risikoabwägung stehen. Nicht nur in einem Perinatalzentrum ist die Unterrichtung des Neonatologen mit Einzelheiten zum Schwangerschaftsverlauf und zu den Geburtsrisiken, die Angabe von relevanten Daten zum CTG, Ultraschall und Ultraschalldopplerbefund von größtem Interesse. Der geplante Geburtstermin und -modus sollte, wenn möglich, nicht in letzter Minute, sondern bereits zu Planungsbeginn mitgeteilt werden. Auch in der akuten Situation einer Notsektio sollte der gerufene erstversorgende Kinderarzt oder Neonatologe von der Hebamme oder vom Geburtshelfer konkrete Informationen bekommen (Wolff u. Roth 1997).

15.6.2 Die Verantwortung des Neonatologen

In neonatologischer Verantwortung haben die folgenden Gesichtspunkte für die Organisation der Frühgeborenenprimärversorgung Bedeutung:

Auf die Notwendigkeit einer lokalen, möglichst schriftlichen Vereinbarung darüber, ob der Geburtshelfer oder der Neonatologe für den Erstversorgungsplatz zuständig ist, soll hier nicht näher eingegangen werden. Im Idealfall ist derjenige für die Organisation zuständig, der die Primärversorgung tatsächlich durchführt, in der Regel also der Neonatologe. Er hat für die technisch-apparative Vorhaltung des Erstversorgungsplatzes und der Transportutensilien zu sorgen. Die Planung der personellen Ausstattung sollte aktuell, langfristig geplant und festgelegt sein. Der Neonatologe ist im Rahmen der ärztlichen Weiterbildung und Spezialisierung für das Anlernen der ärztlichen und pflegerischen Kompetenz verantwortlich. Hierzu gehört auch eine kontinuierliche Schulung des Personals. Besonders hervorgehoben werden muß die Planung der lückenlosen Dokumentation von Befunden und therapeutischen Maßnahmen während der Erstversorgung. Hierzu gehört auch die Dokumentation während des Transportes (Wolff u. Roth 1997).

Es ist wichtig, darauf hinzuweisen, daß der Personalaufwand für eine gute Erstversorgung von unreifen Hochrisikofrühgeborenen groß ist. Dabei geht in die Personalvorhaltung nicht nur die aktuelle Versorgung des Frühgeborenen, sondern auch die Verantwortung des Neonatologen für die kompetente theoretische und praktische Weiterbildung des ärztlichen und pflegerischen Nachwuchses mit ein. Unter heutigen Bedingungen muß man davon ausgehen, daß in einem Perinatalzentrum nicht ein mehr oder weniger gut improvisierender Kinderarzt in Weiterbildung, sondern ein erfahrener Neonatologe für die Erstversorgung geradesteht. Die Assistenz durch eine erfahrene Intensivschwester ist darüber hinaus wünschenswert. Konkret wird somit für die Erstversorgung eines Hochrisikofrühgeborenen <31. SSW folgendes Personal benötigt:

- 1 Neonatologe,
- 1 Pädiater in Weiterbildung,
- 1 Fachschwester für pädiatrische Intensivpflege und
- 1 Schwester oder Hebamme als sog. „Springer".

15.7 Beratung werdender Eltern von Frühgeborenen

Bei einer drohenden Frühgeburt vor der 28. SSW ist die möglichst frühzeitige Beratung der werdenden Eltern aus organisatorischen und ethischen Gründen erforderlich. Der begleitende Informationsaustausch zwischen Geburtshelfer und Neonatologen bezüglich des Fortschreitens der Schwangerschaft und des Zustandes des Fetus sollte selbstverständlich sein.

Wenn der Neonatologe und der Geburtshelfer mit den Eltern sprechen und sie beraten, müssen sie zuvor von ihnen einiges erfragen: Dazu gehören u.a. auch die Fragen

- Wie dringlich ist der Kinderwunsch?
- Was wissen oder vermuten die Eltern über den bisherigen Schwangerschaftsverlauf?
- Gehen die Ehepartner in ihren Wünschen und Vermutungen konform?

Bei einem Beratungsgespräch müssen Neonatologe und Geburtshelfer darauf vorbereitet sein, welche Fragen üblicherweise bei den zukünftigen Eltern im Zentrum des Interesses stehen: Die Fragen nach Geburtszeitpunkt, Geburtsmodus und Überlebenschancen genießen die natürliche Priorität. Die Frage nach Größe und Gewicht des Kindes und nach der Möglichkeit einer Schädigung können zwar beantwortet werden, sind jedoch in der Regel für die werdenden Eltern konkret schwer nachvollziehbar. Deswegen sind bildliches Anschauungsmaterial, lokale Behandlungsergebnisse und möglichst auch die Besichtigung der zukünftigen Frühgeborenenintensivstation für die Schwangere und den werdenden Vater von größerer Bedeutung (Porz et al. 1998).

Welche Voraussetzungen für eine adäquate Elternberatung sind zu empfehlen? Ein solches Gespräch sollte möglichst mit beiden Ehepartnern in ruhiger Umgebung ohne zusätzliche Begleitpersonen stattfinden. Für ein Beratungsgespräch ist unbedingt genügend Zeit einzuplanen. Wenn es sich organisatorisch einrichten läßt, ist es wünschenswert, daß der Geburtshelfer und der Neonatologe gemeinsam beim ersten Informationsgespräch den werdenden Eltern gegenübersitzen. Die Diktion über Risiken sollte sehr klar sein. Ein „Herumreden" um mögliche Risiken werden die Eltern meist sofort erkennen, und dieses löst Mißtrauen aus.

Die Risiken für das Kind können am ehesten durch lokale Abläufe und aktuelle Statistiken belegt werden: So legt z.B. die II. Kinderklinik des Zentralklinikums Augsburg den werdenden Eltern eine Informationsfibel über die Erstversorgung und einen illustrierten Stationsordner der Intensivstation vor und bespricht anhand dieses Materials auch verschiedene Komplikationsmöglichkeiten.

Als weitere Stufe der Information bei drohender Frühgeburt eines extrem unreifen Kindes empfiehlt die Kinderklinik den werdenden Eltern, sich mit anderen Vertrauenspersonen zu besprechen. Sie bietet ihnen außerdem die Kontaktaufnahme des jeweils speziell problemgeschulten Sozialdienstes und der Klinikseelsorge an. Im Zentralklinikum Augsburg machen die werdenden Eltern häufig von diesem Angebot Gebrauch.

Nicht immer lassen sich günstige Bedingungen für ein Aufklärungsgespräch werdender Eltern eines extrem unreifen Frühgeborenen herstellen: Ungünstig ist naturgemäß die Notwendigkeit der Gesprächsführung über einen Dolmetscher. Hinzu kommen gelegentlich Befangenheit und nicht aufzuweichende vorgefaßte Meinungen eines oder beider Partner, aber auch die Indoktrination von Meinungen anderer Familienmitglieder, die nicht bei dem Gespräch dabei waren, spielen gelegentlich eine große Rolle. Trotz der bekannten Situation, daß die behandelnden Ärzte im allgemeinen unter großem Zeitdruck stehen, darf eine Aufklärung der zukünftigen Eltern nicht als lästige, zeitraubende Pflicht verstanden werden.

Ziele der Aufklärung. Die werdende Mutter und ihr Partner sollen nach den Gesprächen Vertrauen zu ihren behandelnden Ärzten haben und erkennen, daß, wie auch immer Verlauf und Ergebnis der Geburt sein werden, die behandelnden Ärzte auf der gleichen Seite stehen wie die Eltern. Darüber hinaus sollten die Eltern informiert sein, was möglich ist und was eintreten könnte, um sich schließlich auch vorstellen zu können, gute Eltern eines Frühgeborenen oder möglicherweise behinderten Kindes zu werden. Am wichtigsten ist aber, daß die Eltern sich informiert und ernstgenommen fühlen. Wenn entsprechende persönliche Verbindungen zu Mitarbeitern des Sozialdienstes hergestellt werden konnten, ist es ratsam, daß die Eltern diese Kontakte nach der Geburt fortsetzen (Porz et al. 1998).

Zusammenfassung und Ausblick

Abschließend sollte nochmals hervorgehoben werden, daß für die Langzeitprognose von Frühgeborenen nicht nur die kompetente Organisation der medizinisch-neonatologischen Versorgung, sondern ebenso die frühzeitige Betreuung der werdenden und schließlich auch realen Eltern eines Frühgeborenen von großer Bedeutung sind. Schließlich liegt dem Neonatologen am Herzen, darauf hinzuweisen, welche nachgewiesene Wichtigkeit schlußendlich auch eine geregelte Nachsorge für das Frühgeborene und seine Familie hat, sobald das Kind aus der Klinik entlassen wird. Für die geregelte Organisation und Finanzierung dieses letzten Schrittes bedarf es in Deutschland noch großer Anstrengungen.

Literatur

Deutsch-Österreichische Gesellschaft für Neonatologie und pädiatrische Intensivmedizin, Deutsche Gesellschaft für Kinderheilkunde und Jugendmedizin, Deutsche Gesellschaft für Gynäkologie und Geburtshilfe und Deutsche Gesellschaft für Perinatalmedizin (1998) Ärztliche Verantwortung für Neugeborene im Kreißsaal und auf der Wochenbettstation. Perinatalmedizin 10:37

Berg D (1992) Behandlung von Hochrisiko-Schwangeren in Perinatalzentren. Mitteilungen der Dtsch Ges f Gyn u Geburtsh 16:249–252

Berg D, von Stockhausen HB (1997) Die gemeinsame Verantwortung des Geburtshelfers und des Kinderarztes für die Versorgung des Kindes. Gynakol 30:29–33

BPE-Jahresbericht 1994–1996. Kommission für Perinatologie u. Neonatologie der Bayerischen Landesärztekammer und Kassenärztlichen Vereinigung Bayerns

Porz F, Vonderlin E, Freud WE (1998) Psychosoziale Betreuung Frühgeborener und deren Eltern. Int J Prenat a Perinat Psychology a Med 10:89–96

Sens B, Mühlhaus K (1993) Der Einfluß des geburtshilflichen Managements auf das Behandlungsergebnis sehr kleiner Frühgeborener. NP-Extra 1993:141–150 Perinatologische Arbeitsgemeinschaft der Ärztekammer Niedersachsen

von Stockhausen HB, Albrecht K (1997) Empfehlungen für die Betreuung des gesunden Neugeborenen im Kreißsaal und während des Wochenbettes der Mutter. Perinatal Medizin 9:61–64

Wolff F, Roth B (1997) Risikogeburt und Risikoneugeborenes, Möglichkeiten und Ergebnisse der Regionalisierung, Empfehlung zur Zusammenarbeit. Gynakol 30:10–16

16 Frühgeburtlichkeit und HELLP-Syndrom

M. Bolz

16.1 Epidemiologie

Eine der selteneren Ursachen der iatrogenen Frühgeburt ist das HELLP-Syndrom, welches aus mütterlicher Sicht zur baldigen Beendigung der Schwangerschaft ungeachtet des Gestationsalters zwingt.

HELLP-Syndrom bedeutet eine Kombination von

- Hämolyse ("hemolysis"),
- erhöhten Leberenzymwerten ("elevated liver enzymes") sowie
- erniedrigten Thrombozyten ("low platelets count") und
- Schwangerschaft.

Dabei muß neben den typischen Laborveränderungen die Blutdruckerhöhung nicht obligat vorhanden sein. Klinisches Leitsymptom sind rechtsseitige Oberbauchschmerzen.

Hypertensive Erkrankungen werden in der Schwangerschaft mit einer Häufigkeit von etwa 3–8% beobachtet. Bei nicht genau bekannter Ursache ist auch keine kausale Therapie möglich.

In 0,2 bis 0,85% der Fälle wird das HELLP-Syndrom als besonders schwerwiegende Komplikation hypertensiver Erkrankungen in der Schwangerschaft beobachtet (Beinder et al. 1996; Goppinger et al. 1992; Krick et al. 1994; Schwerk et al. 1996; Tanner et al. 1996). In den letzten Jahren ist scheinbar eine Zunahme des HELLP-Syndroms zu beobachten. Dabei ist jedoch unklar, ob es sich um eine tatsächliche Zunahme der Inzidenz handelt oder nur um eine Folge besserer Diagnostik.

Die für ein HELLP-Syndrom typisch prädestinierte Patientin existiert nicht. Das mediane Lebensalter der Schwangeren liegt bei 25 Jahren, wobei Erstgebärende häufiger betroffen sind. Das mittlere Manifestationsalter liegt bei 34 Schwangerschaftswochen (SSW).

Trotz seiner Seltenheit ist das HELLP-Syndrom mit einer relativ hohen perinatalen Mortalität belastet (Angaben von 9,5–60%). Man beobachtet bei den Neugeborenen häufig

- Thrombozytopenie,
- Leukopenie,
- Anämie und
- Wachstumsretardierung.

Nikischin et al. (1991) analysierten 36 Neugeborene von Müttern mit HELLP-Syndrom mit folgenden Ergebnissen:

- 11% Thrombozytopenie,
- 12% Leukopenie,
- 10% mit transfusionsbedürftiger Anämie,
- 58% Wachstumsretardierung,
- 29% Hypertonie,
- 8% perinatale Mortalität und
- eine um 37% häufigere Beatmungspflichtigkeit.

Die mütterliche Letalität konnte in den letzten Jahren durch frühzeitige Diagnosestellung und unverzügliche Entbindung auf nahezu 0% gesenkt werden (Rath et al. 1994).

Zu beachten ist die Tatsache, daß die Entwicklung eines HELLP-Syndroms nicht obligat mit Präeklampsiesymptomen vergesellschaftet sein muß. Diese können in 15–20% der Fälle fehlen.

Einzelfallberichte beschreiben das gemeinsame Auftreten von genetischen/endokrinologischen Erkrankungen und HELLP-Syndrom:

- Trisomie 18 (Mueller u. Bruhwiler 1996),
- Trisomie-9-Mosaik (Reister et al. 1996),
- Diabetes mellitus Typ I (Spitzer et al. 1994) und
- transienter Diabetes insipidus (Frenzer et al. 1994).

Neben der rechtzeitigen Diagnostik und Therapie hypertensiver Erkrankungen in der Schwangerschaft zur Vermeidung von Komplikationen (s. Übersicht) stellt sich die Frage nach einem möglichen Wiederholungsrisiko, insbesondere auch hinsichtlich einer präkonzeptionellen Beratung vor einer erneuten Schwangerschaft.

Mütterliche und kindliche Mortalität bzw. Morbidität hypertensiver Erkrankungen in der Schwangerschaft

- Mütterliche Mortalität bei Eklampsie: 2–5%.
- Kindliche Mortalität bei Präeklampsie/Eklampsie: 3–10%.
- Mütterliche Morbidität: meist keine Restschäden.
- Kindliche Morbidität: ungünstige Prognose bei vorbestehender Hypertonie oder Nierenleiden.
- Häufig Frühgeburten und intrauterine Retardierungen.

Tabelle 16.1. HELLP-Syndrom – Wiederholungsrisiko. 437 Patientinnen mit 442 Schwangerschaften mit HELLP-Syndrom. Nachbeobachtung bei 341 Patientinnen über mindestens 2 Jahre

Normotonie 292 (86%)		Hypertonie 49 (14%)	
152 wurden erneut schwanger			
Normotonie 139 (91%) – 192 Graviditäten [%]		Hypertonie 13 (9%) – 20 Graviditäten [%]	
Präeklampsie	19	Präeklampsie	75
Frühgeburt	21	Frühgeburt	80
Wachstumsretardierung	12	Wachstumsretardierung	25
Abruptio placentae	2	Abruptio placentae	20
Perinatale Mortalität	4	Perinatale Mortalität	40
HELLP-Syndrom	3	HELLP-Syndrom	5

Langzeitnachbeobachtungsergebnisse von Sibai et al. (1995) über 2 Jahre an insgesamt 437 Schwangeren mit HELLP-Syndrom zeigten ein Wiederholungsrisiko für das HELLP-Syndrom in einer erneuten Schwangerschaft von 3–5%. Ein erhöhtes Risiko, v. a. auch für das Auftreten weiterer Komplikationen bestand, wenn im Rahmen der Nachbeobachtung erneut hypertone Blutdruckwerte beobachtet wurden (Tabelle 16.1).

Die Pathogenese bei hypertensiver Erkrankungen/HELLP-Syndrom in der Schwangerschaft ist unklar. Anzunehmen ist, daß aktivierte vaskuläre Endothelzellen und eine verminderte Organperfusion eine Rolle spielen. Immunologische Ursachen sind denkbar (Briese et a. 1998; Heyl et al.1998).

16.2 Diagnostik

Derzeit existiert kein eindeutiges Frühwarnkriterium für die Entwicklung einer Präeklampsie bzw. eines HELLP-Syndroms im weiteren Schwangerschaftsverlauf. Ein HELLP-Syndrom wird aus völligem Wohlbefinden heraus beobachtet. Bei späterer Präeklampsie wird häufig in der Frühschwangerschaft das Fortbestehen der sog. postsystolischen Inzisur bei der dopplersonographischen Untersuchung der A. uterina nach der 24. SSW beobachtet. Außerdem kann die sonographisch erfaßbare, fetale intrauterine Wachstumsretardierung im Zusammenhang mit enggestellten Gefäßen im uteroplazentaren Gefäßbett ebenso einen Hinweis für die Entwicklung einer Präeklampsie geben.

Bei hypertensiven Erkrankungen in der Schwangerschaft sind häufig folgende klinische Symptome bzw. Prodromi zu beobachten, wobei nicht alle obligat nebeneinander auftreten müssen:

- Kopfschmerzen,
- Sehstörungen,
- Hyperreflexie,
- schnell auftretende Ödeme,
- starke Gewichtszunahme,
- Oberbauchbeschwerden (häufiges Frühsymptom bei HELLP-Syndrom),
- Hypertonie,

- Proteinurie,
- Oligurie,
- tonisch-klonische Krämpfe (Eklampsie).

Die Bewertung von Laborbefunden muß berücksichtigen, daß aus dem Verlauf häufig mehr Informationen zu gewinnen sind, als aus einer Einzelbestimmung, v. a. bei Verdacht auf HELLP-Syndrom. Bestimmte Befundkonstellationen sind häufig (s. Übersicht).

HELLP-Syndrom – Labordiagnostik

1. Transaminasenerhöhung (ASAT ↑, ALAT ↑).
2. Hämolyse (LDH ↑; indirektes Bilirubin ↑; peripherer Blutausstrich mit Nachweis von Fragmentozyten, Anisozytose, Poikilozytose; HPT ↓).
3. Thrombozyten ↓.
4. Fibrinspaltprodukte, D-Dimere positiv.
5. Globale Gerinnungsteste häufig normal (Quick, PTT, Fibrinogen).

Wegen der hohen Komplikationsrate und des unkalkulierbaren Verlaufs steht die Forderung nach einer möglichst frühzeitigen Diagnosestellung. Das Fehlen eines eindeutig prädiktiven Leitsymptoms erschwert die Frühdiagnostik. Als Hinweis von großer Bedeutung sind dabei von der Schwangeren in bis zu 90% der Fälle angegebene rechtsseitige Oberbauchbeschwerden zu werten (Sibai 1990). Auf das häufig gemeinsame Auftreten des HELLP-Syndroms mit einer Präeklampsie sei verwiesen, aber nicht ohne die Einschränkung, daß typische Präeklampsiesymptome wie Hypertonie und Proteinurie in 15–20% der Fälle fehlen können (Kloskowski et al. 1991; Rath et al. 1994). Die genannten rechtsseitigen Oberbauchbeschwerden sollten Anlaß zur Durchführung weiterer diagnostischer Maßnahmen sein (s. oben). Im Zweifelsfall ist die Patientin frühzeitig zu hospitalisieren.

Laborchemisch sind keine absolut eindeutigen Grenzen der entsprechenden Laborwerte festgelegt. Die Thrombozytopenie wird von einigen Autoren bereits <150000 GPT/l, von anderen erst bei Werten <100000 GPT/l als pathologisch angesehen. Der Anstieg der Lactatdehydrogenase (LDH) ist unter dem Aspekt zu diskutieren, daß von der LDH 5 Isoenzyme bekannt sind. Hamm et al. (1996) zeigten, daß sich die Isoenzyme im Falle einer Hämolyse nicht gleichsinnig verhalten, sondern insbesondere ein Anstieg des Isoenzyms LDH 5 zu verzeichnen ist. Dieses Isoenzym ist aber leberspezifisch. Somit kann aus der differenzierten Analyse des LDH-Anstiegs geschlossen werden, daß der Nachweis des Gesamt-LDH-Anstiegs nicht zuverlässig für eine intravasale Hämolyse spricht.

Für den Nachweis einer intravasalen Hämolyse scheint der Abfall von Haptoglobin der sensitivste Parameter zu sein.

Der Nachweis von Gerinnungsstörungen (disseminierte intravasale Gerinnung/DIG) ist in Abhängigkeit von der gewählten Definition und den Laborparametern in 4–38% der Fälle möglich (Rath et al. 1994). Rath et al. (1994) wiesen darauf hin, daß „die disseminierte intravasale Gerinnung weder ein Initial- noch ein Leitsymptom des HELLP-Syndroms darstellt, sondern vielmehr einen sekundären pathophysiologischen Prozeß der Grunderkrankung widerspiegelt, der in ausgeprägter Form Folge einer zu spät diagnostizierten und/oder therapierten Präeklampsie ist".

16.3 Therapie

16.3.1 Beendigung der Schwangerschaft

Das HELLP-Syndrom beinhaltet ein großes Komplikationspotential für Mutter und Kind. Wegen der unklaren Pathogenese bleibt die Therapie am Symptom orientiert. Als sicherste Therapievariante aus der Sicht der Mutter wird die unmittelbare Entbindung nach Diagnosestellung angesehen. Dabei geht man von der Überlegung aus, daß der Verlauf des HELLP-Syndroms durch eine Unterbrechung der feto-maternalen Zirkulation günstig beeinflußt werden kann. Daraus resultiert zwangsläufig eine hohe Sektiorate (Tabelle 16.2).

Einerseits stellt die unverzügliche Beendigung der Schwangerschaft aus perinatologischer Sicht in frühen Schwangerschaftswochen wegen der fetalen Unreife, v. a. wegen der fehlenden Lungenreife, ein enormes Problem dar. Andererseits ist von HELLP-Syndromen berichtet worden, die nach vollkommen unauffälligem Schwangerschaftsverlauf und Geburt erst post partum auftraten (Bohme 1993; Schüßlung u. Gutschmidt 1991; Strauss et al. 1994). Unter Berücksichtigung dieser Überlegung und Mitteilung klinischer Beobachtungen über intermittierende Verläufe beim HELLP-Syndrom (Spitzer et al. 1993) ist die Suche nach konservativen, also exspektativen Therapieansätzen, zu werten (s. Übersicht unten). Martin et al. (1990 a) sahen besonders in sog. Klasse-1-HELLP-Syndromen mit Thrombozyten <50 Gpt/l eine besondere Risikogruppe für weitere Komplikationen.

16.3.2 Medikamentöse Therapie

HELLP-Syndrom – konservative Therapieansätze (nach Rath et al. 1994)

1. Plasma-Volumen-Expansion.
2. Antithrombotisch wirksame Substanzen.
3. Immunsuppressive Therapie.
4. Plasmapherese (Martin 1995; Ulrich et al. 1996).
5. Hämodialyse post partum (Schüßling u. Gurschmidt 1991).

Zur Risikoeinschätzung bei der jeweiligen Patientin und dem Fetus erfordert exspektatives Vorgehen nach Fischer (1997) zunächst die Erstellung eines fetomater-

Tabelle 16.2. HELLP-Syndrom – Sectiorate

Autor	Sectiorate [%]
Rath et al. (1994)	57,8
Niesert (1996)	75,7
Sliutz et al. (1993)	82,6
eigene Daten	83,6
Schwerk et al. (1996)	92
Krick et al. (1994)	100

Tabelle 16.3. HELLP-Syndrom – Ein-/Ausschlußkriterien bei exspektativem Vorgehen (7. Deutsches Gestosesymposium, 19.–20.09.1997, Aachen-Vaalsbroek)

Einschlußkriterien	Ausschlußkriterien
Transaminasen >50 IU/l	Eklampsie
HPT <0,5 g/l	RR >190/110 mmHg
LDH >300 IU/l	DIG (D-Dimer >2000 ng/ml)
Thrombozyten <100 Gpt/l	Thrombozyten <30 Gpt/l
SSW: <32+0 (<34+0)	Respiratorische Insuffizienz
Einwilligung der Schwangeren	Drohende fetale Asphyxie (CTG, Doppler)

Tabelle 16.4. Einsatz von Glukokortikoiden beim HELLP-Syndrom

Variante 1	Variante 2
Tag 1: 12 mg Celestan i.v. (Lungenreife)	Tag 1: 12 mg Celestan i.v. (Lungenreife)
Tag 2: 12 mg Celestan i.v. (Lungenreife)	Tag 2: 12 mg Celestan i.v. (Lungenreife)
Tgl. weiter Celestan bis zur Normalisierung der Laborparameter	Tgl. weiter 40 mg Methylprednisolon bis zur Normalisierung der Laborparameter

nalen Komplikationsprofils. Exspektatives Vorgehen ist nur unter Beachtung bestimmter Kriterien vertretbar (Tabelle 16.3)

Für die Anwendung von Glukokortikoiden zur Stimulation der Thrombozytenfreisetzung werden verschiedene Möglichkeiten angegeben (Tabelle 16.4).

Zusätzlich sind supportive Maßnahmen entsprechend der klinischen Situation notwendig (z.B. Tokolyse, antihypertensive Therapie).

Intramuskuläre Injektionen sind wegen Blutungsgefahr bei Thrombozytopenie kontraindiziert! Eine Indikation zum therapeutischen Einsatz von Heparin und Antithrombin III besteht im Hinblick auf mögliche Komplikationen wie zerebrale Blutungen, Leberruptur (Capeller et al. 1992; Volz et al. 1992) und vorzeitige Plazentalösung nicht (Rath et al. 1994).

Engmaschiges klinisches und laborchemisches Monitoring der Patientin sind unabdingbar. Die logistischen Voraussetzungen für ein sofortiges intensivtherapeutisches Eingreifen aus mütterlicher und kindlicher Sicht sind zu fordern. Das bedeutet, die Patientin entweder in einem Perinatalzentrum oder in unmittelbarer Nähe zu hospitalisieren.

16.3.3 Plasmapherese/Hämodialyse

Die Plasmapherese stellt ein symptomatisches Therapieverfahren bei Patientinnen mit HELLP-Syndrom dar. Pothmann et al. (1995) vermuteten, daß durch die Anwendung dieses Verfahrens humorale Faktoren eliminiert werden. Ziel der Plasmapherese ist es, hochmolekulare Substanzen, die eine gesicherte oder zumindest vermutete pathogenetische Bedeutung haben, aus der Zirkulation zu entfernen (s. Übersicht).

Indikationen zur Plasmaseparation

- Lungenblutung beim Goodpasture-Syndrom.
- Myasthenia gravis.
- Guillain-Barré-Syndrom.
- Thrombotisch thrombozytopenische Purpura.
- Hämolytisch-urämisches Syndrom/HUS.
- Paraproteinämie.
- Hyperlipidämie.
- Hemmkörperhämophilie.
- Pemphigus vulgaris.
- Vaskuläre Transplantatrejektion.
- Thyreotoxische Krise.
- Coma hepaticum.

Das Prinzip der Plasmaseparation ist die Trennung des Plasmas von zellulären Elementen. Nach Zentrifugation wird das Plasma über Hohlfaserfilter geleitet, die alle Substanzen bis zu einer relativen Molekülmasse von 2,5 Mio Dalton passieren lassen. Alle Blutzellen werden zurückgehalten. Das Filtrat hat somit auch in den hochmolekularen Bereichen plasmaidentische Proteinkonzentrationen. Das separierte Plasma muß isovolumetrisch und isoonkotisch ersetzt werden. Bei einer Behandlung wird das Plasmavolumen einmal ausgetauscht. Ringerlaktatlösung mit 5% Humanalbumin gelangt zum Einsatz. Bei Synthesestörungen der Leber erfolgt der Volumenersatz teilweise durch Frischplasma. Aktuell besteht kein Konsens über die Zahl der notwendigen Plasmapheresen sowie über die Subsitutionsmodalitäten.

Infolge einer Verminderung der Immunglobuline besteht ein erhöhtes Infektionsrisiko (Tabelle 16.5).

Schwartz (1986) analysierte 14 Patientinnen mit Präeklampsie, die einer Plasmapherese zugeführt wurden. Dabei wurde als Indikation für diese Therapie das Fortbestehen bzw. Neuauftreten von Zeichen der Hämolyse und Thrombozytopenie trotz Entbindung angegeben.

Martin et al. (1990b) sehen die Indikation zur Plasmapherese ebenfalls post partum bei schweren Fällen des HELLP-Syndroms sowie bei atypischem Verlauf (Martin 1994a).

Julius et al. (1994) berichteten über 4 Patientinnen mit HELLP-Syndrom und postpartaler Plasmapherese. Die Laborparameter normalisierten sich in folgender Rei-

Tabelle 16.5. Komplikationen der Plasmaseparation

Komplikation	Häufigkeit [%]
Fieber	18
Allergische Reaktionen	10–12
Hypokalzämie	9–15
Blutdruckabfall	6–12
Herzrhythmusstörungen	3
Hepatitis B	0,4
Todesfälle	0,4–0,03

henfolge: ASAT, Hämoglobin, Thrombozyten, LDH. Die Autoren werteten den Wiederanstieg der Thrombozyten auf ≥100 Gpt/l als geeignetsten Parameter, um die Rückläufigkeit des HELLP-Syndroms einschätzen zu können.

Martin et al. (1994b) berichteten darüber hinaus – nach einer Serie von präpartalen Plasmapheresen bei 7 Patientinnen mit Präeklampsie (1 HELLP-Syndrom) –, daß durch die Anwendung dieser Therapie keine signifikante Verbesserung der klinischen Symptomatik bzw. ein Aufschub der Geburt erreicht werden konnte. Als bessere Methode in Fällen sehr früher HELLP-Syndrome wird die Glukokortikoidapplikation (Dexamethason) gewertet.

Eckford et al. publizierten 1998 den Fall einer 27jährigen Patientin, 26. SSW, mit einem ausgeprägten HELLP-Syndrom. Die Thrombozyten lagen bei 22 Gpt/l. Durch Einsatz von insgesamt 6 Plasmapheresen erhöhten diese sich auf 101 Gpt/l (96 h nach Einweisung). Außerdem erfolgte die fetale Lungenreifeinduktion mit Glukokortikoiden. Die nunmehr durchgeführte Sectio caesarea war komplikationslos. Mutter und Kind (680 g Geburtsgewicht!) hatten einen unauffälligen postoperativen bzw. postnatalen Verlauf.

Anzustreben ist, nach einer weiteren Identifikation der pathogenetisch beteiligten Moleküle (Adhäsionsmoleküle, VCAM), eine selektive Separation letzterer.

Im Gegensatz zur Plasmapherese ist die Immunadsorption selektiver, d.h. es werden nur bestimmte Eiweiße, z.B. Immunglobulin G, entfernt. Dieses Verfahren wäre bei Nachweis entsprechender Antikörper im Einzelfall zu diskutieren.

Derzeit wird dieses Verfahren bei einer schwangeren Patientin (5./0.)[1] mit Thrombozyten-Antikörpern erfolgreich angewendet.

16.4 Eigene Beobachtungen

In Mecklenburg-Vorpommern wurden bei 55486 Geburten an 4 ausgewählten Kliniken vom 01.01.1986–31.12.1996 insgesamt 67 Patientinnen mit einem HELLP-Syndrom erfaßt. Die Inzidenz betrug 0,12% (retrospektive Analyse, noch unveröffentlichte Daten).

Insgesamt waren diese Fälle wie folgt charakterisiert:

- 63 Fälle präpartal/4 Fälle postpartal.
- Medianes Manifestationsalter 26 Jahre (19–40 Jahre).
- Medianes Gestationsalter: 35. (23+6.–40+6.) SSW.
- 56 Patientinnen: Sectio caesarea = 83,6%.
- Geburt vor der vollendeten 32. SSW: 15%.
- Geburt nach der vollendeten 36. SSW: 54%.
- Perinatale Mortalität: 6,8%.

Bisher wurden an der Universitätsfrauenklinik Rostock in Zusammenarbeit mit der Abteilung für Nephrologie der Klinik für Innere Medizin Rostock 6 Patientinnen einer Plasmaseparation post partum zugeführt. Die Plasmaseparation erfolgte, wenn post

[1] 5./O.: Fünftgravida/Nullipara.

partum ein weiterer Abfall der Thrombozyten auf Werte <70 Gpt/l zu registrieren war. Komplikationen wurden nicht beobachtet. In allen Fällen kam es bereits nach der ersten Behandlung zu einer deutlichen und raschen Normalisierung der entsprechenden Laborparameter, so daß sich die Rekonvaleszenz verkürzte. Zu bedenken ist, daß in etwa 5% aller Fälle nach der Geburt keine spontane Normalisierung der Laborparameter auftritt (Martin 1995).

Der Einsatz der Plasmapherese in der Schwangerschaft bei Patientinnen mit HELLP-Syndrom ist geplant. Dabei soll folgendes Konzept zur Anwendung gelangen (s. Übersicht):

Konzept: Plasmapherese bei HELLP - Syndrom

- Indikation:
  - HELLP-Syndrom <32. + 0. SSW.
- Vorgehen :
  - Einschluß-/Ausschlußkriterien; s. Tabelle 16.3;
  - Patientenaufklärung über Sectiobereitschaft und entsprechende Vorbereitung;
  - Gewährleistung der maximalen Entschlußentwicklungszeit bei Sectio von 20 min;
  - Information an Internist (Nephrologe), Anästhesist, Pädiater (Neonatologe);
  - Interdisziplinäre Therapie:
    Nephrologe: Plasmapherese;
    Geburtshelfer: kontinuierliche CTG-Überwachung während der Plasmapherese;
  - parallel fetale Lungenreifeinduktion mit Glukokortikoiden anschließend Glukokortikoidapplikation fortsetzen (s. Tabelle 16.4);
  - interdisziplinäres „Follow-up", ggf. Plasmapheresewiederholung nach 24 h;
  - HELLP-Syndrom 32. + 0. – 34. + 0. SSW: nur Glukokortikoidapplikation;
  - Dokumentation.

Schlußfolgerungen

Hypertensive Erkrankungen werden in der Schwangerschaft mit einer Häufigkeit von etwa 3–8% beobachtet. Bei nicht genau bekannter Ursache ist auch keine kausale Therapie möglich.

Das HELLP-Syndrom als besonders schwerwiegende Komplikation hypertensiver Erkrankungen in der Schwangerschaft wird in 0,2–0,85% der Fälle beobachtet (Beinder et al. 1996; Goppinger et al. 1992; Krick et al. 1994; Schwerk et al. 1996; Tanner et al. 1996). In den letzten Jahren ist scheinbar eine Zunahme des HELLP-Syndroms zu beobachten. Dabei ist jedoch unklar, ob es sich um eine tatsächliche Zunahme der Inzidenz handelt, oder nur um eine Folge besserer Diagnostik.

Die mütterliche Letalität konnte durch unverzügliche Entbindung nach Diagnosestellung auf 0% gesenkt werden Rath et al. 1994).

Insbesondere im frühen Gestationsalter ergeben sich nach der Entbindung Probleme für die unreifen Frühgeborenen. Unter diesem Aspekt ist die Suche nach weiteren, in Unkenntnis der Kausalität symptomatischen Therapievarianten zu diskutieren.

Für den Ausbau bzw. die Suche nach weiteren symptomatischen Therapieverfahren sprechen die Verlängerung des Gestationsalters und der damit mögliche Zuwachs an fetaler Reife, insbesondere vor der vollendeten 34. SSW.

Exspektatives Vorgehen beim HELLP-Syndrom erfordert die Einhaltung bestimmter Kriterien, intensivmedizinische Überwachung und ist damit Zentren vorbehalten.

Das Wiederholungsrisiko für das erneute Auftreten eines HELLP-Syndroms in einer folgenden Schwangerschaft beträgt etwa 3–5% (Sibai et al. 1995). Das Risiko steigt, wenn postpartal nach Abschluß des Wochenbetts keine normotone Situation erreicht werden konnte.

Abschließend soll betont werden, daß das Ziel der geschilderten symptomatischen Therapievarianten nicht im Erreichen der 40. SSW besteht, sondern in der Verbesserung der Überlebenschancen der Frühgeborenen.

Literatur

Beinder E, Hirschmann A, Wildt L, Junker H (1996) HELLP-Syndrom: Wiederholtes Auftreten in vier aufeinanderfolgenden Schwangerschaften. Geburtsh Frauenh 56:501–503

Bohme D (1993) Eklampsie und HELLP-Syndrom im Wochenbett. Geburtsh Frauenh 53:140–141

Briese V, Kunkel S, Rohde E, Friese K (1998) Endothelläsionen in der Schwangerschaft – Nachweis von Adhäsionsmolekülen (sVACM-1) im Serum. (Vortrag bei dem ISSHP-Meeting vom 22.–23.05.1998, Heidelberg)

Capeller WA, Knitza R, Briegel J et al. (1992) Subkapsuläres Leberhämatom bei HELLP-Syndrom. Ein interdisziplinärer Notfall. Langenbecks Arch Chir Suppl Kongressbd 377:100–103

Eckford SD, Macnab JL, Turner ML, Plews D, Liston WA (1998) Plasmapheresis in the management of HELLP syndrome. J Obstet Gynaecol 18:377–379

Fischer T (1997) 15 Jahre HELLP-Syndrom: Risiken, Diagnostik und Therapie (Vortrag am 07.06. bei dem Interdisziplinäres Erlanger Symposium der Nieren- und Hochdruckkrankheiten in der Schwangerschaft, Erlangen

Frenzer A, Gyr T, Schaer HM, Herren H, Krahenbuhl S (1994) Drillingsschwangerschaft mit HELLP-Syndrom und transientem Diabetes insipidus. Schweiz Med Wochenschr 124:687–691

Goppinger A, Ikenberg H, Birmelin G, Quaas L (1992) Erfahrungen mit dem HELLP-Syndrom. Z Geburtshilfe Neonatol 196:193–198

Hamm W, Richardsen G, Switkowski R (1996) Lactatdehydrogenase-Isoenzyme bei Patientinnen mit HELLP-Syndrom. Z Geburtshilfe Neonatol 200:115–118

Heyl W, Reister F, Rath W (1998) Präeklampsie – Endothelschaden oder Endothelaktivierung. (Vortrag bei dem ISSHP-Meeting vom 22.–23.05.1998, Heidelberg)

Julius CL, Dunn ZL, Blazina JF (1994) HELLP syndrome: Laboratory parameters and clinical course in four patients treated with plasma exchange. J Clin Apheresis 9:228–235

Kloskowski S, Ruckert E, Hoffmann D, Reinschke P (1991) Akut auftretendes und foudroyant verlaufendes HELLP-Syndrom ohne vorausgehende Präeklampsiesymptomatik – eine Falldemonstration. Z Arztl Fortbild Qualitätssich 85:327–329

Krick M, Pagel C, Baltzer J (1994) Das zunehmend häufigere HELLP-Syndrom. Diagnostik und Behandlung. Zentralbl Gynäkol 116:207–209

Martin JN (1995) Postpartum plasma exchange for atypical preeclampsie-eclampsia as HELLP-Syndrom. Am J Obstet Gynecol 172:1107–1127

Martin JN, Blake PG, Lowry SL, Perry KG, Files JC, Morrison JC (1990a) Pregnancy complicated by preeclampsia-eclampsia with the syndrome of hemolysis, elevated liver enzymes, and low platelet count: How rapid is postpartum recovery? Obstet Gynecol 76:737–740

Martin JN, Files JC, Blake PG et al. (1990b) Plasma exchange for preeclampsia: I. Postpartum use for persistently severe eclampsia with HELLP syndrome. Am J Obstet Gynecol 162:126–137

Martin JN, Perry KG, Roberts WE et al. (1994a) Plasma exchange for pre-eclampsia: III. Immediate peripartal utilization for selected patients with HELLP syndrome. J Clin Apheresis 9: 162–165

Martin JN, Perry KG, Roberts WE et al. (1994b) Plasma exchange for pre-eclampsia: II. Unsuccessful antepartum utilization for severe pre-eclampsia with or without HELLP syndrome. J Clin Apheresis 9:155–161
Mueller MD, Bruhwiler H (1996) HELLP-Syndrom und Trisomie 18 bei einer Multipara. Z Geburtshilfe Neonatol 200:119–121
Niesert S (1996) Geburtshilfliche Prognose nach Präeklampsie, Eklampsie und HELLP-Syndrom. Geburtsh Frauenh 56:93–96
Nikischin W, Conradt A, Schroder H (1991) Klinische Verläufe bei Früh- und Neugeborenen von Müttern mit HELLP-Syndrom. Z Geburtshilfe Perinat 195:16–20
Pothmann W, Prause A, Nierhaus A (1995) Erfolgreicher Einsatz der Plasmapherese beim HELLP- Syndrom. Intensivmed 32 [Suppl 1]:70
Rath W, Loos W, Kuhn W (1994) Das HELLP-Syndrom. Zentralbl Gynäkol 116:195–201
Reister F, Heyl W, Emmerich D, Hermanns B, Rath W (1996) HELLP-Syndrom in der 21. SSW bei Mosaik einer Trisomie 9. Zentralbl Gynäkol 118:669–672
Schüßling G, Gutschmidt J (1991) Das HELLP-Syndrom als bedrohliche Komplikation post partum. Zentralbl Gynäkol 113:841–844
Schwartz ML (1986) Possible role for exchange plasmapheresis with fresh frozen plasma for maternal indications in selected cases of preeclampsia and eclampsia. Obstet Gynecol 67: 136–139
Schwerk C, Schmidt-Rohde P, Zimmermann M, Hackenberg R, Prinz H (1996) Klinischer und laborchemischer Verlauf des HELLP-Syndroms – eine retrospektive Analyse. Z Geburtshilfe Neonatol 200:109–114
Sibai BM (1990) The HELLP syndrome (hemolysis, elevated liver enzymes, and low platelets): Much do about nothing? Am J Obstet Gynecol 162:311–316
Sibai BM, Ramadan MK, Chari RS, Freidman SA (1995) Pregnancies complicated by HELLP-Syndrom (hemolysis, elevated liver enzymes, and low platelets): Subsequent pregnancy outcome and long term prognosis. Am J Obstet Gynecol 172:125–129
Sliutz G, Schafer B, Obwegeser R, Joura E, Hammerle A, Dadak C (1993) Geburtshilfliches Management bei Patientinnen mit HELLP-Syndrom. Z Geburtshilfe Perinat 197:112–118
Spitzer D, Steiner H, Schaffer H, Staudach A (1993) Gibt es ein intermittierendes HELLP-Syndrom? Z Geburtshilfe Perinat 197:84–86
Spitzer D, Weitgasser R, Steiner H, Graf A, Sailer S, Staudach A (1994) HELLP-Syndrom und Manifestation eines Typ-I-Diabetes mellitus in der Schwangerschaft. Geburtsh Frauenh 54: 702–704
Strauss HG, Scheler C, Röpke F (1994) HELLP-Syndrom am 6. Wochenbettstag. Schilderung von Kasuistiken. Zentralbl Gynäkol 116:210–212
Tanner B, Ohler WG, Hawighorst S, Schaffer U, Knapstein PG (1996) Komplikationen beim HELLP-Syndrom infolge einer peripartalen Hämostasestörung. Zentralbl Gynäkol 118:213–220
Ulrich S, Piper C, Kalder M, Berle P (1996) Schweres HELLP-Syndrom mit passagerem Nieren- und Lungenversagen. Geburtsh Frauenh 56:443–446
Volz J, Volz E, Stoz F, Keckstein J (1992) Spontanruptur der Leber bei HELLP-Syndrom. Geburtsh Frauenh 52:152–156
Weinstein L (1982) Syndrome of hemolysis, elevated liver enzymes, and low platelet count: A severe consequence of hypertension in pregnancy. Am J Obstet Gynecol 142:159–167

Teil IV
Diagnostik und Therapie bei Frühgeborenen

17 Nichtinvasive klinische Diagnostik beim Frühgeborenen

C. Vogtmann

17.1 Zustandsbeurteilung nach Geburt

Ziel der Zustandsdiagnostik unmittelbar nach Geburt ist es, aus aktuellen Befunden Rückschlüsse auf die ante- und intranatale Versorgungssituation zu ziehen, die sich daraus ergebenden Risiken für das Anpassungsverhalten des Kindes und den weiteren Verlauf abzuschätzen sowie die daraus abzuleitenden weiteren diagnostischen und therapeutischen Schritte festzulegen. Dabei haben vitalstützende Maßnahmen Vorrang vor diagnostischen, wobei es langjähriger Erfahrung bedarf, die Vitalität eines Frühgeborenen richtig zu bewerten. Die Unterschätzung der körpereigenen Kräfte und Potenzen der Anpassung ist eine Ursache für unangemessen aggressives Vorgehen. Das Frühgeborene sollte als ein gesundes Kind angesehen werden, das mit einem normalen Entwicklungs- und Wachstumspotential ausgestattet ist, für das optimale Anpassungsbedingungen geschaffen werden müssen und von dem Schaden abgehalten werden muß und kann.

17.1.1 Zeichen akuter Lebensbedrohung

In vielen Situationen steht am Anfang die Frage nach einer akuten Lebensbedrohung. Die in Tabelle 17.1 aufgeführten Merkmale sind hilfreich bei der Beantwortung dieser Frage.

Tabelle 17.1. Zeichen der akuten Lebensbedrohung

Betroffene Bereiche	Lebensbedrohende Zeichen
Gestationsalter/Unreife	< 27 Schwangerschaftswochen
Geburtsgewicht	< 750 g
Haut	Blass bei normalem Hämatokrit. Zyanose trotz Sauerstoffsupplementierung Peripherie kühl
Rekapillarisierungszeit	> 3 s
Temperatur	Kerntemperatur > 38,5 °C mit Zentralisation, Kerntemperatur < 35 °C
Herzfrequenz/min	< 100 (und leise Herztöne, relativ kurzer Abstand zwischen 1. und 2. Herzton) > 180 (und verlängerte Rekapillarisierungszeit), reflektorische Dezeleration bei Belastung
Atmung	Unregelmäßig (Seufzeratmung), exspiratorisches Stöhnen (Knorksen), frühe Apnoen
Thorax	Asymmetrische Belüftung, tiefe Einziehungen. Sehr aktives Präkordium (sichtbar und fühlbar)
Abdomen	Groß, infolge Hepatomegalie (Kardial, Pneumothorax, Infektion) Gebläht mit verminderten/fehlenden Darmgeräuschen, stehende Darmschlingen
Tonus/Reagibilität	Schlaff/herabgesetzt oder auffällig gesteigert

Jedes einzelne Zeichen ist ernst zu nehmen.

17.1.2 Geburtsveränderungen im Kopfbereich

Schädelkonfiguration

Sie ist charakterisiert durch eine Schädelverformung und durch überstehende bzw. überlappende Schädelknochen (Os parietale über Os frontale und Os occipitale)

Sie entsteht bei der Schädellagengeburt als Anpassung an den Geburtskanal und wird begünstigt durch einen vorzeitigen Blasensprung, längere Geburtsdauer sowie Vaginalgeburt. Sie kann aber auch nach Sectiogeburt gesehen werden, wenn der Kopf bereits in den Geburtskanal eingetreten war. Die Rückbildung dauert Tage bis eine Woche. Ähnliche Veränderungen können auch im Verlauf der ersten 1–2 Wochen bei Abnahme des Hirnturgors (Dehydratation) durch das Eigengewicht des Kopfes verursacht werden.

Die Beurteilung des Ausmaßes einer Schädelkonfiguration erlaubt Rückschlüsse auf geburtsmechanische Kräfte. Die leichte Schädelverformbarkeit bei Frühgeborenen ist geburtsmechanisch günstig, für die Hirnperfusion aber kritisch zu sehen. Die gesicherte Beziehung zwischen vorzeitigem Blasensprung und dem Aufreten einer periventrikulären Malazie ist im Zusammenhang mit der stärkeren Schädelkonfiguration und einer damit verbundenen gestörten Hirnperfusion zu sehen.

Fontanellen, Schädelnähte

Die vordere große Fontanelle ist in ihrer Größe sehr variabel und kann namentlich bei hypotrophen Frühgeborenen bis zur Stirn reichen. Bei diesen sind oft auch die Schädelnähte dehiszent, ohne daß das eine pathologische Bedeutung hätte.

Die Fontanelle sollte nicht eingesunken (Dehydratation) und nicht vorgewölbt (erhöhter Hirndruck) sein. Eine sehr große Fontanelle erscheint normalerweise etwas vorgewölbt, ohne daß daraus auf einen erhöhten Hirndruck geschlossen werden dürfte. Bevor ein Hydrocephalus internus sich klinisch in einer Vorwölbung und evtl. Spannungszunahme der großen Fontanelle äußert, kann zuvor schon eine Dehiszenszunahme der Lambdanaht festgestellt werden. Diese korreliert früher und besser mit einer sonographisch diagnostizierten Ventrikelvergrößerung als entsprechende Veränderungen der Sagittalnaht oder großen Fontanelle. Sichtbare oder fühlbare Pulsationen der Fontanelle sind keine pathologischen Phänomene.

Geburtsgeschwulst

Das Auftreten dieser ödematösen Schwellung im Bereich des vorangehenden Teiles setzt eine gesprungene Blase voraus. Die Rückbildung dauert nur wenige Stunden. Ein längerer Rückbildungsprozeß ist als ein Hinweis auf eine Gewebsschädigung durch Mangelversorgung bei relativ langer Eröffnungsperiode zu deuten. Oft ist dies mit intrakutanen Blutungen in Form von Ekchymosen oder petechialen Blutaustritten kombiniert. Petechien nur im Bereich des vorangehenden Teiles sind nicht verdächtig auf Blutungsübel.

Eine anhaltende kapilläre Stase im Gesichtsbereich erweckt den Eindruck einer Gesichtszyanose, die als Stauungszyanose keinen besonderen Krankheitswert hat.

Kephalhämatom

Dieses sollte bei Frühgeborenen nicht beobachtet werden, denn es entsteht infolge stärkerer, am Periost angreifender Scherkräfte, was zu vermeiden ist.

17.1.3 Vitalitätsbeurteilung

Der von Virginia Apgar primär für reife Neugeborene entwickelte Beurteilungsscore kann unter Berücksichtigung einiger interpretatorischer Besonderheiten auch bei Frühgeborenen angewendet werden. Die vom intrauterinen Entwicklungsstand abhängige Funktion des neuromuskulären Systems äußert sich in einem niedrigeren Muskeltonus, schwächerer Spontanmotorik und verminderter Reagibilität bzw. Reflexerregbarkeit. Daher erreichen, sofern die gleichen Maßstäbe wie bei reifen Neugeborenen angelegt werden, Frühgeborene niedrigere Punktwerte, was bei der Bewertung berücksichtigt werden muß. Dennoch liegt der positive Vorhersagewert eines niedrigen Apgarscores nach 1 min <5 oder nach 5 min <8 für Frühgeborene <1500 g für die Notwendigkeit einer Dauerbeatmung bei ca. 50%. Gleichzeitig ist der negative Vorhersagewert einer besseren Apgarbewertung deutlich höher.

Die Etablierung einer regelmäßigen Eigenatmung gegenüber reifen Kindern erfolgt verzögert.

Die sehr dünne Haut, bei guter Kapillarisierung, ermöglicht namentlich bei schlechter peripherer Zirkulation und kühler Umgebung eine transkutane Sauerstoffaufsättigung des Blutes. Die Folge ist eine rosige Hautfarbe trotz evtl. schlechter zentraler Sauerstoffsättigung.

17.1.4 Reifebeurteilung

Das bereits pränatal auf der Grundlage von anamnestischen, sonographischen bzw. Verlaufsdaten ermittelte Gestationsalter bedarf postnatal einer Bestätigung oder muß bei Fehlen solcher Angaben bestimmt werden. Die klinischen Merkmale der Unreife, wie sie in verschiedenen Scores verwendet werden, gestatten eine relativ sichere Aussage über das Schwangerschaftsalter nach einer Schwangerschaftsdauer >29 Schwangerschaftswochen/SSW (Tabelle 17.2).

Unter 30 SSW wird der Bestimmungsfehler relativ immer größer. Insbesondere ist der Beurteilung des Genitales dann weniger Gewicht beizumessen, während die Merkmale Hautbeschaffenheit, Fußsohlenfältelung und Lanugobehaarung einen höheren Aussagewert haben (Tabelle 17.3).

Tabelle 17.2. Vereinfachte somatische Reifebeurteilung zur Bestimmung des Gestationsalters bei Neugeborenen =/>30 Schwangerschaftswochen (Petrussaindex, Petrussa 1971). Schwangerschaftsdauer = 30 + erzielte Punkte

Körperpartie	Erzielte Punkte		
	0	1	2
Haut	Hellrot, verletzlich, durchscheinend, dünn	Rosig, zunehmende Fältelung, fester	Fest, deutlich sichtbare Falten, Hautabschilferungen
Mamillen	Kaum Drüsengewebe	Drüsengewebe tastbar, Mamillenhof erkennbar	Brustdrüsen über dem Hautniveau, Drüsenkörper und -hof palpabel
Ohr	Kaum Profil, weich, kaum Knorpelgewebe	Knorpel in Tragus und Antitragus, zunehmende Modellierung	Ausgebildeter Helixknorpel, spontanes Rückstellphänomen
Fußsohle	Glatt, Fältelung nur vorderes Drittel	Fältelung im vorderen und mittleren Drittel	Fältelung über die gesamte Fußsohle
Genitale	Testes noch inguinal Labia majora < minora	Testes evtl. noch inguinal Labia majora = minora	Testes im Scrotum Labia majora > minora

Tabelle 17.3. Dubowitz-Farr-Score zur Bestimmung des Gestationsalters

Körperpartie	Dubowitz-Farr-Score						
	–1	0	1	2	3	4	5
Haut	Schmierig, durchsichtig, brüchig	Gelatinös rot und durchscheinend	Rosig, sichtbare Venen	Oberflächl. Schuppung und/oder Ausschlag, wenig Venen	Hautrisse blasse Bereiche seltene Venen	Pergamentartig, tiefe Risse, keine Venen	Lederartig tiefe Risse, runzelig
Lanugo	Fehlend	Spärlich	Reichlich	Abnehmend	Haarlose Bezirke	Praktisch fehlend	Fehlend
Auge	Augenlider geschlossen Locker: –1 fest: –2	Augenlider offen,	–	–	–	–	–
Ohr	–	Muschel flach, bleibt gefaltet	Beginnende Helixbildung langsamer Rückgang in Ausgangsstellung	Gut geformt weich, rascher Rückgang in Ausgangsstellung	Feste Muschel, geformt, sofortiger Rückgang in Ausgangsstellung	Dicker Knorpel, Ohr starr	–
Brustdrüse	Nicht spürbar	Knapp spürbar	Areola flach, keine Drüse	Gepünktelte Areola; Drüse 3–4 mm	Punktartige Areola, über Hautniveau; Drüse 3–4 mm	Voll ausgebildete Areola; Drüse 5–10 mm	–
Männliche Genitale	Skrotum: flach, glatt	Skrotum leer, keine Rugae	Unvollständig deszendierter Hoden, selten Rugae	Hoden deszendiert, wenig Rugae	Hoden tief, deutl. Rugae	Pendelhoden, tiefe Rugae	–
Weibliche Genitale	Prominente Klitoris	Prominente Klitoris, kleine Labia minora	Prominente Klitoris, große Labia minora	Labia majora und minora gleich groß	Labia majora groß, Labia minora klein	Klitoris und Labia minora völlig bedeckt	Flache Labien
Fußsohlenfalten	Ferse bis Zehenspitze 4–5 cm: –1 <4 cm: –2	<5 cm keine Falten	Schwache rote Linien	Anteriore transversale Falten	Falten über vordere $^2/_3$	Falten über ganze Sohle	–

17.2 Klassifikation

Unter Berücksichtigung von Gewicht und Schwangerschaftsdauer sowie Körpermassen wird eine Klassifikation des Frühgeborenen vorgenommen:

- Eutrophes Frühgeborenes: Gewicht 10.–90. Perzentile.
- Hypotrophes Frühgeborenes: Gewicht <10. Perzentile.

Beschränkt sich die Wachstumsretardierung auf das Gewicht, wird von asymmetrischer Retardierung gesprochen. Je früher die intrauterine Wachstumsretardierung einsetzt, desto stärker sind auch Längen- und Kopfumfangswachstum mitbetroffen:

- Hypoplastisches Frühgeborenes: Gewicht, Körperlänge und Kopfumfang <10. Perzentile (symmetrische intrauterine Wachstumsretardierung).
- Hypertrophes Frühgeborenes: Gewicht >90. Perzentile.
- Hyperplastisches Frühgeborenes: Gewicht und Länge >90. Perzentile.
- Dysmaturitätszeichen nach Clifford als Hinweis auf eine intrauterine Mangelversorgung, wie sie bei nahezu reifen und insbesondere übertragenen Kindern häufig ausgeprägt sind, werden bei kleinen Frühgeborenen nicht beobachtet.

17.3 Organbezogene Diagnostik und Beurteilung

17.3.1 Herzkreislaufsystem

Die Beurteilung des Funktionszustandes des Herzkreislaufsystems stützt sich auf die klassischen klinischen Untersuchungsmethoden sowie auf kontinuierlich oder diskontinuierlich erhobene Funktionsgrößen.

Gewebsperfusion

Die wesentlichen, therapieentscheidenden Ursachen für eine Beeinträchtigung der peripheren Zirkulation sind auch beim Frühgeborenen

- die hypoxisch-metabolische myokardiale Dysfunktion, kardiale Dekompensation (z.B. symptomatischer Ductus arteriosus),
- Hypovolämie, Dehydratation,
- Infektion,
- Unterkühlung.

Vermindert ist die Gewebsperfusion in der Regel auch in ödematösen Hautarealen.

Die Einlagerung von Ödemen innerhalb von Stunden oder wenigen Tagen nach der Geburt ist ein normaler Vorgang, der auf Umverteilungen der extrazellulären Flüssigkeit zurückzuführen ist. Allein die aus der Lunge resorbierte Lungenflüssigkeit macht ca. 30 ml/kg Körpergewicht aus, die vor ihrer Ausscheidung „zwischengelagert" werden muß. Das Angebot von zu viel freiem Wasser und zu wenig Elektrolyten begünstigt eine Ödembildung.

Hautfarbe

Solange die Herzkreislaufleistung ausreichend ist, wird, sofern keine Anämie vorliegt, in Abhängigkeit von der Sauerstoffsättigung die Hautfarbe rosig oder zyanotisch sein. Eine verminderte Gewebs- bzw. Hautperfusion ist an einer blassen oder blasslividen Hautfarbe und einer auf über 3 s verlängerten Rekapillarisierungszeit (Bestimmung an beliebiger Hautpartie durch anämisierenden Fingerdruck und Messung der Zeit nach Loslassen bis zum vollständigen Rosigwerden) zu erkennen. Bei höhergradiger Anämie ist die Rekapillarisierungszeit nicht sicher bestimmbar.

Düsterrot-livid ist die Hautfarbe bei einer Polyzythämie. Sie kann mit einer beeinträchtigten Herzleistung einhergehen.

Haut- und Körpertemperatur

Befindet sich ein Kind im Behaglichkeitsbereich seiner Temperaturregulation, so bewegt sich die periphere Hauttemperatur bei Werten über 35–36,5 °C, die zentrale bei 37–38 °C, woraus sich zentral-periphere Temperaturdifferenzen von 1–2 °C, maximal 3 °C ergeben. Änderungen dieser Temperaturdifferenz signalisieren sehr frühzeitig Funktionsänderungen der Systeme, die für die periphere Zirkulation wichtig sind. Bei der Bewertung ist der Grundsatz zu berücksichtigen:

> Kreislaufregulation geht vor Temperaturregulation.

Das bedeutet, daß die Sicherung der Durchblutung wichtiger Organe Vorrang vor der Einhaltung der Normaltemperatur hat. Dies gilt auch für Frühgeborene, bei denen Kreislaufzentralisierungen bei Herzinsuffizienz, Dehydratation oder Hypovolämie wie auch Infektionen ebenso zu beobachten sind wie bei größeren und reiferen Kindern. Nur sind ihre Kompensationsmöglichkeiten leichter störbar. Verminderungen der zentral-peripheren Temperaturdifferenz bei gleichzeitig erhöhter peripherer Temperatur (>36–37 °C) sind meist Ausdruck einer exogen bedingten Hyperthermie oder als Fieberabfallreaktion zu deuten.

Meßpunkte für die kontinuierliche Registrierung des kindlichen Temperaturzustandes sind für die

- Zentrale (Kern-) Temperatur: in Rückenlage, die Haut zwischen den Schulterblättern, in Bauchlage, rechter Oberbauch (Lebergegend). Meßwerte entsprechen der Kerntemperatur. Die belastende und nicht risikofreie (Perforation) Rektaltemperaturmessung, die bei Kreislaufzentralisation nicht verläßlich ist, ist entbehrlich.
- Periphere Temperatur: Fußsohle, Wade oder Handinnenfläche.

Die kontinuierliche Messung der zentral-peripheren Temperaturdifferenz gibt bei Beachtung der Umgebungstemperatur z. B. im Inkubator auch einen Hinweis auf die metabolische Aktivität des Kindes. Bei deprimiertem Metabolismus ist zur Gewährleistung einer ausreichend hohen Köpertemperatur und einer kleinen zentral-peripheren Temperaturdifferenz eine höhere Außentemperatur mit höherer Feuchte erforderlich.

Eine durch Unterkühlung verursachte periphere Temperatursenkung ist durch Erhöhung der Außentemperatur oder der Luftfeuchte leicht zu korrigieren. Bei anderen Ursachen führt solches Vorgehen zur Erhöhung der zentralen Temperatur ohne daß die Temperaturdifferenz wesentlich kleiner wird. Wird umgekehrt durch Erniedrigung der Außentemperatur eine erhöhte Kerntemperatur nicht erniedrigt, sondern lediglich die zentral-periphere Temperaturdifferenz erhöht, so erfordert das ebenfalls eine weitergehende Diagnostik.

Temperaturdifferenzen über 3 °C müssen in jedem Fall sehr ernst genommen und ursächlich geklärt werden (Messaritakis et al. 1990)

Herzfrequenz

Auch das Herz des Frühgeborenen vermag sowohl durch Erhöhung des Schlagvolumens als auch durch Frequenzerhöhung sein Herzminutenvolumen zu steigern. Der Frank-Starling-Mechanismus, der die myokardiale Kontraktilitätszunahme infolge Vorlasterhöhung beschreibt, funktioniert auch beim Frühgeborenen sehr gut. Allerdings sind angesichts der Kleinheit des Herzens und einer niedrigeren muskulären Compliance relativ größere Vorlasterhöhungen für eine Schlagvolumenzunahme erforderlich. Außerdem arbeitet das Herz schon im oberen Bereich der Druck-Volumen-Kurve. Das verdeutlicht aber gleichzeitig die große Empfindlichkeit des Herzkreislaufsystems Frühgeborener gegenüber Blutvolumenmangel. In dieser Situation wird zur Kompensation die Herzfrequenz gesteigert.

Sehr empfindlich wird auch auf Temperaturerhöhungen auf über 38 °C mit Herzfrequenzzunahmen reagiert.

Normalbereiche für Frühgeborene:

- 120–160 Herzschläge/min,
- 160–180 Herzschläge/min werden über längere Zeit toleriert.

Blutdruck

Die Bedeutung von Blutdruckmessungen sollte nicht zu hoch bewertet werden. Zum einen wegen der Meßungenauigkeiten vor allem bei sehr kleinen Frühgeborenen, sofern oszillometrisch gemessen wird. Dabei werden niedrige Werte zu hoch und daher insbesondere der diastolische Wert nicht korrekt erfaßt, woraus sich dann auch wenig verläßliche Mittelwerte des Blutdruckes ergeben (Diprose et al. 1986). Zum anderen muß bedacht werden, daß es sich bei Blutdruckwerten stets um vom Kind geregelte Größen handelt, daß Störgrößen bis zu einem gewissen Grad ausgeschaltet werden können und Abweichungen von der Norm erst eintreten, wenn das Regelsystem überfordert ist. Das ist dann oftmals für therapeutische Konsequenzen sehr spät.

Der systolische/diastolische Blutdruck bei Frühgeborenen bewegt sich am 1. Lebenstag

- in der Gewichtsklasse <1000 g bei 45–50/24–26 Torr,
- in der Gewichtsklasse <2000 g bei 53/29 Torr
- und in der Gewichtsklasse <2500 g bei 57/28 Torr

und steigt dann im Verlauf der 1. Lebenswoche auf Werte um 50–70/30–37 Torr. Der arterielle Mitteldruck liegt über 30 Torr, zeigt aber bei sehr kleinen Frühgeborenen während der ersten Lebenstage stärkere Fluktuationen (Bada et al. 1990). Zwar besteht zwischen dem Herzminutenvolumen und dem mittleren Blutdruck ein statistisch zu sichernder korrelativer Zusammenhang, im Einzelfall schließt jedoch ein normaler Blutdruck ein niedriges Herzzeitvolumen ebensowenig aus wie ein niedriger Blutdruck ein normales Herzzeitvolumen (Kluckow u. Evans 1996). Ähnliches gilt für den Zusammenhang zwischen Blutdruck und Blutvolumen (Bauer et al. 1993). Hilfreich für die klinische Bewertung des Blutdruckes ist die zeitgleiche Beurteilung der peripheren Zirkulation. Als Orientierung kann gelten:

- Normaler Blutdruck + schlechte periphere Zirkulation = schlechtes Zeichen.
- Erniedrigter Blutdruck + schlechte Zirkulation = höchste Alarmstufe.
- Niedrignormaler Blutdruck + gute periphere Zirkulation = Entwarnung.

Physikalische Herzbefunde

Inspektion und Palpation des Präkordiums geben Hinweise auf die hämodynamische Belastungssituation. Ein aktives, hebendes Präkordium verweist auf ein großes ventrikuläres Schlagvolumen, wie es z.B. beim persistierenden Ductus arteriosus oder großen Ventrikelseptumdefekt besteht. Während der ersten Stunden post natum findet sich meist ein hebendes Präkordium als Ausdruck der gesteigerten Herzleistung sowie einer noch anhaltenden pulmonalen Hypertension. Bestehen tiefe sternale Einziehungen, dann sind oft auch ohne erhöhte Volumenbelastung aus anatomischen Gründen im Epigastrium deutliche Pulsationen zu fühlen.

Die Perkussion des Herzens wird selten eindeutige, verwertbare Ergebnisse bringen.

Bei der Auskultation bereitet die Beurteilung der Herztöne angesichts meist hoher Herzfrequenzen Schwierigkeiten. Ein gespaltener 2. Herzton ist die Regel. Der 2. Herzton ist außerdem stärker betont, was bei einer Isthmusstenose besonders auffällig und diagnosestützend ist. Systolische Geräusche sind wechselnd nachweisbar. Dabei gilt, wie auch später, die Lautheit des Geräusches korreliert nicht mit der Schwere einer Störung. Der erfahrene Untersucher beachtet auch den zeitlichen Abstand zwischen 1. und 2. Ton, der bei myokardialer Schwäche oder Hypovolämie verkürzt erscheint.

Wichtig ist die Feststellung des Ortes der größten Lautheit, um daraus auf die Herzlage zu schließen (leise und verlagerte Herztöne beim Pneumothorax).

Periphere Pulse

Unmittelbar nach Geburt erlaubt die Palpation des Nabelschnuransatzes eine rasche Orientierung über die aktuelle Herzfrequenz.

Später dient die Palpation peripherer Pulse, wobei dafür die A. axillaris und A. femoralis bevorzugt untersucht werden, der Beantwortung von 2 Fragen:

- Erstens kann aus der Pulsqualität „springender Puls" (pulsus celer et altus) auf ein großes Schlagvolumen (persistierender Ductus arteriosus) geschlossen werden.
- Zweitens lenkt ein schwacher oder fehlender Femoralispuls den Verdacht auf eine Isthmusstenose. Da aber beim Frühgeborenen zunächst der Ductus arteriosus noch offen ist, werden bei der präduktalen Isthmusstenose die Femoralispulse sehr kräftig zu fühlen sein.

Echokardiographische Herzleistungsparameter

Die echokardiographische Untersuchung des Frühgeborenen dient nicht nur dem Ausschluß struktureller Anomalien, der Feststellung eines persistierenden Ductus arteriosus und der überwiegenden Shuntrichtung sowie der rechtsventrikulären Druckverhältnisse, sondern in besonderem Maße der myokardialen Leistungsdiagnostik. Dank dem hohen technischen Leistungsstand der Echokardiographie können sehr rasch, rückwirkungsarm und zuverlässig Daten zum kardialen Leistungsverhalten erhoben werden. Gerade bei sehr unreifen Neugeborenen ist der kardiale Leistungszustand eine auch im Verlauf sehr variable Größe, der allein mit klinischen Methoden nicht sicher zu beurteilen ist.

Im folgenden soll lediglich auf solche Zustandsparameter eingegangen werden, die auch von einem wenig geübten Untersucher sicher und reproduzierbar bestimmt werden können. Es handelt sich dabei um die Messung systolischer Zeitintervalle.

Technisch-methodische Voraussetzungen. Hier ist die Echomaschine mit EKG-Registrierung und gepulstem Doppler zu nennen. Die entscheidenden Meßgrößen können

- durch Sonographie über der parasternal kurzen Herzachse oder von subkostal,
- durch Legen der Schallprobe in bzw. kurz oberhalb der Aortenklappe zur Bestimmung der linksventrikulären Zeitintervalle und
- durch Plazieren der Schallprobe über der Pulmonalklappe zur Registrierung der rechtsventrikulären Zeitintervalle gewonnen werden.

Bestimmung und Bewertung der Präejektionzeit/PEP. Der zeitliche Abstand zwischen der Q-Zacke im EKG und dem Klappenöffnungssignal entspricht der PEP mit den Komponenten elektromechanische Überleitungszeit und isovolumetrische Kontraktionszeit. Letztere ist entscheidend für die Schwankungen der PEP. Insofern sind Änderungen der PEP vor allem durch Verlängerungen oder Verkürzungen der isovolumetrischen Kontraktionszeit verursacht. Dabei sind Verlängerungen der PEP entweder durch

- verminderte Kontraktilität infolge myokardialer Schwäche,
- Vorlasterniedrigung z. B. bei Hypovolämie,
- oder durch steigende diastolische Drucke

zu erklären. Verkürzungen der PEP treten dann bei gegensinnigen Änderungen dieser Faktoren auf. Es ist dann Aufgabe weiterer Untersuchungen, die Ursache dafür herauszufinden, um eine zielgerichtete Therapie beginnen zu können. (Normwert: 50–85 ms)

Über- oder Unterschreitungen dieser Grenzwerte können auch bei klinisch unauffälligen Kindern vorkommen. Sie bedürfen dann natürlich keiner Behandlung.

Ventrikuläre Ejektionszeit/VET. Sie wird durch Messung des zeitlichen Abstandes zwischen Klappenöffnungs- und Klappenschließungston über Aorta oder Pulmonalis bestimmt.

Diese Ejektionszeit ist stark von der Herzfrequenz abhängig. Unabhängig davon korreliert sie sehr gut mit dem ventrikulären Schlagvolumen (Abb. 17.1). Das liegt an der relativ konstanten linearen Verkürzungsgeschwindigkeit der Muskelfasern, so daß

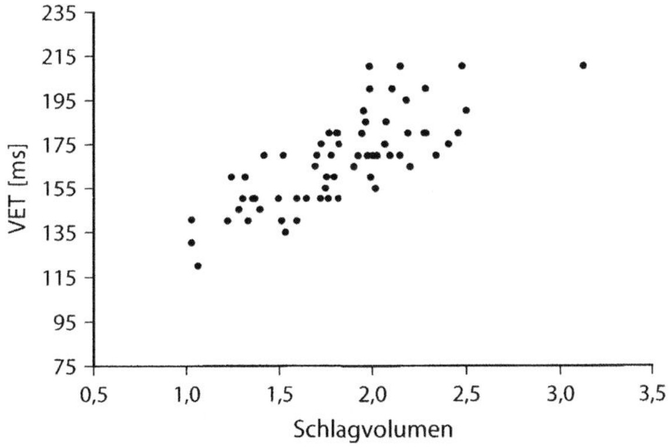

Abb. 17.1. Abhängigkeit des Schlagvolumens von der linksventrikulären Ejektionszeit bei Früh- und Neugeborenen

eine längere Kontraktionsdauer auch eine größere Verkürzungstrecke bedeutet und damit ein größeres Volumen gefördert wird. Mit der Messung von Ejektionszeiten stehen quantitative Größen zur Beurteilung der hämodynamischen Situation zur Verfügung. Sie sind sehr gut zur Objektivierung von Verlaufsänderungen geeignet.

Die Ejektionszeiten bewegen sich zwischen 140 und 210 ms. Werte <150 ms bei klinisch auffälligen Kindern verdienen Beachtung.

Zustände mit verkürzter Ejektionszeit sind die myokardiale Dysfunktion, Hypovolämie und Infektion. Die wichtigsten mit verlängerter Ejektionszeit sind die Bradykardie (physiologisch) und der persistierende Ductus arteriosus mit Links-rechts-Shunt.

Der bis zur Erreichung der Gipfelgeschwindigkeit dauernde Zeitabschnitt ist die Akzelerationszeit. Sie steht im umgekehrten Verhältnis zum peripheren Widerstand.

Der Quotient aus Akzelerationszeit und Ejektionszeit reflektiert einerseits die Kontraktilität und andererseits den peripheren Gefäßwiderstand. Werte unter 0,30 über der A. pulmonalis werden bei der pulmonalen Hypertension gemessen.

Kontraktilitätsindex PEP/VET. Eine Erhöhung dieses Indexes auf über 0,46 ist kennzeichnend für die linksventrikuläre myokardiale Dysfunktion. Werte zwischen 0,4 bis 0,46 gelten als grenzwertig (Burwash et al. 1993; Walther et al. 1985). Kinder mit hohem Kontraktilitätsindex haben ein erniedrigtes Schlagvolumen und erhöhen daher die Herzschlagfrequenz zur Sicherung eines ausreichenden Herzminutenvolumens. Die Herzzeitvolumina von Kindern mit und ohne myokardialer Dysfunktion müssen sich daher nicht signifikant voneinander unterscheiden (Möckel u. Vogtmann 1998). Für die rechtsventrikulären Indices gelten Werte über 0,3 während der ersten Lebenstage noch als normal. Später sinken sie infolge der abnehmenden rechtsventrikulären Belastung auf unter 0,3. Kritisch muß zu dieser Methode der Kontraktilitätsbeurteilung angemerkt werden, daß sie nicht unabhängig von Vor- und Nachlaständerungen ist. Ein zuverlässiges Kriterium der myokardialen Kontraktilität ist die ventrikuläre Druckanstiegsgeschwindigkeit, die aber nichtinvasiv nicht direkt gemessen werden kann. Eine Alternative dafür ist die nichtinvasive Messung des Quotienten aus diastolischem Druck und der isovolumetrischen Kontraktionszeit (Rhodes et al. 1993).

17.3.2 Respiratorisches System

Die Beurteilung des respiratorischen Systems stützt sich im wesentlichen auf die Beachtung

- der Atemfrequenz,
- der thorakalen Einziehungen,
- des exspiratorischen Stöhnens,
- der Hautfarbe,
- der Symmetrie der Thoraxexkursionen
- sowie der Bauchwandbewegungen.

Gelegentlich fällt eine stärkere Salivation verbunden mit der Bildung relativ großer Schaumblasen auf. Das ist nur während der ersten Stunden nach der Geburt möglich, wenn sich noch surfactanthaltige Sekrete aus der Lunge bzw. dem Fruchtwasser im Rachen befinden. Diese Beobachtung einer ausgeprägten Blasenbildung spricht dann gegen einen gefährlichen Surfactantmangel.

Atemfrequenz

Das Frühgeborene wählt die Atemfrequenz, mit der es mit dem geringsten Arbeitsaufwand den größten Effekt erzielt. Sind die elastischen Widerstände der Thoraxwand und der Lunge hoch, so wird die Atemfrequenz auf 70–90/min erhöht, was bei Frühgeborenen um 2000 g anzutreffen ist. Sind die resistiven Widerstände besonders erhöht, dann wird reflektorisch eine niedrigere Atemfrequenz gewählt. Ist der elastische Widerstand der Lunge sehr hoch wie beim Atemnotsyndrom und der elastische Widerstand der Thoraxwand sehr niedrig wie bei sehr unreifen Frühgeborenen, so wird daraus ebenfalls eine niederfrequente Atmung resultieren, mit der das Kind aber keinen suffizienten Gasaustausch wird erzielen können. Daraus ergibt sich, daß die Feststellung der Atemfrequenz keine eindeutigen Rückschlüsse auf die respiratorische Situation erlaubt. Bedeutungsvoller kann dann schon die Beachtung der Atemrhythmik sein. In unregelmäßigen, aber nicht großen Abständen auftretende tiefe Seufzer oder gar kurze Apnoen sind sehr ernste Zeichen drohender Insuffizienz.

Einziehungen

Zwischen der Tiefe interkostaler, subkostaler und sternaler Einziehungen und der Schwere einer gestörten Lungenmechanik besteht kein konkreter Zusammenhang, da bei weichem, sehr nachgiebigem Thorax schon ein relativ niedriger Negativdruck im Pleuraspalt Ursache tiefer Einziehungen sein kann. Tiefe Einziehungen können daher auch mit normalen Blutgaswerten einhergehen. Bei sehr unreifen Frühgeborenen ist dies aber eher unwahrscheinlich, insbesondere dann, wenn inspiratorisch durch das tiefertretende Zwerchfell das Abdomen vorgewölbt wird (paradoxe Atmung, Schaukelatmung). Begünstigt wird diese Atemform durch die schwache Bauchwandmuskulatur.

Für die Verlaufsbeurteilung des Einzelfalles sind Einziehungen sehr gut verwertbar. Sie sind bei guter Beobachtung die feinsten Indikatoren für restriktive Veränderungen der Lungenmechanik. Obstruktionen der tieferen Atemwege sind auch beim Frühgeborenen am Einsatz der Abdominalmuskulatur (Bauchpresse) in der Exspiration erkennbar.

Exspiratorisches Stöhnen

Normalerweise werden die Stimmbänder während der Ausatmung weitgestellt. Werden im Gegensatz dazu die Stimmbänder verschlossen bzw. angenähert, so entsteht beim aktiven Ausatmen das exspiratorische Stöhnen. Dadurch wird ein intrapulmonaler Druck aufgebaut, der restriktiven Veränderungen wie beim Surfactantmangelsyndrom entgegenwirkt und das Ventilations-Perfusions-Verhältnis verbessert. Exspiratorisches Stöhnen zeigt die Fähigkeit und die Kraft des Frühgeborenen an, der drohenden respiratorischen Insuffizienz entgegenzuwirken. Nachlassendes exspiratorisches Stöhnen bei fortbestehenden oder tiefer werdenden Einziehungen ist als ein ungünstiges Zeichen zu werten. Als noch bedrohlicher muß ein Leiserwerden bei zunehmender Blässe oder Zyanose angesehen werden. Sehr unreife oder sehr deprimierte Kinder sind oft nicht zu einer effektiven Stöhnatmung befähigt.

17.3.3 Verdauungssystem

Ösophagus

Auch beim Frühgeborenen gehört die Sondierung der Speiseröhre nicht zu den Erstmaßnahmen nach Geburt. Erst wenn sich eine regelmäßige, stabile Eigenatmung etabliert hat, sollte, insbesondere bei Verdacht auf eine Atresie, ein Sondierungsversuch vorgenommen werden. Ein Stopp nach 5–7 cm ist verdächtig auf eine Atresie, weiter distal liegende Passagehindernisse beruhen häufiger auf einem Verfangen der Sonde in Schleimhautfalten.

Abdomen

Der Darm ist ein höchstempfindliches Organ, dessen Funktionszustand sehr gut die Allgemeinsituation des Kindes widerspiegelt.

Störungen des Elektrolyt- und Wasserhaushaltes, der Darmperfusion (Herzleistung, Hypovolämie, Polyzythämie, sPDA, Infektion) und der Digestion manifestieren sich sehr früh als Motilitätsstörung (Tillig et al. 1995). Sie kann bereits zur Geburt (pränatale Perfusionsstörung) oder kurz danach feststellbar sein. Sie äußert sich als

- Verzögerter oder ausbleibender Mekoniumabgang: Palpatorisch sind strangförmige Resistenzen feststellbar.
- Retention von Nahrung bzw. Magensekret, Retroperistaltik mit galligem Reflux.
- Zunehmender Bauchumfang infolge geblähter Darmschlingen: Ihre Konturen sind durch die bei Frühgeborenen dünnen, muskelschwachen und fettarmen Bauchdecken gut erkennbar, solange die Bauchdecken aufgrund von Überdehung sehr gespannt sind. Durch Palpation sind peristaltische Wellen in der Regel auslösbar.

Eine konstant fortbestehende sog. stehende Schlinge ist typisch für eine Motilitätsstörung. Überwiegend ist davon das terminale Ileum vor der Bauhinschen Klappe betroffen. In den nachgeschalteten Darmabschnitten befindet sich oft relativ zähes, weil eingedicktes Mekonium, dessen Weitertransport durch die schwache Peristaltik funktionsschwacher Darmabschnitte nicht bewerkstelligt werden kann. Anfangs bestehen lebhafte, teils klingende, später nachlassende Darmgeräusche.

Verschwinden die sich durch die Bauchwand hindurch abbildenden Darmkonturen bei gleichbleibendem oder zunehmendem Bauchumfang, ist an folgendes zu denken:

- Perforation (Luft oberhalb der Darmschlingen),
- Flüssigkeitsansammlung (Aszites),
- Darmparalyse,
- Bauchwandödem,
- starke Magenblähung.

Sonographie

Sie hilft mekoniumgefüllte sowie intra- und extraluminale Flüssigkeitsansammlungen und Perfusionsstörungen (vermehrter diastolischer Fluß in A. coeliaca bei entzündlichen Prozessen) zu objektivieren.

Zusammenfassung

Die modernen auf Hochtechnologie beruhenden diagnostischen Methoden haben zu einer genaueren und sichereren Deutung sowie Bewertung klinischer Symptome und Zeichen beigetragen. Daher hat der Stellenwert der klinischen Untersuchung keineswegs abgenommen. Im Gegenteil, die subtile klinische Untersuchung ist die entscheidende Grundlage für den intelligenten Einsatz moderner technischer Untersuchungs- und Überwachungsmethoden.

Literatur

Bada HS, Korones SB, Perry EH et al. (1990) Mean arterial blood pressure changes in premature infants and those at risk for intraventricular hemorrhage. J Pediatr 117:607–614

Bauer K, Linderkamp O, Versmold HAT (1993) Systolic blood pressure and blood volume in preterm infants. Arch Dis Child 69:521–522

Burgherr-Vogel R, Amato M (1993) Modifikation des Apgar-Scores für Frühgeborene. Pädiat Prax 45:221–229

Burwash IG, Otto CM, Pearlman AS (1993) Use of Doppler-derived left ventricular time intervals for noninvasive assessment of systolic function. Am J Cardiol 72:1331–1333

Diprose GK, Evans DH, Archer LN, Levene MI (1986) Dinamap fails to detect hypotension in very low birthweight infants. Arch Dis Child 61:771–773

Kluckow M, Evans N (1996) Relationship between blood pressure and cardiac output in preterm infants requiring mechanical ventilation. J Pediatr 129:506–512

Messaritakis J, Anagnostakis D, Laskari H, Katerelos C (1990) Rectal-skin temperature difference in septicaemic infants. Arch Dis Child 65:380–382

Möckel A, Vogtmann C (1998) Eigene Ergebnisse.

Petrussa J (1971) A scoring system for the assessment of gestational age of newborn infants. In: Huntingford PJ, Beard RW, Hytten FE, Scopes JW (eds) Perinat Med, Karger, Basel, pp 247–248

Rhodes J, Udelson JE, Marx GR et al. (1993) A new noninvasive method for estimation of peak dP/dt. Circulation 88:2693–2699

Robel-Tillig E, Möckel A, Vogtmann C (1997) Gestörte postnatale zerebrale Perfusion nach pränataler Zentralisation – erhöhtes Risiko einer neonatalen Gefährdung? Z Geburtsh Neonatol 201:263–269

Tillig E, Robel R, Vogtmann C, Viehweg B, Möckel A (1995) Schwere protrahierte intrauterine Perfusionsstörung – eine Ursache der enteralen Motilitätsstörung bei Frühgeborenen. Z Geburtsh Neonatol 199:95–194

Walther FJ, Siassi B, Ramadan NA, Ananda AK, Wu PY (1985) Pulsed Doppler determination of cardiac output in neonates: normal standards for clinical use. Pediatrics 76:829–833

18 Die mikrobielle Besiedlung des Frühgeborenen – probiotische Strategien

W. Heine, C. Mohr, M. Uhlemann

18.1 Einleitung

Wenngleich die Muttermilch in tolerierbaren Volumina eine bedarfsdeckende Zufuhr von Energie, Eiweiß, Spurenelementen und Vitaminen für das schnell wachsende Frühgeborene nicht gewährleistet, gilt sie doch bis zum heutigen Tag als optimale Basis für die Ernährung dieser Kinder. Ihre einzelnen Bestandteile zeichnen sich im Gegensatz zu kommerziellen Frühgeborenennahrungen durch eine hohe Bioverfügbarkeit aus (George u. DeFrancesca 1989). Die psychomotorischen Entwicklungschancen der mit Muttermilch ernährten Frühgeborenen scheinen besser zu sein als nach künstlicher Ernährung (Lucas et al. 1992).

18.2 Die Bifidobakteriendominanz der Intestinalflora – ein in der Natur einmaliges Phänomen

Bei der Bewertung im Vergleich zu kommerziellen Frühgeborenennahrungen werden die mikroökologischen Wirkungen der Muttermilch häufig ungenügend berücksichtigt: Unter Muttermilchernährung entwickelt sich eine Dominanz der Bifidobakterien in der Intestinalflora, die die Bakterien der Begleitflora zu einer unbedeutenden Minderheit supprimiert. Dies ist ein in der Natur einmaliges Phänomen. Bei der klassischen Bifidusflora des gestillten Säuglings imponiert der nach Gram gefärbte Stuhlausstrich nahezu als Reinkultur von grampositiven Bifidobakterien. Im Zusammenwirken mit Antikörpern und lokalen Schutzstoffen der Muttermilch, die gegen potentiell pathogene Keime der Begleitflora gerichtet sind, erzeugen die Bifidobakterien durch die Fermentation von Laktose Essigsäure und Milchsäure, die zur Absenkung des pH-Wertes in saure Bereiche führen und somit eine Wachstumshemmung der meisten Keime der Begleitflora bewirken. Darüber hinaus produzieren Bifidobakterien gegen die Begleitflora gerichtete, antimikrobielle Wirkstoffe (Gibson u. Wang 1994). Die Gesamtheit dieser Wirkungen schützt Frühgeborene und Säuglinge in einer Phase ungenügender Immunabwehr vor einer Konfrontation mit pathogenen Mikroben der Intestinalflora. Der gestillte Säugling profitiert zudem von weiteren symbiotischen Stoffwechselleistungen der Bifidusflora (Heine et al. 1991).

Unter Ernährung mit künstlichen Säuglingsmilchnahrungen sind Bifidobakterien zwar auch ein regelmäßiger Bestandteil der Intestinalflora. Sie erreichen jedoch nicht die Keimdichte, die unter Muttermilchernährung im Vergleich zur Anzahl der restlichen Darmkeime entsteht. In einer solchen Mischflora erzielen die Stoffwechselwirkungen der Bifiduskeime nicht die protektiven Effekte der bei Muttermilchernährung entstehenden Dominanz der Bifidusflora.

18.3 Der Modus der mikrobiellen Besiedlung von Frühgeborenen

Die Bedingungen für die Ansiedlung der Bifidobakterien im Intestinaltrakt des Neugeborenen sind bereits während des Geburtsvorganges gegeben, da Bifidobakterien neben Laktobazillen ein normaler Bestandteil der mütterlichen Vaginalflora sind. Bei Frühgeburten ist allerdings häufig mit Fehlbesiedlungen der mütterlichen Geburtswege durch pathogene Keime zu rechnen, die in ursächlichem Zusammenhang mit dem zu frühen Geburtsbeginn stehen (Saling 1992).

In ähnlicher Weise sind Frühgeborene nach Sectio-Entbindungen durch den Kontakt mit nosokomialen Keimen und durch die oft erforderliche Behandlung mit Antibiotika bedroht, die die Ansiedlung physiologischer Darmkeime verhindern (Bennet u. Nord 1987). Unter den Bedingungen einer neonatalen Intensivtherapiestation/ITS sind Bifidobakterien daher häufig erst mehrere Wochen nach der Geburt als Bestandteil der Darmflora nachweisbar (Mohr et al. 1988).

Für die Ansiedlung der Bifidobakterien und die Ausbildung einer protektiven Bifidobakteriendominanz unter Muttermilchernährung ist die Art der Erstbesiedlung des Intestinaltraktes von entscheidender Bedeutung. Offensichtlich werden durch die Erstbesiedlung mit Sauerstoffentzug und Säurebildung die Bedingungen für das Anwachsen und die Vermehrung der Bifidobakterien geschaffen. Die besten Wegbereiter für die Besiedlung mit Bifidobakterien sind Kolibakterien im Verein mit fäkalen Streptokokken und Streptokokken in Kombination mit Staphylococcus epidermidis. Eine solitäre Erstbesiedlung mit E. coli ist weniger effektiv. Mikroaerophile Sporenbildner dagegen hemmen die Entstehung einer Bifidusflora sogar (Abb. 18.1).

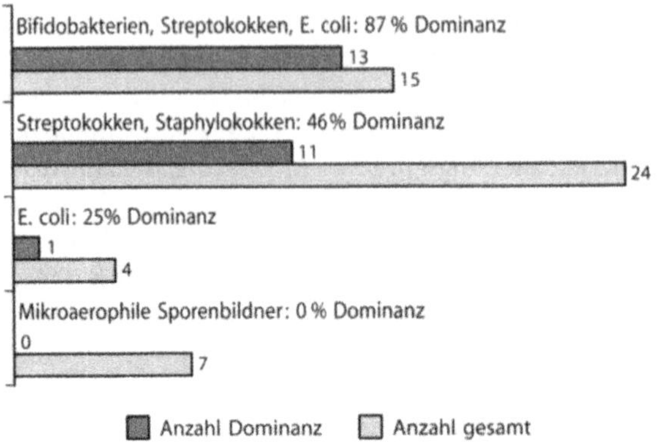

Abb. 18.1. Beziehungen zwischen der Erstbesiedlung des Intestinaltraktes und der Ausbildung einer Bifidobakteriendominanz bei 50 Früh- und Neugeborenen

18.4 Die Bifidobakterieninokulation – älteste Form einer probiotischen Ernährung in der Menschheitsentwicklung

Definitionsgemäß sind *Probiotika* lebende, definierte Mikroorganismen, die nach ihrem Verzehr gesundheitsfördernde Effekte ausüben, die über das Maß der grundlegenden ernährungsphysiologischen Effekte hinausgehen. Sie können als Lebensmittelbestandteile oder in Form einer Nichtlebensmittelpräparation aufgenommen werden.

Die sich im Darmtrakt des Säuglings unter Muttermilchernährung ansiedelnden Bifidusbakterien stammen von der Brustwarze und Hautoberfläche der Stillenden und den Händen von Pflegepersonen (Mayer 1956). Aus Abstrichen von der Brustwarze lassen sich – wie wir bestätigen konnten – Bifidobakterien anzüchten. Diese werden bei jedem Stillvorgang mit der Muttermilch aufgenommen. Das Stillen kann somit als die in der Menschheitsentwicklung älteste Form einer probiotischen Ernährung betrachtet werden.

Unter diesem Aspekt gewinnen auch Still- und Pflegeempfehlungen eine bisher wenig beachtete Bedeutung. So dient die Empfehlung, nach jedem Stillen etwas Muttermilch an der Brustwarze zu belassen und die Brust nur mit Wasser zu reinigen, nicht nur der Förderung der Annahme der Brust durch den süßen Geschmack und der Anregung zu kräftigem Saugen, sondern auch einer sich ständig wiederholenden Inokulation mit Bifidobakterien. Die sanfte Pflege des Frühgeborenen mit dem empfohlenen Hautkontakt zur Mutter bewirkt offensichtlich einen analogen probiotischen Effekt, wenn die Hautoberfläche der Mutter mit physiologischen Keimen besiedelt ist.

18.5 Die nachteiligen Folgen der Hitzebehandlung von Frauenmilch

Die probiotischen Effekte der Muttermilch werden unwirksam, wenn die Milch durch Hitzebehandlung (Pasteurisieren) keimfrei gemacht wird. Dies erscheint heute wegen der Gefahr der Übertragung insbesondere viraler Infektionen wie Aids, Hepatitis und

Zytomegalie bei der Verwendung von Spenderinnenmilch unerläßlich. Unter dem Aspekt, daß Neugeborene Aids-kranker Mütter häufig nicht infiziert sind, verbietet sich selbstverständlich das Stillen dieser Kinder durch ihre Mütter, da das Virus auf diese Weise übertragen wird.

Durch das Erhitzen der Milch gesunder Spenderinnen kommt es neben dem Verlust probiotischer Wirkungen zu einer Verringerung der präbiotischen Wirkungen:

- Die gegen die Begleitflora gerichteten Antikörper der Muttermilch werden in Abhängigkeit von der Erhitzungstemperatur und -dauer inaktiviert.
- Das gleiche gilt für die mit der Muttermilch sezernierten immunkompetenten Zellen.

Daraus wird ersichtlich, daß sich bifidogene Effekte mit hitzebehandelter Mutter- und Spenderinnenmilch nicht in gleicher Weise erzielen lassen wie mit nativer Muttermilch. Dies limitiert die Schutzwirkungen hitzebehandelter Muttermilch erheblich, zumal gegen nosokomiale Keime gerichtete Antikörper primär selten oder gar nicht in der Muttermilch enthalten sind.

Der Verlust präbiotischer, d.h. wachstumsfördernder Wirkungen probiotischer Keime, kann durch eine schonende Pasteurisierung der Muttermilch in Grenzen gehalten werden, ist jedoch prinzipiell nicht vermeidbar.

18.6 Inokulationstherapie mit lyophilisierten Bifidobakterien bei Frühgeborenen

Die Inokulationstherapie mit lyophilisierten Bifidobakterien bietet eine probate Möglichkeit, die *probiotische* Wirkung der Muttermilch nach dem Erhitzungsprozeß zu rekonstruieren.

Die antibiotikainduzierte Eradikation der Bifidusflora ist eine weitere Indikation zur Inokulationstherapie mit Bifidobakterien. So konnten Bennet, Nord und Zetterström bei antibiotisch behandelten Neugeborenen nach 5tägiger probiotischer Behandlung mit Bifidobakterien und Lactobacillus acidophilus die inokulierten Keime im Stuhl der Kinder nachweisen. Kitajama und Mitarbeiter (Kitajama et al. 1997) verabreichten in einer randomisierten Studie 91 Frühgeborenen über 28 Tage Bifidobakterien vom Typ breve ViT 4010 BBG und erzielten nach 2 Wochen Kolonisationsraten von 73%. Dagegen waren nur 12% der unbehandelten Frühgeborenen mit Bifidobakterien besiedelt. Die Inokulationstherapie führte zu einer Verringerung des Luftvolumens im Magen und zu einer verbesserten Gewichtszunahme und verringerte die Inzidenz abdomineller Komplikationen.

Die Arbeitsgruppe um Heine, an der Kinder- und Jugend-Klinik der Universität Rostock, führte in den Jahren 1995–1997 an 100 Frühgeborenen unter ITS-Bedingungen eine randomisierte Bifidobakterieninokulationsstudie durch (Heine et al. 1998). Im Stuhl der behandelten Kinder konnten Bifidobakterien signifikant früher nachgewiesen werden als in der Kontrollgruppe (Abb. 18.2).

Auch die Dominanz der Bifidobakterien von mehr als 90%, bezogen auf die Gesamtkeimzahl, unterschied sich signifikant zwischen der Behandlungs- und der Kontrollgruppe (Abb. 18.3).

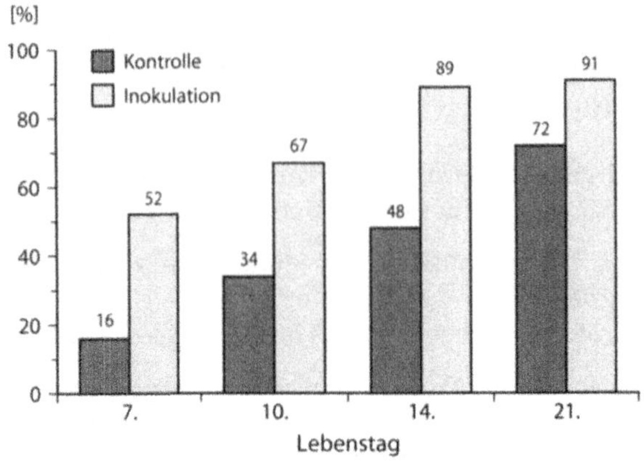

Abb. 18.2. Besiedlung mit Bifidobakterien am 7., 10., 14. und 21. Lebenstag

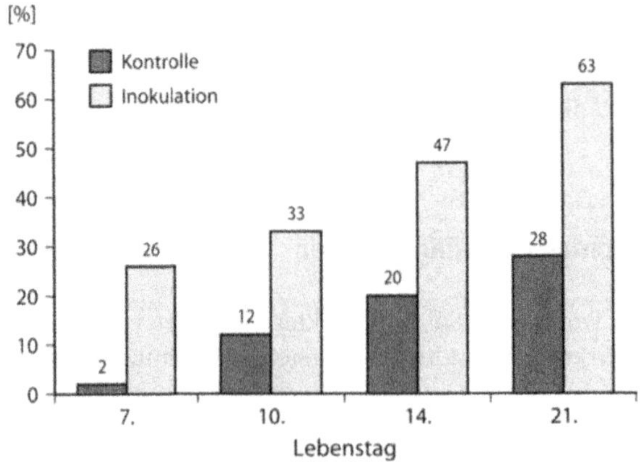

Abb. 18.3. Bifidobakteriendominanz am 7., 10., 14. und 21. Lebenstag

Die Anzahl septischer Erkrankungen, hervorgerufen durch

- koagulasenegative Staphylokokken,
- Staphylococcus aureus,
- Klebsiella oxytoca,
- Enterobacter ssp.
- und Candida albicans,

war allerdings in beiden Gruppen gleich. Sie traten jedoch fast ausnahmslos in der frühen postnatalen Lebensphase auf.

Nach Ausbildung einer Bifidobakteriendominanz beobachteten wir nur bei einem Frühgeborenen eine Sepsis durch Enterobacter ssp., die jedoch nicht enteralen Ursprungs war. Der Keim konnte in der Tubusspitze, jedoch nicht in der Stuhlkultur nachgewiesen werden. Insgesamt waren bei 7 von 21 Sepsisverläufen die Erreger nicht in der Stuhlkultur nachweisbar.

Entgegen unseren Erwartungen konnte eine Reduzierung des Antibiotikaverbrauchs durch die Bifidobakterieninokulation nicht erzielt werden. Als Erklärung muß in Betracht gezogen werden, daß die Zahl der sehr untergewichtigen Frühgeborenen in der Inokulationsgruppe größer war als in der Vergleichsgruppe. Zudem trat die Mehrzahl der Infektionen als Frühsepsis vor der Ausbildung der schützenden Bifidusdominanz auf. Weiterhin ist nicht auszuschließen, daß die Kontrollgruppe im Studienverlauf durch den vermehrten Kontakt mit Bifidobakterien aus der Mikroflora der Inokulationsgruppe profitiert hat. Wenn unter den Bedingungen einer Intensivpflege nosokomiale Keime dominieren und Bifidobakterien als Bestandteil der Mikroflora völlig fehlen, sind die Chancen für die Entwicklung einer physiologischen Darmflora naturgemäß schlecht.

18.7 Nebenwirkungen der antibiotischen Therapie auf die Darmflora

Der massive Einsatz von Antibiotika auf Frühgeborenenintensivstationen trägt ein übriges zur Fehlbesiedlung des Darmtraktes mit pathogenen Keimen bei. Dem frühen Kontakt mit pathogenen Keimen sind insbesondere die extrem untergewichtigen Frühgeborenen wehrlos ausgesetzt. Ihre unterentwickelte immunologische Barriere bietet keinen ausreichenden Widerstand gegen das Eindringen pathogener Keime durch die Darmmukosa in das Körperinnere. Antibiotika können nur relativ gegen die Translokation und die konsekutive Entwicklung septischer Verläufe schützen. Sie stellen dennoch neben der Verabreichung von Immunglobulinen die einzige Möglichkeit dar, die bei Frühgeborenen häufigen septischen Infektionen zu beherrschen.

Bei der Wahl der Antibiotika und ihrer Kombinationen sollten die unerwünschten Nebenwirkungen auf die physiologische Darmflora nicht außer acht gelassen werden. Die Empfehlung, vorwiegend Antibiotika mit renalem Ausscheidungsmodus zu wählen, um die Antibiotikakonzentrationen im Darm niedrig zu halten, hat für Früh- und Neugeborene nur bedingt Gültigkeit, da für einige Antibiotika die biliäre Ausscheidung bei diesen Kindern überwiegt. So führen die meisten Antibiotika und ihre Kombinationen zu erheblichen Nebenwirkungen auf die Darmflora (Tabelle 18.1).

Eine Ausnahme bilden die Aminoglykoside, gegen die Bifidobakterien und Laktobazillen weitgehend resistent sind. Dies gilt insbesondere für das Tobramycin (Heine et al. 1996), dessen Applikation die Ausbildung der physiologischen Bifidusflora nicht stört und dessen Wirkungsspektrum Klebsiellen-, E. coli. -, Enterobacter- und Pseudomonasinfektionen umfaßt.

A- und B-Streptokokken, Enterokokken und penizillinresistente Staphylokokken sowie Clostridium difficile sprechen als Erreger bakterieller Infektionen auf das Glykopeptidantibiotikum Teicoplanin an. Nach eigenen Erfahrungen beeinflußt Teicoplanin die Entstehung und Erhaltung einer physiologischen Bifidusflora wenig, obwohl Bifidobakterien hochgradig empfindlich gegen Teicoplanin sind. Offensichtlich werden nach der parenteralen Verabreichung des Teicoplanins wirksame Hemmkonzentrationen im Darmlumen nicht erreicht. Die Kombination von Tobramycin und Teicoplanin ist demnach gegen die Mehrzahl der Sepsiserreger wirksam und hat zugleich den Vorteil, die physiologische Darmflora zu schonen.

Leider erfordern die z. Z. häufigen septischen Infektionen mit koagulasenegativen Staphylokokken den Einsatz von Zephalosporinen, die zu erheblichen Nebenwirkun-

Tabelle 18.1. Nebenwirkungen von Antibiotika auf die Darmflora

Antibiotika und -Kombinationen	Nebenwirkungen
Amoxicillin, Cefotaxim (Claforan) Ceftazidim + Gentamicin Ceftriaxon, Cefuroxim (Elobact) Sulbactam + Ampicillin (Unacid)	Anstieg der Candidakeimzahlen
Cefotaxim Ceftriaxon Cefuroxim Oxytetrazyklin Roxithromycin Sulbactam + Ampicillin	Dezimierung der Bifidobakterien und Laktobazillen
Cefotaxim + Gentamicin + Ampicillin Ceftazidim + Gentamicin, Ceftriaxon Cefuroxim, Sulbactam + Ampicillin	Dezimierung der Bacteroideskeimzahlen
Cefotaxim + Gentamicin + Ampicillin Ceftriaxon Cefuroxim Sulbactam + Ampicillin	Zerstörung der gesamten Flora mit Ausnahme der Enterobacteriaceae (und Candida)

gen auf die physiologische Anaerobierflora führen sowie einen Anstieg der Candidakeimzahlen und eine Selektion von resistenten Enterobacteriaceae bewirken. Eigene Untersuchungen haben die erheblichen Nebenwirkungen bestätigt, die gebräuchliche Antibiotika auf die Darmflora von Früh- und Neugeborenen ausüben.

Zusammenfassung

Die auf die Erzeugung und Erhaltung einer Bifidodominanz gerichteten, präbiotischen und probiotischen Wirkungen der Frauenmilch sind ein unverzichtbarer Schutzfaktor in der Frühgeborenenernährung.

Bei der Pasteurisierung von Spenderinnenmilch gehen diese Wirkungen ganz oder teilweise verloren. Dies führt im Zusammenwirken mit den mikrofloraschädigenden Wirkungen der Antibiotikatherapie bei Frühgeborenen unter ITS-Bedingungen zu einer verzögerten Ansiedlung von Bifidobakterien. Damit steigt die Gefährdung dieser Kinder durch invasive Hospitalkeime.

Durch Inokulation von Bifidobakterien läßt sich unter der Ernährung Frühgeborener mit pasteurisierter Frauenmilch die Besiedlung des Intestinaltraktes mit Bifidobakterien und die Etablierung einer gegen die Begleitflora gerichteten Bifidobakteriendominanz vorverlagern. Bei der Auswahl der Antibiotika zur Behandlung infektiöser Komplikationen sollten vorrangig Antibiotika gewählt werden, die die Bifidobakterienflora schonen.

Protektive Wirkungen gegen Keiminvasionen enteralen Ursprungs lassen sich erst mit der Ausbildung einer Bifidobakteriendominanz erzielen. Die Bemühungen müssen sich daher auf eine möglichst frühzeitige Erzeugung dieses mikrobiellen Schutzfaktors richten.

Literatur

Bennet R, Nord CE, Zetterström R (1987) Development of the faecal anaerobic flora after caesarian section and treatment with antibiotics in new-born infants. Infection 15:332–336

George DE, DeFrancesca BA (1989) Human milk in comparison to cow's milk. In: Lebenthal E (ed) Textbook of gastroenterology and nutrition in infancy. Raven, New York, S 239–261

Gibson GR, Wang X (1994) Regulatory effects of bifidobacteria on the growth of other colonic bacteria. J Appl Bacteriol 77:412–420

Heine W, Mohr C, Wutzke KD, Radke M (1991) Symbiotic interactions between colonic microflora and protein metabolism in infancy. Acta Paediatr Scand 80:7–12

Heine W, Uhlemann M, Mohr C (1998) Physiologische Besiedlung des Darmtrakts in der Kindheit, ihre pathologischen Abweichungen und Beeinflussung durch die Nahrung. Monatsschr Kinderheilkd, Suppl 1, 146:7–12

Heine W, Mohr C, Ullrich S, Plath C, Uhlemann M (1996) Resistance of bifidobacteria and lactobacilli to tobramycin. Eur J Pediatr 155:421

Kitajama H, Sumida Y, Tanaka R, Yuki N, Takayama H, Fujimura M (1997) Early administration of bifidobacterium breve to preterm infants; randomised controlled trial. Arch Dis Child 76: F101–F107

Lucas A, Morley R, Cole TJ, Lister G, Leeson-Payne C (1992) Breast milk and subsequent intelligence quotient in children born preterm. Lancet 339:261–264

Mayer JB (1956) Das Bifidusproblem. Ergebn d Inn Med Kinderheilkd 7:429–453

Mohr C, Heine W, Plath C (1988) Zum Einfluß der Antibiotikabehandlung auf die Stuhlflora bei hochgradig unreifen Frühgeborenen unter Ernährung mit roher Frauenmilch. Kinderärztl Prax 56:277–281

Saling E (1992) Effective measure for the prevention of late abortions and premature births. In: Sakamato S, Takeda Y (eds) Advance in perinatal medicine. Elsevier, Amsterdam, pp 15–20

19 Beatmungsstrategien für Frühgeborene

R. R. Wauer

19.1 Einleitung

Seit den Anfängen der Neonatologischen Intensivtherapie stehen die Methoden zur Behandlung der respiratorischen Insuffizienz als auch deren Ergebnisse im Mittelpunkt des Interesses. Seit ca. 20 Jahren ist der Anteil der Kinder mit einem Geburtsgewicht <1500 g (VLBW), die beatmet werden müssen, weitgehend unverändert geblieben, dagegen hat der Anteil der untergewichtigen Neugeborenen mit einem Geburtsgewicht zwischen 1500 und 2500 g mit Beatmungsnotwendigkeit ständig abgenommen (Abb. 19.1). Deshalb konzentriert sich die Thematik auf Frühgeborene mit einem Gestationsalter <32 SSW bzw. mit einem Geburtsgewicht <1500 g. Diese Population hat ein sehr klar umschriebenes Profil akuter und chronischer Morbidität, für deren Behandlung ein Finanzierungsaufwand entsteht, der am einfachsten mit der stationären Behandlungsdauer in Tagen meßbar ist (Tabelle 19.1). In kontrollierten

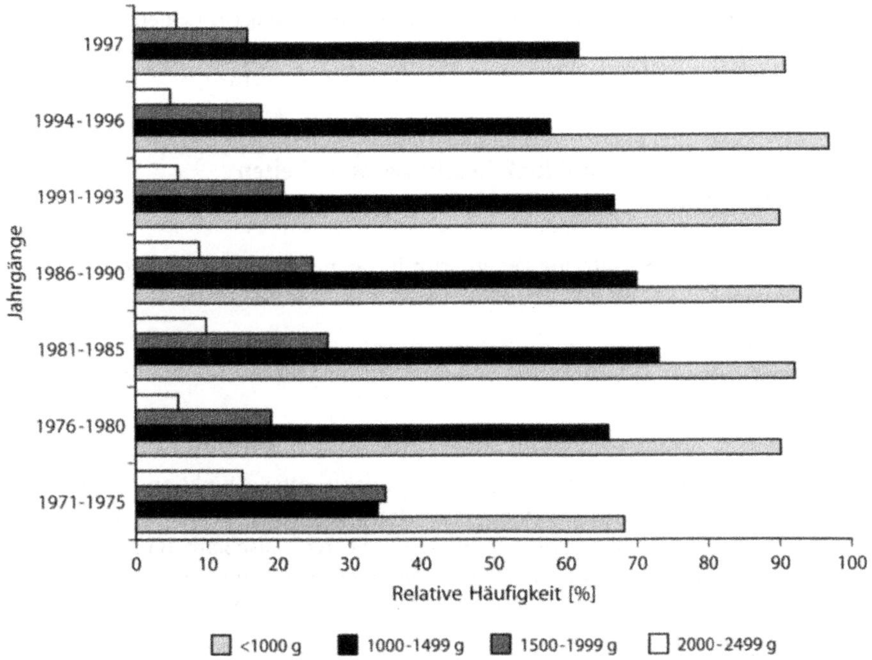

Abb. 19.1. Entwicklung des Anteils der Beatmungshäufigkeit je Gewichtsklasse untergewichtiger Neugeborener in verschiedenen Zeitperioden der letzten 25 Jahre. Dargestellt sind die Ergebnisse der Intensivtherapiestation für Neugeborene der Klinik für Neonatologie der Charité Berlin. Mit Ausnahme von 1997 entsprechen die Angaben der jeweiligen Periode

Tabelle 19.1. Kennzahlen der Morbidität, der Überlebensrate und der mittleren stationären Behandlungsdauer sehr unreifer Frühgeborener (501–1500 g Geburtsgewicht). Dargestellt sind mittlere Häufigkeit und interquartile Streuung je Merkmal von 19581 Frühgeborenen des Jahres 1997, die von 250 Zentren erhoben und in der Vermont-Oxford Database (Horbar 1998) erfaßt wurden

	Mittlere Häufigkeit [%]	Interquartile Streuung [%]
IRDS	65	57–78
Pneumothorax	6	3–8
$F_IO_2 > 0{,}21$ am 28. Lebenstag	48	38–58
$F_IO_2 > 0{,}21$ zur 36. PCW	29	17–36
PDA	30	18–39
NEC	7	4–9
IVH 3°/4°	4	1–8
PVL	4	1–6
ROP 3°/4°	10	3–13
Fehlbildungen	4	2–6
Überlebende	85	82–90
Stationstage[a]	61[b]	±31[b]

[a] Liegedauer der nach Hause entlassenen Kinder; die verlegten Kinder (<10%) sind unberücksichtigt. [b] Mittelwert ± SD.
IRDS Infant Respiratory Distress Syndrome. *F_IO_2* Inspiratorische Sauerstofffraktion. *NEC* Nekrotisierende Enterocolitis. *IVH* Intraventrikuläre Hämorrhagie. *PCW* Postkonzeptionelle Wochen. *PDA* Persistierender Ductus arteriosus. *ROP* Retinopathia praematurorum. *PVL* Periventrikuläre Leukomalazie.

Studien kann die Effektivität der verschiedenen Beatmungsstrategien an der Reduktion dieser Kennzahlen, insbesondere die der Bronchopulmonale-Dysplasie/BPD[1]-Inzidenz und der stationären Aufenthaltsdauer, gemessen werden.

19.2 Morphologische und funktionelle Besonderheiten der Lunge Frühgeborener

Das selbständige extrauterine Leben erfordert den pulmonalen Gaswechsel mit den Teilfunktionen

- Ventilation,
- Distribution,
- Diffusion und
- Perfusion.

Die Voraussetzungen dafür sind strukturell intakte, offene, funktionell stabile Atemwege und alveoläre Formationen (Ventilation) mit einer adäquaten Kontaktfläche zwischen Gasraum und Lungenkapillaren, eine reife alveoläre Blut-Luft-Schranke (Diffusion) sowie eine ausreichende pulmonale Perfusion und Bluttransportkapazität.

Eine reife pulmonale Blut-Luft-Schranke ist von der 19.–20. SSW an nachweisbar, wenn Blutkapillaren mit dem respiratorischen Epithel in enge Berührung treten (Burri 1984). Ihre Gesamtfläche wächst in den folgenden Wochen exponentiell und ihr Ausmaß ist sehr wahrscheinlich für die Überlebensfähigkeit der sehr unreifen Frühgeborenen entscheidend, so daß nach histologischen Kriterien ein effektiver pulmonaler Gaswechsel erst ab einem Fetalalter von 22–24 vollendeten SSW möglich erscheint (Harding 1994; Hudson 1998). Die Lunge von Frühgeborenen ist durch eine Reihe weiterer morphologischer, biochemischer und funktioneller Faktoren gegenüber der reifen Lunge benachteiligt (Tabelle 19.2). So ist für die häufig auftretende respiratorische Insuffizienz nicht allein der pulmonale Surfactantmangel verantwortlich, sondern die Kombination verschiedener Faktoren. Zu nennen wären hier v. a.:

- Die morphologische und funktionelle Instabilität der Gaswechseleinheiten/GWE.
- Die verminderte Gasaustauschfläche.
- Die Entzündungsneigung der unreifen Lunge, die andererseits sehr leicht z. B. durch Sauerstoff und Beatmung verwundbar ist (Nilsson et al. 1980; Bhutani et al.1991; Björklund et al.1997; Saugstadt 1998; Jobe u. Ikegami 1999).

Um die morphologische Schädigung zu vermeiden, werden pathophysiologisch orientierte Methoden zur Unterstützung des pulmonalen Gasaustausches bei den VLBW-Frühgeborenen eingesetzt. Immer ist die komplexe Ursache der respiratorischen Insuffizienz zu berücksichtigen, d. h. es ist nicht nur eine therapeutische Maßnahme allein ausreichend wie z. B. die Beatmung, um die Früh- und Spätprognose der VLBW-Frühgeborenen zu verbessern.

[1] Siehe Liste der verwendeten Abkürzungen.

Tabelle 19.2. **a** Morphologische und funktionelle Nachteile der Lunge Frühgeborener. (Mod. nach Burri 1984; Carlo et al. 1994; Frank et al. 1998; Harding 1994; Hudson 1998; Jobe u. Ikegami 1999; Wauer 1997)

Ursachen	Folgen	Therapie
Morphologische Faktoren		
Geringe respiratorische Oberfläche	Hypoxie	
Geringe Gesamtfläche der Luft-Blut-Schranke	Hypoxie	
Breite mesenchymale Alveolarsepten	Große Diffusionsstrecke	Erhöhte F_IO_2
Geringe Kapillarisierung der azinären Strukturen	Intrapulmonaler Shunt	
Geringe Zahl von Lymphgefäßen	Reduzierte Flüssigkeitsdrainage	CPAP/PEEP
Spärliches Fasernetz aus Elastikafibrillen	Instabilität der Gaswechseleinheiten	Beatmung
Weiche Brustwandstrukturen	Atelektasen	Exogener Surfactant
Geringe Dimension der Atemwege	Hohe Resistance	?
Biochemische Faktoren		
Geringe alveoläre und intrazelluläre Surfactantpools	Atelektasen	Exogener Surfactant
Imbalanz pro- und antiinflammatorischer Zytokine	Entzündung, Destruktion, Fibrose	?
Niedrige intrazelluläre antioxydative Kapazität	Entzündung, Destruktion, Fibrose	Vitamin A?
Funktionelle Faktoren		
„Unreife" der Atemregulation	Apnoen	Beatmung
Erhöhter Anteil der Totraumventilation	Hypoxie, Hyperkapnie	Nasales CPAP, Nasensonde mit konditioniertem Atemgas, bei Intubation optimierte Konnektion
Labiler Verschluß extrakardialer Shuntstrukturen	Extrakardialer Shunt, Rezirkulation	Ductusverschluß

PEEP Positiver endexspiratorischer Atemwegsdruck. *CPAP* Kontinuierlicher positiver Atemwegsdruck.

Tabelle 19.2. **b** Zusammenfassung von Einflußfaktoren auf die postnatale Lungenfunktion

Einflußfaktoren	Spezifizierung
Reife	
Gestationsalter	
Geburtsgewicht	
Morphologischer Entwicklungsgrad der Lunge	Größe der alveolären Oberfläche Grad der alveolären Vaskularisation, Ausmaß der Blut-Luftschranke
Lungenflüssigkeit	Menge der intraalveolären Flüssigkeit Grad und Dauer der Flüssigkeitsresorbtion Ausmaß des Abtransportes aus dem Interstitium
Surfactantfunktion	Ausmaß des intrazellulären und intralveolären Surfactantpools Qualität des Surfactant/Gehalt an Surfactantproteinen Grad der Inaktivierung
Perinatale Risikofaktoren	Prä-, intra-, postnatale Asphyxie Qualität der postnatalen Reanimation Zeitpunkt kausaler Therapiemaßnahmen
Beeinflussung der pulmonalen Funktion	Baro-/Volotrauma Höhe des PEEP Beatmungsfrequenz

19.3 Pathophysiologie unter Spontanatmung

Die alveoläre Belüftung (Ventilation) findet nur während der Inspiration statt, während der Gasaustausch zwischen Alveole und pulmonalen Kapillaren kontinuierlich abläuft. Letzteres erfordert den Verbleib einer alveolären Gasmenge am Ende der Exspiration, der sog. funktionellen Reservekapazität/FRC[1]. Dieses Restvolumen entsteht aus dem Kräftegleichgewicht zwischen Lungenelastizität (Zug nach innen) und Thoraxelastizität (Zug nach außen) und besitzt 2 wesentliche Funktionen:

1. Bildung des optimalen basalen Dehnungszustandes des Thorax-Lungen-Sytems (Einstellung der optimalen Atemmittellage unmittelbar oberhalb des alvolären Eröffnungsdruckes) zur Optimierung der Atemmechanik und
2. Herstellung eines Alveolargasvolumens, das die ventilatorisch bedingten Schwankungen der Alveolargaskonzentrationen abpuffert und eine ausreichend große alveoläre Oberfläche für den Gasaustausch sichert. Dieses Gasvolumen ermöglicht den kontinuierlichen Gaswechsel und hält den pO_2 und pCO_2 im pulmonalen Kapillarblut und der Alveole ungefähr gleich.

Die FRC ist um so geringer und labiler je unreifer das Frühgeborene ist. Sinkt die FRC, kommt es zu intermittierenden Hypoxien und Hypercarbien, weil der alveoläre Gasaustausch nur noch während der Belüftungsphasen möglich ist.

[1] Luftmenge in der Lunge, die am Ende der Expiration in der Lunge verbleibt und mit den Atemwegen kommuniziert.

Die FRC bildet sich postnatal beim reifen vaginal geborenen Kind vollständig in den ersten 2–3 h heraus, beim Kaiserschnittskind infolge der größeren Menge zu resorbierender fetaler pulmonaler Flüssigkeit/FPF dagegen erst nach ca. 5–6 h. Wahrscheinlich wird die Resorption der FPF beim sehr unreifen Frühgeborenen noch länger dauern, da die Zahl der pulmonalen Lymphgefäße gering ist. In Abhängigkeit von der Geschwindigkeit der FPF-Clearance erreichen die ventilatorischen Kenngrößen in den ersten 24–48 h das in Tabelle 19.3 angegebene Ausmaß mit einer relativ hohen intra- und interindividuellen Variabilität (Schmalisch u. Wauer 1997).

Die alveoläreVentilation/V'A berechnet sich aus dem Produkt von Atemfrequenz/f und dem Atemzugvolumen/V_T abzüglich des Totraumes/V_D

$$V'A = f\,(V_T - V_D) \text{ mit} \tag{1}$$

$$V_D = V_{D,anat} + V_{D,alv}\,. \tag{2}$$

Dabei sind $V_{D,anat}$ der anatomische Totraum und $V_{D,alv}$ der alveoläre Totraum, der infolge Minderperfusion ventilierter Alveolen entsteht.

Die aktive Inspiration, hervorgerufen hauptsächlich durch die Kontraktion des Zwerchfells, führt zu einer Vergrößerung des intrathorakalen Raumes und zu einem negativen Druck im Pleuralraum, der durch das Lungengewebe (transpulmonal) auf die Alveole einwirkt. Dadurch wird ein negativer Druckgradient zwischen Alveole und Mundöffnung (Atmosphärendruck) hervorgerufen. Infolge dieser Vorgänge kommt es zum Gasfluß vom Mund zur Alveole, um den Druckgradienten auszugleichen.

Die Ausatmung ist stets ein passiver Vorgang. Die bei der Inspiration im elastischen Gewebe gespeicherte Energie wird freigesetzt, wenn die Atemmuskulatur erschlafft. Die Lunge und der Brustkorb gehen infolge des elastischen Recoil bei der Exspiration auf den Ruhepunkt, der Atemmittellage, zurück, so daß das FRC in der Lunge verbleibt. Aufgrund der morphologischen und funktionellen Besonderheiten (Tabelle 19.2), fällt es den unreifen Frühgeborenen häufig schwer, die endexspiratorische Atem-

Tabelle 19.3. Reifung der Lungenfunktion

	Frühgeborenes	Reifes Neugeborenes	Erwachsener
F (1/min)	60	40	12–15
V_T (ml/kg)	5–6	7	7
V_D (ml/kg)	2,5	3	2
V_D/V_T	0,4–0,5	0,4	0,3
FRC (ml/kg)	20–25	30	30
V'_E (ml/kg)	300	250	100
V'_A (ml/kg)	120	120	60
C_P (ml/cm WS)	1–3	4–5	100
C_P/kg	1,3–1,5	1,5	1,5
R_P (cm WS × s/l)	50	35	<2
τ	0,05–0,15	0,14–0,18	0,1

C_P Pulmonale Compliance. *F* Atemfrequenz. *FRC* Funktionelle Residualkapazität. R_P Pulmonale Resistance. τ Zeitkonstante. V'_A Alveoläre Ventilation. V_D Anatomischer Totraum. V_D/V_T Anteil des Totraumvolumens am Atemzugvolumen. V'_E Exspiratorische Atemzeitvolumen. V_T Atemzugvolumen. *WS* Wassersäule.

mittellage und damit das FRC zu stabilisieren. Apnoen, Hypoxie und Hyperkapnie sind die Folge.

Ein gutes Globalmaß zur Beurteilung der Wechselwirkungen zwischen den mechanischen Eigenschaften der Lunge und ihrem Be- und Entlüftungsprozeß ist die respiratorische Zeitkonstante/τ – auch bei Ventilationsstörungen. Sie gibt die Geschwindigkeit an, mit der das Atemgas die Alveolen erreicht oder wieder verläßt (normal 0,15 s) und ist das Produkt aus

$$\tau\,[\mathrm{s}] = \text{Compliance C} \times \text{Resistance R}. \qquad (3)$$

Zur Be- oder Entlüftung einer Lunge sind 5 Zeitkonstanten notwendig. Da der Strömungswiderstand flowabhängig ist und die in- und exspiratorischen Flußgeschwindigkeiten differieren, ist die Inspirationszeit/T_{IN} nicht gleich Exspirationszeit/T_{EX}.

Bei regional ungleicher Resistance in den Atemwegen weichen die Zeitkonstanten der einzelnen Lungenabschnitte ebenso voneinander ab wie bei regional unterschiedlicher Compliance des Lungengewebes. Unterschiede verstärken sich meist noch dadurch, daß die peripheren Gaswechseleinheiten infolge von Entzündungsprozessen ein kleineres Volumen haben und die Luftströmung in den Atemwegen behindert ist. Die alveoläre Ventilation ist deshalb nicht nur ungleichmäßig (inhomogen), sondern auch asynchron (Comroe et al. 1962).

Folgende 4 Formen der Ventilationsstörungen sind bei der neonatalen respiratorischen Insuffizienz zu unterscheiden (Tabelle 19.4):

1. Insuffizienter Atemantrieb bei altersgerecht entwickelter funktionell unbeeinträchtiger (= gesunder) Lunge.
2. Bei der obstruktiven Ventilationsstörung besteht eine Behinderung des in- und/oder exspiratorischen Atemflows. Typische Befunde der Atemfunktionsdiagnostik sind
   - erhöhter Atemwegswiderstand/R_{aw},
   - verlängerte pulmonale Zeitkonstante/τ,
   - erhöhter alveolärer Totraum
   - und damit eine verringerte alveoläre Ventilation.

   Wenn die Exspirationszeit zu kurz ist, kann es zur Lungenüberblähung kommen, die sich durch eine erhöhte FRC (= Überblähung) anzeigt, die wiederum eine verminderte Compliance bedingt. Daraus ergeben sich folgende Gefahren:
   - Pneumothorax,
   - Hypoxie durch intrapulmonalen Shunt,
   - Entstehung einer pulmonalen Hypertonie.
3. Restriktive Ventilationsstörung (Reduktion der Gasaustauschfläche). Typische Befunde sind verringerte FRC, verminderte pulmonale Compliance, normale Atemwegsresistance, verkürzte pulmonale Zeitkonstante/τ.
4. Eine Mischform der 3 pathophysiologischen Konstellationen von Ventilationsstörungen, die bei der Beatmung sehr unreifer Frühgeborener am häufigsten anzutreffen ist.

Häufig treten Resistanceerhöhungen und Störungen der Lungendehnbarkeit gemeinsam auf. Diese können sich im Verlauf einer pulmonalen Erkrankung graduell wiederholt ändern. In der Regel ist die respiratorische Zeitkonstante einer steifen Lunge

Tabelle 19.4. Art der Ventilationsstörung bei neonatalen respiratorischen Erkrankungen

Häufigere Lungenerkrankungen	Ventilationsstörung
Transitorische Tachypnoe (wet lung) TTN	Keine/evtl. restriktiv
Apnoe	Keine (gesunde Lunge)
Persistierende pulmonale Hypertension PPH	Keine (gesunde Lunge)
Surfactantmangel-Syndrom (IRDS)	Restriktiv
Pneumonie	Restriktiv
Pneumothorax, interstitielles Emphysem	Restriktiv
Persistierender Ductus arteriosus PDA	Restriktiv
Mekonium-Aspirations-Syndrom MAS	Obstruktiv/restriktiv
Lungenblutung	Obstruktiv/restriktiv
Bronchopulmonale Dysplasie/BPD	Obstruktiv/restriktiv
Seltene angeborene Anomalien	
Hydrothorax	Restriktiv
Lungenhypoplasie	Restriktiv
Kongenitaler Zwerchfelldefekt/CDH	Restriktiv
Skelettanomalien	Restriktiv
Lungenzysten	Restriktiv
Zystische adenomatoide Malformation	Restriktiv
Lungensequester	Restriktiv
Lobäres Emphysem	Restriktiv
Alvoläre Proteinose	Restriktiv
Stenosen/Malazien; Ziliare Dyskinesien	Obstruktiv

wie beim „infant respiratory distress syndrome"/IRDS, Lungenödem oder bei der Pneumonie verkürzt ($\tau < 0{,}1$ s), beim Mekoniumaspirationsyndrom/MAS und bei der bronchopulmonale Dysplasie/BPD mit überwiegend obstruktiver Ventilationsstörung verlängert ($\tau > 0{,}15$ s).

19.4 Pathophysiologie unter Beatmung

Ziel der maschinellen Beatmung ist die Herstellung bzw. die Stabilisierung von Normokapnie und Normoxämie durch Sicherung einer adäquaten alveolären Ventilation bei gleichzeitiger Minimierung des Volu- bzw. Barotraumas. Dieses Ziel kann nur durch eine optimale Respiratoreinstellung unter Berücksichtigung der atemmechanischen Eigenschaften der Frühgeborenenlunge erreicht werden.

Die verschiedenen Methoden der Beatmung kompensieren v.a. Störungen der Ventilation, beeinflussen dagegen nur indirekt solche der 3 anderen Teilfunktionen Distribution, Diffusion und Perfusion (Carlo et al. 1994). Obwohl eine Reihe neuer Beatmungsverfahren in den letzten Jahren entwickelt und klinisch eingesetzt wurden (McGettigan et al. 1998), bleibt die konventionelle Beatmungstechnik unverändert die Grundlage jeder Atemhilfmaßnahme bei insuffizienter Spontanatmung.

Die wichtigsten Kenngrößen der Beatmung sind

- Atemstrom/V',
- Atemzugvolumen/V_T,

- Beatmungsdruck/PI,
- Dauer des Beatmungszyklus/T mit der Inspirationszeit/T_{IN} und der Exspirationszeit/T_{EX},
- mittlerer Beatmungsdruck/MAP oder P_{mean}.

P_{mean} ist die Fläche unter der Druckkurve bezogen auf einen Beatmungszyklus T (Abb. 19.2), so daß sich für P_{mean} bei jeder Änderungen des Beatmungsmusters (z.B. von dem positiven endexspiratorischen Atemwegsdruck/PEEP, PI, T_{IN}, ...) ein neuer Wert errechnet. Bei gleichbleibender Beatmungsfrequenz bedeutet eine Zunahme der Fläche unter der Druckkurve ein Ansteigen von P_{mean}, während eine Verringerung der Fläche unter der Druckkurve einer Abnahme von P_{mean} entspricht. Änderungen von P_{mean} können nur durch kontinuierliche Messung und Kalkulation aus der Kurvenanalyse exakt festgestellt werden. Moderne Beatmungsgeräte zeigen diese Meßgröße an.

In Abb. 19.2 ist ein idealisierter Signalverlauf von Atemflow, Atemzugvolumen und Beatmungsdruck unter druckbegrenzter Beatmung dargestellt, den man sich bei modernen Respiratoren mit Flow/Volumenmessung simultan anzeigen lassen kann. Ein Zyklus beginnt mit dem Schließen des Exspirationsventils. Infolge dessen kommt es unmittelbar zu einer Druckerhöhung, die durch Atemwegswiderstände (Tubus und Atemwege) und durch einströmendes Atemgas V′ hervorgerufen werden. Danach steigen das Volumen und der Druck nahezu linear an, bis der vorgegebene Maximaldruck PI. max erreicht ist. Nach Erreichen von PI. max verbleibt der Druck auf diesem Wert, der Atemgasstrom nimmt ab und das Volumen nur noch langsam zu. Ist die Inspirationszeit ausreichend lang gewählt, so besteht am Ende der Inspiration Nullflow im Tubus, so daß alveolärer Druck und Tubusdruck identisch sind (quasistatische Bedingungen, Plateauphase). Dieser Druckangleich zwischen Alveolarebene und Tubusöffnung entsteht aber nur in einer homogenen Lunge. Bei inhomogener Lunge kann in der inspiratorischen Plateauphase ein intrapulmonaler Druckausgleich zwischen

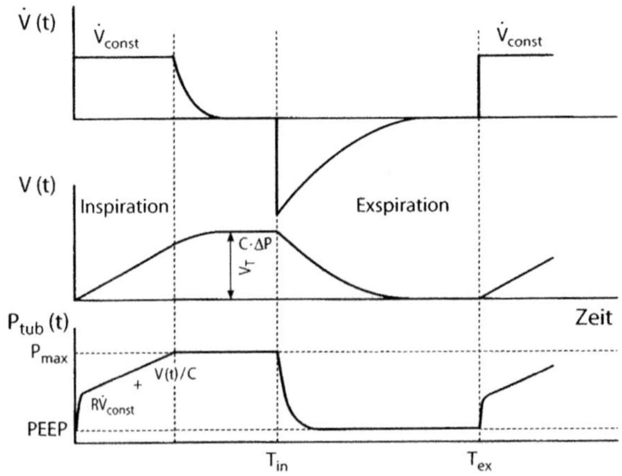

Abb. 19.2. Schematischer Verlauf des Beatmungsflows **(oben)**, des Beatmungsvolumens **(Mitte)** und Beatmungsdruckes **(unten)** bei druckbegrenzter Beatmung (Erläuterungen s. Text; aus: Schmalisch u. Wauer 1990: Abb. 2, S. 656)

Regionen mit unterschiedlicher Zeitkonstante eintreten, wobei Gas aus Gaswechseleinheiten/GWE mit kurzer Zeitkonstante in GWE mit längerer Zeitkonstante fließt bis ein Druckangleich zwischen den GWE eingetreten ist (sog. Pendel-luft).

Nach Öffnen des Exspirationsventils erfolgt eine passive Exspiration mit exponentiellem Verlauf. Die Beatmungsdruckkurve wird in dieser Phase fast nur noch durch die Eigenschaften des Beatmungsgerätes und kaum durch die Atemmechanik des Patienten beeinflußt. Wird am Ende der Exspiration wieder Nullflow im Tubus erreicht, so kann man davon ausgehen, daß kein inadvertent PEEP entstanden ist (Schmalisch u. Wauer 1990).

Beachte: Durch die physikalischen Eigenschaften des Beatmungssystems (Strömungswiderstände, Compliance der Schläuche und insbesondere der des Anfeuchters, Schaltverhalten der Ventile) wie auch durch pathophysiologische Veränderungen (Verteilungsstörungen, veränderliche Atemwegsstenosen, nichtlineare Druck-Volumen-Kennlinien) und Tubuslecks weichen die tatsächlichen Kurven mehr oder weniger von diesen idealisierten Verläufen häufig ab.

Unter der beschriebenen druckbegrenzten flowkonstanten Beatmung hängt die alveoläre Ventilation/V_A' von der Frequenz und vom V_T ab, das sich wiederum aus dem Zusammenspiel zwischen Atemmechanik des Kindes und den Beatmungsparametern ergibt (Abb. 19.3).

Bedingt durch die morphologische und funktionelle Instabilität der GWE[1] und durch die Entzündungsneigung (Tabelle 19.2) wird die Lunge des sehr unreifen Frühgeborenen häufig regional und global unterschiedlich ausgeprägte Grade der Ventilationsstörung aufweisen., Diese können durch mechanische Beatmung sehr leicht verstärkt werden, indem belüftete Alveolen und terminale Bronchioli überbläht bzw. überdehnt werden (Nilsson et al. 1980; Björklund et al. 1997). Daher sind eher die großen Atemzugvolumina (Volutrauma!) für die Entstehung der BPD verantwortlich als die Höhe des Beatmungsdruckes (Clark 1994). Die distalen Atemwege können wegen struktureller Instabilität und Surfactantmangel wie ein Ventil funktionieren. Bei der Inspiration öffnen sich die terminalen Bronchiolen und Luft gelangt in die GWE, beim Ausatmen können die knorpelfreien terminalen Bronchiolen kollabieren und Luft distal „gefangensetzen" (Fangluft, „trapped gas")[1]. Nicht alle GWE stehen somit am Ende der Exspiration in direkter Verbindung mit den Atemwegen. Die Fangluftmenge nimmt nicht am Gaswechsel teil und vergrößert damit den intrapulmonalen Shuntanteil (perfundiert, nicht ventiliert; $V_A'/Q = 0$). Die Lungen der VLBW-Kinder weisen insbesondere bei Surfactantmangel GWE-Bereiche auf,

- die überbläht (diese sind eher schlecht perfundiert; $V'A/Q > 2$),
- die kollabiert (diese sind eher besser perfundiert, $V'A/Q = 0$)
- oder instabil sind, Fangluft ausbilden und damit nicht oder nur teilweise am alveolären Gaswechsel teilnehmen.

[1] Fangluft („trapped gas, air trapping") = $FRC_{pleth} - FRC_{n2}$.

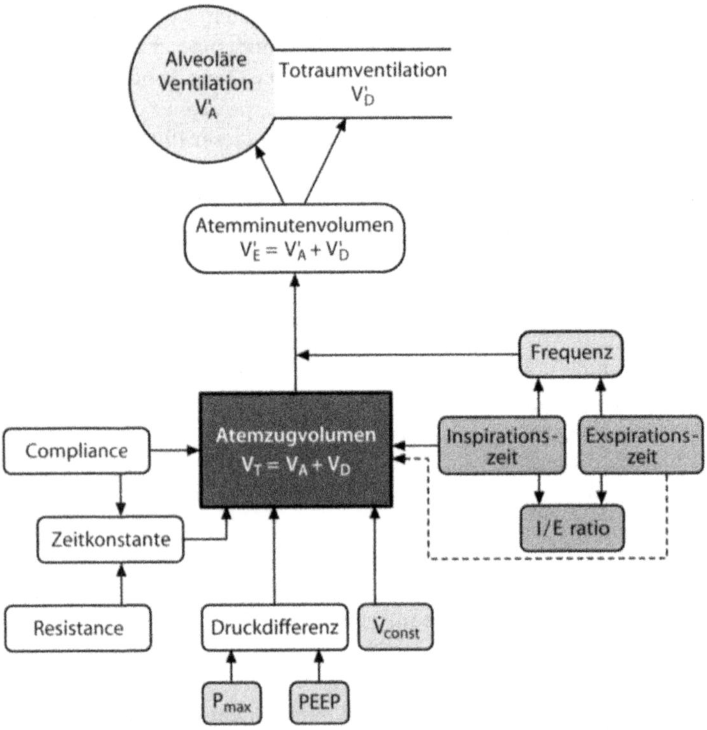

Abb. 19.3. Einflußgrößen auf die alveoläre Ventilation bei maschineller Beatmung. Entscheidend hierfür ist die Höhe des Atemzugvolumens V_T, das sich aus dem Zusammenspiel von Atemmechanik *(grau schattiert)* und den Beatmungsparametern *(schraffiert)* ergibt. Die *starken Pfeile* stellen den Zusammenhang bei maximaler Inspiration (d. h. quasistatische Meßbedingungen am Ende der Inspiration) dar, bei der V_T allein von der Compliance und der Beatmungsdruckdifferenz abhängt. Wenn sich in der Lunge ein inadvertent PEEP aufbaut, so hat auch die Exspirationszeit einen Einfluß auf V_T *(gestrichelter Pfeil)*. Beachte: Auch die physikalischen Eigenschaften des Beatmungssystems (Strömungswiderstände, Compliance der Schläuche und insbesondere der des Anfeuchters, Schaltverhalten der Ventile) und Tubuslecks beeinflussen die Höhe des V_T. (Mod. nach Schmalisch u. Wauer 1997: Abb. 1, S. 34)

Insbesondere bei Surfactantmangel ist die ausbalancierte Wechselwirkung zwischen den kommunizierenden GWE zusammengebrochen und die Belüftung wird inhomogen.

Wegen der negativen Auswirkungen, die die konventionelle Beatmung an der Lunge des VLBW-Frühgeborenen hervorrufen kann, wird einerseits die CPAP-Anwendung vermehrt favorisiert, um die Beatmung zu vermeiden (Lundstrom 1996; Millet et al. 1997; Gitterman et al. 1997) bzw. die Beatmungsdauer so weit wie möglich zu verkürzen (Andreasson et al. 1988). Andererseits wird auch der frühe Einsatz der hochfrequenten Beatmung/HFV propagiert, da diese theoretisch das Volutrauma minimieren könnte (s. unten).

19.5 Strategien der Beatmung

Die Strategien der Atemunterstützung können danach eingeteilt werden, ob sie

- zur Behandlung bei Patienten mit ausreichendem Atemantrieb (z. B. inspiratorische Sauerstofffraktion/FIO_2-Erhöhung, CPAP, kontinuierlicher negativer Druck auf die Brustwand/CNP[1]) oder
- bei Patienten mit insuffizientem bzw. fehlendem Atemantrieb (i. e. die eigentlichen Beatmungsmethoden)

eingesetzt werden. Im Rahmen dieses Artikels werden nur letztere besprochen.

Das exspiratorische Atemzeitvolumen[2]/V'_E ist zum einen die Summe aus alveolarer Ventilation/V'_A und Totraumventilation/V'_D

$$V'_E = V'_A + V'_D\,. \tag{4}$$

Zum anderen ist V'_E das Produkt aus Atemzugvolumen/V_T und Atemfrequenz/f

$$V'_E = V_T \times f\,. \tag{5}$$

Aus den Gleichungen (1), (4) und (5) folgt, daß das Minutenvolumen unter Beatmung von der Höhe des Atemzugvolumens/V_T, dem Anteil des Totraumvolumens/V_D am Atemzugvolumen (V_D/V_T) und von der Beatmungsfrequenz/f abhängt. Vorausgesetzt, daß V_D/V_T gleich bleibt, kann man prinzipiell 3 Beatmungsstrategien unterscheiden:

1. Großes Atemzugvolumen/niedrige Atemfrequenz.
2. Kleines Atemzugvolumen und hohe Atemfrequenz.
3. Kombinierte Anwendungen der Strategien 1. und 2.

19.5.1 Strategie 1: konventionelle Beatmungsstrategie/CMV

Großes Atemzugvolumen (7 – 10 ml/kg)/niedrige Frequenz (< 120/min)

Vorteile dieser Strategie bestehen in einer effektiven alveolären Eröffnung (p_aO_2-Anstieg[1]) und verbesserten alveolären Ventilation (p_aCO_2-Abfall[1]). Die längere Inspirationszeit der niedrigen Beatmungsfrequenz und der niedrige Flow bedingen einen niedrigen Atemwegswiderstand und führen bei der Inspiration zur besseren Gasverteilung in einer inhomogenen Lunge. Da sich diese Beatmungsstrategie in ihren Stellgrößen an den ventilatorischen Kennwerten der Lunge (Atemfrequenz, Atemzugvolumen) orientiert, besteht die Möglichkeit, Mechanismen zur individuellen Optimierung des Beatmungsmusters anzuwenden wie z. B. die Patiententriggerung zur Synchronisierung zwischen Beatmungszyklus und kindlicher Atmung (Carlo et al. 1994; Greenough 1995).

---

[1] Siehe Liste der verwendeten Abkürzungen.

[2] Da das exspiratorische Volumen immer kleiner als das inspiratorische Volumen ist, werden die Ventilationsgrößen vereinbarungsgemäß auf die Exspiration bezogen und dies durch den Index „E“ gekennzeichnet.

Nachteile dieser Strategie sind höhere Druckamplituden zwischen PEEP und positivem Inspirationsdruck/PIP mit der Gefahr der alveolären Überblähung (Volutrauma). Weiterhin beeinträchtigt der erhöhte intrathorakale Druck

- die kardiovaskuläre Funktion (Bose et al. 1986; Kluckow 1996),
- den zerebralen Blutfluß (Baenzinger et al. 1994) und
- die Endothelfunktion, die eine erhöhte Gefäßpermeabilität bis hin zum Lungenödem verursachen kann (Parker et al. 1993).

19.5.2 Strategie 2: Hochfrequenzbeatmungstechniken/HFV

Kleines Atemzugvolumen (1–2 ml/kg) und hohe Frequenz (3–15 Hz)

Mit der Einführung dieser Strategie in die Neonatologie verband sich die Hoffnung, die bedeutenden Nachteile der CMV zu überwinden. Die Wirkungsweise des Gaswechsels unter HFV beruht auf dem Prinzip der Gasdurchmischung und die der CMV auf dem des Transports von Gasvolumina. Somit ist die Effektivität der HFV besonders von der Existenz einer lufthaltigen Lunge mit stabiler FRC abhängig. In einer atelektatischen Lunge ist kein Gas zur Durchmischung vorhanden. Deshalb wird bei dieser Strategie meist ein höherer PEEP eingesetzt als bei Strategie 1, um die Lunge sicher zu eröffnen bzw. offen zu halten (sog. „high volume strategy"). Vorteile der Strategie 2 sind eine niedrige Druckamplitude zwischen PEEP und PIP[1] (vermindertes Barotrauma). Nachteile: Die geringe inspiratorische Druckamplitude begünstigt die Entstehung alveolärer Atelektasen (p_aO_2-Abfall). Die hohen Beatmungsfrequenzen (kurze Inspirationszeiten!) und der hohe Beatmungsflow verursachen höhere Atemwegswiderstände und vermehrte Turbulenzen in den Atemwegen und führen zu Verteilungsstörungen mit verstärkter Ausprägung pulmonaler Inhomogenitäten. Bei dieser Strategie ist jedoch auch die Exspirationszeit extrem verkürzt, mit der Gefahr, daß die verfügbare Exspirationszeit/T_{EX} nicht ausreicht, um alle Alveolen zu entlüften und sich die sog. Fangluft („trapped air") entwickelt, die intrapulmonale Luftmenge, die sich nicht am Gasaustausch beteiligen kann.

19.6 Methoden der Beatmung

Die in der Neonatologie eingesetzten Methoden der maschinellen Beatmung kann man entsprechend einer Festlegung der US Food and Drug Administration/FDA nach dem genutzten Beatmungsfrequenzbereich einteilen. Die sog. konventionellen Techniken (CMV) benutzen Frequenzen bis 150/min, die HFV Frequenzen >150/min.

[1] Siehe Liste der verwendeten Abkürzungen.

19.6.1 Konventionelle Beatmungsverfahren

1. Überdruckbeatmung/PPV: druck-zeit-gesteuerte Beatmung mit konstanten Beatmungsflow, wobei die Beatmungsfrequenz ausschließlich von Respirator vorgegeben wird („time cycled", „pressure limited", „constant flow").
2. Intermittierende Beatmung/IMV: druck-zeit-gesteuerte Beatmung mit konstanten Beatmungsflow und niedriger Beatmungsfrequenz ($<30\ \text{min}^{-1}$), wobei während der verlängerten T_{EX} des Respirators dem Patienten spontane Atemzüge unter CPAP (PEEP) möglich sind ("intermittent mandatory ventilation").
3. Synchronisierte Überdruckbeatmung/SIPPV: druck-zeit-gesteuerte Beatmung mit konstanten Beatmungsflow, wobei der Inspirationszyklus des Respirators mit dem des Patienten synchronisiert wird, indem das inspiratorische Druck- oder Flowsignal des Patienten als Trigger genutzt wird („assist-control mode").
4. Synchronisierte intermittierende Überdruckbeatmung/SIMV: druck-zeit-gesteuerte Beatmung mit konstantem Beatmungsflow und niedriger Beatmungsfrequenz, die mit der des Patienten so synchronisiert wird, daß während der verlängerten Exspirationszeit des Respirators dem Patienten spontane Atemzüge unter CPAP (PEEP) möglich sind („synchronised intermittent mandatory ventilation").
5. Intermittierende Unterdruckbeatmung/NPV: unterdruck-zeit-gesteuerte Beatmung, wobei der Unterdruck prinzipell in 2 Formen appliziert werden kann:
   a) Einsatz einer Kammer, die den gesamten Körper aufnimmt und nur den Kopf, Hals und Schulterbereich frei läßt ("Eiserne Lunge").
   b) Anwendung verschiedener Versionen eines Brustpanzers (Curasse), der nur den Thorax und den Oberbauch umschließt und so den Unterdruck mehr lokalisiert anwendet.

   Da die Beatmungsform NPV den physiologischen Atemprozeß prinzipiell nachahmt, wurden die ersten Respiratoren nach diesem Prinzip gebaut und es finden sich in den letzten 3 Jahrzehnten immer wieder Berichte und Studien über erfolgreiche Anwendungen (Levine et al. 1990). Der hohe apparative Aufwand, Probleme der Abdichtung bei den VLBW[2]-Frühgeborenen, der behinderte Zugang zum Patienten während der Behandlung und die notwendige Erfahrung beschränken den Einsatz auf wenige Anwendungen bei reiferen Neugeborenen und in wenigen Zentren (Samuels et al. 1996).

6. Neuere Entwicklungen, die in den vergangenen Jahren publiziert wurden, nutzen die konventionellen Techniken der Patiententriggerung/PTV zur Optimierung der CMV, indem simultan erfaßte Atemsignale zur individuellen Anpassung des In- und Exspirationszyklus verwendet werden, so z.B. die „pressure support ventilation" (Campell u. Branson 1993), „volume guarantee ventilation", „proportional assist ventilation"/PAV[1] (Schulze u. Schaller 1997).

[1] Auch bezeichnet als „respiratory mechanical unloading".

19.6.2 Hochfrequenzbeatmung/HFV

Drei Methoden der HFV sind zu unterscheiden:

1. „high frequency jet ventilation"/HFJV,
2. „high frequency flow interrupters"/HFFI,
3. „high frequency oscillation ventilation"/HFO.

Über die verschiedenen Theorien zur Wirkungsweise der HFV-Techniken, die Gemeinsamkeiten und Unterschiede sowie über die Prinzipien ihrer Anwendung sei auf die Spezialliteratur verwiesen (Clark 1994; Boynton et al. 1994; Mammel u. Boros 1996; Durand u. Asselin 1998; McGettigan et al. 1998)

19.6.3 Kombinierte Beatmungsverfahren

Auch diese Entwicklungen verfolgen das Ziel, die Nebenwirkungen der CMV durch die Kombination von z. B. IPPV mit CNP oder HFV mit CNP (Wauer 1997) sowie durch den Einsatz anderer Medien wie Perfluorcarbone (Shaffer u. Wolfson 1994; Leach et al. 1993; Leach et al. 1996) oder durch ein Helium-Sauerstoff-Gemisch (Elleau et al. 1993) zum Gastransport zu reduzieren. Wegen des hohen apparativen Aufwandes ist zu erwarten, daß deren Anwendung auf ausgewählte therapierefraktäre Beatmungspatienten in wenigen Zentren beschränkt bleiben wird.

19.7 Einstellung der Beatmungsparameter

Primäre Zielgrößen zur Einstellung der Beatmungsparameter sind nach wie vor die Blutgase (Tabelle 19.5).

Parameter der Lungenfunktion (V_T, Compliance/C, τ, $\dot{V}_E$, $V_{D,ana}$ und $V_{D,alv}$, Form und Parameter der Atemschleifen, ...) sind gegenwärtig noch sekundäre Zielgrößen (Wauer 1997) und dienen im Zusammenhang mit den Blutgasen der Beatmungsoptimierung im Verlauf (z. B. Atemzugvolumen V_T 5–7 ml kg^{-1} in Abhängigkeit von V_D/V_T[1], $\dot{V}_E$ 250–300 ml kg^{-1} min^{-1}; s. Tabelle 19.3). Klinische Kriterien sind

- Beobachtung der Thoraxexkursionen,
- Auskultation (seitengleiche Beatmung, Obstruktion, Leckerkennung),
- Abdominalbewegungen zum Ausschluß von Fehlposition des Tubus im Magen,
- Hautfarbe.

Ein weiteres Hilfsmittel bei der Beatmungsführung ist die Kapnographie (Arnold et al. 1995; Arsowa et al. 1996; Wenzel et al. 1999).

Beatmungsparameter richten sich v. a. nach Lungengewebsreife (s. Tabelle 19.2) sowie nach der Schwere und Art der Lungengewebsaffektion (Tabelle 19.4). Aber auch

---

[1] Siehe Liste der verwendeten Abkürzungen.

Tabelle 19.5. Blutgasparameter unter Spontanatmung und Beatmung. Die Tabelle ist so zu lesen, daß man unter Beachtung der Richtwerte für die Respiratoreinstellung die in den *Spalten A* und *B* angeführten Werte anstreben sollte. Sollte das nicht erreichbar sein, dienen die in *Spalte C* aufgeführten (noch) tolerablen Grenzwerte als Orientierung, um extreme Baro-/Volutraumata zu vermeiden

Parameter	Spontanatmung		Beatmung
	Normbereich Früh-u. Neugeborenes	Normbereich > 1 Woche	Noch tolerable Grenzwerte unter Beatmung
	A	B	C
p_aO_2 [a]	6,5–9 kPa 50–70 Torr	8,0–10,5 kPa 60–80 Torr	>6.0…<10,5 kPa >45–70 Torr
S_aO_2	92–96%	92–96%	>85%
pCO_2 [a]	4,5–5,9 kPa 35–44 Torr	4,5–5,9 kPa 35–44 Torr	4,0…<9,5 kPa 30…<70 Torr
pH	7,30–7,44	7,35–7,44	>7,24–7,55

[a] 1 Torr = 0,1333… *kPa*. Aus der Umrechnung resultieren Rundungsfehler.

die atemmechanischen Eigenschaften des Beatmungssystems (Respirator, Anfeuchter, Schläuche, Wasserfallen, Konnektoren, Tubus) beeinflussen die Einstellung der Beatmungsparameter (Abb. 19.3). Wegen der vielfältigen Einflußgrößen bleibt die Angabe solcher Parameter immer problematisch. Die wenigsten Parameter (z. B. Beatmungsfrequenz s. oben) beruhen auf kontrollierten klinischen Studien; sie entspringen leider meist pathophysiologischen Überlegungen, Analogien zu Ergebnissen aus Tierversuchen und klinischen Erfahrungen. Zur individuellen Optimierung der Beatmung ist aus diesem Grund die kontinuierliche Messung atemphysiologischer Parameter sinnvoll (Wauer 1997).

In Tabelle 19.6 sind Richtwerte zur initialen Einstellung der Beatmungsparameter zusammengefaßt. Eingestellt werden die unteren Initialwerte (Spalten A–D), die im vorgegebenen Rahmen individuell optimiert werden sollen. Wird damit keine ausreichende Ventilation und Oxygenierung erreicht, ist ein Erfahrenerer zu konsultieren, um evtl. andere Beatmungsstrategien zur Minimierung der Beatmungsschäden anzuwenden.

Die Einstellung des Beatmungsflusses (V'_{const}) ist von zahlreichen Faktoren abhängig und deshalb sehr schwer allgemein vorzugeben. Der Beatmungsfluß bestimmt die Geschwindigkeit des intrapulmonalen Volumenaufbaus und damit die Form der inspiratorischen Beatmungsdruckkurve und die der inspiratorischen Volumenkurve (s. Abb. 19.2). Die Geschwindigkeit des intrapulmonalen Volumenaufbaus ist aber von den Parametereinstellungen und von den atemmechanischen Eigenschaften des Lunge-Thorax-Systems sowie von denen des Respirators (Schläuche, Konnektoren, Tubus …) abhängig (s. Abb. 19.3). Je höher der Flow eingestellt wird, desto steiler erfolgt der Druckanstieg während der Inspiration. Je höher die Atemfrequenz, d.h. je kürzer die Inspirationszeit T_I ist, desto höher muß der Flow sein, um in der verfüg-

Tabelle 19.6. Einstellungshilfen für die druck-zeit-gesteuerte Beatmung. Die vorgeschlagenen Werte sind überwiegend Erfahrungswerte, nur teilweise sind sie aus klinischen Studien abgeleitet, die im Text zitiert sind

Parameter	Gesundes Neugeborenes[b]	>32 SSW >1500 g	28–32 SSW 1000–1500 g	<28 SSW <1000 g
	A	B	C	D
P_I (cm H_2O)	12–15	Max. 25	Max. 23–25	Max. 20–25
ΔDP_I (cm H_2O)[a]	10–13	Max. 20	Max. 20	Max. 20
PEEP (cm H_2O)[d]	1–2	4 → 6	3 → 6	3 → 5
F^c ($1 \times min^{-1}$)	25–35	50	60	60–80
T_I (s)	0,3	0,3–0,4	0,3–0,4	0,25–0,3
I:E	1:3–1:4	1:2–1:1,5	1:2	1:2
V_T ml/kg	7	7	6	5–6

[a] $\Delta DP_I = P_I - PEEP$.
[b] Neugeborenes ohne Lungenkrankheit (z. B. postoperativ). Die Parameter der Spalte A sind aber nicht anzuwenden, wenn eine andere Ursache für eine Ventilationsstörung besteht z. B.: Aszites, Zustand nach Thorakotomie mit Lungenkompression usw.
[c] Vermeide Hypokapnie! Hirnblutungsgefahr.
[d] Eine PEEP-Erhöhung bewirkt eine Verbesserung der Oxygenierung meist innerhalb 20–30 min. Warten!
A–D Zeilenangaben, auf die im Text Bezug genommen wird.
F Atemfrequenz. P_I Positiver Inspirationsdruck. T_I Inspirationszeit. *I:E* Verhältnis von Inspiration zu Exspiration.

baren Zeit ein entsprechendes Druckplateau zu erzeugen. Gleichzeitig gilt jedoch: Je höher der Flow, desto höher ist die Resistance von Tubus und Atemwegen. Bei einer steifen Lunge verschwindet ein erheblicher Volumenanteil in dem kompressiblen Volumen des Beatmungsgerätes (Schläuche, Anfeuchter, Wasserfallen ...), der größer als das V_T sein kann, deshalb ist bei einer steifen Lunge unnötiges kompressibles Volumen im Beatmungssystem zu vermeiden.

Zur Vermeidung einer Rückatmung sollte man als minimalen Flow das 4fache, besser das 5- bis 6fache Atemminutenvolumen einstellen (Schmalisch u. Wauer 1995).

19.8 Klinische Ergebnisse mit konventionellen Beatmungsstrategien/CMV

Die Vorteile dieser relativ einfachen, mit den Abb. 19.2 und 19.3 prinzipiell beschriebenen Technik liegen in der leichten Handhabung und Einstellung des Beatmungsmusters. Ein Beatmungsgerät für CMV ist billiger als eines mit Zusatzfunktionen für assistierte und/oder Hochfrequenzbeatmung. Bei guter Synchronisation der Atmung entfällt für den Patienten die Atemarbeit und die Blutgase sind stabil. Allerdings sind unter CMV nur ca 30 % der ausgewerteten Atemzyklen von Patient und Gerät synchron, ca. 60 % verlaufen asynchron zueinander und ungefähr 10 % sind passiv, d. h. der Patient ist in dieser Periode apnoisch. Die Synchronisierung war bei einer Beatmungsfrequenz von 50–80 Zyklen/min am besten (Bignall et al. 1997). Das bestätigt frühere experimentelle (Sedin) und klinische Ergebnisse einer größeren multizentrischen Studie (Pohlandt et al. 1992), daß eine höhere Beatmungsfrequenz ($f = 60-100/min$, $T_I = 0{,}15-0{,}25$ s) die Inzidenz von beatmungsbedingten Lungenschäden (Luftlecks) reduziert.

Greenough u. Milner (1987) empfehlen bei aktiver Eigenatmung eine vom Gestationsalter abhängige Beatmungsfrequenz. Um Synchronie zu erreichen, sollte diese gleich oder leicht schneller als die kindliche Atemfrequenz sein: 32 SSW bis 70/min; <32 SSW 70-120/min.

Nachteile entstehen v.a. durch Schwierigkeiten bei der Atmungssynchronisation zwischen Patient und Gerät, so daß die Pneumothoraxrate ansteigen kann (Greenough 1984). Dies besonders dann, wenn der Patient „gegenatmet" (Greenough et al. 1986) und Sedierung bzw. Relaxation erforderlich werden (Greenough et al. 1989; Dyke 1995), die wiederum selbst Nebenwirkungen auslösen (höheres Tubusleck, verzögerte Entwöhnungszeit; Donn 1994). Bei längeren Phasen fehlender Synchronisierung („fighting") werden Hypoxie- und Hypercarbieepisoden beobachtet (Cleary et al. 1995; Greenough 1995).

Eine Metaanalyse über verschiedene Verfahren zur Therapie der neonatalen respiratorischen Insuffizienz (Halliday 1998) zeigte eine Reduktion der Sterblichkeit durch CMV um 12% (95% CI[1] 4-21%).

19.8.1 Patienten getriggerte Beatmung/PTV

Die Nachteile der CMV[1] können theoretisch durch eine SIPPV/SIMV[1] mit Hilfe einer Atmungstriggerung überwunden werden. Bei dieser Variante der CMV wird der Beginn des Beatmungszyklus teilweise oder komplett durch die Atemtätigkeit des Patienten ausgelöst. Zur Triggerung werden bisher folgende Signale kommerziell genutzt:

1. Atemwegsdruck,
2. thorakale Impedanz,
3. Bauchwandbewegungen,
4. Inspirationsfluß oder -volumen.

Die ersten drei Signale haben gegenüber dem 4. den Vorteil, daß sie nicht invasiv sind und ihre Anwendung keinen zusätzlichen Atemwiderstand oder Totraum im Beatmungskreislauf schafft. Dafür hat der Flow-/Volumentrigger (4) eine hohe, gut einstellbare Empfindlichkeit und kann gleichzeitig zur Atemfunktionsdiagnostik (V_T, V'_E, C, R, Lecks, Atemschleifen usw.) genutzt werden. Die Triggerung über den Atemwegsdruck hat sich wegen der hohen Artefaktanfälligkeit nicht bewährt. Das thorakale Impedanzsignal ist - obwohl leicht verfügbar und sehr empfindlich - wegen seiner Instabilität, seiner Anfälligkeit auf Bewegungs- und Herzaktionsartefakte und wegen der üblicherweise in die Monitore eingebauten Signalglättung wenig geeignet. (Schmalisch et al. 1983). Bei simultaner Anwendung von 2., 3. und 4. beschreibt Nikischin et al. (1996) keine signifikanten Unterschiede zwischen den 3 Methoden in der Anzahl der Triggerungsfehler. Das thorakale Impedanzsignal zeigte die stärkste

[1] Siehe Liste der verwendeten Abkürzungen.

Signalverzögerung und die höchste Störanfälligkeit. Die gleichen Kennwerte der beiden anderen Verfahren waren dagegen günstiger und sprechen für deren Eignung in der klinischen Praxis.

Vergleichsstudien zur ungetriggerten CMV zeigen folgende Vorteile der PTV:

- eine verbesserte Oxygenierung (Cleary et al. 1995; Bernstein et al. 1994),
- eine Reduktion der Atemarbeit (Jarreau et al. 1996),
- eine geringere Zahl von Hypertonieperioden (Hummler et al. 1996),
- eine verminderte Schwankungsbreite des zerebralen Blutflusses (Rennie et al. 1987),
- eine signifikant schnellere Entwöhnung (Donn et al. 1994).

Allerdings hatten in einer Studie von Bignall et al. (1997) nur ca. 20% der untersuchten Atemperioden eine ideale Triggerung der Beatmung durch die Spontanatmung, und ca. 60% der Perioden verliefen asynchron zueinander. Selbsttriggerung fand sich bei ca. 20% der Atemperioden und betraf überwiegend Frühgeborene mit einem Gestationsalter ≤28. SSW. Dieses Ergebnis bestätigt die Erfahrungen von Greenough u. Milner (1992), daß der Nutzen der PTV für die sehr unreifen Frühgeborenen eher gering ist. Die Hauptanwendung der PTV sind die Respiratorentwöhnung und das „Respiratorfighting" des reiferen Neugeborenen. Nicht unerwähnt bleiben sollte die Nutzung des Triggersignals zu diagnostischen Zwecken: Einstellung des Atemmusters mit der besten Atmungssynchronie und Monitoring des Eigenanteils an der Atmung als Entwöhnungskriterium.

Nachteile der PTV sind:

- der deutlich höhere Preis,
- die kompliziertere Respiratoreinstellung,
- die Störanfälligkeit des Triggersystems,
- die Gefahr der Autotriggerung,
- zusätzlicher apparativer Totraum, wenn ein Flow/Volumentrigger eingesetzt wird.

Obwohl die PTV theoretische Vorteile gegenüber der CMV besitzt, die auch in oben genannten kleinen Studien belegt wurden, konnten in einer prospektiven multizentrischen randomisierten Studie an 327 Neugeborenen in bezug auf die Letalität und auf die Rate typischer neonataler Komplikationen wie IVH, BPD und pulmonale Luftlecks keine Unterschiede zwischen der IMV- und SIMV-Gruppe gefunden werden (Bernstein et al. 1996).

19.9 Klinische Ergebnisse mit Hochfrequenzbeatmungsstrategien/HFV

Eine Reihe älterer Vergleichsstudien CMV vs. HFJV[1] (Carlo 1987; Keszler et al. 1991) bzw. CMV vs. HFO (HiFi Study Group 1989; Clark et al. 1992; Ogawa et al. 1993; HiFi Study Group 1993) konnten keinen Vorteil der HF-Techniken, gemessen an der Inzi-

[1] Siehe Liste der verwendeten Abkürzungen.

denz von BPD, IVH und der Überlebensrate, nachweisen. In einer Metaanalyse mit den Daten der genannten HFO-Studien ohne Ergebnisse der HiFi-Studie von 1989 bestand eine verminderte BPD-Inzidenz in der HFV-Gruppe (Bhuta u. Henderson-Smart 1997). Die Autoren warnen, wegen der Heterogenität der genutzten Studien, aus diesem Ergebnis endgültige Schlüsse zu ziehen.

Eine neuere, deutsche multizentrische Studie mit HFO zeigte im Vergleich zum IPPV eher leichte Vorteile für die CMV (Rettwitz-Volk et al. 1998), eine andere in Deutschland durchgeführte Vergleichsstudie HFO vs. IPPV wurde vorzeitig abgebrochen, weil die Inzidenz des pulmonalen interstitiellen Emphysems in der HFO-Gruppe anstieg (Thome 1998, persönliche Mitteilung). Wiswell et al. (1996) berichteten in einer Vergleichsstudie HFJV vs. CMV über ein höheres Risiko für die Ausbildung einer intraventrikulären Hämorrhagie/IVH 4° und von periventrikulären Leukomalazien/PVL durch HFJV. Lediglich Gerstmann et al. (1996) fanden in einer multizentrischen Vergleichsstudie HFO vs. CMV Vorteile in der mit HFO behandelten Patientengruppe:

- Reduktion der Beatmungsdauer,
- Reduktion des Sauerstoffbedarfs am 30. Tag und zur Entlassung,
- Senkung der Krankenhauskosten.

Die Ergebnisse der neuesten Metaanalyse randomisierter HFO-Vergleichsstudien (Halliday 1998) zeigen einen positiven Trend zugunsten der HFO-Beatmung, eine zweifelsfreie Einschätzung dieses Beatmungsverfahrens kann aber auch aus dieser Datenlage nicht gegeben werden. Solange diese Zweifel bestehen, sind weitere systematische Untersuchungen notwendig und Vorbehalte zur breiten Anwendung angebracht.

Schlußfolgerungen

Die Beatmung von Frühgeborenen mit respiratorischer Insuffizienz ist ein Eckpfeiler der erfolgreichen neonatologischen Intensivtherapie. Die bisherigen Erfolge begründen sich zweifelsfrei auf die Anwendung der konventionellen mechanischen Beatmungstechnik CMV. Wegen der hohen Vulnerabilität der Lunge der sehr unreifen Frühgeborenen ist die Zahl der Beatmungskomplikationen auch nach Einführung der Surfactanttherapie bzw. Surfactantprophylaxe weiterhin hoch und die Suche nach effektiven, alternativen Maßnahmen berechtigt. Hier gilt es einmal, das vorhandene methodische Repertoire der Atemhilfsmaßnahmen (CPAP, PTV) verstärkt einzusetzen mit dem Ziel, die Beatmungsepisoden so kurz wie möglich zu halten nach dem Motto: die beste BPD-Prophylaxe ist die Spontanatmung. Gleichzeitig gilt es, durch verstärkten Einsatz atemfunktionsdiagnostischer Maßnahmen unter der Beatmung, das pathophysiologische Verständnis der Beatmungvorgänge zu erwerben und individuell anzuwenden.

In Abb. 19.4 sind Daten aus den Jahresberichten 1990–1997 der Oxford-Vermont-Datenbank zusammengestellt, die die Änderung in der Einsatzhäufigkeit der verschiedenen Formen von Atemhilfsmaßnahmen widerspiegelt. Obwohl die Vorteile der HFV-Techniken zur Therapie der respiratorischen Insuffizienz umstritten waren und sind, nimmt deren Anwendung weiter zu.

Veröffentlichte Fallberichte, klinische Studien mit kleinen Fallzahlen und auf diesen basierende Metaanalysen konnten die Effektivität neuer Verfahren anhand

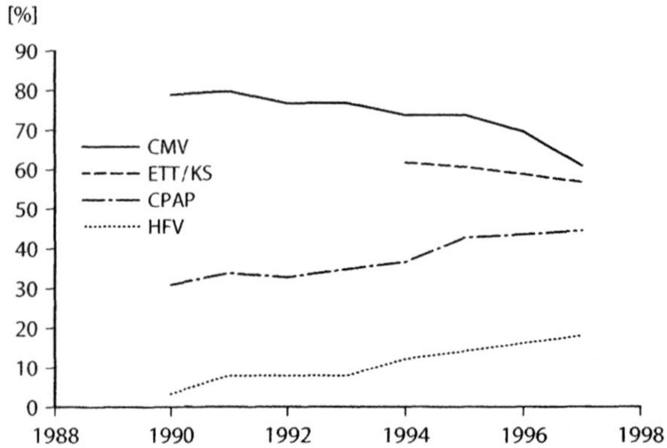

Abb. 19.4. Änderungen der Einsatzhäufigkeit (%) der verschiedenen Atemhilfsmaßnahmen von 1990–1997. Am augenfälligsten ist die Abnahme der konventionellen Beatmungsform CMV zugunsten von CPAP und HFV. Die Häufigkeit der Endotrachealen Intubation *(ETT)* im Kreißsaal *(KS)* besitzt eine abnehmende Tendenz. Die Oxford-Vermont-Datenbank erfaßte allein 1997 Angaben von über 20000 VLBW-Frühgeborenen aus über 200 neonatologischen Zentren überwiegend aus Nordamerika, aber auch aus Europa, Australien und Asien

klinischer und funktionsdiagnostischer Kriterien belegen. Das gilt sowohl für Methoden zur Verbesserung der Synchronisierung der Atemtätigkeit des Patienten mit der der eingestellten Frequenz des Respirators als auch für die Methoden der Hochfrequenz-, der Flüssigkeitsbeatmung und für kombinierte Beatmungstechniken. Aber es fehlen überzeugende große prospektive, randomisierte, kontrollierte Studien bzw. qualitativ hochwertige Metaanalysen, die den Nutzen dieser Verfahren im Vergleich zur eingeführten konventionellen Technik anhand der Senkung von Morbiditätskriterien bzw. der Verbesserung individuell bedeutsamer Langzeitparameter zur geistigen, sensorischen, neurologischen und körperlichen Entwicklung belegen (Tyson 1995; Jobe 1998). Mit der unkritischen Anwendung dieser neuen Methoden sollte man also nach wie vor zurückhaltend sein.

Literatur

Andreasson B, Lindroth M, Svenningsen NW, Jonson B (1988) Effects on respiration of CPAP immediately after extubation in the very preterm infant. Pediatr Pulmonol 4:213–218

Arnold JH, Bower LK, Thompson JE (1995) Respiratory deadspace measurements in neonates with congenital diaphragmatic hernia. Crit Care Med 23:371–375

Arsowa S, Schmalisch G, Wauer RR (1996) Korrelation zwischen endexspiratorischem und kapillärem CO_2 bei beatmeten Früh- und Neugeborenen. Klin Pediatr 209:47–53

Baenzinger O, Jaggi JL, Mueller AC et al. (1994) Cerebral blood flow in preterm infants affected by sex, mechanical ventilation, and intrauterine growth. Pediatr Neurol 11:319–324

Bernstein G, Heldt GP, Mannino FL (1994) Increased and more consistent tidal volumes during synchronized intermittend mandatory ventilation in newborn infants. Am J Respir Crit Care Med 150:1444–1448

Bernstein G, Mannino FL, Heldt GP et al. (1996) Randomized multicenter trial comparing synchronized and conventional intermittend mandatory ventilation in neonates. J Pediatr 128: 453–463

Bhuta T, Henderson-Smart DJ (1997) Elective high fequency oscillatory ventilation versus conventional ventilation in preterm infants with pulmonary dysfunction: systematic review and meta-analysis. Pediatr 100:E6

Bignall S, Dixon P, Quinn C, Kitney R (1997) Monitoring interactions between spontaneous respiration and mechanical inflations in preterm infants. Crit Care Med 25:545–553

Bjorklund LL, Ingimarsson J, Curstedt T, Robertson JJ, Werner O, Vilstrup CT (1997) Manual ventilation with a few larg breaths at birth compromises the therapeutic effect of subsequent surfactant replacement in immature lambs. Pediatr Res 42:348–355

Bose CL, Lawson EE, Greene A, Mentz W, Friedman M (1986) Measurement of cardiopulmonary function in ventilated neonates with RDS using rebreathing methodology Pediatr Res 20: 316–320

Boynton BR, Carlo W, Jobe AH (1994) New therapies for neonatal respiratory failure. Cambridge Univ Press, Cambridge New York Melbourne, pp 192–245

Burri PH (1984) Fetal and postnatal devopment of the lung. Annu Rev Physiol 46:617–628

Carlo WA, Greenough A, Chatburn RL (1994) Advances in conventional mechanical ventilation. In: Boynton BR, Carlo W, Jobe AH (eds) New therapies for neonatal respiratory failure. Cambridge Univ Press, Cambridge New York Melbourne, pp 131–151

Chernick V (1973) Continuous negative chest wall pressure therapy for hyaline membrane disease. Peditatr Clin North Am 20:407–417

Clark RH, Gerstmann DR, Null DM jr et al. (1992) Prospektive randomized comparison of HFO and CMV in RDS. Pediatrics 89:5–11

Clark RH (1994) High frequency ventilation. J Pediatr 124:661–674

Cleary JP, Bernstein G, Mannino FL, Heldt GP (1995) Improved oxygenation during synchronized intermittend mandatory ventilation in neonates with RDS: a randomized, crossover study. J Pediatr 126:407–411

Comroe JH, Forster RE, Dubois AB Briscoe WA, Carlsen E (1962) The lung. Year Book Medical Chicago

Donn SM, Nicks JJ, Becker MA (1994) Flow-synchronized ventilation of preterm infants with respiratory distress syndrome. J Perinatol 14:90–94

Durand DJ, Asselin JM (1998) Physiology of HFV. In: Polin RA, Fox WW (eds) Fetal and neonatal Physiology. Vol 1. Saunders, Philadelphia London Toronto, pp 1212–1219

Dyke MP (1995) Morphine increases synchronous ventilation in preterm infants. J Paediatr Child Health 31:176–179

Elleau C, Galperine RI, Guenard H, Demarquez JL (1993) Helium-oxgen mixture in RDS: A double blind study. J Pediatr 122:132–136

Frank L, Sosenko IRS, Gerdes J (1998) Pathophysiology of lung injury and repair: Special features of immature lung. In: Polin RA, Fox WW (eds) Fetal and neonatal Physiology. Vol 1. Saunders, Philadelphia London Toronto, pp 1175–1188

Gerstmann DR, Minton SD, Stoddart RA et al. (1996) The Povo multicenter early HFOV trial: Improved pulmonary and clinical outcome in RDS. Pediatrics 98:1044–1050

Gittermann MK, Fusch C, Gittermann AR et al. (1997) Early nasal CPAP treatment reduces the need for intubation in VLBW infants. Eur J Pediatr 156:384–388

Greenough A (1995) Oxygen and ventilator therapy. In: Yu VYH (ed) Pulmonary problems in the perinatal period and their sequelae. Clin Pediatr vol 3/1, Bailliere Tindall, London Philadelphia Sydney Tokyo Toronto, pp 49–70

Greenogh A, Gamsu HR, Greenall F (1989) Investigation of effects of paralysis by pancuronium on heart rate, blood pressure and fluid balance. Acta Paed Scand 78:829–834

Greenough A, Milner AD (1987) High frequency ventilation in the neonatal period. Eur J Pediatr 146:446–449

Greenough A, Milner AD (1992) Respiratory support using patient triggered ventilation in neonatal period. Arch Dis Child 67:69–71

Greenough A, Morley CJ, Pool J (1986) Fighting the ventilator – are fast rates an effective alternative to paralysis? Early Human Dev 13:189–194

Greenough A, Wood S, Morley CJ, Davis JA (1984) Pancuronium prevents pneumothoraces in ventilated premature infants who actively exspire against positive pressure ventilation. Lancet I:1–3

Gregory GA (1972) Respiratory care of newborn infants. Pediatr Clin North Am 19:311–324
Gregory GA (1973) Methods of neonatal respiratory assistance. Br J Anaesth 45:806–807
Halliday HL (1998) Which interventions for neonatal respiratory failure are effective? Croat Med J 39:165–170
Harding R (1994) Development of the respiratory system. In: Thorburn GD, Harding R (eds) Textbook of fetal physiology. Oxford Univ Press, Oxford New York Tokyo, pp 140–167
HiFi Study Group (1989) HFOV compared with CMV in treatment of respiratory failure in preterm infants. N Engl J Med 320:88
HiFi Study Group (1993) Randomized study of HFOV in infants with severe RDS. J Pediatr 122: 609–617
Horbar JD, Carpenter JH (1998) Vermont-Oxford Network 1997 Database Summary. Burlington Vermont o5401
Hudson WA (1998) Normal and abnormal structural development of the lung. In: Polin RA, Fox WW (eds) Fetal and neonatal physiology. Vol 1. Saunders, Philadelphia London Toronto, pp 1033–1046
Hummler H, Gerhardt T, Gonzales A et al. (1996) Influence of different methods of synchronized mechanical ventilation on ventilation, gas exchange, patient effort, and blood pressure fluctuations in premature neonates. Pediatr Pulmonol 22:305–313
Jarreau PH, Moriette G, Mussat P et al. (1996) Patient triggered ventilation decreases the work of breathing in neonates. Am J Respir Crit Care Med 153:1176–1181
Jobe AH (1998) Too many unvalidated new therapies to prevent chronic lung disease in preterm infants. J Pediatr 132:200–202
Jobe AH, Ikegami M (1998) Mechanisms initiating lung injury in the preterm. Early Hum Dev 53:81–94
Keszler M, Donn SM, Bucciarelli RL et al. (1991) Multicenter controlled trial comparing HFJV and CMV in newborn infants with pulmonary interstitial emphysema. J Pediatr 119:85–92
Kluckow M, Evans N (1996) Relationship between blod pressure and cardiac output in preterm infants requiring mechanical ventilation. J Pediatr 129:506–512
Leach CL, Fuhrmann BP, Morin FC, Rath MG (1993) Perfluorocarbon-associated gas exchange (partial liquid ventilation) in respiratory distress syndrome: a prospective, randomized, controlled study. Crit Care Med 21:1270–1278
Leach CL, Greenspan JS, Rubenstein SD, Shaffer TH, Wolfson MR, Jackson JC, DeLemos R, Fuhrmann BP (1996) Partial liquid ventilation with perflubron in premature infants with severe respiratory distress syndrome. The Liqui Vent Study Group. N Engl J Med 12; 335(11): 761–767
Leach CL, Greenspan JS, Rubenstein SD (1996) Partial liquid ventilation with perflubron in premature infants with severe respiratory distess syndrom. N Engl J Med 335:761–767
Leach CL, Fuhrman BP, Morin FC, Rath MG (1993) Perfluorocarbon-associated gas exchange (partial liquid ventilation) in respiratory distress syndrome: A prospective, randomized, controlled study. Crit Care Med 21:1270–1278
Levine S, Levy S, Henson D (1990) Negative pressure ventilation. Crit Care Med 6:505–531
Lundstrom KE (1996) Initial treatment of preterm infants – CPAP or ventilation? Eur J Pediatr 155:S25–S29
Mammel MC, Boros SJ (1996) High frequency ventilation. In: Goldsmith JP, Karotkin EH (eds) Assisted ventilation of the neonate. Saunders, Philadelphia London, pp 199–228
McGettig et al. (1998) New ways to ventilate newborns in acute respiratory failure. Pediat Clin North Am 45:475–509
Millet V, Lacrose V, Bartoli JM et al. (1997) Pression positive continue precoce en salle de travail. Arch Pediatr 4:15–20
Nikischin W, Gerhardt T, Everett R et al. (1996) Patient triggered ventilation: a comparison of tidal volume and chestwall and abdominal motion as trigger signals. Pediatr Pulmonol 22:28–34
Nilsson B, Grossmann G, Robertson B (1980) Artificial ventilation of premature newborn rabbits: effects of positive end-expiratory pressure on lung mechanics and lung morphology. Acta Pediatr Scand 69:597–602
Ogawa Y, Miyasaka K, Kawano T et al. (1993) A multicenter randomized trial of HFOV as compared with CMV in preterm infants with respiratory failure. Early Hum Dev 32:1–8

Parker JC, Hernandez LA, Peevy KJ (1993) Mechanisms of ventilator induced lung injury. Crit Care Med 21:131–143
Pohlandt F, Saule H, Schröder H et al. (1992) Decreased incidence of extra-alveolar air leakage or death prior to air leakage in high versus low rate positive pressure ventilation: results of a randomised seven centre trial in premature infants. Eur J Pediatr 151:904–909
Rennie JM, South M, Morley CJ (1987) Cerebral blood flow velocity variability in infants receiving assisted ventilation. Arch Dis Child 62:1247–1251
Rettwitz-Volk W, Veldman A, Roth B et al. (1998) A prospective randomized multicenter trial of HFOV compared with CMV in preterm infants with RDS receiving surfactant. J Pediatr 132:200–202
Reynolds EOR (1974) Pressure waveform and ventilator settings for mechanical ventilation in severe hyaline membrane disease. Int Anesthesiol Clin 12:259–280
Samuels MP, Raine J, Wringht T (1996) Continuous negative extrathoracic pressure in neonatal respiratory failure. Pediatrics 98:1154–164
Sandberg, K, Edberg WE, Benton W, Silberberg A, Sladek M, Sundell HW (1991) Surfactant improves gas mixing and alveolar ventilation in preterm lambs. Pediatr Res 30:181–189
Saugstadt OD (1998) Chronic lung disease: the role of oxydative stress. Biol Neonat 74 [Suppl 1]: 21–28
Schmalisch G, Wauer RR, Beier E, Weiland C (1983) Möglichkeiten und Grenzen der quantitativen Impedanzrespirografie mit dem Apnocard 2 bei Neugeborenen. Pädiatr Grenzg 22:389–400
Schmalisch G, Wauer RR (1990) Die grundlegenden atemmechanischen Vorgänge bei der druckbegrenzten Beatmung von Neugeborenen. Kinderärztl Prax 58:653–661
Schmalisch G, Wauer RR (1995) Dimensionierung des Hintergrundflows bei der Ventilationsmessung von Neugeborenen und Säuglingen mittels Flow-Through-Technik. Pneumologie 49:461–465
Schmalisch G, Wauer RR (1997) Methoden der Atemfunktionsdiagnostik bei Neugeborenen mit Surfactantmangel. In: Wauer RR (Hrsg) Surfactanttherapie. Thieme, Stuttgart New York, S 34–52
Schulze A, Schaller P, Gerhardt B, Mädler HJ, Gmyrek D (1990) An infant ventilator technique for resistive unloading during spontaneous breathing. Results in a rabbit model of airway obstruction. Pediatr Res 28:79–82
Schulze A, Schaller P (1997) Assisted mechanical ventilation using resistive and elastic unloading. Semin Neonatol 2:105–114
Sedin G (1974) Positive pressure ventilation at moderately high frequency in newborn infants with IRDS. Acta Anaesthesiol Scand 30: 515–520
Sedin G, Jonzon A (1991) New ventilatory techniques in the treatment of newborn infants. J Perinat Med 19(Suppl 1):176–182
Shaffer TH, Wolfson MR (1994) Liquid Ventilation. In: Polin AR, Fox WW (eds) Fetal and neonatal physiology. Saunders, Philadelphia London Toronto, pp 1219–1242
Tyson JE (1995) Use of unproven therapies in clinical practice and research: how can we better serve our patients and their families? Semin Perinatol 19:98–111
Wauer RR (1997) Surfactanttherapie. Thieme, Stuttgart New York, S 2–20
Wauer RR, Maurer T, Novotny T, Schmalisch G (1997) Continuous negative extrathoracic pressure (CNP) for treatment in infants with chronic respiratory insufficiency in infants. Eur Respir J 9:299 s
Wenzel U, Wauer RR, Wagner M, Schmalisch G (1999) In-vitro and in-vivo assessment of a new equipment for the single breath CO_2 analysis in neonates. Br J Anaesth 83:503–510
Wiswell TE, Graziani LT, Kornhauser MS et al.(1996) HFJV in the early management of RDS is associated with a greater risk for adverse outcomes. Pediatrics 98:1035–1042

Liste der verwendeten Abkürzungen

BPD	Bronchopulmonale Dysplasie
C	Compliance
CI	Konfidenzintervall
CMV	Konventionelle mechanische Beatmungstechniken
CNP	Kontinuierlicher negativer Druck auf die Brustwand
C_P	Pulmonale Compliance
CPAP	Kontinuierlicher positiver Atemwegsdruck
F, f	Atemfrequenz
F_IO_2	Inspiratorische Sauerstofffraktion, „fraction of inspired oxygen"
FPF	Fetale pulmonale Flüssigkeit
FRC	Funktionelle Residualkapazität
GWE	Gaswechseleinheiten
HFFI	„high frequency flow interrupter", Methode der HFV
HFJV	„high frequency jet ventilation", Methode der HFV
HFOV	„high frequency oscillation ventilation", Hochfrequenzoszillation
HFV	Hochfrequente Beatmung
Hz	Hertz (1 Hz = 60 Zyklen min^{-1})
IMV	Intermittierende Überdruckbeatmung
IPPV	Überdruckbeatmung
IRDS	Infant respiratory distress syndrome
IVH	Intraventikuläre Hämorrhagie
MAS	Mekonium-Aspirationsyndrom
MAP	Mittlerer Atemwegsdruck
NEC	Nekrotisierende Enterocolitis
NPV	Intermittierende Unterdruckbeatmung
p_aCO_2	Arterielle Kohlendioxidspannung
p_aO_2	Arterielle Sauerstoffspannung
PCW	Postkonzeptionelle Wochen
PDA	Persistierender Ductus arteriosus
PEEP	Positiver endexspiratorischer Atemwegsdruck
PIP, PI	Positiver Inspirationsdruck, Beatmungsdruck
P_{mean}	Mittlerer Atemwegsdruck
PPV	Überdruckbeatmung
PTV	Beatmungstriggerung durch den Patienten
PVL	Periventrikuläre Leukomalazie
Q′	Perfusion
R	Resistance
R_{aw}	Atemwegswiderstand
ROP	Retinopathia praematurorum
R_P	Pulmonale Resistance
SIPPV	Synchonisierte Überdruckbeatmung
SSW	Schwangerschaftswochen
T	Dauer des Beatmungszyklus
τ	(griech. Tau) Pulmonale Zeitkonstante

T_{EX}	Exspirationszeit
T_{IN}	Inspirationszeit
V'_A	Alveoläre Ventilation
V'_D	Totraumventilation
$V_{D,alv}$	Alveolärer Totraum
$V_{D,anat}$	Anatomischer Totraum
V_D/V_T	Anteil des Totraumvolumens am Atemzugvolumen
V'_E	Exspiratorische Atemzeitvolumen
VLBW	Sehr niedriges Geburtsgewicht (< 1500 g)
V_T	Atemzugvolumen
WS	Wassersäule

20 Die Problematik des Ductus arteriosus beim Frühgeborenen

W. Kienast, M. Uhlemann, G. Bartolomaeus

20.1 Einleitung

Mit der Geburt eines Kindes ist eine Kreislaufumstellung verbunden, bei der ein wesentliches Element der Verschluß des Ductus arteriosus ist. Dieser erfolgt durch zwei unabhängige Mechanismen: die direkte Einwirkung der ansteigenden Sauerstoffkonzentration des Blutes auf das Ductusgewebe und der Abfall von Hormonen und lokalen Mediatoren (Prostaglandin E_2, Prostazyklin u.a.) und damit ein Entzug der aktiven Relaxation.

Beim Frühgeborenen ist der Ductusverschluß häufig verzögert bzw. bleibt aus. Das Problem nimmt mit abnehmender Reife des Kindes zu. Aufgrund der ansteigenden Druckdifferenz zwischen Pulmonal- und Systemkreislauf führt der persistierende Ductus zu einem Links-rechts-Shunt mit einer Volumen- und Druckbelastung des Herzens und des Pulmonalkreislaufs mit entsprechenden kardiorespiratorischen Problemen. Gleichzeitig führt ein großer Ductus zu einem ausgeprägten Abstrom von Blut aus dem Systemkreislauf und Minderperfusion peripherer Organe. So gibt es kaum ein Organsystem, das nicht durch die pathologische Haemodynamik betroffen ist. Dies hat seit den 70er Jahren zunehmend dazu geführt, sich mit dieser Problematik intensiv auseinanderzusetzen.

20.2 Prävalenz, Ätiologie und Pathogenese

Folgende Gründe werden für den ausbleibenden Ductusverschluß beim Frühgeborenen angegeben:

- Mangel an glatter Muskulatur in der Ductuswand. Diese nimmt mit der Reife des Kindes zu.
- Verminderte Sensitivität des Ductusgewebes auf die Sauerstoffkonzentration des Blutes.
- Erhöhter Gehalt an dilatierenden Mediatoren beim Frühgeborenen (Prostaglandin E_2, Prostazyklin u. a.) besonders bei gestörter Lungenfunktion.

Mangel an glatter Muskulatur in der Ductuswand

Deshalb ist die Prävalenz eines symptomatischen Ductus arteriosus persistens vom Gestationsalter bzw. Geburtsgewicht des Kindes abhängig (Tabelle 20.1).

Der menschliche Ductus verschließt sich, anders als bei manchen Tierarten, nicht unmittelbar nach der Geburt. Für einige Stunden wird noch ein Rechts-Links-Shunt wie vor der Geburt beobachtet. Mit Abnahme der pulmonalen Resistenz wandelt sich die Shuntrichtung. Bis zum kompletten funktionellen Verschluß wird ein Links-Rechts-Shunt registriert. Bei der zunehmenden Konstriktion des Ductus erhöht sich die Blutflußgeschwindigkeit; es kommt zu Turbulenzen. Klinisch wird dieses Phänomen bei einem Drittel aller Neugeborenen in den ersten Lebensstunden als Geräusch wahrnehmbar. Nach dopplersonographischen Befunden kommt es bei etwa der Hälfte aller reifen Neugeborenen nach 18 h und bei nahezu 100% erst mit 48 h zum kompletten Ductusverschluß (Gentile et al. 1981). Die Anordnung der glatten Muskelfasern im Ductus ist spiralig. Bei der Kontraktion kommt es zur Einengung und Verkürzung des Ductus. An dem Verschluß beteiligt sich auch die Intima, die prominente Kissen bildet. Nach der Beendigung des Blutflusses im Ductus kommt es zu Nekrosen der Intima und Media, was zu Organisation und Fibrose und zum permanenten anatomischen Verschluß bei reifen Neugeborenen im Alter von 2 bis 3 Wochen führt (Brook u. Heymann 1995).

Anstieg der Sauerstoffkonzentration des Blutes

Der wichtigste kontraktile Reiz zum Ductusverschluß wird dem Anstieg der Sauerstoffkonzentration des Blutes unmittelbar zugestanden. Feten zwischen 12–24 Gestations-

Tabelle 20.1. Häufigkeit eines hämodynamisch wirksamen Ductus arteriosus persistens unter 287 Frühgeborenen in einem Zeitraum von 70 Monaten in Abhängigkeit vom Geburtsgewicht (Kinder- und Jugendklinik der Universität Rostock)

Geburtsgewicht [g]	Frühgeborene insgesamt (n)	Frühgeborene mit Ductussymptomatik (n) [%]
< 1000	39	11 (28)
1000–1500	77	15 (19,5)
> 1500	171	9 (5)

wochen fehlt die sauerstoffbedingte Kontraktionsfähigkeit des Ductus (McMurphy u. Boreus 1971). Bei Frühgeborenen muß in Analogie zu zahlreichen Befunden in Tierversuchen angenommen werden, daß eine Abhängigkeit der Reaktion der Ductuswand auf die Sauerstoffkonzentration des Blutes vom Gestationsalter besteht. Ob diese Sauerstoffwirkung direkt oder über Mediatoren erfolgt, ist gegenwärtig noch nicht sicher entschieden. Sowohl adrenerge als auch cholinerge Mechanismen sind ab etwa der 20. Schwangerschaftswoche/SSW im Ductus nachweisbar. Auch Bradykinin wirkt in ähnlicher Weise, es erhöht die Reaktion des Ductus auf Sauerstoff, ist aber unabhängig vom Gestationsalter (Brook u. Heymann 1995).

Prostaglandin E_2 und Prostazyklin

Einer weiteren Gruppe von Mediatoren, dem Prostaglandin E_2 und dem Prostazyklin, kommt eine wesentliche Bedeutung bei der Modulation des Ductus zu. Es kann als gesichert gelten, daß der Ductus intrauterin neben einer verminderten Sauerstoffspannung durch einen erhöhten Prostaglandin-E_2-Spiegel im Blut des Fetus offengehalten wird. Nach der Geburt trägt der Abbau des Prostaglandin E_2 durch den Entzug der aktiven Relaxation zum Ductusverschluß wesentlich mit bei.

Sowohl bei Neugeborenen mit Lungenerkrankungen, als auch bei Frühgeborenen wurden erhöhte Prostaglandin-E_2-Plasmaspiegel beobachtet, die mit einer höheren Rate der Ductuspersistenz einhergingen (Clyman et al. 1995; Lucas u. Mitchell 1978). Sowohl Mitchell (1978) als auch Friedman u. Demers (1978) fanden bei Frühgeborenen mit Atemnotsyndrom, im Vergleich zu Kontrollen, signifikant erhöhte Prostaglandin-E_2-Plasmaspiegel. Dies wird sowohl einer erhöhten Produktion, als auch einer verminderten Clearance zugeschrieben (Clyman 1980).

20.3 Das klinische Problem des persistierenden Ductus arteriosus beim Frühgeborenen

Aus den bereits genannten Gründen wird ersichtlich, daß bei Frühgeborenen der Ductusverschluß häufig verzögert erfolgt und dabei eine Abhängigkeit von der Reife als auch vom Auftreten von Atemstörungen besteht. Besonders bei schweren Fällen des Atemnotsyndroms, wie es sich bei sehr unreifen Frühgeborenen findet, ist die Prävalenz der Ductuspersistenz hoch. Gleichzeitig wurde gezeigt, daß beatmete Kinder mit einem Geburtsgewicht < 1500 g, bei denen ein Ductusverschluß nachgewiesen werden konnte, früher extubiert werden konnten als Kinder, bei denen der Ductus offen blieb. Außerdem haben Frühgeborene ohne einen persistierenden Ductus eine höhere Überlebensrate und eine geringere Häufigkeit der bronchopulmonalen Dysplasie.

Diese Befunde wurden bestätigt durch Dudell u. Gersony (1984): Frühgeborene mit einem Geburtsgewicht < 1500 g wurden 11 Tage lang beatmet, wenn eine Ductuspersistenz bestand. Ohne diese betrug die Beatmungsdauer nur 3 Tage. Die Inzidenz der bronchopulmonalen Dysplasien betrug 68% im Vergleich zu 22% ohne Ductusnachweis, die Letalität 22% gegenüber nur 2%.

Die klinische Symptomatik ist abhängig vom Grad der Unreife von Herz und Lunge des Frühgeborenen. Die herabgesetzte Kontraktilität des immaturen Myokards bewirkt eine geringere Dehnbarkeit und ein vermindertes kontraktiles Verhalten. Zusätzlich wird die Pumpleistung durch eine verminderte sympathische Innervation beeinträchtigt. Dadurch kann eine Links-Rechts-Shuntsituation infolge des persistierenden Ductus nicht durch ein ausreichendes Herzminutenvolumen kompensiert werden. Es kommt zu einer Umverteilung des Blutflusses:

- In der Aorta ascendens findet sich ein gesteigerter Flow.
- In der Aorta descendens entsteht ein verminderter Fluß mit Störung der Perfusion der entsprechenden Organgebiete und Neigung zur metabolischen Azidose.
- Der Blutfluß in die Lunge ist vermehrt und potenziert die respiratorischen Probleme des Frühgeborenen.

Diese Umverteilung des Blutflusses kommt sogar bei kleineren Shuntvolumina vor (Clyman 1980). So sind die Symptome des persistierenden Ductus arteriosus sehr vielgestaltig und können sehr unterschiedliche Organe betreffen.

In Abhängigkeit vom Reifegrad des Kindes finden sich 3 unterschiedliche Muster der klinischen Symptomatik, die in den folgenden Kapiteln beschrieben werden.

20.3.1 Ductus arteriosus persistens mit geringem Atemnotsyndrom

Diese Verlaufsform findet sich v. a. bei Kindern mit Geburtsgewichten >1500 g und bei Kindern mit vorhergehender Steroidtherapie der Mutter zur Lungenreifeinduktion. 1 bis 3 Tage nach der Geburt wird zunächst ein systolisches Geräusch im Pulmonalfokus registriert. Bei Zunahme des Shunts wird das Geräusch lauter und länger und reicht bis in die Diastole. Das klassische „Maschinengeräusch" ist jedoch meist nicht nachweisbar. Gleichzeitig findet man ein hyperaktives Präkordium, die peripheren Pulse werden verstärkt tastbar bis zu einem typischen Pulsus celer et altus. Beim großen Shuntvolumen bilden sich die Zeichen der Linksherzinsuffizienz aus:

- Tachykardie,
- Tachypnoe,
- Zeichen des Lungenödems mit Anstieg des pCO_2,
- Lebervergrößerung und
- Apnoen mit Episoden von Bradykardien.

Das EKG zeigt meist keine charakteristischen Veränderungen. Im Röntgenbild ist eine Vergrößerung von linkem Vorhof und linkem Ventrikel und eine vermehrte pulmonale Gefäßzeichnung erkennbar. Echokardiographisch können der persistierende Ductus bestätigt und Herzfehler mit ähnlicher Symptomatik ausgeschlossen werden. Gleichzeitig kann durch die 2dimensionale Echokardiographie das Ausmaß des Links-Rechts-Shunts durch Vergrößerung von linkem Vorhof und linkem Ventrikel und mit der Dopplertechnik der Fluß in den Pulmonalarterien und in der deszendierenden Aorta dargestellt werden. Viele Kinder dieser Gruppe entwickeln keine so schweren Zeichen der Linksherzinsuffizienz und können mit einer spezifischen medikamentösen Therapie zum Ductusverschluß behandelt werden. Gleichzeitig erfolgt die konventionelle Therapie der Herzinsuffizienz sowie der Erhaltung des Haematokritwertes über 45% (s. unten). Sehr selten besteht eine therapierefraktäre Herzinsuffizienz und es muß der chirurgische Ductusverschluß vorgenommen werden (Brook u. Heymann 1995).

Sind bei mildem Verlauf keine Maßnahmen erforderlich, verschließt sich der Ductus meist spontan im Verlauf von 2 bis 3 Monaten nach der Geburt.

20.3.2 Symptomatischer Ductus arteriosus persistens nach initialem Atemnotsyndrom

Diese Gruppe stellt die häufigste mit einer Ductussymptomatik dar. Es handelt sich vorzugsweise um Kinder mit einem Geburtsgewicht zwischen 1000 und 1500 g. Einige Stunden nach der Geburt entwickelt sich das Atemnotsyndrom und im Rahmen der Besserung nach 3 bis 4 Tagen werden erste klinische Zeichen des Links-rechts-Shunt durch die Ductuspersistenz erkennbar. Zu dieser Zeit erfolgt meist eine Steigerung der Flüssigkeitszufuhr, um die Kinder adäquat mit Kalorien zu versorgen. Pathogenetisch muß hier angenommen werden, daß z.Z. der Lungenerkrankung ein Anstieg der pulmonalvaskulären Resistenz den duktalen Links-rechts-Shunt verhindert hat. Nach Besserung der Lungenerkrankung wird der Anstieg der Oxygenierung bei einigen Kindern den Ductus verschließen. Aufgrund der Unreife ist jedoch bei vielen Kindern die konstriktive Reaktion des Ductus vermindert. Während der Zeit der Beatmung oder der CPAP[1]-Unterstützung sind die Zeichen des duktalen Links-rechts-Shunts nur sehr schwer zu erheben. Insbesondere kann das Shuntgeräusch nicht hörbar sein bis die Beatmung/CPAP beendet wird. Wegen der Unreife können Zeichen der Herzinsuffizienz bereits bei geringem Shunt auftreten. Neben der gesteigerten präkordialen Aktivität sind die erhöhte Herzfrequenz und der Pulsus celer et altus frühe klinische Symptome. Im Rahmen des Blutdruckmonitoring fällt die ansteigende Blutdruckamplitude mit Verminderung des diastolischen Drucks als ein wichtiges Zeichen des zunehmenden Links-rechts-Shunts auf. Zum Teil werden feinblasige Rasselgeräusche als Ausdruck der Lungenüberperfusion registriert. Außerdem werden Apnoen mit Bradykardien verzeichnet. In der Regel ist die Verschlechterung der ventilatorischen Situation dieser Kinder bei Besserung des Atemnotsyndroms ein häufiges Symptom der zunehmenden Bedeutung des Ductus arteriosus. Differentialdiagnostisch sind eine rezidivierende Lungenerkrankung, ein Pneumothorax oder auch eine Sepsis auszuschließen. Das EKG ist wiederum von geringer Aussage. Der Röntgenthoraxbefund zeigt die Parenchymveränderung der Lunge durch das Atemnotsyndrom und die gesteigerte Lungengefäßzeichnung. Eine Unterscheidung kann schwierig sein. Die Kardiomegalie ist variabel, besonders bei beatmeten Kindern. Ein vergrößertes Herz ist aber in der Regel ein Indiz für einen großen Shunt. Die Differenzierung erfolgt hier mit der Echokardiographie.

Je unreifer die Kinder sind, desto stärker werden die Zeichen der Umverteilung des Blutflusses zu ungunsten der unteren Körperhälfte relevant: Die verminderte Perfusion des Gastrointestinaltraktes wird durch ein aufgetriebenes Abdomen mit verminderter Peristaltik, im schweren Fall mit Zeichen der nekrotisierenden

[1] CPAP: Kontinuierlicher positiver Atemwegsdruck.

Enterokolitis und die verminderte Nierenperfusion durch abnehmende Urinproduktion erkennbar. Die frühzeitige Anwendung der Dopplersonographie, die diese Symptomatik nichtinvasiv und frühzeitig erkennbar macht, ermöglicht ein aggressiveres Management und die Vermeidung des Vollbildes des möglicherweise deletären natürlichen Verlaufes (s. unten).

20.3.3 Persistierender Ductus arteriosus in Verbindung mit einer Lungenerkrankung

Bei diesen Kindern liegt in der Regel ein schweres Atemnotsyndrom seit der Geburt vor. Viele Kinder haben ein Gewicht <1000 g mit einer hohen Ductuspersistenz von über 80%. Nur wenige dieser Kinder zeigen keine klinischen Zeichen eines duktalen Links-rechts-Shunts.

Aufgrund des großen Ductus, der den Durchmesser der Aorta descendens erreichen kann, muß es nicht zu einem Herzgeräusch kommen. Es handelt sich um einen sog. „silent"-Ductus. In der Regel bleibt eine Besserung des respiratorischen Status aus. Die Kinder reagieren sehr empfindlich auf eine Steigerung des Flüssigkeitsangebotes. Sie bleiben entweder von der Beatmung oder von CPAP abhängig, oder zeigen eine Verschlechterung der Parameter durch ansteigende Druckwerte bzw. Erhöhung von Frequenz und Sauerstoffkonzentration. Der arterielle pCO_2 steigt an. Verstärkte präkordiale Aktivität und der Pulsus celer et altus bei großer Blutdruckamplitude machen die Entwicklung des Links-rechts-Shunts offensichtlich. Wenn ein Herzgeräusch hörbar wird, dann ist es meist nur systolisch, außerdem werden Galopprhythmen registriert. Im EKG können bei diesen schweren Formen Zeichen der subendokardialen Ischämie mit ST-Streckensenkungen linkspräkordial auftreten. Die Röntgenaufnahme ist wiederum durch die Überlagerung mit der Lungenerkrankung weniger aussagefähig. Wichtig ist die Echokardiographie, die charakteristische Veränderungen v.a. in der Dopplersonographie schon vor den klinischen Zeichen erkennen läßt.

20.4 Diagnose und Differentialdiagnose

Frühgeborene mit einem Geburtsgewicht <1500 g, die die oben genannten klinischen Zeichen eines Links-Rechts-Shunts haben, sind mit großer Wahrscheinlichkeit suspekt auf die Persistenz eines Ductus arteriosus. Die klinischen Zeichen wurden im vorhergehenden Kapitel aufgeführt. Als zusätzliche diagnostische Maßnahme hat sich die Beurteilung des *Abdomens* hinsichtlich der Auswirkungen der Minderperfusion mit Größenzunahme und verminderter Peristaltik bewährt. Finden sich entsprechende Zeichen, sollte zusätzlich nach Blut im Stuhl bzw. im Magenaspirat gesucht werden, um den Beginn einer haemorrhagischen Enterokolitis zu erfassen.

Urinausscheidung und Laborwerte. Bei größerem Links-rechts-Shunt und kardialer Belastung fehlt auch nie eine vergrößerte Leber. Ein Nachlassen der Urinausscheidung unter 1 ml/kg/h ist auf eine eingeschränkte renale Perfusion suspekt. Unter den apparativ diagnostischen Parametern und Laborwerten sollten eine erhöhte Blutdruckamplitude mit Abfall des diastolischen Blutdruckes und ein Anstieg des CO_2-Partialdrucks bei der Blutgasbestimmung beachtet werden. Da die Reagibilität des Ductus nicht nur auf die meßbare Sauerstoffspannung bzw. -sättigung im Blut, sondern auch auf die Anzahl der Sauerstoffträger nachgewiesen ist, sollte ein Haematokrit von 45% nicht unterschritten werden. Hinsichtlich der labordiagnostischen Bestimmung einer möglichen Niereninsuffizienz hat sich die Beurteilung des Kreatininwertes im Serum bewährt. Dieser Parameter, wie auch die Zahl der Thrombozyten, sind als Voraussetzung für den medikamentösen Ductusverschluß zu fordern (s. unten).

Echokardiographische Diagnostik. Wie bereits erwähnt, kommt der echokardiographischen Diagnostik das Primat bei der Beurteilung des Ductus arteriosus persistens zu. Damit können auch angeborene Herzfehler mit einer ähnlichen Symptomatik wie ein Truncus arteriosus communis und ein aortopulmonales Fenster ausgeschlossen werden. Hinsichtlich der weiteren Therapie ist wichtig, ob ein Rechtsaortenbogen vorliegt bzw. ob ein ductusabhängiges Vitium wie eine Pulmonalatresie vorhanden ist. Bei letzterer ist ein Ductusverschluß kontraindiziert.

Bei der echokardiographischen Untersuchung wurde früher auf das Verhältnis vom linken Vorhof zur Aorta großer Wert gelegt. Ein Quotient über 1,2 galt als Zeichen eines signifikanten Links-rechts-Shunts. Heute erlaubt die 2dimensionale Echokardiographie mit hochauflösenden Schallköpfen eine exaktere Bestimmung der Größe von linkem Ventrikel und linkem Vorhof. Die direkte Darstellung des Ductus ist meist möglich und bestätigt die Diagnose. Mittels der gepulsten/pw, kontinuierlichen/cw und farbkodierten Dopplersonographie kann man den Fluß durch den persistierenden Ductus direkt darstellen, das Flußprofil im Pulmonaltruncus und in den zentralen Pulmonalarterien sowie in den Pulmonalvenen ermitteln und bei bekanntem Blutdruck den Pulmonalarteriendruck abschätzen.

Dopplersonographie. Besondere Bedeutung kommt der gepulsten Dopplersonographie der Nierenarterien zu. Sie kann offenbar in besonderer Weise und frühzeitig vor dem Auftreten entsprechender klinischer Zeichen die gestörte Haemodynamik sichtbar machen (Bömelburg u. Jorch 1989; Shimada et al. 1994). Normalerweise besteht bei der Niere, wie bei anderen Organen mit niedrigem peripheren Widerstand, ein systolisch-diastolischer Vorwärtsfluß. Dabei leistet die diastolische Komponente einen bedeutenden Beitrag für die Gesamtperfusion des Organs. Aus dem Verhältnis der maximalen Geschwindigkeit/Vs und der enddiastolischen Flußgeschwindigkeit/Ved wird der Resistanceindex nach Pourcelot berechnet. Dieser beträgt im Mittel 0,75 (Abb. 20.1a).

Liegt ein haemodynamisch wirksamer Ductus arteriosus persistens vor, lassen sich mit der gepulsten Dopplersonographie typische Veränderungen nachweisen (Abb. 20.1b): der systolische Stealeffekt wird durch ein erhöhtes Herzzeitvolumen kompensiert. Das führt zu einem erhöhten systolischen Blutdruck und zu einer erhöhten systolischen Strömungsgeschwindigkeit. Die endsystolische Geschwindigkeit ist deutlich erniedrigt, aufgehoben oder auch umgekehrt. Aus diesen Veränderungen resultiert ein erhöhter Resistanceindex, der bei negativem diastolischen Fluß über 1 wird.

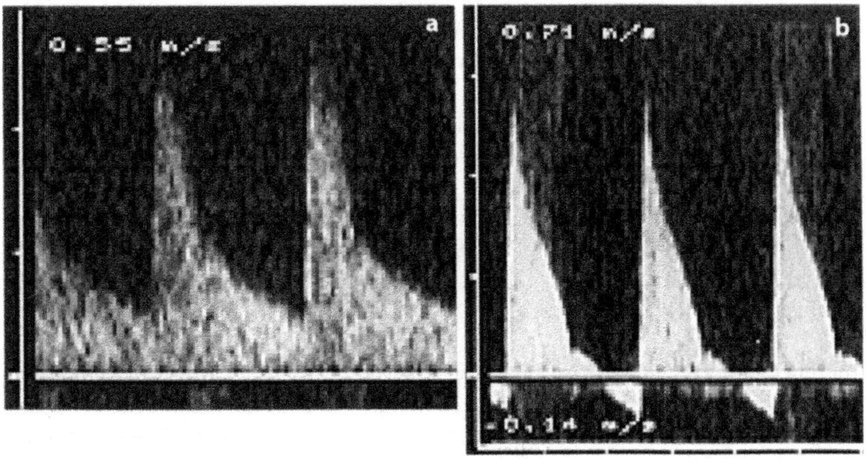

Abb. 20.1 a, b. Dopplerflußkurven in der rechten Nierenarterie bei Frühgeborenen. **a** Normalbefund RI = 0,76. **b** Bei hämodynamisch wirksamem Ductus arteriosus persistens RI > 1,0 (s. Text)

Elektrokardiogramm und Röntgenaufnahme. Weitere diagnostische Maßnahmen sind, wie bereits erwähnt, das Elektrokardiogramm, wobei in vereinzelten Fällen linkspräkordiale subendokardiale Ischämien sichtbar werden. Erst bei länger anhaltender Belastung sind Zeichen der Vergrößerung des linken Vorhofs und linken Ventrikels erkennbar. Bei der Röntgenaufnahme des Thorax ist eine Herzvergrößerung bei entsprechender Symptomatik mit der Shuntgröße korreliert und die Lungengefäßzeichnung ist vermehrt. Die Beurteilung der Lungenstruktur bzw. zusätzlicher Veränderungen dient der Einschätzung der Schwere der Veränderungen des Lungenparenchyms.

Sonographie des Schädels. Schließlich kann die Sonographie des Schädels durch die offene Fontanelle verschiedene Zeichen darstellen:

- Hirnblutung,
- Periventrikuläre Leukomalazie,
- mittels der gepulsten Dopplersonographie auch entsprechende Flußveränderungen in den Hirnarterien, die aber offenbar später als in den Nierenarterien sichtbar werden.

20.5 Therapie

Haematokrit. Eine wichtige allgemeine Maßnahme in der Behandlung frühgeborener Kinder mit persistierendem Ductus ist die Aufrechterhaltung eines entsprechenden Haematokrits. Eine Reduktion der Sauerstoffträger erfordert einen erhöhten „cardiac output", um die periphere Oxygenierung zu erhalten. Bei einem duktalen Links-rechts-Shunt und bereits gestörtem Myokard kann eine Anämie die Herzfunktion weiter beeinträchtigen. Zusätzlich kann auch die Ischämie anderer Organe bei niedrigem Haemoglobin verstärkt werden. Häufige Laborkontrollen bei kranken

Frühgeborenen senken den Haematokrit/Hk. Deswegen sollte ein besonderes Augenmerk der Erhaltung eines Hk über 45 % gelten.

Volumenüberlastung. Bei der Gewährleistung des Elektrolyt-, Glukose- und kalorischen Bedarfs ist eine Volumenüberlastung möglich, die eine Verstärkung des Linksherzversagens bedeuten kann. Deshalb ist auch eine Volumenrestriktion zu beachten. Die übrigen Medikamente zur Behandlung der Herzinsuffizienz haben entsprechende Nebenwirkungen, Digitalis ist potentiell toxisch und Furesis kann die Prostaglandinsynthese stimulieren. Deshalb kommt der Primärbehandlung des persistierenden Ductus eine große Bedeutung zu.

Indometacin. Die orale, i.m. oder i.v. Anwendung des Zyklooxygenaseinhibitors Indometacin verschließt den Ductus bei einer großen Zahl der behandelten Patienten (Heymann et al. 1976). Der Effekt ist wahrscheinlich größer, wenn die Behandlung in den ersten 10 Lebenstagen und bei unreiferen Kindern erfolgt. Ursprünglich wurde Indometacin erst gegeben, wenn die übrigen therapeutischen Maßnahmen fehlschlugen. Das ist heute nicht mehr gerechtfertigt. Die Dosis ist variabel, meist wird eine initiale Dosis von 0,2 mg/kg über eine Sonde oral oder i.v. verabfolgt. Die weiteren Dosen hängen v.a. vom Alter der initialen Behandlung ab. Erfolgt diese in den ersten 48 h, sollten die folgenden 2 Dosen 0,1 mg/kg betragen:

- nach 2 bis 7 Tagen 0,2 mg/kg und
- über 7 Tage 0,25 mg/kg (Brook u. Heymann 1995).

Insgesamt werden 3 Dosen in 12 bis 24stündigen Abständen in Abhängigkeit von der Urinproduktion gegeben. Geht diese zurück, sollte die nächstfolgende Dosierung verzögert werden. Treten wiederum klinische Erscheinungen eines Links-rechts-Shunts nach initialer Besserung auf, können weitere Dosen angeschlossen werden. Indometacin sollte unter folgenden Bedingungen nicht gegeben werden:

- wenn eine renale Dysfunktion mit Serumkreatininwerten über 1,6 mg/dl zu vermuten ist,
- bei Blutungen,
- im Kreislaufschock,
- bei nekrotisierender Enterokolitis,
- bei manifesten Gerinnungsstörungen,
- bei einer Thrombozytopenie unter 60000/μl.

Nach Leititis et al. (1987) bewirkt eine kurzfristige Volumenexpansion mit 7 ml/kg/h vor der ersten Indometacingabe einen protektiven Effekt auf die Nierenfunktion.

Eine prophylaktische Behandlung hat sich nicht bewährt, weil auch Kinder < 1000 g keine Zeichen eines persistierenden Ductus haben können und dann unnötig behandelt würden.

Chirurgische Ligatur. Ist 48–72 h nach adäquater medikamentöser Behandlung kein Effekt zu erkennen, sollte die chirurgische Ligatur erfolgen. Trotz eines gewissen Risikos der Rekanalisation wird der Ligatur vor der Durchtrennung der Vorzug gegeben werden, da das Gewebe bei den unreifen Kindern sehr fragil ist.

20.6 Eigene Ergebnisse

In einem Zeitraum vom 01.01.1992 bis 30.09.1996 wurden in der Kinder- und Jugendklinik der Universität Rostock 287 Frühgeborene behandelt. Die Verteilung nach Geburtsgewicht und Prävalenz von Kindern mit symptomatischem Ductus arteriosus werden in der Tabelle 20.1 ausgewiesen. Das Geschlechterverhältnis war mit 18 Jungen und 17 Mädchen ausgeglichen. Aus personaltechnischen Gründen erfolgte die Erfassung der Kinder überwiegend entsprechend der klinischen Symptomatik. In der Regel setzte diese am 5.–6. Lebenstag ein, frühestens am 3., spätestens am 20. Lebenstag. Im Vordergrund standen dabei

- das Herzgeräusch,
- ein Pulsus celer et altus,
- eine abdominelle Distension,
- Zeichen der Herzinsuffizienz,
- eine Verschlechterung der pulmonalen Situation.

Bei weniger gravierender Symptomatik wurden nach echokardiographischem Nachweis mit Fehlen einer Perfusionsminderung in der unteren Körperhälfte konservative Maßnahmen mit Flüssigkeitsrestriktion und ggf. Durchführung einer Transfusion zur Anhebung des Hämatokrits angewandt. Ein Spontanverschluß wurde dabei in 5 Fällen beobachtet. Diese Kinder waren mit einem mittleren Geburtsgewicht von ca. 1500 g schwerer als die übrigen Frühgeborenen. Die Beatmungsdauer war entsprechend kürzer. 23 von insgesamt 35 Kindern wurden mit Indometacin behandelt. Die erste Dosis erfolgte am 4.–21. Lebenstag, im Mittel bei 8,9 Tagen. Bei 8 Kindern dieser Gruppe erwies sich diese Therapie nicht als anhaltend wirksam, so daß die Ductusligatur erforderlich wurde. Im Mittel war bei dieser Gruppe der Behandlungsbeginn um 10,3 Tagen verzögert. Bei 4 Kindern bestanden Kontraindikationen für die Anwendung von Indometacin, sie wurden primär der chirurgischen Ligatur zugeführt. Wegen schwerer intrakranieller Blutung, Sepsis, nekrotisierender haemorrhagischer Pneumonie und Enterocolitis konnten 3 Kinder weder eine Indometacintherapie noch eine Ductusligatur erhalten. Bei einem dieser Kinder entwickelte sich nach der ersten Indometacingabe eine therapierefraktäre Anurie. Von den chirurgisch behandelten Patienten verstarb kein Kind (Tabelle 20.2).

Die Dauer der Indometacintherapie betrug 1 bis 11 Tage, im Mittel 4,6 Tage, mit Ausnahme der Kinder, bei denen eine chirurgische Ligatur erfolgte. Sie erhielten durchschnittlich nur 2,7 Tage Indometacin.

Unsere Zahlen belegen eine vergleichsweise geringe Prävalenz von symptomatischen Kindern mit Ductus arteriorus persistens bei Frühgeborenen. Nach Siassi et al. (1976) betrug diese bei Kindern <1000 g 83%, wobei in 40% der Fälle eine haemodynamische Wirksamkeit vorlag. In der Gruppe der Kinder zwischen 1000 und 1500 g betrug die Prävalenz 47%, zwischen 1500 und 2000 g Geburtsgewicht noch 27%. Allerdings war eine haemodynamische Wirksamkeit bei Kindern <1750 g nur bei 10% der Kinder gegeben. Es ist jedoch bekannt, daß

- Unterschiede im Management bei der Behandlung der Frühgeborenen,
- unterschiedliche Flüssigkeitsbelastungen,
- unterschiedliche Beatmungsregime sowie
- v.a. die zur Verfügung stehenden diagnostischen Verfahren

Tabelle 20.2. Therapie des Ductus arteriosus persistens bei Frühgeborenen (n = 35, Atemnotsyndrom n = 33, Mittelwert/Bereich; s. Text

Therapie	Anzahl (n)	Behandlungsbeginn Mittelwert (Bereich) [Tage]	Geburtsgewicht [g]	Beatmungsdauer [Tage]
Indometacin				
wirksam	15	8,9 (4–21)	1380 (580–2730)	18 (8–38)
nicht wirksam	8	10,3 (6–16)	1280 (640–2730)	–
Ligatur				
primär	4	–	980 (600–1460)	15 (6–36)
sekundär (nach Indometacin)	8	–	1300 (790–2190)	37 (6–71)
konservative Maßnahmen (Spontanverschluß)	5	–	1490 (860–2140)	9 (0–16)
übrige	3		930 (850–970)	23 (Exitus letalis)

große Differenzen in der Angabe zur Häufigkeit der Ductuspersistenz bei Frühgeborenen bewirken.

Trotz der vergleichsweise akzeptablen Ergebnisse und der im Krankengut der oben genannten Klinik möglicherweise aufgrund der Ernährung mit Muttermilch bzw. Frauenmilch als frühzeitige Nahrungsquelle geringen Morbidität an nekrotisierender Enterokolitis, können diese mit der relativ hohen Rate von Indometacinversagern bei 8 von 23 Fällen nicht zufrieden stellen. Es deutet sich schon an (Tabelle 20.2), daß bei dieser Gruppe ein verspäteter Behandlungsbeginn vorlag. Jüngere Literaturmitteilungen weisen darauf hin, daß ein früher Behandlungsbeginn eine höhere Erfolgsrate des Indometacin bedeutet. Nach Neubauer u. Müller-Deike (1995) wiesen die Patienten, die in der ersten Lebenswoche behandelt wurden, eine Erfolgsrate der Indometacintherapie von 94% auf. Danach betrug die Wahrscheinlichkeit eines Ductusverschlusses nur noch 67%. Die Ärzte der oben genannten Kinder- und Jugendklinik Rostock ziehen daraus die Schlußfolgerung, daß der klinischen Symptomatik, die in der Regel erst am 5. bis 6. Lebenstag beginnt, nicht das Primat gehören sollte. In Anlehnung an die zitierte Arbeitsgruppe und nach den eigenen Ergebnissen der Dopplersonographie gehen die oben genannten typischen Flußveränderungen der klinischen Symptomatik voraus und gestatten bei prospektiver Anwendung besonders bei Kindern mit einem Geburtsgewicht von <1200 g eine frühzeitige Diagnostik und frühzeitige effektivere Therapie.

Fazit

Die Erfolge in der Behandlung von Frühgeborenen, besonders der Kinder mit einem Geburtsgewicht < 1500 g, durch die Behandlung des Atemnotsyndroms mittels Surfactant haben auch Folgeproblemen wie dem Ductus arteriosus persistens mehr Beachtung gebracht. Eine entsprechende klinische Symptomatik muß als Spätzeichen gewertet werden. Die frühzeitige Diagnostik mittels Echokardiographie und Dopplersonographie ermöglicht eine effektivere medikamentöse Behandlung und stellt einen weiteren Schritt zur Qualitätsverbesserung bei der Betreuung dieser Kinder dar. Bei entsprechendem Management sind Nebenwirkungen der Indometacinbehandlung gering. Ob eine vorübergehende Reduktion des zerebralen Blutflusses klinische Signifikanz hat und alternative Behandlungsmaßnahmen z. B. mit Ibuprofen rechtfertigen, ist gegenwärtig noch nicht entschieden (Neubauer u. Müller-Deike 1995). Bei den vereinzelten Patienten mit Kontraindikationen für eine Indometacintherapie und den wenigen Therapieversagern ist die chirurgische Ductusligatur eine sichere und komplikationsarme Maßnahme.

Literatur

Bömelburg T, Jorch G (1989) Abnormal blood flow patterns in renal arteries of small preterm infants with patent ductus arteriosus detected by Doppler ultrasonography. Eur J Pediatr 148: 660–664

Brook MM, Heymann MA (1995) Patent ductus arteriosus In: Emmanouilides GC, Riemenschneider TA, Allen HD, Gutgesell HP (eds) Heart disease in infants, children and adolescents. Williams & Wilkins, Baltimore, pp 746–764

Clyman RI, Brett C, Mauray R (1980) Circulating prostaglandin E_2 concentration and incidence of patent ductus arteriosus in pre-term infants with respiratory distress syndrome. Pediatrics 66:725–729

Clyman RI (1995) Problems associated with the preterm infant. In: Emmanouilides GC, Riemenschneider TA, Allen HD, Gutgesell HP (eds) Heart disease in infants, children and adolescents. Williams & Wilkins, Baltimore, pp 575–599

Dudell GG, Gersony WM (1984) Patent ductus arteriosus in neonates with severe respiratory disease. J Pediatr 104: 915–920

Friedman Z, Demers LM (1978) Essential fatty acids, prostaglandins and respiratory distress syndrome of the newborn. Pediatrics 61:341–347

Gentile R, Stevenson GM, Dooley T, Franklin D, Kawabori I, Pearlman A (1981) Pulsed Doppler-echocardiographic determination of time of ductal closure in normal newborn infants. J Pediatr 98:443–448

Heymann MA, Rudolph AM, Silverman NH (1976) Closure of the ductus arteriosus in premature infants by inhibition of prostaglandin synthesis. N Engl J Med 295:530–533

Leititis J, Burghard R, Gordjani N, Wildberg A, Seybert H, Brandis M (1987) Effect of a modified fluid therapy on renal function during indomethacin therapy for persistent ductus arteriosus. Acta Paediatr 76:789–794

Lucas A, Mitchell MD (1978) Plasma prostaglandins in pre-term neonates before and after treatment for patent ductus arteriosus. Lancet 2:130–132

Mitchell, MD (1978) Selective elevation of circulating prostaglandin concentrations in hyaline membrane disease in pre-term infants. Prostaglandins Med 1:207–212

McMurphy DM, Boreus LO (1971) Studies on the pharmacology of the perfused human fetal ductus arteriosus. Am J Obstet Gynecol 109:937–942

Neubauer AP, Müller-Deike K (1995) Verschluß des haemodynamisch wirksamen persistierenden Ductus Botallo (PDA) beim Frühgeborenen unter 1000 g mit Indometacin. Monatsschr Kinderheilkd 143:1224–1230

Shimada S, Kasai T, Konishi M, Fujiwara T (1994) Effects of patent ductus arteriosus on left ventricular ouput and blood flows in preterm infants with respiratory distress syndrome treated with surfactant. J Pediatr 125:270–277
Siassi B, Blanco C, Cabal LA, Coran AG (1976) Incidence and clinical features of patent ductus arteriosus in low birth weight infants: A prospective analysis of 150 consecutively born infants. Pediatrics 57:347–352

21 Die bronchopulmonale Dysplasie

C. F. Poets

21.1 Einleitung

Die bronchopulmonale Dysplasie/BPD, in letzter Zeit zunehmend auch mit dem Begriff „chronische Lungenerkrankung des Frühgeborenen" bezeichnet, ist eine nach wie vor nur unvollständig verstandene Komplikation der Neonatalmedizin, deren Prävention und Therapie eine große Herausforderung darstellt. In diesem Beitrag wird ein Überblick über Definition, Inzidenz, Pathogenese sowie insbesondere Prävention und Therapie dieser Erkrankung gegeben.

21.2 Definition

Es gibt bislang keine einheitliche Definition für die BPD. Im Wesentlichen kommen 3 Definitionen zur Anwendung:

1. Definition nach Bancalari (1979): Beatmung mit intermittierendem positivem Druck für 33 Tage in der 1. Lebenswoche + klinische Zeichen einer respiratorischen

Erkrankung (Tachypnoe, Einziehungen) für >28 Tage + Röntgenbildveränderungen mit Wechsel zwischen vermehrt röntgendichten und transparenten Arealen + $FiO_2 > 0{,}21$ am 28. Lebenstag, um $PaO_2 > 50$ mmHg zu halten.
2. Definition nach Shennan (1988): $FiO_2 > 0{,}21$ nach Erreichen eines Reifealters von 36 Wochen.
3. Definition nach Garland (1995): $FiO_2 > 0{,}21$ nach Erreichen eines Reifealters von 36 Wochen, um eine pulsoximetrische O_2-Sättigung/S_PO_2 von ≥92% zu erzielen.

Die 2. und 3. Definition ergaben sich aus der Beobachtung, daß mit dem zunehmendem Überleben auch sehr kleiner Frühgeborener viele dieser Kinder am 28. Lebenstag noch einen O_2-Bedarf aufwiesen, ohne später das typische klinische oder radiologische Bild einer BPD zu entwickeln. Dagegen hatte die Persistenz eines zusätzlichen O_2-Bedarfs über ein Reifealter von 36 Wochen hinaus eine hohe Vorhersagekraft für einen abnormen Lungenbefund im Alter von einem Jahr (Shennan et al. 1988); weswegen diese Definition sinnvoller erschien. Die 3. Definition ist insofern noch präziser, als sie eine definierte pulsoximetrische O_2-Sättigung angibt.

21.3 Inzidenz

Diese ist abhängig von der jeweiligen Definition und vom Reifealter. In einer dänischen Studie entwickelten 20% einer Population von Frühgeborenen mit ≤32 Wochen Gestationsalter eine BPD nach Definition 1), während es nach Definition 2) nur noch 13% waren (Frastad u. Bratlid 1994). Insgesamt nimmt die Inzidenz mit abnehmendem Gestationsalter bzw. Geburtsgewicht zu. In der Niedersächsischen Neonatalerhebung lag in den Jahren 1992–1994 die Inzidenz der BPD, definiert als O_2-Bedarf über mehr als 28 Tage, für Kinder mit 500–999 g Geburtsgewicht bei 32–39%, für Kinder mit 1000–1499 g Gewicht bei 9–14% (Poets u. Sens 1996).

21.4 Pathogenese

Die Pathogenese der BPD ist nicht vollständig geklärt. Im Mittelpunkt steht eine durch exogene Noxen (Beatmung, hohe O_2-Konzentrationen, Infektionen z. B. mit Ureaplasma urealyticum) ausgelöste Entzündungsreaktion auf dem Boden einer strukturellen und funktionellen Lungenunreife. Diese Entzündungsreaktion löst durch Aktivierung von Mediatoren wie z. B. Interleukin 1, 6 und 8 sowie Tumor-Nekrose-Faktor α eine Kaskade weiterer Prozesse aus, die über eine erhöhte Gefäßpermeabilität mit nachfolgendem Lungenödem zu einer Zunahme von O_2- und Beatmungsbedarf, also der ursächlich beteiligten Noxen führt (Abb. 21.1). Die eigentliche BPD stellt letztlich den durch Fibrose und Emphysem gekennzeichneten Endzustand dieser Entzündungsreaktion dar, der nicht mehr reversibel ist. Bezüglich einer ausführlicheren Darstellung der Pathogenese der BPD sei auf eine aktuelle Übersicht verwiesen (Groneck u. Speer 1995).

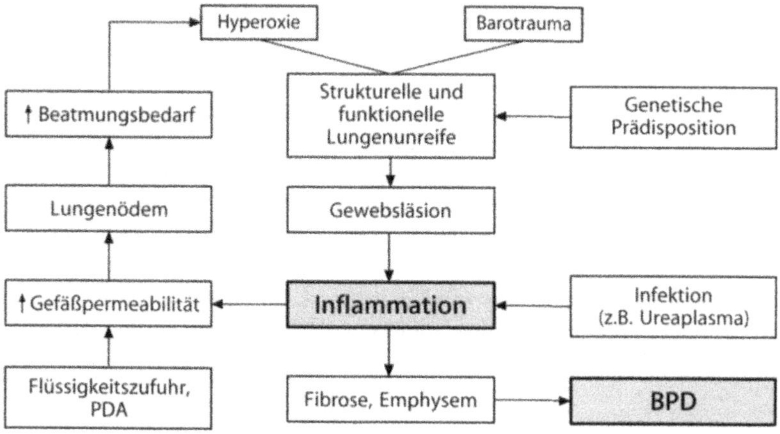

Abb. 21.1. Vorstellungen zum Ineinandergreifen der Faktoren, die an der Pathogenese der BPD beteiligt sind. (Mod. nach Groneck et al. 1995)

21.5 Prävention und Therapie

Aufgrund der Irreversibilität der BPD ist es oberstes Ziel, diese zu verhindern. Am wirksamsten wäre dies durch Verhinderung der zu frühen Geburt zu erreichen. Ist dies nicht möglich, so sollte unbedingt eine Lungenreifebehandlung in utero mit Steroiden (z.B. Betamethason) durchgeführt werden. Diese Maßnahme stellt auch im Zeitalter der Surfactantbehandlung noch immer die billigste und wirksamste Methode dar, die Entstehung einer BPD zu verhindern (Kari et al. 1994; Jobe et al. 1993). Alle weiteren Maßnahmen können erst nach Geburt angewandt werden und fallen damit in den Aufgabenbereich des Neonatologen.

21.5.1 Vermeiden von Barotrauma

Zur Prävention der BPD ist die Vermeidung bzw. Minimierung eines Barotraumas von entscheidender Bedeutung. Dies kann erreicht werden durch:

- Vermeidung von Intubation und Beatmung,
- frühzeitige Surfactanttherapie, v. a. bei Geburt vor der 29. Schwangerschaftswoche,
- schonende Beatmungsverfahren mit Vermeidung von Hyperventilation,
- Tolerierung höherer CO_2-Werte (z.B. 50–60 mmHg),
- frühzeitige Extubation und Anwendung von „continuous positive airway pressure"/CPAP,
- frühzeitige Behandlung eines hämodynamisch relevanten Ductus arteriosus Botalli,
- Vermeidung einer zu hohen Flüssigkeitszufuhr.

In Niedersachsen ging zwischen 1992 und 1994 die Intubationshäufigkeit bei Frühgeborenen mit < 1000 g Geburtsgewicht von 93 auf 86 % zurück; parallel dazu kam es zu einem Anstieg der Überlebensrate ohne BPD von 38 auf 48 % (Poets u. Sens 1996).

Die frühzeitige, d.h. prophylaktische Surfactanttherapie direkt nach Intubation war in mehreren Studien unterhalb eines Reifealters von 30 Wochen im Vergleich zu einer späten Gabe, d.h. erst nach Sicherung der Diagnose „Atemnotsyndrom", mit einer signifikant höheren Wahrscheinlichkeit eines Überlebens ohne BPD verbunden (Poets 1996). Bezüglich Hyperventilation scheint bereits ein Zeitraum von wenigen Stunden langfristige Auswirkungen zu haben. So zeigte sich, daß eine unnötig aggressive Beatmung in den ersten Lebensstunden, abzulesen an CO_2-Werten von <30 mmHg vor der 1. Surfactantgabe, das Risiko für das spätere Auftreten einer BPD um das 5- bis 6fache erhöht (Garland et al. 1995). Die Anwendung von Beatmungsverfahren, bei denen ein „Volutrauma" vermieden wird, wie z.B. die Hochfrequenzoscillation, führte dagegen in großen kontrollierten Studien nicht zu einer Abnahme der BPD-Inzidenz.

21.5.2 Systemische Steroide

Droht unter Beatmung die Entwicklung einer BPD, so gibt es unterschiedliche Ansätze zu ihrer Prävention. Im Mittelpunkt steht dabei die Unterdrückung der Entzündungsreaktion durch den Einsatz von Steroiden (z.B. Dexamethason). Diese reduzieren den Wassergehalt der Lunge und bessern Compliance, Resistance und Gasaustausch. Der optimale Zeitpunkt für diese Therapie und ihre langfristige Wirksamkeit sind jedoch umstritten. Die Schwierigkeit liegt darin, daß bei einem zu frühen Einsatz von Dexamethason ein großer Anteil von Kindern behandelt wird, der auch ohne diese Therapie keine BPD entwickelt hätte, bei einem zu späten Einsatz jedoch der Prozeß, der zur Entstehung einer BPD führt, kaum noch zu beeinflussen ist.

Therapeutische Gabe nach Diagnosestellung

In den ersten Jahren des Einsatzes von Steroiden bei BPD wurden diese überwiegend nicht prophylaktisch gegeben, sondern erst wenn die Diagnose einer BPD bereits feststand, d.h. ab einem Alter von ca. 4 Wochen. Die so behandelten Kinder ließen sich dann zwar signifikant früher extubieren als unbehandelte Kontrollkinder, ein langfristiger Effekt auf Mortalität, Sauerstoffbedarf, Lungenfunktionsparameter oder Gedeihen war jedoch nicht nachweisbar. Da zudem unter dieser jeweils für mehrere Wochen durchgeführten Therapie Nebenwirkungen wie

- Myokardhypertrophie,
- Hypertonus,
- Glukoseintoleranz,
- gastrointestinale Blutungen,
- Katarakt und
- Wachstumsverzögerungen

beschrieben wurden, kann die späte Therapie angesichts ihres fehlenden langfristigen Erfolgs nicht mehr generell empfohlen werden.

Prophylaxe in der 2. Lebenswoche

Diese wurde in mehreren Studien überprüft. Cummings et al. (1989) verglichen an 36 Patienten den Effekt einer im Alter von 2 Wochen begonnenen Dexamethasontherapie über 42 Tage mit einem 18-Tage-Schema und einer Placebogruppe. Sie fanden, daß die 12 Kinder in der über 6 Wochen behandelten Gruppe signifikant früher extubiert werden konnten (mit 29, 73 bzw. 84 Tagen) und früher von zusätzlichem O_2 zu entwöhnen waren (mit 65, 190 bzw. 136 Tagen). Wesentliche Nebenwirkungen wurden nicht beobachtet, v.a. waren die Kinder bei einer Nachuntersuchung mit 15 Monaten gegenüber der Kontrollgruppe nicht entwicklungsverzögert. Die Ergebnisse sind auf die heutige Situation allerdings nur eingeschränkt übertragbar: Surfactant wurde nicht gegeben, und nur ein Drittel der Kinder hatte pränatale Steroide erhalten.

Brozanski et al. (1995) wählten einen etwas früheren Zeitpunkt für den Beginn einer prophylaktischen Dexamethasonbehandlung. Sie randomisierten 78 Frühgeborene mit $\leq$1500 g Geburtsgewicht, die am 7. Lebenstag noch beatmet waren, zu einem 3-Tage-Kurs mit je 0,5 mg/kg/Tag. Diese Therapie wurde alle 10 Tage wiederholt bis kein zusätzlicher O_2Bedarf mehr bestand. Im Vergleich zu einer Placebogruppe war der Anteil der Überlebenden ohne zusätzlichen O_2-Bedarf bei Erreichen eines Reifealters von 36 Wochen signifikant höher (44 vs. 18%); unter den Überlebenden war der Anteil der Patienten, die mit 36 Wochen keinen O_2-Bedarf mehr hatten, doppelt so hoch wie in der Placebogruppe (46 vs. 23%). Als einzig relevante Nebenwirkung wurde ein signifkant höherer Anteil an Kindern mit Insulinbedarf registriert.

Durand et al. (1995) wählten einen Therapiebeginn in der 2. Lebenswoche (Median: 10. Lebenstag) und eine Behandlungsdauer von 7 Tagen (3mal 0,5, 3mal 0,25 und 1mal 0,1 mg/kg/Tag) für ihre randomisierte und kontrollierte Studie zur Wirksamkeit von Dexamethason in der Prävention der BPD. Obwohl 13 von 20 Kindern in der Kontrollgruppe und 6 von 23 in der Behandlungsgruppe noch zu einem späteren Zeitpunkt (erneut) Dexamethason erhielten, war der Anteil der Kinder, die mit 36 Wochen Gestationsalter einen $FiO_2 > 0{,}21$ hatten, in der Behandlungsgruppe signifikant niedriger (10 vs. 47%, $p < 0{,}01$). Die Beatmungsdauer betrug im Median 20 Tage in der Behandlungs- und 35 Tage in der Kontrollgruppe ($p < 0{,}01$), der Anteil von Überlebenden ohne BPD lag bei 83 bzw. 34% ($p < 0{,}02$). Signifikante Nebenwirkungen wurden nicht beobachtet.

Eine erst kürzlich veröffentlichte Studie verglich bei 371 beatmeten Frühgeborenen mit <1500 g Geburtsgewicht Wirkungen und Nebenwirkungen einer 2wöchigen Dexamethasongabe ab dem 14. Tag mit denen einer Gabe ab dem 28. Tag (Papile et al. 1998). Beatmungsdauer (36 vs. 37 Tage) und BPD-Inzidenz mit 36 Wochen Reifealter waren in beiden Gruppen gleich hoch (66 vs. 67%). Dagegen kam es in der Gruppe mit früher Dexamethasongabe 1,5mal häufiger zu Infektionen, doppelt so häufig zu Hyperglykämien und fast 3mal so häufig zu erhöhten Blutdruckwerten (die sich allerdings ohne Therapie wieder normalisierten). Die Autoren folgerten aus diesen Daten, daß ein Behandlungsbeginn mit 2 Wochen keinen Vorteil gegenüber einem Beginn mit 4 Wochen bietet. Dies kann entweder daran liegen, daß Dexamethason insgesamt keinen Einfluß auf die Entwicklung einer BPD hat, oder daß ein Behandlungsbeginn mit 14 Tagen bereits zu spät ist.

Prophylaxe in den ersten 3 Lebenstagen

In den letzten Jahren wurden mehrere Studien publiziert, in denen Dexamethason bereits am 1.–3. Lebenstag gegeben wurde. Sanders et al. (1994) randomisierten 40 Frühgeborene (<30 Wochen Gestationsalter) mit Atemnotsyndrom zu 2mal 0,5 mg/kg Dexamethason im Abstand von 12 h vs. Placebo. Die Behandlungsgruppe zeigte keinen signifikant höheren Anteil an Kindern, die mit 36 Wochen Reifealter ohne BPD überlebten (68 vs. 43%, $p = 0{,}14$), wohl aber signifikant gebesserte Lungenfunktionsparameter und einen niedrigeren Sauerstoff- und Beatmungsbedarf. In einer etwas größeren Studie von Rastogi et al. (1996) wurden 70 Patienten zu einer 12tägigen Dexamethasontherapie (3mal 0,5, 3mal 0,3, 3mal 0,2 und 3mal 0,1 mg/kg/Tag) oder placeborandomisiert, wenn sie im Alter von 12 h und nach Surfactantgabe noch einen O_2-Bedarf von >40% und/oder einen mittleren Atemwegsdruck von >7 cm H_2O aufwiesen. Der Anteil an Kindern, die am 28. Tag ohne zusätzlichen O_2-Bedarf überlebten, war in der Behandlungsgruppe signifikant höher (75 vs. 32%). Bei der Interpretation dieser Studie muß allerdings beachtet werden, daß nur 9% der Kinder pränatale Steroide erhalten hatten.

Zwei ungleich größere Studien zum frühen Einsatz von Dexamethason kamen zu widersprüchlichen Ergebnissen. Shinwell et al. (1996) randomisierten 248 Frühgeborene zu je 2mal 0,25 mg/kg Dexamethason über 3 Tage bzw. zu Placebo, wenn im Alter von <12 h der $FiO_2 > 0{,}4$ betrug, um einen PaO_2 von 50–80 mmHg zu erzielen. Die Patienten in der Behandlungsgruppe konnten signifikant früher extubiert werden (56% in der Behandlungsgruppe vs. 33% in der Kontrollgruppe waren am 3. Tag extubiert). Es fand sich jedoch kein signifikanter Effekt auf die Überlebenswahrscheinlichkeit ohne BPD am 28. Tag oder mit 36 Wochen Reifealter. Dagegen kam es signifikant häufiger zu gastrointestinalen Blutungen (21 vs. 10%, $p < 0{,}01$). Yeh et al. (1997) randomisierten 262 Frühgeborene mit ANS am 1. Lebenstag zu einer 4wöchigen Behandlung mit Dexamethason (7mal 0,5, 7mal 0,24, 7mal 0,1, 7mal 0,04 mg/kg/Tag). Sie fanden eine signifikant niedrigere BPD-Rate mit 36 Wochen (15 vs. 29%). Gleichzeitig beobachteten sie aber mehr späte Todesfälle in der Behandlungsgruppe, offenbar bedingt durch eine signifikant höhere Sepsisrate (33 vs. 21%), und ähnlich wie Shinwell et al. (1996) ein doppelt so häufiges Auftreten von gastrointestinalen Blutungen (21 vs. 10%). Surfactant wurde in dieser taiwanesischen Studie allerdings nicht eingesetzt.

Zusammenfassung

Aus den hier referierten Studien zum Einsatz von Dexamethason in der Behandlung bzw. Prävention der BPD läßt sich folgendes zusammenfassend festhalten:

- Ein Behandlungsbeginn jenseits von 2 Wochen führt zu einer Verkürzung der Beatmungsdauer, nicht jedoch zu einer Beeinflussung des langfristigen Verlaufs.
- Ein Behandlungsbeginn in der 2. Lebenswoche führt bei einer Behandlungsdauer von 3 bis 7 Tagen zu einer Verdoppelung des Anteils an Überlebenden ohne BPD, ohne daß unter dieser relativ kurzen Therapie relevante Nebenwirkungen beobachtet wurden.
- Bezüglich eines Behandlungsbeginns am 1. Lebenstag ist die Datenlage zu widersprüchlich, als daß eindeutige Schlußfolgerungen möglich wären. Zumindest muß

hier mit einem signifikant häufigeren Auftreten von Nebenwirkungen (Magen-Darm-Blutungen, Sepsis) gerechnet werden sowie mit der Behandlung eines höheren Anteils von Kindern, die gar keine BPD entwickeln. Insofern sollte die frühe Prophylaxe, wenn sie überhaupt angewandt wird, auf solche Patienten beschränkt bleiben, die aufgrund ihrer Unreife bzw. Schwere ihres Atemnotsyndroms ein sehr hohes Risiko für die Entwicklung einer BPD aufweisen.
- Unabhängig vom Zeitpunkt des Therapiebeginns scheint eine langfristige Therapie (>2 Wochen) mit einem erhöhten Infektionsrisiko behaftet zu sein.

Gestützt werden diese Aussagen von einer jüngst veröffentlichten Metaanalyse, in der bei Therapiebeginn in der 2. Lebenswoche, nicht jedoch bei Therapiebeginn in den ersten 3 Tagen eine signifikante Reduktion der Mortalität verzeichnet wurde (Bhuta u. Ohlson 1998). Obwohl beide therapeutischen Strategien in etwa eine Halbierung der BPD-Inzidenz mit 36 Wochen Reifealter bewirkten, war der Effekt bei der späteren Gabe deutlicher. So mußten bei Beginn mit 7–14 Tagen nur 3, bei früher Gabe (<36 h) dagegen 13 Kinder mit Dexamethason behandelt werden, um bei einem Kind die Entwicklung einer BPD, definiert als O_2-Bedarf mit 36 Wochen Reifealter, zu verhindern.

Neueste Studien stellen die Dexamethasontherapie noch stärker in Frage. So fand sich bei Nachuntersuchung der Kinder aus der Studie von Shinwell et al. (1996) und in einer neueren Studie von O'Shea et al. (1999) ein je etwa 5fach erhöhtes Risiko für die Entwicklung einer Zerebralparese in der Verumgruppe. In einer weiteren Studie zum Einsatz von Dexamethason ab dem 2. Lebenstag über 3 Tage traten zudem intestinale Perforationen unter Dexamethason signifikant häufiger auf (Garland et al. 1999).

21.5.3 Inhalative Steroide

Zur Wirksamkeit von inhalativen Steroiden gibt es bislang nur wenig Daten. Sie haben theoretisch den Vorteil, eine Hemmung der Entzündungsreaktion ohne die begleitenden systemischen Nebenwirkungen zu bewirken. In einer randomisierten Studie, die inhalative (4mal 100 µg Budesonid/Tag) mit systemischen Steroiden (Dexamethason 0,5 mg/kg/Tag) bei Frühgeborenen mit bereits manifester BPD verglich, war mit Dexamethason bereits nach 3, mit Budesonid dagegen erst nach 7 Tagen eine Besserung von Compliance und O_2-Bedarf zu verzeichnen (Dimitriou et al. 1997). Im Vergleich zu einer Placebogruppe wurde dagegen unter inhalativen Steroiden nach 1 Woche durchaus ein Rückgang der Beatmungsparameter und eine Verbesserung des Gasaustauschs verzeichnet, nicht jedoch eine frühzeitigere Extubation (Arnon et al. 1996). Nach den vorliegenden Daten haben inhalative Steroide daher nicht in der Prävention, wohl aber in der langfristigen Behandlung der BPD ihren Platz.

21.5.4 Bronchodilatatoren

Der Effekt von Bonchodilatatoren wie Salbutamol und Ipratropiumbromid auf die Lungenfunktion bei Kindern mit BPD wurde in mehreren Studien belegt (Denjean et al. 1992; Brundage et al. 1990), allerdings überwiegend in der akuten Phase der Erkrankung, d.h. solange die Patienten noch beatmet waren. Nach Extubation sprechen keineswegs alle Patienten gut auf eine Inhalation mit Bronchodilatatoren an; einige zeigen sogar eine Verschlechterung ihrer Lungenfunktion (De Boeck et al. 1998). Die Indikation zur Inhalation von Bronchodilatatoren sollte daher individualisiert gestellt werden, z.B. in der frühen Phase der Erkrankung oder während Exazerbationen im Rahmen von Infekten. Eine routinemäßige Therapie aller Patienten mit BPD kann nicht empfohlen werden. Vor allem bei Kindern, die zusätzlich eine Bronchomalazie aufweisen, kann es unter Therapie mit Bronchodilatatoren zu einer deutlichen Zunahme der Malazie und der exspiratorischen Flußlimitierung kommen.

21.5.5 Diuretika

Die Rationale zum Einsatz von Diuretika ergibt sich aus der Pathophysiologie der BPD (s. oben). Randomisierte Studien liegen u.a. zum Einsatz von Hydrochlorothiazid (4 mg/kg/Tag oral) in Kombination mit Spironolacton (3 mg/kg/Tag oral) vor. Hier war eine 8wöchige Behandlung mit einer signifikant höheren Überlebenswahrscheinlichkeit (84 vs. 47%) und verbesserter pulmonaler Compliance verbunden (Albersheim et al. 1989). Steroide wurden in dieser Studie allerdings nicht eingesetzt. In einer weiteren Studie führte die oben genannte Kombinationstherapie auch zu einem signifikant geringeren O_2-Bedarf (Kao et al. 1994), allerdings erst nach einer Therapiedauer von 4 Wochen. Die Dauer der O_2-Therapie wurde nicht beeinflußt. Unter Therapie muß sorgfältig auf die Entwicklung einer Hyponatriämie und Hypokaliämie geachtet werden.

Auch der Effekt von Furosemid wurde in mehreren Studien untersucht, wobei sich zeigte, daß bereits eine Gabe von 4 mg/kg nur jeden 2. Tag zu einer Verbesserung der Lungenfunktion führte, ohne daß sich die Urinausscheidung änderte (Rush et al. 1990). Es wurde daraufhin spekuliert, daß Furosemid einen direkten bronchodilatatorischen Effekt hat, z.B. indem es auf Chloridkanäle in der Bronchialmuskulatur einwirkt. In Studien zum kurzfristigen Effekt von *inhalativem* Furosemid ließ sich jedoch überwiegend keine Verbesserung des Gasaustauschs beobachten (Kugelman et al. 1997). Da Furosemid in diuretisch wirksamen Dosen in kumulativdosisabhängiger Weise eine Nephrocalcinose verursacht, die über lange Zeit persistiert (Ezzedeen et al. 1988), sollte der Einsatz dieses Medikaments zurückhaltend und möglichst nur kurzfristig erfolgen, zumal mit der Kombination Hydrochlorathiazid/Spironolacton eine wirksame Alternative zur Langzeitbehandlung der BPD zur Verfügung steht. Wird Furosemid über mehr als 2 Wochen gegeben, sollten in regelmäßigen Abständen Ultraschalluntersuchungen der Nieren durchgeführt werden. Die Entwicklung einer metabolischen (hypochlorämischen) Alkalose mit konsekutiver Hypoventilation kann durch ausreichende Chloridsubstitution verhindert werden.

21.5.6 Antioxidantien

Unter der Vorstellung, daß die Exposition gegenüber hohen O_2-Konzentrationen in Verbindung mit der geringen antioxidativen Kapazität des Frühgeborenen wesentlichen Anteil an der Pathogenese der BPD hat, gab es bereits seit den frühen 80er Jahren Versuche, die Entstehung dieser Erkrankung durch Gabe von Antioxidantien zu verhindern. So führte die Supplementation von Vitamin A, appliziert als 14 intramuskuläre Injektionen über 4 Wochen, zu einer niedrigeren Inzidenz einer BPD als bei einer unbehandelten Kontrollgruppe (Shenai et al. 1987; Pearson et al. 1992). Diese Form von Prophylaxe erfordert allerdings sorgfältige Serumspiegelkontrollen, da eine Überdosierung von Vitamin A zu neurologischen Schäden führen kann. Für ein weiteres Antioxidans, nämlich rekombinant hergestellte Superoxiddismutase/SOD, konnte kürzlich gezeigt werden, daß bereits eine einmalige Gabe zu einer signifikanten Konzentrationsabnahme von Entzündungsmarkern im Trachealaspirat führte (Rosenfeld et al. 1996). Derzeit wird in einer randomisierten Studie überprüft, ob diese biochemischen Veränderungen auch mit einem besseren klinischen Outcome assoziiert sind. Bislang jedenfalls gibt es zur Rolle von Antioxidantien in der Pathogenese und Prävention der BPD mehr Fragen als Antworten (Fardy u. Silverman 1995); ihr Einsatz kann noch nicht empfohlen werden.

21.5.7 Sauerstoff

Dem Aufrechterhalten einer ausreichenden Oxygenierung kommt große Bedeutung v.a. in der langfristigen Versorgung von Kindern mit BPD zu. So konnte folgendes gezeigt werden:

- Bei Einhalten von SaO_2-Werten $\geq$93% mittels relativ großzügiger Verordnung von Heimsauerstoff liegt die Häufigkeit plötzlicher Todesfälle niedriger als in Studien, in denen hierauf nicht geachtet wurde.
- Die Gewichtszunahme unter O_2-Therapie (Ziel: SaO_2 $\geq$93%) ist deutlich besser als ohne.
- Ein Anstieg der SaO_2 von 82 auf 93% durch Gabe von O_2 führt zu einer Halbierung des Pulmonalarteriendrucks.
- Bereits mäßige Hypoxie erhöht auch den Atemwegswiderstand signifikant.
- Eine O_2-Therapie führt auch noch bei SaO_2-Werten von $\geq$90% in Raumluft zu einer signifikanten Abnahme intermittierender Hypoxien (SaO_2 <85%; Poets 1996).

Diese Daten suggerieren, daß bei Patienten mit BPD bereits bei einer Ruhe-SaO_2 von <93% eine O_2-Therapie indiziert ist. Sie müssen allerdings noch durch Ergebnisse aus kontrollierten Studien zu Indikationsgrenzen für eine zusätzliche O_2-Gabe untermauert werden.

21.5.8 Hochkalorische Ernährung

Säuglinge mit BPD haben gegenüber anderen Frühgeborenen einen um ca. 20% erhöhten Energieverbrauch. Das Ausmaß der Erhöhung des Energieverbrauchs korreliert gut mit der Atemfrequenz (De Meer et al. 1997); Frühgeborene mit normaler Atemfrequenz zeigen keinen erhöhten Energieverbrauch. Dies sollte bei der Bemessung der Kalorienzufuhr berücksichtigt werden, z.B. durch Anreicherung der Nahrung mit Energieträgern wie z.B. Duocal.

21.5.9 Prävention von Infekten

Jede Infektion mit RS-, Parainfluenza-, Influenza- oder Adenoviren kann bei Kindern mit BPD zu einer u.U. lebensbedrohlichen Zustandsverschlechterung führen. Diese sollten daher unbedingt vermieden werden. Dies kann sowohl durch Vermeidung einer nosokomialen Übertragung (Händedesinfektion, Meidung von vollen Wartezimmern) als auch durch Immunisation (Influenzaimpfung, Gabe von RSV-Hyperimmunglobulin, monoklonalen Antikörpern) erreicht werden. Bei bestehender RSV-Infektion sollte der Einsatz von Ribavirin erwogen werden. Diese Substanz mindert zwar nicht die Schwere der Erkrankung, verkürzt jedoch den Krankheitsverlauf, wenn ihr Einsatz in den ersten 3 Tagen nach Beginn der ersten Symptome erfolgt. Für die Prävention von RSV-Infektionen steht neuerdings eine Präparation monoklonaler Antikörper, Synagis, zur Verfügung. Bezüglich der Behandlung einer intrauterin erworbenen Infektion mit Ureaplasma urealyticum, die möglicherweise eine wichtige Rolle in der Entstehung der BPD spielt, liegen noch keine ausreichenden Daten vor.

Ausblick

Insgesamt ist die Prognose der BPD ausgesprochen ungünstig. Sie führt nicht nur zu einer lebenslangen Beeinträchtigung der Lungenfunktion, sondern stellt auch einen wesentlichen Risikofaktor für eine ungünstige psychomotorische Entwicklung dar. Die hier aufgeführten therapeutischen Ansätze sind letztlich alle nur symptomatischer Natur. Entscheidend ist und bleibt daher die Prophylaxe der BPD. Wie in dieser Übersicht gezeigt, erfordert dies nicht zuletzt ein enges Zusammenarbeiten von Geburtshelfer und Neonatologen. Nur durch ein optimales geburtshilfliches Management und ein konsequentes Minimieren von Barotrauma und Sauerstofftoxizität nach Geburt können Inzidenz und Schwere dieser neonatalen Komplikation mit ihren lebenslangen Auswirkungen reduziert werden.

Literatur

Albersheim SG, Solimano AJ, Sharma AK, Smyth JA, Rotschild A, Wood BJ, Sheps SB (1989) Randomized, double-blind, controlled trial of long-term diuretic therapy for bronchopulmonary dysplasia. J Pediatr 115:615–620

Arnon S, Grigg J, Silverman M (1996) Effectiveness of budesonide aerosol in ventilator-dependent preterm babies: a preliminary report. Pediatr Pulmonol 21:231–235

Bancalari E, Abdenour GE, Feller R, Gannon J (1979) Bronchopulmonary dysplasia: clinical presentation. J Pediatr 95:819–823

Bhuta T, Ohlsson A (1998) Systematic review and meta-analysis of early postnatal dexamethasone for prevention of chronic lung disease. Arch Dis Child Fetal Neonatal Ed 79:F26–F33

Brozanski B, Jones JG, Gilmour CH, Balsan MJ, Vazquez RL, Israel BA, Newman B, Mimouni FB, Guthrie RD (1995) Effect of pulse dexamethasone therapy on the incidence and severity of chronic lung disease in the very low birth weight infant. J Pediatr 126:769–776

Brundage KL, Mohsini KG, Froese AB, Fisher JT (1990) Bronchodilator response to ipratropium bromide in infants with bronchopulmonary dysplasia. Am Rev Respir Dis 142:1137–1142

Cumming JJ, D'Eugenio DB, Gross SJ (1989) A controlled trial of dexamethasone in preterm infants at high risk for bronchopulmonary dysplasia. N Engl J Med 320:1505–1510

De Boeck K, Smith J, van Lierde S, Devlieger H (1998) Response to bronchodilators in clinically stable 1-year-old patients with bronchopulmonary dysplasia. Eur J Pediatr 157:75–79
De Meer K, Westererp KR, Houwen RHJ, Brouwers HAA, Berger R, Okken A (1997) Total energy expenditure in infants with bronchopulmonary dysplasia is associated with respiratory status. Eur J Pediatr 156:299–304
Denjean A, Guimaraes H, Migdal M, Miramand JL, Dehan M, Gaultier C (1992) Dose-related bronchodilator response to aerolized salbutamol (albuterol) in ventilator-dependent premature infants. J Pediatr 120:974–979
Dimitriou G, Greenough A, Giffin FJ, Kavadia V (1997) Inhaled versus systemic steroids in chronic oxygen dependency of preterm infants. Eur J Pediatr 156:51–55
Durand M, Sardesai S, McEvoy C (1995) Effects of early dexamethasone therapy on pulmonary mechanics and chronic lung disease in very low birth weight infants: a randomized, controlled trial. Pediatrics 95:584–590
Ezzedeen F, Adelman RD, Ahlfors CE (1988) Renal calcification in preterm infants: pathophysiology and long-term sequelae. J Pediatr 113:532–539
Fardy CH, Silverman M (1995) Antioxidants in neonatal lung disease. Arch Dis Child 73: F112–F117
Farstad T, Bratlid D (1994) Incidence and prediction of bronchopulmonary dysplasia in a cohort of premature infants. Acta Paediatr 83:19–24
Garland JS, Alex CP, Pauly TH, Whitehead VL, Brand J, Winston JF, Samuels DP, McAuliffe TL (1999) A three-day course of dexamethasone therapy to prevent chronic lung disease in ventilated neonates: a randomized trial. Pediatrics 104:91–99
Garland JS, Buck RK, Allred EN, Leviton A (1995) Hypocarbia before surfactant theapy appears to increase bronchopulmonary dysplasia risk in infants with respiratory distress syndrome. Arch Pediatr Adolesc Med 149:617–622
Groneck P, Speer CP (1995) Die Pathogenese der bronchopulmonalen Dysplasie. Z Geburtsh Neonatol 199:181–189
Jobe AH, Mitchell BR, Gunkel JH (1993) Beneficial effects of the combined use of prenatal corticosteroids and postnatal surfactant on preterm infants. Am J Obstet Gynecol 168:508–513
Kao LC, Durand DJ, McCrea RC, Birch M, Powers RJ, Nickerson BG (1994) Randomized trial of long-term diuretic therapy for infants with oxygen dependent bronchopulmonary dysplasia. J Pediatr 124:772–781
Kari MA, Hallman M, Eronen M, Teramo K, Virtanen M, Koivisto M, Ikonen RS (1994) Prenatal dexamethasone treatment in conjunction with rescue therapy of human surfactant: a randomized placebo-controlled multicenter study. Pediatrics 93:730–736
Kugelman A, Durand M, Garg M (1997) Pulmonary effect of inhaled furosemide in ventilated infants with severe bronchopulmonary dysplasia. Pediatrics 100:71–75
O'Shea TM, Kothadia JM, Klinepeter KL, Goldstein DJ, Jackson BG, Weaver RG 3rd, Dillard RG (1999) Randomized placebo-controlled trial of a 42-day tapering course of dexamethasone to reduce the duration of ventilator dependency in very low birth weight infants: outcome of study participants at 1-year adjusted age. Pediatrics 104:15–21
Papile LA, Tyson JE, Stoll BJ et al. (1998) A multicenter trial of two dexamethasone regimens in ventilator-dependent premature infants. N Engl J Med 338:1112–1118
Pearson E, Bose C, Snidow T, Ransom L, Young T, Bose G, Stiles A (1992) Trial of vitamin A supplementation in very low birth weight infants at risk for bronchopulmonary dysplasia. J Pediatr 121:420–427
Poets CF (1996) Aktuelle Aspekte der Surfactanttherapie. Monatsschr Kinderheilkd 144:684–693
Poets CF (1996) Ambulante Sauerstofftherapie: Indikationen, Durchführung und Überwachung. Monatsschr Kinderheilkd 144:1198–1205
Poets CF, Sens B (1996) Changes in intubation rates and outcome of very low birth weight infants: a population-based study. Pediatrics 98:24–27
Rastogi A, Akintorin SM, Bez ML, Morales P, Pildes RS (1996) A controlled trial of dexamethasone to prevent bronchopulmonary dysplasia in surfactant-treated infants. Pediatrics 98:204–210
Rosenfeld WN, Davis JM, Parton L, Richter SE, Price A, Flaster E, Kassem N (1996) Safety and pharmacokinetics of recombinant human superoxide dismutase administered intratracheally to premature neonates with respiratory distress syndrome. Pediatrics 97:811–817

Rush MG, Engelhardt B, Parker RA, Hazinski TA (1990) Double-blind, placebo-controlled trial of alternate-day furosemide therapy in infants with chronic bronchopulmonary dysplasia. J Pediatr 117:112–118

Sanders RJ, Cox C, Phelps DL, Sinkin RA (1994) Two doses of early intravenous dexamethasone for the prevention of bronchopulmonary dysplasia in babies with respiratory distress syndrome. Pediatr Res 36:122–128

Shenai JP, Kennedy KA, Chytil F, Stahlman MT (1987) Clinical trial of vitamin A supplementation in infants susceptible to bronchopulmonary dysplasia. J Pediatr 111:269–277

Shennan AT, Dunn MS, Ohlsson A, Lennox K, Hoskins EM (1988) Abnormal pulmonary outcomes in premature infants: prediction from oxygen requirement in the neonatal period. Pediatrics 82:527–532

Shinwell ES, Karplus M, Zmora E et al. (1996) Failure of early postnatal dexamethasone to prevent chronic lung disease in infants with respiratory distress syndrome. Arch Dis Child 74: F33–F37

Yeh TF, Lin YJ, Hsieh WS et al. (1997). Early postnatal dexamethasone therapy for the prevention of chronic lung disease in preterm infants with respiratory distress syndrome: A multicenter clinical trial. Pediatrics 100:e3

22 Prinzipien der Ernährung Frühgeborener

C. Plath, W. Heine, M. Uhlemann

22.1 Einleitung

Die Ernährung von sehr unreifen Frühgeborenen ist ein weithin noch zu wenig beachtetes Untersuchungsgebiet (Greenough 1998). Das gilt besonders für die Bedingungen nach pränatal wirksamen Infektionen und infektionsgetriggerten Komplikationen, wie Hyaline-Membranen-Krankheit, nekrotisierender Enterokolitis, bronchopulmonaler Dysplasie und periventrikulärer Leukomalazie.

Das Frühgeborene muß sehr viel eher auf die Zufuhr eines auf ihn speziell abgestimmten plazentaren Nährstoffgemisches verzichten und ist überdies sehr viel früher einer höheren, aggressiven Sauerstoffeinwirkung ausgesetzt, als es bis zu seinem ungestörten Ausreifen in utero der Fall gewesen wäre (Crawford et al. 1998).

Zur Ernährung des Fetus und seines Ernährungsstatus bei drohender Frühgeburt besteht ein noch größeres Informationsdefizit. Das plazentare Nährstoffangebot ist im Einzelfall nicht genau bekannt. Man geht davon aus, daß bei drohender Frühgeburt der Fetus meistens auch unter einer Mangelernährung leidet, die bei entsprechender Dauer das intrauterine Wachstum der Frucht hemmt.

Die Problematik wird noch dadurch vertieft, daß sich die Anforderungen des Feten an das Spektrum und die Quantität der Nährstoffe insbesondere zwischen der 23. und 37. Gestationswoche permanent und substantiell verändern.

In dieser Zeit wird der Fetus kontinuierlich mit energieliefernden Substanzen und essentiellen Nährstoffen versorgt. Für sein Hirnwachstum verbraucht der Fetus bereits 70% der ihm zur Verfügung stehenden Energie, ein Neugeborenes noch 60%. Ein Mangel an Energie und den für die Hirnentwicklung unabdingbaren Substraten kann sich daher limitierend auf den vulnerablen Hirnstoffwechsel des Feten bzw. des sehr kleinen Frühgeborenen auswirken. Ein möglichst ungestörtes Wachstum des Gehirns dieser Kinder als Voraussetzung eines bestmöglichen individuellen „outcomes" ist daher eng mit der Beherrschung der Energie-und Nährstoffzufuhr verknüpft.

In Vorbereitung auf die praktische Betreuung und Ernährung eines sehr kleinen Frühgeborenen stellt der Neonatologe dem Geburtshelfer die Fragen:

- Wie war der präkonzeptionelle Ernährungsstatus der Mutter?
- Wie hat sich die Mutter während der Schwangerschaft bisher ernährt?
- Welches Ausmaß hatten die Komplikationen der Schwangerschaft für die bisherige Ernährung des Feten?

Geburtshelfer und Neonatologe fragen sich gemeinsam:

- Wie reif ist unser kleiner Patient?
- Wie ist sein Ernährungsstatus?

Als gemeinsame Aufgabe für Geburtshelfer und Neonatologen ergibt sich somit die Definition der individuellen Situation des Feten bzw. des sehr unreifen Frühgeborenen als Grundlage für dessen postnatale Nährstoffzufuhr.

Für eine individuell angepaßte frühe Nährstoffzufuhr bei Frühgeborenen können darauf basierend folgende Ziele definiert werden:

- Schadensminimierung bzw. -reparatur durch basale Nährstoffgarantie,
- Überwindung des prä-, intra- und postnatalen Streßmetabolismus/Katabolismus,
- Stimulation der Digestionsorgane und damit aller digestiven Vorgänge,
- Schaffung der nutritiven Voraussetzungen für eine optimale bakterielle Kolonisation und
- Bereitstellung eines individuell angepaßten Spektrums essentieller, insbesondere auch passager essentieller Nährstoffe.

22.2 Pränataler Ernährungsstatus

Die Beurteilung des fetalen Ernährungsstatus bei drohender Frühgeburt setzt eine subtile pränatale Diagnostik voraus. Der Neonatologe erwartet mit der Übergabe eines Frühgeborenen entsprechend zielgerichtete Informationen des Geburtshelfers.

Der wiederholten Prüfung biometrischer und nichtbiometrischer Ultraschallparameter kommt bei der Beurteilung des Gestationsalters, des Wachstums und des Blutflusses einzelner Organe eine erstrangig praktische Bedeutung zu (Hobbins 1997).

Die Messung des biparietalen Schädeldurchmessers liefert während des zweiten und dritten Gestationstrimesters verläßliche Daten zur Schätzung des Gestationsalters. Bei anzunehmender intrauteriner Retardierung wird die Bestimmung des transzerebellaren Durchmessers empfohlen (Reece et al. 1987), während die von Neonatologen praktizierte Methode der Fußlängenmessung bei der pränatalen Diagnostik des Reifealters offensichtlich weniger aussagefähig ist.

Bei der Darstellung des fetalen Bauchumfanges in Höhe der Bifurkation der V. portae können die Dicke des abdominellen Unterhautfettgewebes und die Lebergröße gemessen werden, die auf den fetalen Ernährungsstatus schließen lassen.

Die Schätzung des fetalen Gewichts beruht auf 2 bis 4 biometrischen Parametern. Als sehr verläßlich werden Berechnungen empfohlen, die Messungen des Kopfes (biparietaler Durchmesser oder Kopfumfang), des Rumpfes (Bauchumfang) und die Scheitel-Steiß-Länge berücksichtigen (Hadlock et al. 1984).

Die Zuordnung des fetalen Gewichtes wird anhand von fetalen Gewichtsnomogrammen vorgenommen. Die Problematik der Verwendung von Nomogrammen, die auf Geburtsgewichten basieren, besteht bei sehr frühen Wochen darin, daß sehr unreife Frühgeborene geringere Gewichte aufweisen, als Feten gleichen Gestationsalters während einer bis dahin ungestörten Gestationsperiode (Voigt et al. 1996).

22.3 Prinzipien der enteralen/parenteralen Ernährung

22.3.1 Energiebedarf

Frühgeborene benötigen eine gesicherte kontinuierliche Energiezufuhr für die Aufrechterhaltung der Körperfunktionen und für ihr Wachstum. Insbesondere sehr kleine Frühgeborene verfügen im Vergleich zu Reifgeborenen nur über minimale Glykogen- und Fettreserven.

Normalerweise ist der Energiehaushalt ausgeglichen, d.h. die Summe der gespeicherten, der verbrauchten und der ausgeschiedenen Energiemengen ist gleich der zugeführten Energie. Bei enteraler Ernährung steht für den Stoffwechsel die um die fäkal ausgeschiedene Energie korrigierte Gesamtzufuhr zur Verfügung. Es werden neue Gewebe aufgebaut, die dem Nettoansatz aus dem ständigen Umbau von Fetten, Proteinen, Kohlenhydraten und anderen strukturell bedeutsamen Verbindungen entsprechen. Der Energieverbrauch errechnet sich aus den Aufwendungen für Basalmetabolismus, Temperaturregulation, Körperaktivität sowie den Aufbau neuer Gewebe.

Der Nettogesamtbedarf rangiert zwischen 90–165 kcal $\times$ kg^{-1} $\times$ d^{-1}. Die meisten Frühgeborenen erreichen ein befriedigendes Wachstum mit einer Energiezufuhr von 105–130 kcal $\times$ kg^{-1} $\times$ d^{-1} (Comm Nutr, ESPGAN 1987).

Die gegenwärtigen Empfehlungen für den Bedarf an Energie und Nährstoffen Frühgeborener beruhen noch immer auf der Prämisse, daß das Frühgeborene für sein nun extrauterines Wachstum eine gleich große Nährstoffretention benötige wie der Fetus gleichen Gestationsalters während seiner intrauterinen Entwicklung (Comm Nutr, AAP 1993). Die Anwendbarkeit dieser Regel für die Planung der Ernährung eines sehr kleinen Frühgeborenen ist eingeschränkt, da bei gleicher Gewichtszunahme, extrauterin bzw. intrauterin, die summarische Zusammensetzung des Nettogewebszuwachses unterschiedlich ist.

Verglichen mit einem Fetus zwischen 28 und 34 Wochen entwickelt ein extrauterin formulaernährtes Frühgeborenes in der gleichen Periode einen höheren Fettgehalt der Gewebe. Beim Neugeborenen mit sehr niedrigem Geburtsgewicht bestimmt die Synthese von Proteinen (1,9 g $\times$ kg^{-1} $\times$ d^{-1}), Kohlenhydraten (1,8 g $\times$ kg^{-1} $\times$ d^{-1}) und Fetten (5,4 g $\times$ kg^{-1} $\times$ d^{-1}) den energetischen Aufwand für das Wachstum. Während der vergleichbaren Altersperiode beträgt der fetale Nettofettansatz nur 1–2 g $\times$ kg^{-1} $\times$ d^{-1} (Reichman et al. 1981).

22.3.2 Nährstoffbedarf

Der Bedarf Frühgeborener an Hauptnährstoffen, Mineralien, Vitaminen, Spurenelementen und sonstigen speziellen Supplementen wird vom Gestationsalter, Lebensalter, dem Ausmaß zusätzlicher Erkrankungen und von der Art der Nährstoffzufuhr, parenteral oder enteral bestimmt. Die Ernährung von der Geburt bis zum 7. Lebenstag hat das Ziel, den postnatalen Katabolismus zu überwinden und Nährstoffmangel vorzubeugen. Nach dem 7. Lebenstag sollen Nährstoffretention und Wachstum möglichst bald die intrauterinen Zuwachsraten erreichen. Zu dieser Problematik liegen nur wenige randomisierte prospektive kontrollierte Studien vor. Auf solchen und entsprechenden Kohortenstudien basieren die aktuellen Empfehlungen nationaler und internationaler Fachgesellschaften, die zwar nicht identisch sind, jedoch ein hohes Maß an Übereinstimmung bieten (Comm Nutr, ESPGAN 1987; Comm Nutr, AAP 1993; Nutr Comm, CPS 1995; Yu 1997; Tabelle 22.1, 22.2).

Kohlenhydrate

Glukose gilt als primäre Energiequelle des Fetus und unmittelbar postnatal des Neugeborenen. Glukose ist der obligate Nährstoff für Hirn, periphere Nerven, Retina, Knochenmark, Erythrozyten und Nierenmark. Außerdem wirkt sie als wichtiger Präkursor für die Lipogenese (Sauer et al. 1994).

Glukose als alleinige Energie-und Nährstoffquelle vermag jedoch das Überleben von sehr kleinen Frühgeborenen nur für wenige Tage zu verlängern und bremst auch nicht den Proteinabbau im postnatalen metabolischen Streß.

Die bedarfsdeckende Zufuhr muß sich an den für das entsprechende Gestationsalter bekannten endogenen Glukosesyntheseraten orientieren.

Bei klinisch insgesamt stabilen extrem kleinen Frühgeborenen finden sich Glukosesynthese- und Utilisationsraten von 6–8 mg^{-1} $\times$ min^{-1} $\times$ kg^{-1}, etwa doppelt so hoch wie bei reifen gesunden Neugeborenen, die Raten von 3–4 mg^{-1} $\times$ min^{-1} $\times$ kg^{-1} aufweisen (Sunehag et al. 1993).

Sehr kleine und sehr unreife Neugeborene bieten entwicklungsbedingt eine größere Hirn-Leber (hier Glukosesynthesekapazität)-Ratio und entwickeln daher körpermassebezogen einen gesteigerten Glukosebedarf. Daher muß dringend angenommen werden, daß diese Kinder anders als reifere Frühgeborene bereits nach nur mäßig ausgeprägten Hypoglukosämien bzw. Glukoseunterversorgung in ihrer späteren Entwicklung neurologische Auffälligkeiten aufweisen können (Lucas et al. 1988).

Überhöhte Glukosezufuhren führen erfahrungsgemäß rascher als bei den reiferen Frühgeborenen zu Hyperglukosämie. Die durch Unreife bedingte Glukoseintoleranz wird verstärkt durch zusätzliche Faktoren, wie Sepsis, Katecholamine, Steroidgaben,

Tabelle 22.1. Nährstoffbedarf Frühgeborener. (Aus Nutr Comm, CPS 1995)

Energie/Nährstoffe/ Mineralien (Maßeinheit)	Lebenstag 1–7 $[kg^{-1} \times d^{-1}]$	Stabile Zunahme bis zur Entlassung $[kg^{-1} \times d^{-1}]$	Nach Entlassung bis Ende des 1. Lebensjahres $[kg^{-1} \times d^{-1}]$
Wasser [ml]	variabel	120–200	120–160
Energie [kcal]	70–80	105–135	100–120
Protein [g]	1,0–3,0	3,5–4,0 (<1000 g) 3,0–3,6 (≥1000 g)	2,2
Fett [g]	0,5–3,6	4,5–6,8	4,4–7,3
Fett [% Energie]	10–50	40–55	40–55
Kohlehydrate [g]	5,0–20,0	7,5–15,5	7,5–15,5
Natrium [mmol]	1,0–3,0	2,5–4,0	2,0–3,0
Chlorid [mmol]	1,0–3,0	2,5–4,5	2,0–3,0
Kalium [mmol]	2,5–3,5	2,5–3,5	2,5–3,5
Kalzium [mmol]	1,5–2,0	4,0–6,0	6,3 (Frauenmilch) 9,4 (Formula)
Phosphor [mmol]	1,0–1,5	2,5–3,8	3,4 (Frauenmilch) 8,8 (Formula)
Magnesium [mmol]	0,20–0,25	0,20–0,40	0,20–0,40
Eisen [mg]	0	ab 3. Monat 3,0–4,0 (< 1000 g) 2,0–3,0 (≥ 1000 g)	3,0–4,0 (< 1000 g) 2,0–3,0 (≥ 1000 g)
Zink [μmol]	6,5	7,7–12,3	15,0
Kupfer [μmol]	1,1–1,9	1,1–1,9	1,1–1,9
Selen [μmol]	0,04–0,06	0,04–0,06	0,04–0,06
Chrom [nmol]	1,0–1,9	1,0–1,9	1,0–1,9
Mangan [nmol]	10–20	10–20	10–20
Molybdän [nmol]	2,0–4,0	2,0–4,0	2,0–4,0
Jod [μmol]	0,20	0,25–0,50	0,25–0,50

kardiopulmonale Instabilität und Insuffizienz des exokrinen Pankreas (Pildes 1986). Pathophysiologische Mechanismen dieser Störung sind relativer Insulinmangel, insbesondere eine Verzögerung des insulinstimulierten Glukoseverbrauchs der Organe durch einen postrezeptorischen Defekt der gesteigert vorhandenen Insulinrezeptoren, das Ausbleiben der dominierenden Wirkung des Insulins über die Expression der glukoneogenetischen Gentranskription und die dadurch ungebremste Adrenalin- und Glukagonfreisetzung mit einer nachfolgend ausbleibenden Drosselung der andauernden endogenen hepatischen Glukoseproduktion (Cowett et al. 1983; Feng u. Kliegman 1996).

Der Überwindung der Hyperglukosämie durch sorgfältig überwachte Reduzierung der Glukosezufuhrraten und Einsatz von humanrekombinantem Insulin sind enge Grenzen gesetzt (Lipsky u. Spear 1995). Die parenterale Ernährung mit alternativen insulinunabhängigen Kohlenhydratressourcen, z.B. Galaktose oder Zuckeralkoholen, bietet

Tabelle 22.2. Vitaminbedarf Frühgeborener. (Aus Nutr Comm, CPS 1995)

Vitamine (Maßeinheit)	Lebenstag 1–7 [$kg^{-1} \times d^{-1}$]	Stabile Zunahme bis zur Entlassung [$kg^{-1} \times d^{-1}$]	Nach Entlassung bis Ende des 1. Lebensjahres [$kg^{-1} \times d^{-1}$]
Vitamin D [IU]	40–120 (< 1000 g) 40–260 (≥ 1000 g)	400	400
Vitamin A [µg]	450	450 (< 1000 g) 200–450 (≥ 1000 g)	400
Vitamin E [mg]	0,5–0,9	0,5–0,9	0,5
Vitamin C [mg]	6–10	6–10	20
Vitamin B_1 [mg]	0,04–0,05	0,04–0,05	0,5
Vitamin B_2 [mg]	0,36–0,46	0,36–0,46	0,5
Vitamin B_6 [mg/Protein]	0,015	0,015	0,015
Vitamin B_{12} [µg]	0,15	0,15	0,15
Niacin [Niacin-äquivalente/5000 kJ]	8,6	8,6	8,6
Folsäure [µg]	50	50	50
Biotin [µg]	1,5	1,5	1,5
Pantothensäure [mg]	0,8–1,3	0,8–1,3	0,8–1,3

sich zwar theoretisch an, ist aber, von Einzeluntersuchungen abgesehen, gegenwärtig nicht in die Praxis eingeführt (Kliegman u. Sparks 1985; Kliegman u. Morton 1988).

Die ergänzende frühe enterale Zufuhr der laktosehaltigen Mutter-/Frauenmilch stellt daher eine verfügbare Alternative dar.

Laktose liefert 40–50% der Nichtproteinenergie der Frauenmilch. Nach Erreichen des vollen Nahrungsvolumens von 180–200 ml $\times$ $kg^{-1} \times d^{-1}$ tolerieren auch Frühgeborene Laktosezufuhren von 13–15,5 g Laktose $\times$ $kg^{-1} \times d^{-1}$ (Kien et al. 1992a, 1992b).

Die ist umso erstaunlicher, da der Fetus in der Zeit zwischen 26 und 34 Wochen bereits 70% der α-Glykosidaseaktivität des Erwachsenen, jedoch bei der Laktase im gleichen Lebensabschnitt nicht einmal 30% erreicht (Lebenthal u. Tucker 1986).

Obwohl auch unter Frauenmilchernährung die Laktosedigestion theoretisch limitiert sein müßte, gibt es abgesehen von exzessiven Laktosegaben jedoch keine Beweise für klinische Intoleranzen bei diesen Kindern (Kien et al. 1992a, 1992b; Kien et al. 1998). Während unter Zufuhr laktosereicher Formelnahrungen Frühgeborene Meteorismus und osmotische Diarrhöen entwickeln können, wird Frauenmilch trotz ihres hohen Laktosegehalt gut toleriert. Offenbar setzt die durch Frauenmilch geförderte Bifidusbakterienflora Laktose ohne Gasbildung zu Essig- und Milchsäure um (Heine 1999).

Während der ersten Lebenstage werden den Nahrungen für sehr unreife Frühgeborene allerdings als primäre enterale Kohlenhydratquelle Glukosepolymere hinzugefügt. Zusätzlich zur Speichelamylase und Brustmilchamylase verfügt das Frühgeborene über hohe Konzentrationen der Dünndarmschleimhautglukoamylase (Maltase). Daher gelten Glukosepolymere als die enterale Kohlenhydratressource bei sehr kleinen Frühgeborenen in den ersten Lebenstagen, um dann später nach der 34. Woche wie beim reifen Neugeborenen durch Laktose völlig ersetzt zu werden.

Aminosäuren/Proteine

Die Sicherung des postnatalen Aminosäure-/Proteinbedarfs sehr kleiner und sehr unreifer Frühgeborener muß die Dynamik des fetalen Proteinansatzes und Proteinturnovers berücksichtigen. Von der 25. Woche bis zur 30./32. Woche steigert der Fetus in Vorbereitung des nach der 32. Woche einsetzenden Wachstumsspurts seine Gesamtkörperproteinstoffwechseldaten auf Spitzenwerte (Pohlandt u. Kupferschmid 1985). Organe mit großer Stoffwechselintensität wie Gehirn, Leber, Herz und Gastrointestinaltrakt haben in diesem Entwicklungsabschnitt einen größeren proportionalen Anteil an der Gesamtkörpermasse als später und steigern somit anteilig die Gesamtkörperstoffwechselraten (Bell et al. 1986).

Bilanzierung

Neben der Fetalperiode gibt es keinen Lebensabschnitt, in dem der Proteineinbau so intensiv ist, wie in den ersten Lebenswochen nach Überwindung des streßbedingten postnatalen Katabolismus. Der Proteineinbau wird mit der einfachen Stickstoffbilanz gemessen. Bei Frühgeborenen ist die Differenz zwischen Stickstoffeinfuhr sowie renaler und fäkaler Stickstoffausfuhr unter früher parenteraler und enteraler Ernährung nur während der ersten Lebenstage negativ.

Unter parenteraler Ernährung, initial mit Glukoselösung 10%, von der 6. Lebensstunde an mit einem Aminosäuregemisch 4% im Verhältnis 2:1 und enteraler Ernährung mit gepoolter roher Frauenmilch fanden wir vom 7. Lebenstag an eine positive N-Bilanz. Von der 2. Woche an wurden 60% des zugeführten Stickstoffs retiniert. Die fäkalen N-Verluste machten 10% der N-Zufuhr aus (Plath et al. 1987a).

Die seit über hundert Jahren bewährte Methode der einfachen Stickstoffbilanz liefert jedoch keine Informationen über die Größenordnung der Proteinsynthese und des Proteinabbaus und damit auch nicht über energetische Aufwendungen, die zur Erzielung eines bestimmten Nettoproteinansatzes erforderlich sind.

Mit der Einführung der Tracertechnik in die Stoffwechselforschung wurde es auch bei Frühgeborenen möglich, mit stabil-isotop markierten ^{15}N- und ^{13}C-Traceraminosäuren und geeigneten Auswertungsmodellen nichtinvasiv Gesamtkörperproteinstoffwechselparameter, wie Proteinsynthese, Proteinabbau, N-Turnover (N-Fluß) und N-Reutilisation (N-Wiederverwendung) zu bestimmen.

In ^{15}N-tracerkinetischen Untersuchungen wurden in Anwendung enteral applizierter ^{15}N-Tracersubstanzen bei Frühgeborenen Proteinsyntheseraten ermittelt, deren Größenordnungen über denen der reifen Neugeborenen lagen aber entsprechend der Involvierung der verwendeten Tracersubstanz im Stoffwechsel differierten.

Bei Frühgeborenen (30 vollendete Wochen) wurden Proteinsyntheseraten von 14,3 $g \times kg^{-1} \times d^{-1}$ am 11. Lebenstag und 11,8 $g \times kg^{-1} \times d^{-1}$ am 31. Lebenstag unter Verwendung von [^{15}N]Glyzin als Tracer bestimmt. Bei Reifgeborenen fanden sich Werte von 7,7 $g \times kg^{-1} \times d^{-1}$ (Heine et al. 1983; Plath et al. 1985, 1987b; Heine 1998).

Die Proteinsyntheseraten betrugen im direkten Vergleich der Tracer bei Frühgeborenen unter Frauenmilchernährung für [^{15}N]Leucin 9,1 g $\times$ kg^{-1} $\times$ d^{-1} und für [^{15}N]Hefeprotein-Thermitasehydrolysat 5,9 g $\times$ kg^{-1} $\times$ d^{-1} (Wutzke et al. 1992).

Leucinturnover und Leucinoxidation wurden auch im Plasma Frühgeborener nach Kurzinfusion von L-[1-^{13}C]Leucin aus dem [^{13}C]Leucin im Plasma und der $^{13}CO_2$-Häufigkeit in der Atemluft bestimmt. Die Proteinsyntheseraten variierten individuell zwischen 5–10g $\times$ kg^{-1} $\times$ d^{-1} (Beaufrere et al. 1990).

Aus solchen Untersuchungen konnte wie auch bereits an fetalen Lämmern bestätigt werden, daß ein reziproker Zusammenhang zwischen der Nichtproteinenergiezufuhr und dem oxidativen Abbau von Plasmaaminosäuren existiert. So wird bei Schafsfeten der oxidative Verbrauch von Leucin durch hungerinduzierte Hyperglukosämie und Hypoinsulinämie verdoppelt (Van Veen et al. 1987).

Bedarf

Diese Erkenntnisse bestärkten die Hypothese, daß der Aminosäure-/Proteinmetabolismus durch die Zufuhr von Nichtproteinenergiesubstraten ebenso reguliert wird, wie durch die Aminosäure-/Proteinzufuhr.

Nicht übereinstimmend mit solchen Überlegungen, ausgehend von Studien mit einer viel zu hohen Aminosäure-/Proteinzufuhr und unter Bedingungen, die von den gegenwärtigen Frühgeborenenintensivpflege/praktiken weit entfernt waren, vermieden die meisten Kliniker bis in die jüngste Zeit die frühe parenterale Aminosäurezufuhr bei Frühgeborenen, um metabolische Azidosen und überhöhte Plasma-Ammoniak- und -Harnstoff-Spiegel nicht zu erzeugen.

Dagegen konnte bewiesen werden, daß bei extrem kleinen Frühgeborenen die parenterale Zufuhr von 1,5 g $\times$ kg^{-1} $\times$ d^{-1} Aminosäuren schon am ersten Lebenstag keine oder nur geringe Veränderungen der Plasma-Harnstoff-Werte, des Gesamt-CO_2 und der Plasmaaminosäuren verursacht. Die Stickstoffbilanz gestaltete sich eher positiv als unter ausschließlicher i.v.-Glukosezufuhr (Rivera et al. 1993).

Dieses Zusammenwirken von Glukose- und Aminosäurenzufuhr läßt sich durch Untersuchungen des „insulin-like growth factor I" (IGF-I) und der „insulin-like growth factor binding proteins 1, 2, 3" (IGFBP-1, 2, 3) verständlich machen. Die Stimulation der IGF-I-bindenden Proteine, IGFBP1-3, ist für die Überwindung des Katabolismus, folglich für die Erreichung des Anabolismus und damit des Wachstums unverzichtbar. Glukose stimuliert IGFBP-1 und IGFBP-3, während die Aminosäuren IGFBP-2 hochregulieren. Die Bereitstellung dieser 3 Peptide wird durch das Spektrum der zugeführten Nährstoffe ausgelöst, während die Größenordnung der Energiezufuhr nur einen geringen Einfluß auf IGFB-2 hat (Smith et al. 1997).

Es geht somit darum, daß sowohl Kohlenhydrate und Aminosäuren zur ausgewogenen Stimulation der IGF-I-bindenden Proteine zugeführt werden müssen.

Basierend auf diesen Beobachtungen und Untersuchungen muß eine parenterale Aminosäurenzufuhr von 1,0–3,0 g $\times$ kg^{-1} $\times$ d^{-1} bis zum 7. Lebenstag bzw. die enterale Verabreichung von 3–4 g $\times$ kg^{-1} $\times$ d^{-1} Protein verbunden mit einer abgestimmten Energiezufuhr als notwendig erachtet werden, um ein adäquates extrauterines Wachstum bei Frühgeborenen mit extrem niedrigem Geburtsgewicht zu erzielen (Hay 1994).

Essentielle/semiessentielle Aminosäuren

Das Spektrum der für den Menschen essentiellen Aminosäuren, wie Lysin, Threonin, Phenlylalanin, Tryptophan, Leucin, Isoleucin, Valin usw. ist bei sehr kleinen Frühgeborene um einige Aminosäuren, wie Arginin, Glyzin und Glutamin zu ergänzen, denen in diesem frühen Lebensabschnitt passager eine bedingt essentielle oder auch semiessentielle Bedeutung zugesprochen wird.

Arginin. Arginin ist essentiell für die Detoxifikation des endogenen Ammoniaks und für die Synthese von Kreatin und Polyaminen. Beim sehr unreifen Kind kann die endogene Bereitstellung von Arginin über den Ureazyklus während der kritischen transitorischen Zeit limitiert sein. Es entstehen Hyperammonämien, die durch Gabe von Arginin rückläufig werden. Arginin wird daher bei sehr kleinen Frühgeborenen den passager essentiellen Aminosäuren zugeordnet.

Die Bedeutung des Arginins ist spätestens nach der Identifizierung des Stickoxides (NO) als „endothelial derived relaxing factor" neu bewertet worden.

NO, das als biologischer Mediator aus dem terminalen Stickstoffatom von Arginin gebildet wird, spielt bei der Aufrechterhaltung des basalen Tonus der Vasodilatation eine herausragende Rolle. Eine gestörte Freisetzung von NO kann in der pulmonalen Strombahn beim Neugeborenen durch Reduzierung der Vasodilatation zu einem Überwiegen der Vasokonstriktion führen und dadurch das lebensbedrohliche Krankheitsbild der persistierenden pulmonalen Hypertension des Neugeborenen ausprägen.

Gegenwärtig wird daran gearbeitet, möglichst nichtinvasiv Metaboliten des „Arginin-NO-pathways" on-line bettseitig bestimmbar zu machen (Plath et al. 1997).

Eine individuelle Steuerung der endogenen NO-Produktion durch entsprechende Zufuhr des Präkursors Arginin und Medikamenten, die als NO-Donatoren eingesetzt werden, rückt damit in den Bereich des Möglichen.

Im Gastrointestinaltrakt induziert NO als Neurotransmitter die Relaxation der glatten Muskulatur und ist ein unentbehrlicher Regulator für die Durchblutung der Darmmukosa. Es wird angenommen, daß ein limitiertes Argininangebot über unzureichende NO-Freisetzung insbesondere für den unreifen Darm zu einem prädisponierenden Faktor bei der Entstehung einer nekrotisiernden Enterokolitis beim Frühgeborenen werden kann. Inzwischen gibt es die ersten Berichte über eine erfolgreiche Argininsupplementierung der Nahrung Frühgeborener zur Senkung der Inzidenz der nekrotisierenden Enterokolitis (Zamora et al. 1997).

Glyzin. Auch die Essentialität des Glyzins für sehr kleine und dann schnell wachsende Frühgeborene wird gegenwärtig diskutiert. Eine intensive wachstumsrelevante Involvierung des Glyzins in den Stoffwechsel verdeutlicht das. Der Fetus ist für eine bedarfsdeckende Glyzinzufuhr auf die Plazenta angewiesen. Nach deren abrupt ausfallender Versorgungsleistung muß ein passageres Versorgungsdefizit für Glyzin beim schnell wachsenden Frühgeborenen mit berücksichtigt werden.

Unsere Arbeitsgruppe konnte in einer ^{15}N-traceranalytischen Studie den Einfluß unterschiedlicher Glyzingaben auf die Ganzkörperproteinstoffwechseldaten Frühgeborener zwischen 32 und 34 Wochen demonstrieren. Das Ausmaß der De-novo-Synthese und der Oxidation von Glyzin in sehr viel früheren Wochen ist dagegen bisher noch ungeklärt (Plath et al. 1996).

Glutamin. Glutamin ist die vorherrschende Aminosäure der plazentaren Aminosäurenzufuhr für den Feten. Als häufigste Aminosäure des menschlichen Körpers ist Glutamin wesentliches Substrat für den Stickstofftransfer zwischen den Geweben, die renale Ammoniaksynthese, wichtiger Präkursor für die Purin- und Pyrimidinsynthese und unentbehrlicher Baustein für Zellen mit besonders hoher Teilungsrate, wie Enterozyten und Lymphozyten. Fruchtwasser und Frauenmilch enthalten deutlich mehr freies Glutamin als Kuhmilch und die auf Kuhmilchprotein basierenden Säuglingsformelnahrungen.

Der unreife Gastrointestinaltrakt des sehr kleinen Frühgeborenen muß sich beschleunigt adaptieren, um das volle Nahrungsvolumen zu tolerieren.

Es wurde deshalb postuliert, daß somit der lokale Nährstoff- also auch der Glutaminbedarf gesteigert sei. Beobachtungen bei Mensch und Tier wiesen darauf hin, daß Supplementierung der Nahrung mit Glutamin das Immunsystem stimulieren und dem Katabolismus entgegenwirken können.

Diese Erkenntnisse waren Anlaß für Studien zum Effekt glutaminsupplementierter parenteraler und enteraler Ernährung bei Frühgeborenen mit sehr niedrigem Geburtsgewicht. Besonders bei Frühgeborenen unter 800 g Geburtsgewicht war nach glutaminsupplementierter parenteraler Ernährung die Zeitspanne bis zur Beendigung der parenteralen Ernährung also bis zum Erreichen der vollen enteralen Nahrungstoleranz kürzer als bei den nicht supplementierten Kindern (Lacey et al. 1996). Nach Glutaminsupplementierung von Frühgeborenenformelnahrungen wurden eine bessere enterale Nahrungstoleranz und eine geringere Morbidität durch Sepsis beschrieben (Neu et al. 1997). Glutamin wird nach diesen Untersuchungen eine bedingte Essentialität für Frühgeborene mit extrem niedrigem Geburtsgewicht zugesprochen. Allerdings stehen größere prospektive randomisierte Studien für den Beweis dieser plausiblen Überlegungen noch aus.

Fette

Frühgeborene müssen im Extremfall schon nach 23 Gestationswochen auf ihr spezielles individuelles plazentares Nährstoffangebot verzichten und sind zudem von Anfang ihres extrauterinen Lebens an einer aggressiven Sauerstoffeinwirkung ausgesetzt, auf das ihre endogene enzymatische Abwehr noch nicht vorbereitet ist.

Sauerstoffradikale, Hydroperoxide und Peroxinitrite attackieren Proteine, insbesondere aber auch mehrfach ungesättigte Fettsäuren („polyunsaturated fatty acids“, PUFA). Die Zellmembranen mit ihren Lipiden und ungesättigten Fettsäuren sind ein Hauptangriffspunkt für die Radikale. Sind die Membranen erst einmal zerstört, folgen Vasokonstriktion und Zelladhäsion. Bei den sehr unreifen Frühgeborenen sind die Reparaturmechanismen unzureichend entwickelt, so daß Infiltration, Ödem und Ischämie die nächsten Glieder der pathophysiologischen Reaktionskette sein können.

In utero wird der Fetus via Plazenta mit mehrfach ungesättigten Fettsäuren, insbesondere Arachidonsäure („arachidonic acid“, AA) aus der ω_6-Fettsäurereihe und Docosahexaensäure („docosahexaenoic acid“, DHA) aus der ω_3-Fettsäurereihe versorgt. Diese werden besonders für Aufbau und Erhalt der Neuronen und Gefäßendothelien benötigt.

Frühgeborene haben nach Crawford (Crawford et al. 1998) bei der Lipidzufuhr 2 Probleme. Erstens, werden sie mit weit variierenden Blutspiegeln von AA und DHA geboren, die sich entsprechend dem plazentaren Versorgungsgrad und dem Gestationsalter verändern. Zweitens, orientieren sich die Zusammensetzungen der parenteralen und enteralen Nährstoffangebote mehrheitlich an der Zusammensetzung der reifen Frauenmilch, obwohl bekannt ist, daß die Zufuhr von Proteinen, Mineralien und Energie sich an den plazentaren Zufuhrraten orientieren sollten.

Das plazentare Fettsäureangebot ist bei ungestörter Gestation reich an AA und DHA. Inzwischen gibt es Hinweise, daß bei verkürzter Gestationsdauer, niedrigem Geburtsgewicht, reduziertem Kopfumfang und herabgesetztem Plazentagewicht die Plasmaspiegel von AA und DHA vermindert waren (Leaf et al. 1992; Carlson 1996). Diese Veränderungen können bei einem Teil der Frühgeborenen physiologisch sein. Sie signalisieren dann immerhin einen gesteigerten Bedarf an AA und DHA. Bei den Frühgeborenen, die zusätzlich wachstumsretardiert sind, kann man postulieren, daß die Zufuhr essentieller Fettsäuren für die zerebrale und vaskuläre Entwicklung inadäquat war.

Bereits die frühe postnatale Nährstoffzufuhr sollte demgemäß bereits ein Angebot von AA und DHA garantieren. Beim reifen Neugeborenen kann das mit einer frühen Muttermilch-/Frauenmilchzufuhr erreicht werden, da Frauenmilch AA und DHA enthält. Auch bei Frühgeborenen gilt die Frauenmilch als optimal für die Versorgung mit essentiellen und nichtessentiellen Fettsäuren. Nach dem Vorbild des Fettsäuremusters der Frauenmilch sollte der Anteil der ω_6- und ω_3-Fettsäuren zwischen einem Minimum von 4–5% und einem Maximum von 10% der gesamten Energiezufuhr liegen. Das entspricht einer Zufuhr von 0,6–0,8 g/kg/Tag mit einem Maximum von 1,5 g/kg/Tag. Liegt dagegen bei einem Frühgeborenen ein pränataler Mangel an AA und DHA vor, der möglicherweise noch durch eine ausschließlich parenterale Ernährung über mehrere Tage verstärkt wurde, wird diesem Mangel auch nicht mit Frauenmilch oder handelsüblichen AA und DHA supplementierten Frühgeborenennahrungen vorgebeugt. Das Angebot der normal funktionierenden Plazenta während einer ungestörten Gestationszeit wird nicht erreicht (Crawford et al. 1997).

In solchen Fällen werden Supplementierungen der Frauenmilch oder speziell angereicherte Frühgeborenenformelnahrungen eingesetzt. Dafür soll die Zufuhr von essentiellen ω_6-Fettsäuren 0,5–0,7 g/kg/Tag betragen. Da Frühgeborene nur über begrenzte Aktivitäten der Desaturase- und Elongaseenzyme verfügen, sind sie nicht in der Lage, durch Kettenverlängerungen ausreichend längerkettige mehrfach ungesättigte Fettsäuren zu bilden. Daher wird die enterale Zufuhr von 40–60 mg/kg/Tag präformierter AA empfohlen. Die Gesamtzufuhr von ω_3-Fettsäuren sollte 70–150 mg/kg/Tag betragen, davon 35–75 mg/kg/Tag als DHA. Die Gesamtzufuhr sollte nicht mehr als 12% der gesamten Energiezufuhr ausmachen, da exzessive Zufuhren die Bildung langkettiger mehrfach ungesättigter Fettsäuren hemmen kann. Die Fettresorption kann durch anteilige Verwendung von mittelkettigen Triglyzeriden verbessert werden. Ihr Anteil sollte jedoch nicht mehr als 40% des Nahrungsfettes ausmachen (Uauy-Dagach u. Mena 1995; Heine 1999).

Nukleotide

Nukleotide, insbesondere säurelösliche, sind in relativ hohen Konzentrationen in der Frauenmilch der frühen Laktationsperiode, verglichen mit Kuhmilch, nachweisbar. In neueren Studien werden den Nahrungsnukleotiden Bedeutung für Darmentwicklung, Darmwachstum und als Modulator von Immunreaktionen zugeschrieben. Während diese Beobachtungen überwiegend aus Tierversuchen und In-vitro-Modellen stammen, liegen inzwischen auch Informationen von Studien bei Frühgeborenen vor. Während der Ernährung Frühgeborener mit einer nukleotidsupplementierten Low-birth-weight standard infant formula, deren Protein überwiegend durch β-Lactoglobulin repräsentiert wurde, konnte eine Steigerung der Freisetzung von Immunglobulin G gesichert werden. Aus diesen Hinweisen für eine Stimulierung der Reifung des Immunsystems wird auf die mögliche immunstimulatorische Rolle der Nukleotide für Frühgeborene in der Frauenmilch geschlossen (Martinez-Augustin et al. 1997). Für Reifgeborene konnte inzwischen in einer kontrollierten, randomisierten Blindstudie über 12 Monate nachgewiesen werden, daß Säuglinge nach initialer Frauenmilchernährung über 8 Wochen bzw. Ernährung mit nukleotidsupplementierter Formelnahrung gegenüber Kindern unter Formula-Nahrungen ohne Supplementierung mit Nukleotiden deutlich höhere Immunantworten nach Immunisierung erkennen lassen (Pickering et al. 1998).

22.3.3 Muttermilch/Frauenmilch/Frühgeborenennahrungen

Muttermilch spielt als Grundlage der Frühgeborenenernährung eine bedeutende Rolle. Sie wird besser toleriert als Formelnahrung, hat offensichtlich allergieprotektive Wirkungen und fördert augenscheinlich die neurokognitive Entwicklung der Kinder. Die von der Muttermilch induzierte Dominanz der Bifidobakterien im Enddarm schützt auch schon Frühgeborene vor enteralen Infektionen. Nekrotisierende Enterokolitiden sind bei Frühgeborenen, die mit Formelnahrungen ernährt werden, 6- bis 20mal häufiger als unter Muttermilchernährung (Heine 1999).

Trotz dieser Vorzüge der Muttermilch ist es problematisch, die Milch von Müttern Frühgeborener zum "golden standard" für die Ernährung sehr kleiner Frühgeborener zu erheben. Bedauerlicherweise deckt die Muttermilch nicht den gesamten Nährstoffbedarf dieser Kinder. Ein reifgeborener Säugling sichert seinen Nährstoffbedarf durch Anpassung seiner Trinkmenge an die sich während der Laktationsperiode verändernde Zusammensetzung der Muttermilch. Das sehr kleine Frühgeborene ist dazu noch nicht in der Lage. Arzt, Schwester, Eltern, die nun über die Ernährung zu entscheiden haben, kennen im Einzelfall nicht die genaue Zusammensetzung der Muttermilch. Die Milch von Müttern sehr kleiner Frühgeborener deckt auch bei größeren Nahrungsvolumina den Nährstoffbedarf dieser Kinder nach Ingangkommen des schnelleren Wachstums nicht vollständig. Die Deckung des Bedarfes an Protein, Energie, Kalzium, Phosphor, Natrium, Vitaminen, Eisen und Zink bleibt kritisch. Allerdings ist die Bioverfügbarkeit der mit der Muttermilch zugeführten Nährstoffe größer als die der unter Frühgeborenenformelnahrung weit über den fetalen Akkumulationsraten zugeführten Nährstoffe.

Säuglinge verwerten Frauenmilch und Formelnahrungen mit unterschiedlicher Effektivität. In einer Studie bei je 10 Kindern unter Ernährung mit Frauenmilch bzw. Formelnahrung wurden während der ersten 24 Lebenswochen die Zunahme von Körpergewicht, Körperlänge und in Anwendung der ^{18}O-Dilutionstechnik die Entwicklung von "lean body mass" (fettfreiem Körpergewebe) und Körperfett geprüft. Die geprüften Parameter unterschieden sich nicht, obwohl unter Formulaernährung die kumulativen Stickstoff- und Energiezufuhren signifikant größer waren. Auch die Effizienzen des Energieumsatzes zum Ansatz von "lean body mass" und Körperfett wiesen trotz unterschiedlicher Zufuhren Unterschiede nicht auf. Dagegen erreichte die Effizienz der Inkorporation von Nahrungsstickstoff in die Lean body mass unter Formula-Ernährung nicht einmal die Hälfte der Werte der gestillten Säuglinge. Bei gleicher Zunahme der Lean body mass kann darauf geschlossen werden, daß Frauenmilchprotein das Wachstum nicht limitiert. Es bestätigte sich hinsichtlich des Wachstums vielmehr eine beträchtliche biologische Adaptationsfähigkeit junger Säuglinge an die Variabilität der Nährstoffzufuhren mit unterschiedlichen Nahrungen (Motil et al. 1997). Inwieweit das schon für sehr kleine Frühgeborene gilt, bleibt noch offen.

In Würdigung der biologischen Wertigkeit der Muttermilch/Frauenmilch für das sehr kleine Frühgeborene und in Erkenntnis der unverzichtbaren Notwendigkeit einer bedarfsdeckenden, möglichst individuell angepaßten Nährstoffzufuhr wurden seit Anfang der 80er Jahre Supplemente für die Frauenmilch entwickelt, die ihre Eignung für die Ernährung dieser Kinder anpassen (Tönz u. Schubiger 1985; Schanler et al. 1985; Plath et al. 1987; Polberger et al. 1989). Von diesem verstärkenden Effekt leitet sich die im Schrifttum inzwischen gebräuchliche englische Bezeichnung „human milk fortifier" (HMF) ab. Inzwischen sind HMF-Präparate auf dem Markt, die als Instantpulver der Muttermilch hinzugerührt werden können oder wenn die Mutter noch zu wenig Milch bereitstellen kann, als Liquid fortifier 1:1 mit Muttermilch gemischt dem Frühgeborenen gefüttert werden.

Mit allen derzeit handelsüblichen HMF-Präparaten werden die obengenannten kritischen Nährstoffe in einem balancierten Gemisch der Muttermilch hinzugefügt, so daß auch bei individueller Dosierung eine Bedarfsdeckung bei einem Nahrungsvolumen von 180 ml/kg/Tag überwiegend gesichert ist. Frühgeborene entwickeln unter der Zufuhr von HMF-Muttermilch/Frauenmilch im Vergleich mit nicht angereicherter Frauenmilch ein adäquates Wachstum, erreichen eine ausreichende Nährstoffretention und bieten dabei ein ausgeglichenes biochemisches Profil des Ernährungsstatus. Im Vergleich zu Frühgeborenenformelnahrungen gewährt die Anwendung angereicherter Frauenmilch Frühgeborenen einen signifikanten Schutz vor Infektionen und reduziert die Inzidenz der nekrotisierenden Enterokolitis (Schanler 1998).

22.4 Start der enteralen Ernährung

Wann mit der enteralen Ernährung beim sehr kleinen Frühgeborenen begonnen werden soll, wird von den Neonatologen unterschiedlich beurteilt. Enterale Ernährung und parenterale Ernährung sind mit Vorteilen aber auch potentiellen Risiken verbunden. Zwischen ihnen hat der Neonatologe abzuwägen. Die relative intestinale Hypomotilität, die limitierte gastrale Kapazität, insbesondere aber ernste kardiopulmonale

Erkrankungen können den Start der enteralen Ernährung über Tage verzögern. Wird die Nahrungsmenge dann zu früh oder zu schnell gesteigert, drohen Regurgitation, Reflux, abdominelle Distension und Aspiration.

Parenterale Ernährung soll, wenn sie über Nabelarterien- oder -venenkatheter erfolgt, häufiger durch nekrotisierende Enterokolitis kompliziert sein, während durch peripher eingeschwemmte Venenkatheter und Flexülen systemische Infektionen häufiger auftreten.

Nach der Abnabelung und während der ersten Lebensstunden ist die parenterale Nährstoffzufuhr bei den Frühgeborenen unter 1000 g unverzichtbar. Sind die kardialen und pulmonalen Funktionen stabilisiert, kann mit der behutsamen enteralen Nahrungszufuhr begonnen werden. Beginnend zwischen dem ersten und 3. Lebenstag erhält dann der Patient eine Kombination von parenteraler und enteraler Ernährung mit einer reziproken Steigerung des Nahrungsvolumens und Reduzierung der Infusionsmenge.

Ein möglichst früher Beginn der enteralen Ernährung, im englischen Schrifttum als „gut priming" oder „early hypocaloric minimal enteral feeding" bezeichnet, wird in Verbindung gebracht mit einer geringeren Inzidenz von Sepsis, Azotämie, cholestatischem Ikterus und einer eher bedarfsdeckenden Zufuhr von Energie und Nährstoffen als bei überwiegend parenteraler Ernährung (Yuh et al. 1979).

Früh enteral ernährte Frühgeborene wiesen höhere Plasmaspiegel von Gastrin, Motilin und „gastric inhibitory peptide" als parenteral und/oder *spät ernährte* Frühgeborene auf. Überdies tolerierten jene die volle Nahrungsmenge eher, entwickelten weniger häufig Nahrungsintoleranzen und konnten letzlich eher entlassen werden (Slagle u. Gross 1988; Berseth 1992; Shulman u. Kanarek 1993; deVille et al. 1998).

Auch die Kombination der frühen enteralen Ernährung mit noch liegendem niedrig plaziertem Nabelarterienkatheter führte bei hochgradig unreifen Frühgeborenen nicht zu einer Zunahme von Ernährungsproblemen und Häufung von Enterokolitis (Davey et al. 1994).

Durch die frühe enterale Nahrungszufuhr gelingt es eher, ausreichend Makronutrienzien, Spurenelemente und Mineralien zuzuführen. Außerdem kann durch das intraluminale Angebot insbesondere von Wachstumsfaktoren der Mutter-/Frauenmilch aber auch durch Aminosäuren, wie Glutamin, Nukleotide und kurzkettige Fettsäuren das mukosale und außermukosale Darmwachstum stimuliert werden (Berseth u. Nordyke 1993; Troche et al. 1995; Leleiko u. Walsh 1996; Yu 1997).

Zusammenfassung

Frühgeborene benötigen besonders bei sehr niedrigem Geburtsgewicht wegen ihrer noch höhergradigen biochemischen Unreife, begleitender medizinischer Komplikationen sowie größerer Wachstumsraten einen speziellen nutritiven Support. Der Bedarf dieser Kinder an Nährstoffen und die Ziele ihrer Ernährung in den ersten Lebenstagen werden bisher noch mehrheitlich aus den Erfahrungen extrapoliert, die für die reiferen und größeren Frühgeborenen vorliegen. Fachübergreifende prospektive kontrollierte Untersuchungen zur Ernährung des Feten und extrem unreifer Frühgeborener stehen gegenwärtig noch aus. Nach der Überwindung des postnatalen Katabolismus entwickeln Frühgeborene unter der Ernährung mit speziell durch „human milk fortifier" angereicherter Frauenmilch, wenn ein Volumen von ca. 180 ml/kg/Tag gefüttert wird, im Vergleich mit nicht angereicherter Frauenmilch ein adäquates Wachstum, erreichen eine ausreichende Nährstoffretention und bieten dabei ein ausgeglichenes biochemisches Profil des Ernährungsstatus. Im Vergleich zu Frühgeborenenformelnahrungen gewährt die Anwendung angereicherter Frauenmilch Frühgeborenen einen signifikanten Schutz vor Infektionen und reduziert die Inzidenz der nekrotisierenden Enterokolitis. Betrachtungen über die Ernährung Frühgeborener und daraus abgeleitete Empfehlungen können allein auf den Nährstoffzufuhren basierend nicht vollständig sein. Andere Faktoren, die wohl in der Muttermilch, nicht aber in den Formelnahrungen vorhanden sind, wie z. B. Immunglobuline, „epidermal growth factor", „nerve growth factor", Oligosaccharide, Enzyme und lebende Zellen, werden künftig mehr Beachtung erfahren.

Literatur

Beaufrere B, Putet G, Pachiaudi C, Salle B (1990) Whole body protein turnover measured with ^{13}C-leucine and energy expenditure in preterm infants. Pediatr Res 28:147–152

Bell AW, Kennaugh JM, Battaglia FC, Makowski EL, Meschia G (1986) Metabolic and circulatory studies of fetal lamb at midgestation. Am J Physiol 250:E538–544

Berseth CL (1992) Effect of early feeding on maturation of the preterm infant's small intestine. J Pediatr 120:947–953

Berseth CL, Nordyke C (1993) Enteral nutrients promote postnatal maturation of intestinal motor activity in preterm infants. Am J Physiol 264:G1046–1051

Carlson SE (1996) Arachidonic acid status of human infants: influence of gestational age at birth and diets with very long chain n-3 and n-6 fatty acids. J Nutr 126:1092S–1098 S

Committee on Nutrition, American Academy of Pediatrics (ed) (1993) Nutritional needs of preterm infants. Pediatric nutrition handbook. Elk Grove Village/IL, pp 64–89

Committee on Nutrition of the Preterm infant, European Society of Paediatric Gastroenterology and Nutrition (1987) Nutrition and feeding of preterm infants. Acta Paediatr Scand [Suppl] 336:1–14

Cowett RM, Oh W, Schwartz R (1983) Persistent glucose production during glucose infusion in the human neonate. J Clin Invest 71:467–475

Crawford MA, Costeloe K, Ghebremeskel K, Phylactos A (1998) The inadequacy of the essential fatty acid content of present preterm feeds. Eur J Pediatr 157 [Suppl 1]:23–27

Crawford MA, Costeloe K, Ghebremeskel K, Phylactos A, Skirvin L, Stacey F (1997) Are deficits of arachidonic acids responsible for the neural and vascular complications of preterm babies? Am J Clin Nutr 66 [Suppl 4]:1032S–1041 S

Davey AM, Wagner CL, Cox C, Kendig JW (1994) Feeding premature infants while low umbilical artery catheters are in place: a prospective, randomized trial. J Pediatr 124:795–799

deVille K, Knapp E, Al-Tawil Y, Berseth CL (1998) Slow infusion feedings enhance duodenal motor responses and gastric emptying in preterm infants. Am J Clin Nutr 68:103–108

Feng BC, Li J, Kliegman RM (1996) Effects of insulin, epinephrine and glucose on regulation of transscription of the serine dehydratase gene in newborn dogs. Biochem Mol Med 57: 91–96

Greenough A (1998) Hot topics in neonatology. Eur J Pediatr 157 [Suppl 1]:1

Hadlock FP, Harrist RP, Carpenter RJ, Deter RL, Park SK (1984) Sonographic estimation of fetal weight. The value of femur length in addition to head and abdomen measurements. Radiology 150:535–540

Hay WW jr (1994) Nutritional requirement of extremely low birthweight infants. Acta Paediatr [Suppl] 402:94–99

Heine W, Plath C, Richter I, Wutzke KD, Töwe J (1983) ^{15}N-tracer investigations into the nitrogen metabolism of preterm infants fed on mother's milk and a formula diet. J Pediatr Gastroenterol. Nutr 2:606–612
Heine W (1998) Neonatal protein metabolism. In: Cowett RM (ed) Principles of perinatal-neonatal metabolism. 2nd edn. Springer, Berlin Heidelberg New York Tokyo, pp 773–797
Heine W (1999) Ernährung von Frühgeborenen. In: Biesalski HK, Fürst P, Kasper H et al. (Hrsg) Ernährungsmedizin. 2. Aufl. Thieme, Stuttgart New York, S 194–200
Hobbins L (1997) Morphometry of fetal growth. Acta Paediatr [Suppl] 423:165–168
Kien CL, Ault K, McClead RE (1992a) In vivo estimation of lactose hydrolysis in premature infants using a dual stable tracer technique. Am J Physiol 263:E1002–E1009
Kien CL, Kepner J, Grotjohn K, Ault K, McLead (1992b) Stable isotope model for estimating colonic acetate production in premature infants. Gastroenterology 102:1458–1466
Kien CL, McLead RE, Cordero L Jr (1998) Effects of lactose digestion and colonic fermentation in preterm infants. J Pediat 133:401–405
Kliegman RM, Morton S (1988) Sequential intrahepatic metabolic effect of enteric galactose alimentation in newborn rats. Pediatr Res 23:302–307
Kliegman RM, Sparks JW (1985) Perinatal galactose metabolism. J Pediatr 107:831–841
Lacey JM, Crouch JB, Benfell K et al. (1996) The effects of glutamine-supplemented parenteral nutrition in premature infants. J Parenter Enteral Nutr 20:74–80
Leaf AA, Leighfield MJ, Costeloe KL, Crawford MA (1992) Long chain polyunsaturated fatty acids in fetal growth. Early Hum Dev 30:183–191
Lebenthal E, Tucker N (1986) Carbohydrate digestion: development in early infancy. Clin Perinatol 213:37–55
LeLeiko NS, Walsh MJ (1996) The role of glutamine, short-chain fatty acids, and nucleotides in intestinal adaptation to gastrointestinal disease. Pediatr Clin North Am 43:451–469
Lipsky CL, Spear ML (1995) Recent advances in parenteral nutrition. Clin Perinatol 22:141–155
Lucas A, Morley R, Cole TJ (1988) Adverse neurodevelopmental outcome of moderate neonatal hypoglycaemia. Br Med J 297:1304–1308
Martinez-Augustin O, Boza JJ, Del Pino JI, Lucena J, Martinez-Valverde A, Gil A (1997) Dietary nucleotides might influence the humoral immune response against cow's milk proteins in preterm neonates. Biol Neonat 71:215–223
Motil KJ, Sheng HP, Montandon CM, Wong WW (1997) Human milk protein does not limit growth of breast-fed infants. J Pediatr Gastroenterol Nutr 24:10–17
Neu J, Roig JC, Meetze WH et al. (1997) Enteral glutamine supplementation for very low birth weight infants decreases morbidity. J Pediatr 131:691–699
Nutrition Committee, Canadian Pediatric Society (1995) Nutrient needs and feeding of premature infants. Can Med Assoc J 152:1765–1785
Pickering LK, Granoff DM, Erickson JR et al. (1998) Modulation of the immune system by human milk and infant formula containing nucleotides. Pediatrics 101:242–249
Pildes P (1986) Neonatal Hyperglycemia. J Pediat 109:905–907
Plath C, Heine W, Krienke L et al. (1985) ^{15}N-tracer-kinetic studies on the nitrogen metabolism of very small preterm infants on a diet of mother's milk. Hum Nutr Clin Nutr 39 C:399–499
Plath C, Heine W, Massute G et al. (1987a) Stickstoffanalytische Untersuchungen zur Optimierung der Ernährung hochgradig unreifer Frühgeborener durch Frauenmilchsupplementierung. Kinderärztl Prax 55:19–30
Plath C, Heine W, Wutzke KD et al. (1987b) ^{15}N-tracer-kinetic studies on the validity of various ^{15}N tracer substances for determining whole-body protein parameters in very small preterm infants. Pediatr Gastroenterol Nutr 6:400–408
Plath C, Heine W, Wutzke KD, Uhlemann M (1996) ^{15}N-tracer studies in formula-fed preterm infants: the role of glycine supply in protein turnover. J Pediatr Gastroenterol Nutr 23: 287–297
Plath C, Russow R, v Bismarck P, Sich I, Wutzke KD (1997) Endogenous [^{15}N]nitric oxide in exhaled air: in-vivo evidence following enteral labelling with L-[guanidino-$^{15}N_2$]arginine in humans. Clin Nutr 16:21($O_2$5)
Pohlandt F, Kupferschmid C (1985) The protein requirement of preterm infant. Klin Pädiatr 197: 164–166

Polberger SKT, Axelsson IA, Raihä NCR (1989) Growth of very low birth weight infants on varying amounts of human milk protein. Pediatr Res 25:414–419

Reece EA, Goldstein I, Pilu G, Hobbins JC (1987) Fetal cerebellar growth unaffected by intrauterine growth retardation: a new parameter for prenatal diagnosis. Am J Obstet Gynecol 157: 632–638

Reichman B, Chessex P, Putet G, Verellen G, Smith JM, Heim T, Swyer PR (1981) Diet, fat accretion, and growth in premature infants. N Engl J Med 305:1495–1500

Rivera A jr, Bell EF, Bier DM (1993) Effect of intravenous amino acids on protein metabolism of preterm infants during the first three days of life. Pediatr Res 33:106–111

Sauer PJJ, Carnielli VP, Sulkers EJ, Gougoever JB van (1994) Substrate utilization during the first weeks of life. Acta Paediatr [Suppl] 405:49–53

Schanler RJ, Garza C, Nichols BL (1985) Fortified mothers' milk for very low birth weight infants: Results of growth and nutrient balance studies. J Pediatr 107:437–445

Schanler RJ, Shulman RJ, Lau C (1996) Fortified human milk improves the health of the premature infant. Pediatr Res 41:240 A

Schanler RJ (1998) The role of human milk fortification for premature infant. Clin Perinatol 25:645–657

Shulman DI, Kanarek K (1993) Gastrin, Motilin, Insulin, and insulin-like growth factor-I concentrations in very-low-birth-weight infants receiving enteral or parenteral nutrition. J Parenter Enter Nutr 17:130–133

Slagle TA, Gross SJ (1988) Effect of early low-volume enteral substrate on subsequent feeding tolerance in very low birth weight infants. J Pediatr 113:526–531

Smith WJ, Underwood LE, Keyes L, Clemmons DR (1997) Use of insulin-like growth factor I (IGF-I) and IGF-binding protein measurements to monitor feeding of premature infants. J Clin Endocrinol Metab 82:3982–3988

Sunehag A, Ewald U, Larsson A, Gustafsson J (1993) Glucose production rate in extremely immature neonates (<28 weeks) studied by use of deuterated glucose. Ped Res 33:97–100

Tönz O, Schubiger G (1985) Feeding of very-low-birth-weight infants with breast-milk enriched by energy, nitrogen and minerals: FM_{85}. Helv Paediatr Acta 40:235–247

Troche B, Harvey-Wilkes K, Engle WD, Nielsen HC, Frantz ID 3rd, Mitchell ML, Hermos RJ (1995) Early minimal feeding promote growth in critically ill premature infants. Biol Neonat 67:172–181

Uauy-Dagach R, Mena P (1995) Nutritional role of omega-3 fatty acids during the perinatal period. Clin Perinatol 22:157–175

VanVeen LCP, Teng C, Hay WW jr, Meschia G, Battaglia FC (1987) Leucine disposal and oxidation rates in the fetal lamb. Metabolism 36:8–53

Voigt M, Schneider KMT, Jährig K (1996) Analyse des Geburtengutes des Jahrgangs 1992 der Bundesrepublik Deutschland. Teil 1: Neue Percentilwerte für die Körpermaße von Neugeborenen. Geburtsh Frauenheilk 56:550–558

Wutzke KD, Heine W, Plath C, Müller M, Uhlemann M (1992) Whole-body protein parameters in premature infants: a comparison of different ^{15}N tracer substances and different methods. Pediatr Res 31:95–101

Yu VY, James B, Hendry P, MacMahon RA (1979) Total parenteral nutrition in very low birthweight infants: a controlled trial. Arch Dis Child 54:653–661

Yu VY (1997) Principles and practice of parenteral nutrition in the neonatal period. Acta Med Port 10:185–196

Zamora SA, Amin HJ, McMillan DD, Kubes P, Fick GH, Butzner JD, Parsons HG, Scott RB (1997) Plasma L-arginine concentrations in premature infants with necrotizing enterocolitis. J Pediatr 131:226–232

23 Verwendung von Plazentarestblut zur autologen Transfusion

W. Zieger, H. Eichler

23.1 Einleitung

Über die Verwendungsmöglichkeiten von plazentarem Restblut, das nach Abnabeln des Neugeborenen in der Plazenta verbleibt, wurde in den letzten 10 Jahren unterschiedlich intensiv und in Deutschland an nur wenigen perinatologischen Zentren geforscht (Brune et al. 1996; Somville et al. 1996; Leveringhaus et al. 1998).

Plazentarestblut als *Stammzelltransplantat* zu verwenden, ist die bekannteste Nutzungsmöglichkeit. Plazentares Restblut hingegen auch zur *autologen Bluttransfusion* einzusetzen, ist nur sehr wenigen geläufig. Insbesondere die Frühgeborenenanämie, so Brune et al. (1996), könnte eine neue Indikation zur autologen Bluttransfusion darstellen.

Während gerade in den letzten Jahren die Forschung auf dem Gebiet der Stammzelltransplantation unter Verwendung von Plazentablut einen rasanten Aufschwung erhielt – sicherlich mitbedingt durch erhebliche finanzielle Zuwendungen prominenter Spender (z.B. Carreras-Leukämie-Spende) – blieb die Eigenblutspende mit vielen, insbesondere methodisch ungeklärten Fragen in ihrer Anfangsentwicklung stecken.

Obwohl Brandes et al. (1983) in einer In-vitro-Studie bereits 1983 Citrate-phosphate-dextrose-adenine/CPA als optimales Lagerungsmedium zur Lagerung fetaler Erythrozyten entdeckte und damit einen Grundstein zur Eigenblutspende legte, wurde die weitere Entwicklung von der Dynamik der Stammzelltransplantation überholt.

Erst 1986 wiesen Broxmeyer et al. (1986) auf eine mögliche Verwendung der im Nabelschnurblut vorhandenen hämatologischen Vorläuferzellen zur Transplantation hin. Bereits 2 Jahre später wurde die erste Transplantation von Stammzellen aus plazentarem Restblut bei einem Kind mit einer Fanconi-Anämie durchgeführt (Gluckman et al. 1989). Sechs Jahre später wurde über die erste Transplantation zur Behandlung einer Leukämie berichtet (Wagner et al. 1992).

Inzwischen hat sich als Alternative zum Knochenmark die Gewinnung hämatologischer Stammzellen aus Plazentablut für autologe und allogene Knochenmarktransplantation in Deutschland an 2 universitären Zentren, Düsseldorf (Somerville et al. 1996) und Mannheim (Leveringhaus et al. 1998), soweit etabliert, daß innerhalb von 3 Jahren in diesen Zentren über 2500 Transplantate gesammelt, gelagert und zur Transplantation freigegeben worden sind.

Im Gegensatz dazu liegt die Anzahl der zur Eigenblutspende hergestellten Erythrozytenkonzentrate weltweit deutlich unter 200 (Anderson et al. 1992; Brune et al. 1997).

Bei den Erwachsenen hat die Eigenblutspende in den letzten 10 Jahren in der Transfusionsmedizin, insbesondere für elektive operative Eingriffe, stetig an Bedeutung gewonnnen (Surgenor et al. 1990). Sie ist inzwischen standardisiert und als ein fester Bestandteil der fremdblutsparenden Maßnahmen etabliert, was zur Einsparung von Fremdbluttransfusionen und somit zur Reduktion des perioperativen Gesamtrisikos führte.

Obwohl ein hoher Prozentsatz von Frühgeborenen und der zur Operation anstehenden Reifgeborenen Erythrozytenkonzentrate in den ersten Wochen ihres Lebens benötigen, sind diese bisher von der Eigenblutspende ausgeschlossen. Nachdem die Therapie der Frühgeborenenanämie mit Erythropoietin die Transfusionsfrequenz nur gering senkte und eine späte Abnabelung des Neugeborenen mit möglichen ungünstigen Folgen (z.B. Hypervolämie) verbunden ist, gleichzeitig aber über 60% aller Frühgeborenen unterhalb 30 Schwangerschaftswochen mindestens einmal transfusionspflichtig sind, beschäftigen sich erneut 2 universitäre Kliniken, Münster und Mannheim, mit der Problematik der Eigenblutspende bei Neugeborenen.

Da die Universitätsfrauenklinik Mannheim in sehr enger Zusammenarbeit mit der Blutspendezentrale Mannheim des DRK-Blutspendedienstes Baden-Württemberg als einziges Zentrum in Deutschland plazentares Restblut *sowohl zur autologen Transfusion Früh- und Reifgeborener als auch zur allogenen Stammzelltransplantation* aufgrund neu entwickelter und inzwischen etablierter Auftrennungsmethoden nutzt, wird auf methodische Fragen wie auch Problematik der Sammlung, Aufarbeitung und Lagerung dieser Präparate eingegangen.

23.2 Abnahme des plazentaren Restblutes

Nach ausführlicher Anamneseerhebung und Aufklärung erfolgt die Abnahme des plazentaren Restblutes nur nach schriftlicher Einverständniserklärung der Mutter bzw. der Eltern. Durch die Unterschrift der Mutter liegt auch die Erlaubnis vor zur Testung ihrer Infektionsserologie und der Gewebemerkmale sowie im Falle der Transplantation von Stammzellen zum Austausch der verschlüsselten Daten mit anderen Nabelschnurblut(CB-)banken. Vor der Entbindung erfolgt im Rahmen der Routineblutentnahme die Abnahme von 20 ml Venenblut bei der Mutter. 10 ml Nativblut werden für alle infektiologischen Untersuchungen benötigt. 10 ml EDTA-Blut dienen zur HLA-Klasse-I- und -II-Typisierung.

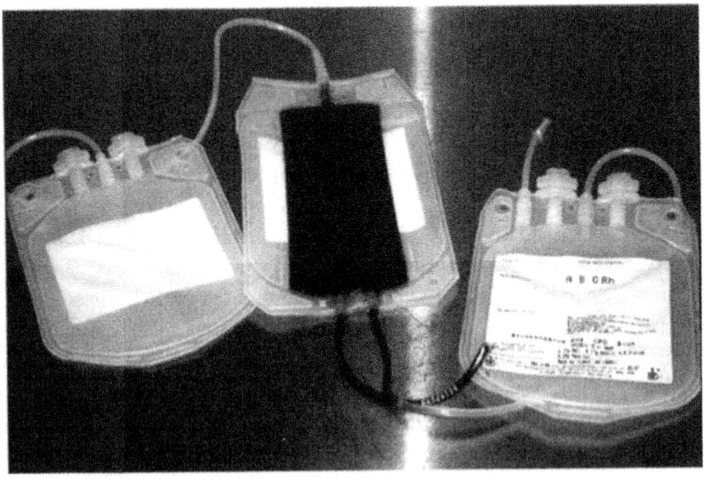

Abb. 23.1. Gefüllter Sammelbeutel des Dreifachbeutelsystems

Ausschlußkriterien zur Entnahme des plazentaren Restblutes sind u.a. anamnestische wie auch aktuelle Erkrankungen der Mutter. Daneben führt ein manifestes Amnioninfektionssyndrom grundsätzlich zum Ausschluß von der Sammlung. Bei Herstellung eines *Stammzellpräparates* für die allogene Transplantation darf keine fetale Fehlbildung vorliegen.

Die Abnahme des plazentaren Restblutes erfolgt mit einem Dreifachbeutelsystem mit Oben-/Untenabgang (Abb. 23.1), so daß zur Präparation des Blutes in seine einzelnen Bestandteile die Top-and-bottom-Technik angewandt werden kann.

Dieses System besteht aus jeweils einem Sammelbeutel und 2 weiteren Satellitenbeuteln. Der Entnahmebeutel enthält 17 ml CPD-Stabilisator und ist mit 2 Punktionsnadeln ausgestattet. Steht nur die Eigenblutspende im Vordergrund wird auf kommerziell verfügbare Beutel der Firma Maco Pharma zurückgegriffen. Hierbei handelt es sich um einen Beutel mit einer besonders großen Entnahmenadel, was allerdings bei sehr kleinlumigen Nabelschnurgefäßen eher von Nachteil sein kann.

Nach Entwicklung des Kindes erfolgt die rechtzeitige Abnabelung des Kindes, d.h. der Geburtsvorgang und insbesondere der Zeitpunkt der Abnabelung wird durch die Entnahme des Nabelschnurblutes nicht beeinflußt. Das freie Ende der Nabelschnur wird auf einer sterilen Windel gelagert und mit einem geeigneten Desinfektionsmittel besprüht. Nach ausreichender Einwirkzeit wird unter sterilen Bedingungen die Nabelvene der in situ befindlichen Plazenta punktiert. Bei Sectio caesarea wird die Nabelschnur entweder am Operationstisch in situ oder in einem separaten Raum post partum punktiert. Nach vollständiger Beschriftung und Dokumentation erfolgt die Weitergabe an die Blutbank.

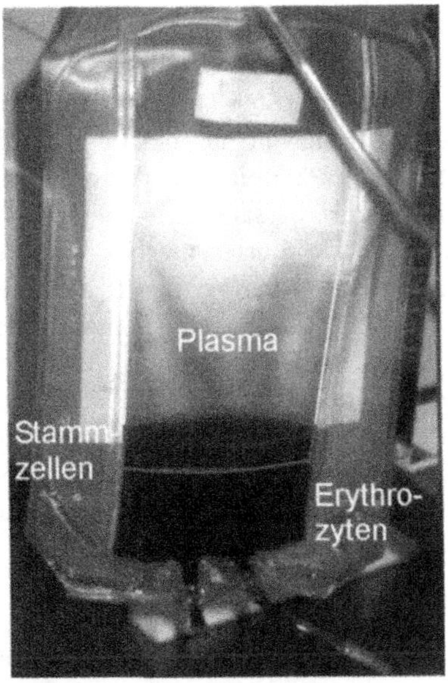

Abb. 23.2. Auftrennung des Plazentarestblutes in Erythrozyten, Buffy-coat-Schicht und Plasma

23.3 Auftrennung des Plazentarestblutes in Komponenten

Unter sterilen Kautelen werden vom Sammelbeutel Proben des unfraktionierten Plazentarestblutes zur HLA-Typisierung, Zellzahlbestimmung, zur Blutgruppenserologie und Sterilitätstestung entnommen. Die Auftrennung des Plazentablutes erfolgt unter Anwendung der oben angeführten Top-and-bottom-Technik mittels einer Blutbeutelzentrifuge in Erythrozyten, Plasma und in eine Buffy-coat-Schicht (Abb. 23.2). In dieser sog. Buffy-coat-Schicht reichern sich die mononukleären Zellen des Plazentarestblutes an. Diese Zellen wiederum können mittels einer automatischen Blutbeutelpresse separiert werden. Die Wiederfindungsrate der nukleären Zellen beträgt trotz dieser effektiven Volumenreduktionsmethode im Mittel über 90%.

Vom Plasma wird ein Aliquot als Rückstellprobe abgefüllt, vom Buffy coat eine Probe für die Zellzahlbestimmung sowie die CD34-Analyse und das Differentialblutbild entnommen, das Erythrozytenkonzentrat für die mögliche Eigenblutspende gelagert.

23.4 Sterilität der Präparate

In der Anfangsphase, 1996, zeigte sich mit 17% eine relativ hohe bakterielle Kontamination der Präparate. Die Keimanalyse erbrachte hauptsächlich Keime der Anogenitalregion (Enterokokken und Bacteroides) aber auch Hautkeime (Staphylokokken). Durch Aufklärung und Training aller Mitwirkenden (Ärzte, Hebammen und Laborpersonal) sowie durch besondere Sorgfalt im Abnahme- und Verarbeitungsprozeß der Proben konnten wir die Verunreinigung der Präparate (insgesamt über 1000, Transpantate und Eigenblut zusammengerechnet) auf 3–4% senken. Auch Somville (et al. 1996) klagte über eine anfänglich sehr hohe bakterielle Kontaminationsrate (17,6%), die inzwischen auf 1% gesenkt werden konnte.

Der hohe Anteil (12%) von bakteriellen Kontaminationen bei der Abnahme und Aufarbeitung von Plazentablut bei Anderson et al. (1992) führte zu einer Warnung von Strauss (1992) mit dem dringenden Hinweis, vor weiterem klinischen Einsatz des Eigenblutes, bessere Abnahmetechniken und Weiterverarbeitungsmethoden zu entwickeln. Nach Einsatz geschlossener Beutelsysteme, die auch die Mannheimer Arbeitsgruppe inzwischen verwendet, berichten Garritsen et al. (1996), daß erstmals 54 Proben aufeinanderfolgend ohne Kontamination verarbeitet werden konnten.

Mit den heutzutage zur Verfügung stehenden geschlossenen Sammelsystemen gelingt die Gewinnung von Plazentablut genauso unproblematisch wie die Weiterverarbeitung, Separierung in verschiedene Komponenten und Lagerung von Plazentablut und dessen Bestandteile bei gleichzeitiger Reduktion der Kontamination. Welchen Einfluß die Mehrfachpunktion der Nabelschnurgefäße auf die Sterilität der Präparate hat, muß noch offen bleiben.

23.5 Kontamination des plazentaren Restblutes mit mütterlichen Zellen

Eine Kontamination des Nabelschnurblutes mit mütterlichen Lymphozyten könnte beim Empfänger des allogenen Transplantates, nicht aber bei der Transfusion zu einer Graft-versus-host-Reaktion/GvHD führen. Wir fanden in etwa 2% eine Verunreinigung der gewonnenen Proben mit mütterlichen Zellen. Somville et al. (1996) berichtet von 2 Kontaminationen auf 60 Fälle. Andere Arbeitsgruppen, wie Garritsen et al. (1996) testen noch auf PCR basierende Methoden aus. Klinisch ist jedoch bisher in keinem Fall durch mütterliche Zellen eine Graft-versus-host-Reaktion bei Patienten beobachtet worden (Rubinstein, P., persönliche Mitteilung). Das Risiko einer Graft-versus-host-Reaktion durch Übertragung mütterlicher Zellen wird auch in der Literatur als sehr gering eingeschätzt (Socie et al. 1994).

23.6 Klinische Erfahrung

Daß eine Retransfusion von autologem Plazentablut prinzipiell möglich ist, konnten verschiedene amerikanische Arbeitsgruppen, u.a. Anderson et al. (1992), in den 90er Jahren zeigen. Voraussetzung hierfür war allerdings, daß das retransfundierte Blut bakteriell nicht kontaminiert war, keine Hämolysezeichen aufwies und die aus der Plazenta gewonnene Menge ausreichend war. Im Gegensatz zu den in der Literatur beschriebenen und größtenteils komplizierten Abnahmetechniken, wie Aufhängen der Plazenta (Zieger 1996) oder Trichtertechnik (Somville et al. 1996), konnte in der von der Mannheimer Arbeitsgruppe publizierten sehr einfach zu handhabenden Abnahmetechnik bei in situ liegender Plazenta (Leveringhaus et al. 1998) reichlich Blut gewonnen werden. Bei sofortiger Abnahme, entweder nach vaginaler Entbindung oder am Operationstisch während der Sectio cesareae, konnten beispielsweise bei Frühgeborenen aus der 31. Schwangerschaftswoche im Mittel 50 ml (SD ± 22 ml) Blutvolumen aus der Plazenta gewonnen werden. Dieses Volumen ist ohne CPD-Stabilisator.

Bei einem mittleren Geburtsgewicht von 1580 g entspricht dies 31 ml Plazentablut/kg Körpergewicht. Ein Vergleich dieser Zahlen mit Literaturangaben von reifen Neugeborenen aus der 40./41. Schwangerschaftswoche, bei denen im Schnitt nur 22 ml Plazentablut/kg Körpergewicht aufgefangen werden konnte (Garritsen et al. 1996), läßt vermuten, daß bezogen auf das Körpergewicht bei Frühgeborenen mehr Plazentablut und somit auch mehr retransfundierbares Blut zu gewinnen ist. Doch dies bedarf einer zur Zeit noch laufenden Überprüfung.

Je nach Präparationstechnik liegt der Hämatokrit der Erythrozytenkonzentrate im Mittel bei 59,7% (Mannheim) oder 87,5% (Garritsen et al. 1996). Eine z.Z. noch laufende und bisher nicht publizierte Vergleichsuntersuchung autologer vs. allogener Blutgabe bei nicht signifikantem Unterschied der Hämatokritwerte in den Erythrozytenkonzentrationen deutet auf einen nach autologer Bluttransfusion signifikant besseren Hämatokritanstieg bei den Frühgeborenen hin (Schaible, persönl. Mitteilung).

Zusammenfassung

Das Plazentarestblut kann nicht nur als Stammzelltransplantat, sondern auch zur autologen Bluttransfusion eingesetzt werden. Durch die heute zur Verfügung stehenden technischen Möglichkeiten, wie geschlossene Beutelsysteme, sowie Top-and-bottom-Technik, gelingt es, an Quantität soviel Erythrozytenkonzentrat herzustellen, daß durchschnittlich zwischen 3 und 4 autologe Blutspenden möglich sind. Wichtigste Voraussetzung ist jedoch die sterile Abnahme und Weiterverarbeitung des Plazentarestblutes. Zu klären bleiben z.Z. noch offene Fragen, wie:

- Wer von den Neugeborenen, nur die Frühgeborenen oder auch die zur Operation anstehenden reifen Neugeborenen, profitieren von dieser Entwicklung?
- Wie hoch werden die Kosten dieser autologen Bluttransfusion?
- Welche Lagerungsdauer haben die autolog gewonnenen Erythrozytenkonzentrate?

Literatur

Anderson A, Fangman J, Wagner G, Uden D (1992) Retrieval of placental blood from the umbilical vein to determine volume, sterility and presence of clot formation. Am J Dis Child 146: 36-39

Brandes JM, Roth EF jr, Berk PD (1983) Collection and preservation of human placental blood. Transfusion 23:325-327

Broxmeyer HE, Douglas GW, Hangoc G et al. (1986) Human umbilical cord blood as a potential source of transplantable hematopoietic stem/progenitor cells. Proc Natl Acad Sci USA 86: 3828-3832

Brune T, Garritsen HSP, Nickel S et al. (1996) Die Frühgeborenenanämie: eine neue Indikation zur autologen Bluttransfusion? Hämatologie 5:30-34

Brune T, Albers S, Garritsen H et al. (1997) Autologes Plazentablut: Ersterfahrungen in der Retransfusion. Informationstagung über Eigenbluttransfusion 11.04.1997

Garritsen HSP, Brune T, Nickel S et al. (1996) Autologe Blutgewinnung aus der Plazenta: Präparationsmethodik und Qualitätskontrolle. Hämatologie 5:25-29

Gluckman E, Broxmeyer HE, Auerbach AD et al. (1989) Hematopoietic reconstitution in a patient with Fanconi's anemia by means of umbilical cord blood from an HLA-identical sibling. N Engl J Med 321:1174-1178

Leveringhaus A, Eichler H, Richter E et al. (1998) Ersterfahrung des Mannheimer Projekts zur Sammlung von Plazentarestblut für allogene Stammzelltransplantation. Perinatal Medizin 10:68–72

Socie G, Gluckman E, Carosella E et al. (1994) Search for maternal cells in human umbilical cord blood by polymerase chain reaction amplification of two minisatellite sequences. Blood 83 (2):340–344

Somville T, Kögler G, Enczmann J et al. (1996) Plazentares Restblut als Stammzelltransplantat. Perinatal Medizin 8:93–99

Strauss RG (1992) Autologous transfusions for neonates using placental blood. A cautionary note (editorial). Am J Dis Child 146:21–22

Surgenor DM, Wallace EL, Hao SH, Chapman RH (1990) Collection and transfusion of blood in the United States, 1982–1988. N Engl J Med 322:1646–1651

Wagner JE, Broxmeyer HE, Byrd RL (1992) Transplantation of umbilical cord blood after myeloablativ therapy: analysis of engraftment. Blood 79:1874–1878

Zieger W (1996) Die Plazenta-kein Abfallprodukt mehr, sondern Stammzellspender. Uni Ulm intern 209(26. Jg.):10–14

Teil V
Geburtseinleitung der Frühgeburt / Erstversorgung des Frühgeborenen

24 Prospektive Geburtsleitung bei kleinen Frühgeborenen

H. Schneider

Einleitung

Trotz umfangreicher Bemühungen im Bereich der Prävention ist die Prävalenz von Frühgeburten in den meisten westlichen Ländern in den letzten 10 Jahren weitgehend konstant geblieben. Die Perinatalsterblichkeit hat dagegen deutlich abgenommen, nicht zuletzt als Folge einer erheblichen Verbesserung der Überlebenschancen von kleinen Frühgeborenen mit einem Geburtsgewicht von < 1500 g und < 1000 g (Hack et al. 1995; Strebel u. Bucher 1994). Nur etwa 1 % aller Lebendgeburten gehören zu der Gruppe der sehr kleinen Frühgeborenen. Dennoch kommt dieser Gruppe wegen dem mit der Betreuung verbundenen Aufwand sowie dem hohen Anteil an der perinatalen Mortalität und Morbidität eine besondere Bedeutung zu. Die optimale Versorgung dieser Hochrisikofälle ist nicht nur für die betroffenen Familien, sondern auch für die Gesellschaft als Ganzes von großer Tragweite und stellt die Verantwortlichen sowie auch die Eltern immer wieder vor schwierige medizinische, ethische und soziale Fragen.

Neben

- Gestationsalter,
- Geburtsgewicht und
- Schwangerschaftspathologie

ist insbesondere

- das perinatale Management

von besonderer Bedeutung für das Überleben und die spätere Entwicklung dieser Kinder. Die Assoziation von psychomotorischen Bewegungsstörungen im Sinne der

Zerebralparese (CP) mit Fehlstellungen, sowie anderen nicht CP-bedingten neurologischen Symptomen wie Epilepsie oder kognitiven Störungen und intrauteriner Wachstumsretardierung scheint v.a. auf Termingeburten zuzutreffen (Palmer et al. 1995). Bei Frühgeburten ist der Zusammenhang zwischen Störungen im Verlauf der Schwangerschaft und der Entstehung der CP weniger deutlich. Hier scheinen vielmehr perinatale Ereignisse eine vorrangige Bedeutung zu haben (Topp et al. 1997). Chorioamnionitis, vorzeitiger Blasensprung von mehr als 24 h oder eine mütterliche Infektion ist mit einem deutlich erhöhten Risiko für eine CP verbunden (Murphy et al. 1995), während bei Präeklampsie das Risiko für psychomotorische Langzeitmorbidität erniedrigt zu sein scheint. Die verschiedenen Schwangerschaftspathologien sind nur bedingt beeinflußbar und auch die Möglichkeiten zur Verlängerung der Schwangerschaftsdauer durch den Einsatz von Wehenhemmern sind in der Regel begrenzt. Im Gegensatz dazu kann durch ein kompetentes perinatales Management das Schicksal dieser gefährdeten Kinder wesentlich beeinflußt werden. Ein kompetentes perinatales Management besteht aus

- dem frühzeitigen Transport von Schwangeren mit Zeichen einer drohenden Frühgeburt oder mit einer Indikation für eine vorzeitige Schwangerschaftsbeendigung in ein Perinatalzentrum,
- der pränatalen Verabreichung von Glukokortikoiden zur Beschleunigung der fetalen Lungenreife,
- der schonenden Entbindung mit nahtlosem Übergang in die postnatale Betreuung durch erfahrene Neonatologen.

Im folgenden sollen die wichtigsten Aspekte der Geburtsleitung näher erörtert werden. Dabei konzentriert sich diese Diskussion auf Frühgeburten mit einem Gestationsalter von <32 SSW. Bei älteren Frühgeborenen unterscheiden sich die Entscheidungskriterien für den Geburtsmodus nicht grundlegend von Geburten am Termin. Diese Thematik wurde bereits vor einiger Zeit ausführlich behandelt (s. Schneider 1996, insbesondere auch wegen zusätzlicher Literaturangaben).

24.2 Vorbereitende Maßnahmen

Auf die entscheidende Bedeutung der frühzeitigen Verlegung von Risikoschwangeren in ein Perinatalzentrum kann nicht nachhaltig genug hingewiesen werden. Die Vorteile der optimalen perinatalen Versorgung der Hochrisikofeten durch ein erfahrenes interdisziplinäres Team sind durch zahlreiche Studien hinreichend belegt und auch in letzter Zeit erneut eindrücklich dokumentiert worden (Menard et al. 1998; Bucher 1998; Schneider 1996). Auch die verschiedenen Fachgesellschaften haben sich klar für die Verlegung von Schwangeren mit drohender oder geplanter Frühgeburt oder mit vorhersehbaren speziellen Risiken bei Termingeburten in Perinatalzentren ausgesprochen (Deutsche Gesellschaft für Perinatale Medizin et al. 1994; Österreichische Gesellschaft für Prä- und Perinatale Medizin 1995).

Angesichts dieser klaren Empfehlungen ist es erstaunlich, daß in verschiedenen Regionen immer noch eine erschreckende Anzahl von Neugeborenen erst nach Hochrisikogeburten in einer peripheren Klinik in ein entsprechend ausgerüstetes Zentrum für die neonatologische Weiterbetreuung transportiert werden (Feige 1998). Dabei dient bedauerlicherweise die unvollständige Umsetzung der Vorgaben für ein Perinatalzentrum und die fehlende Akzeptanz als Kompetenzzentrum häufig als Vorwand für die postnatale Verlegung (Deutsche Gesellschaft für Perinatale Medizin 1989).

Besondere Probleme stellen sich bei drohender Frühgeburt oder zwingend indizierter Schwangerschaftsbeendigung an der Grenze der Lebensfähigkeit (23 + 0 bis 26 + 6 SSW). Der schwierige Grundsatzentscheid, ob ein aktives perinatalmedizinisches Management gerechtfertigt ist, oder ob in Anbetracht der geringen Überlebenschancen und dem hohen Risiko schwerer bleibender Behinderungen bei den Überlebenden auf die aktive Vorgehensweise zu verzichten ist, muß in Abstimmung mit den Neonatologen und den Eltern gefällt werden. Insgesamt kann in dieser Gruppe mit einer Überlebensrate von ca. 50% gerechnet werden, wobei 50% der Überlebenden behindert sind (Rennie 1996). Basierend auf den Daten der Neonatologie gilt es als allgemein akzeptiert, daß bei einem Gestationsalter von 23 bis 24 SSW auf aktive Reanimation verzichtet werden kann, während bei einem Schwangerschaftsalter von >25 SSW generell ein aktives Vorgehen empfohlen wird (Rennie 1996; Allen et al. 1993). Dabei müssen Faktoren wie eine Zusatzpathologie des Feten in Form von Fehlbildungen oder einer intrauterinen Wachstumsretardierung, der Zustand des Kindes bei der Geburt sowie auch die Einstellung der Eltern berücksichtigt werden. Besonders kritisch ist die korrekte Einschätzung des Gestationsalters, da der Verzicht auf ein aktives perinatalmedizinisches Management als Folge einer Unterschätzung des Gestationsalters zu einer deutlichen Verschlechterung der Überlebenschancen des Neugeborenen führt (Paul et al. 1979; Reuss u. Gordon 1995; Silver et al. 1993). In diesem Grenzbereich besteht auf Seiten des Geburtshelfers die Tendenz, das Gestationsalter und damit die Überlebenschancen bei drohender Frühgeburt zu unterschätzen, so daß die tatsächlichen Aussichten in Folge der negativen Haltung noch zusätzlich verschlechtert werden (Goldenberg et al. 1982). Es wird daher generell empfohlen, bei unsicherem Gestationsalter zugunsten des Feten zu entscheiden, die besseren Überlebenschancen zugrunde zu legen und die Eltern entsprechend zu beraten. Die allgemein akzeptierten Grundsätze guter klinischer Praxis wie auch moralisch ethische Überlegungen ermöglichen in diesen Grenzsituationen die Beendigung einer aktiven Behandlung und den Verzicht auf die Weiterführung lebenserhaltender Maßnahmen, wenn aufgrund der genauen postnatalen Evaluation oder wegen des Auftretens schwerer Komplikationen, mit einem hohen Risiko für schwere Behinderungen bei Überleben des Kindes zu rechnen ist. Die Umsetzung dieser Grundhaltung kann allerdings gelegentlich wegen restriktiver nationaler gesetzlicher Vorgaben zum Schutz sowie Erhalt des Lebens zu Konflikten führen. Wenn prospektiv der Verzicht auf aktive Reanimation des Neugeborenen beschlossen wird, ist auch auf Seiten des Geburtshelfers Zurückhaltung angezeigt, und man wird keine Überwachung des Feten vornehmen und den Kaiserschnitt auf zwingende mütterliche Indikationen beschränken.

In einem beträchtlichen Anteil dieser kritischen Fälle gelingt es durch eine rechtzeitige Tokolyse eine Schwangerschaftsverlängerung zu erzielen, die selbst wenn sie auf wenige Tage befristet ist, von erheblichem Nutzen sein kann. Die Verabreichung von Glukokortikoiden bewirkt bei den besonders gefährdeten kleinen Frühgeborenen nicht nur eine eindeutige Beschleunigung der Lungenreifung, sondern das Risiko von Hirnblutungen sowie von nekrotisierender Enterokolitis wird zusätzlich signifikant vermindert (Crowley 1995; Leviton et al. 1993). Dabei scheint die pränatale Verabreichung von Glukokortikoiden durch einen direkten Effekt auf die Kapillarendothelien im Bereich des periventrikulären Keimlagers protektiv gegenüber dem Geburtsstreß zu wirken, zumal die postnatale Behandlung des Atemnotsyndroms mit Hilfe von Surfactant keinen Einfluß auf die Häufigkeit von Hirnblutungen hat (Schneider 1996). Darüberhinaus bewirkt auch die beschränkte Verlängerung der Schwangerschaft in diesem Bereich eine deutliche Verbesserung der Überlebenschancen, da die Kurve der Überlebensrate in dem Bereich von 23 bis 26 Wochen steil ansteigt mit einer täglichen Verbesserung der Überlebenschancen um 2%.

24.3 Entbindung vaginal oder per Sectio

In den 70er Jahren wurde die Hypothese vertreten, daß Wehentätigkeit und Geburtskompression des Köpfchens bei kleinen Frühgeborenen für die Entstehung von Hirnblutungen verantwortlich sind und daß durch eine primäre Sectio nicht nur die Überlebenschancen verbessert würden, sondern auch die Häufigkeit von Hirnschäden mit später auftretenden psychomotorischen Behinderungen reduziert werden könnte (Schneider 1996). In diesen retrospektiven Untersuchungen wurden allerdings die verschiedenen für die Entstehung von Hirnblutungen und das Überleben kleiner Frühgeborener entscheidenden Variablen nur unvollständig berücksichtigt, und die Überlegenheit der Sectio als Entbindungsmodus muß zumindest teilweise durch einen Selektionsbias erklärt werden. Die in den folgenden Jahren zunehmend großzügig indizierte Sectio scheint nicht der Hauptfaktor für die Verbesserung der Überlebenschancen zu sein (Schneider 1996). Die vergleichende Analyse der Zeitabschnitte 1977–1982 und 1985–1987 ergab einen deutlichen Anstieg der Überlebensrate bei Frühgeborenen der Gewichtsklasse von 500–999 g bei gleichzeitigem Rückgang von schweren Behinderungen. Eine logistische Regressionsanalyse mit Berücksichtigung verschiedener Faktoren im Management, die sich im Laufe der Zeit verändert haben, wie Sectiorate, CTG-Überwachung, antenatale Verabreichung von Steroiden und Tokolyse zeigte, daß die meisten dieser Variablen ohne Einfluß auf das verbesserte Ergebnis waren (Kitchen et al. 1992). Insbesondere konnte für die deutlich höhere Sectiorate in den Jahren 1985–1987 kein unabhängiger positiver Effekt gezeigt werden. Lediglich für den vermehrten Einsatz von Steroiden zur Induktion der Lungenreife war ein unabhängiger Zusammenhang mit den besseren Ergebnissen statistisch nachweisbar.

Es gibt Hinweise dafür, daß bei der vaginalen Geburt nicht unbedingt die Belastung des Kopfaustritts entscheidend für die Entstehung von Hirnblutungen oder anderen Komplikationen ist, sondern daß vielmehr die Wehentätigkeit ausschlaggebend ist (Schneider 1996). In einer Analyse von 449 Frühgeborenen mit einem Geburtsgewicht <1500 g der Jahre 1984–1987 zeigte sich, daß in der durch Sectio entbundenen Gruppe mit vorausgegangener Wehentätigkeit Hirnblutungen deutlich öfter nachweisbar waren als bei elektiver Sectioentbindung am wehenfreien Uterus (Leviton et al. 1991). Die Wehentätigkeit scheint v.a. für die innerhalb der ersten 12 h nach der Geburt manifest werdenden Hirnblutungen von Bedeutung zu sein (Leviton et al. 1988). Wenn man das Risiko für peri-/intraventrikuläre Hirnblutungen nachgewiesen in den ersten Lebensstunden nach Geburtsmodus aufschlüsselt, so ist es nach vaginalen Entbindungen ohne Anwendung eines schonenden Beckenausgangforceps am höchsten, gefolgt von Entbindungen durch Sectio in der aktiven Eröffnungsphase und vaginalen Geburten mit Ausgangsforceps. Am geringsten war die Häufigkeit bei Entbindungen durch Sectio in der Latenzphase, d.h. vor Beginn der aktiven Wehentätigkeit. Der höchste Vorhersagewert für die Entstehung eines Hirnschadens bestand bei notfallmäßig durchgeführten Kaiserschnitten (Perlman et al. 1993). In dieser Gruppe sind Sectiones wegen intrapartaler Komplikationen wie Nabelschnurkompressionen, Hypoxie und vorzeitiger Plazentalösung von besonderer Bedeutung. Der günstige Effekt der primären Sectio vor Wehenbeginn könnte allerdings auch mit der Indikation für die operative Schwangerschaftsbeendigung im Zusammenhang stehen. So ist das Risiko für Hirnblutungen bei frühzeitigen Schwangerschaftsbeendigungen wegen Präeklampsie deutlich erniedrigt (Topp et al. 1997; Kuban et al. 1992; O'Shea et al. 1992; Nelson u. Grether 1995). Auch Langzeituntersuchungen zeigen in diesem Kollektiv eine niedrigere CP-Rate (Palmer et al. 1995; Murphy et al. 1995). Der in letzter Zeit diskutierte protektive Effekt gegenüber der Entstehung von Hirnschäden bei kleinen Frühgeborenen von Magnesiumsulfat ist nach wie vor umstritten (Murphy et al. 1995; Kuban et al. 1992; Nelson u. Grether 1995; O'Shea et al. 1998).

Es gibt zunehmend Hinweise für die Bedeutung von proinflammatorischen Zytokinen wie Interleukin-1, Interleukin-6 und Tumornekrosefaktor bei der Entstehung von periventrikulären Leukomalazien (Leviton 1993; Dammann u. Leviton 1997). Ein direkter Effekt von Zytokinen auf die Hirngefäße bildet die pathophysiologische Grundlage für die gehäufte Entstehung von periventrikulären Leukomalazien im Zusammenhang mit Chorionamnionitis sowie mütterlichen Infektionen, die inzwischen in einer Vielzahl von Studien bestätigt wurde (Vermar et al. 1994; Spinillo et al. 1995; Grether u. Nelson 1996, 1997). Kürzlich wurde berichtet, daß bei mütterlichen Symptomen einer Chorioamnionitis durch eine frühzeitige Sectioentbindung das Risiko für eine periventrikuläre Leukomalazie reduziert werden kann (Baud et al. 1998). Auch bei der normalen Wehentätigkeit kommt es zu einem beträchtlichen Anstieg von Zytokinen. Wie weit die bei Frühgeborenen gegenüber Zytokinen besonders anfälligen Gefäße im Bereich der periventrikulären weißen Substanz das erhöhte wehenbedingte Risiko für die Entstehung von Hirnschäden erklären können, muß zum gegenwärtigen Zeitpunkt offenbleiben.

Die Assoziation zwischen Wehentätigkeit, pathologischen Herzfrequenzmustern und perinataler Asphyxie mit dem Auftreten von schweren Hirnblutungen sowie ischämischen Nekrosen bei Frühgeborenen wurde wiederholt beschrieben (Schneider 1996). Es gibt jedoch auch Untersuchungen, die diesen Zusammenhang nicht bestätigen konnten (Leviton et al. 1991). Die Rolle der Hypoxie bei der Entstehung von perinatalen Komplikationen bei kleinen Frühgeborenen wird auch durch die fehlende Korrelation der Umbilikalarterien-pH-Werte mit neonatalen Komplikationen wie intraventrikuläre Blutung, nekrotisierende Enterokolitis, Krämpfe und neonatale Todesfälle in Frage gestellt (Goldaber et al. 1998). Akute intrapartale Komplikationen wie Nabelschnurkompressionen oder eine vorzeitige Plazentalösung könnten auch durch Auswirkungen auf die zerebrale Durchblutung die Entstehung von ischämischen Läsionen begünstigen (Perlman et al. 1993).

Die wichtigsten Faktoren, für die eine Assoziation mit der Entstehung einer periventrikulären Leukomalazie als gesichert gilt, sind neben der Frühgeburtlichkeit, intrauterine Infektionen, früher vorzeitiger Blasensprung über längere Zeit, Chorioamnionitis und schnelle Geburt (O'Shea et al. 1998; Zupan et al. 1996).

In der Vielzahl der klinischen Studien wird die Schwierigkeit einer sauberen Trennung und der separaten Beurteilung der Bedeutung verschiedener Variablen wie vorbestehende Pathologie, medikamentöse Behandlung, Wehentätigkeit, intrapartal auftretende Komplikationen und Geburtsmodus deutlich.

Die definitive Antwort auf die Frage, wie weit die frühzeitige Sectio gegenüber der vaginalen Geburt Vorteile bietet, kann nur durch prospektiv randomisierte Untersuchungen erarbeitet werden. Verschiedene Ansätze zu derartigen Untersuchungen haben zu keinem befriedigenden Abschluß geführt, was angesichts der Vielzahl der Einflußfaktoren und der Heterogenität der Fälle kaum überrrascht. Dies wird aus der Auswertung einer Metaanalyse von 6 prospektiv randomisierten Studien zum Vergleich von elektiver Sectio gegenüber vaginaler Geburt mit selektiver Sectio bei Frühgeburten deutlich. Alle Studien wurden vorzeitig abgebrochen, 5 wegen Rekrutierungsproblemen. In jeder der beiden Gruppen wurde jede 6. Frau nicht mit der nach der Randomisierung vorgesehenen Methode entbunden. Gemessen an den Endpunkten der Neugeborenenevaluation wie 5 min-Apgar, Intubation, Hirnblutung, perinatale Mortalität, bestand tendentiell ein ungünstigerer Ausgang nach vaginaler Geburt, allerdings ohne statistische Signifikanz. Komplikationen mit schwerer mütterlicher Morbidität traten bei elektiver Sectio signifikant häufiger auf, so daß durch die breite Anwendung einer elektiven Sectio zur Entbindung von Frühgeburten ein deutlich erhöhtes Risiko für die Mutter in Kauf genommen werden muß (Grant et al. 1996). Es ist bislang nicht gesichert, wie weit das erhöhte mütterliche Risiko durch einen entsprechenden Nutzen für den Feten aufgewogen wird.

24.4 Praktische Aspekte der Geburt kleiner Frühgeborener

Die Sectio bei Frühgeburten vor 32 SSW stellt besondere Anforderungen an den Operateur. Intraoperativ kommt es vermehrt zu Komplikationen durch Gewebszerreißungen mit Gefäßverletzungen und erhöhter Blutungsgefahr (Hirsch 1990; Nielson u. Hokegard 1984; Patek u. Larssen 1978). Neben der Akutmorbidität verdient auch das Risiko von Spätkomplikationen bei Folgeschwangerschaften wie Placenta praevia, Placenta accreta oder Uterusruptur besondere Beachtung (Chazotte u. Cohen 1990; Newton et al. 1986). Die intraoperativen Komplikationen sind v. a. Folge der ungenügenden Entwicklung des unteren Uterinsegmentes. Der als Alternative zum isthmischen Querschnitt empfohlene Längsschnitt ist allerdings mit Komplikationen bei der Akutheilung und einem erhöhten Rupturrisiko bei späteren Schwangerschaften verbunden und sollte Ausnahmefällen vorbehalten bleiben. Die Fruchtblase sollte wenn möglich erst nach vollständiger Erweiterung der Uterotomie eröffnet werden, um unmittelbar anschließend die Entwicklung des Kindes vorzunehmen, die durch eine nach der Blaseneröffnung rasch einsetzende Kontraktion des Fundus insbesondere bei Beckenendlage oder Querlage erheblich erschwert sein kann. Hilfreich ist die medikamentöse Relaxierung des Myometriums durch die Gabe von 50–100 μg Nitroglycerin i.v. unmittelbar vor Anlage der Uterotomie. Nitroglycerin zeichnet sich durch einen raschen Wirkungseintritt (<1 min) aus und bewirkt eine effektive Uterusrelaxation. Für zahlreiche Indikationen wie die intrauterine Reanimation, die äußere Wendung mit anschließender vaginaler Geburt des 2. Zwillings, die Erleichterung der Beckenendlagengeburt sowie für die schonende Entwicklung kleiner Frühgeborener bei der Sectio hat sich die intravenöse Injektion besonders bewährt (Smith u. Brien 1998). Die Dosisempfehlungen variieren zwischen 50 und 250 μg. Die Ansprechbarkeit des Myometriums scheint unter der Geburt geringer zu sein als bei der elektiven Sectio, so daß in dieser Situation die Dosis von 50–100 μg in der Regel ausreichend ist. Oxytocin wirkt antagonistisch und führt zu einer schnellen Aufhebung der Relaxation der Uterusmuskulatur.

Auch die geplante vaginale Geburt setzt die Sectiobereitschaft voraus und erfordert die kontinuierliche Ableitung der fetalen Herzfrequenz. Bei pathologischen Mustern, wie insbesondere dem Beginn von variablen Dezelerationen, sollte die Geburt rasch beendet werden, entweder durch einen Beckenausgangsforceps oder durch Kaiserschnitt. Generell hat sich die Abkürzung sowie schonende Gestaltung der Preßphase bei kleinen Frühgeborenen durch Anlegen einer Episiotomie sowie durch den großzügigen Einsatz eines Beckenausgangsforceps mit Hilfe einer speziellen Frühgeburtenzange bewährt. Die früher vielfach propagierte Spekulum-Geburt bietet i. allg. jedoch keine Vorteile. Die künstliche Eröffnung der Fruchtblase sollte auf alle Fälle vermieden werden, da die indirekte Fortleitung des Wehendrucks über das Fruchtwasser für das Köpfchen des Frühgeborenen aus mechanischer Sicht vorteilhaft ist.

Sowohl bei der vaginalen Geburt wie bei der Plansektio hat sich die Leitungsanästhesie in Form von Peridural- oder Spinalanästhesie besonders bewährt. Bei der rasch fortschreitenden Vaginalgeburt kann durch den Pudendusblock eine rasche Analgesie sowie eine Relaxation des Beckenbodens mit günstiger Auswirkung während der Austreibungsphase erzielt werden.

24.5 Geburtsleitung bei Beckenendlage sowie Zwillingen

Für die Entwicklung der Beckenendlage wird bei Frühgeburten vor 32 SSW von der Mehrzahl der Autoren die primäre Sectio empfohlen, obwohl ein Nachweis des Nutzens der operativen Entbindung durch randomisierte Untersuchungen fehlt (Eller u. van Dorsten 1993). Insbesondere scheint bei Fuß- oder Steiß-Fuß-Lagen das Risiko der vaginalen Geburt in Form von Nabelschnurvorfall oder der Einklemmung des nachkommenden Köpfchens bei unvollständig erweitertem Muttermund deutlich erhöht zu sein. Der Vergleich von Frühgeburten in Beckenendlage (26–31 SSW) der Jahre 1984–1989 mit Gegenüberstellung von 2 Zentren mit einer hohen vaginalen Geburtsrate (83%) bzw. einer hohen Sectiorate (85%) ergab bezüglich Mortalität keinen Unterschied. Auch die Nachuntersuchung im Alter von 2 Jahren ergab eine gleich hohe Häufigkeit von Behinderungen von 3% bzw. 2% (Wolf 1997).

Auch bei Zwillingen wird die Sectioindikation bei kleinen Frühgeborenen in der Regel großzügig gestellt. So wird die Beckenendlagenposition von Zwilling A an den meisten Zentren als absolute Kontraindikation für eine vaginale Entbindung angesehen, während bei Kopflage von Zwilling A bei günstigen Begleitumständen eine vaginale Geburt möglich ist. Sowohl die vaginale Geburt aus Beckenendlage wie auch die vaginale Entwicklung von Zwillingen setzt bei Frühgeburtlichkeit in besonderem Maße Erfahrung und Übung des Geburtshelfers voraus.

Zusammenfassende Empfehlungen für die klinische Praxis

Indirekte Hinweise sprechen dafür, daß aus kindlicher Sicht bei kleinen Frühgeborenen die primäre Sectio am wehenfreien Uterus die schonendste Form der Entbindung darstellt. Bei medizinisch indizierter Schwangerschaftsbeendigung aus mütterlicher oder fetaler Indikation wird deshalb in der Regel die Plansectio empfohlen. Einleitungsversuche bei durch die Frühgeburtlichkeit in der Regel gegebener unreifer Zervix erscheinen in dieser Situation nicht sinnvoll.

Bei vorzeitiger Wehentätigkeit mit begonnener Eröffnung des Muttermundes ist die optimale Form der Entbindung durch die Sectio am wehenfreien Uterus nicht mehr realisierbar. Bei stehender Fruchtblase, Kopflage des Kindes, rascher Eröffnung des Muttermundes und unauffälligem CTG wird die schonende vaginale Entbindung empfohlen.

Offen ist auch die Frage der bevorzugten Entbindung nach frühem vorzeitigem Blasensprung und primär fehlender Wehentätigkeit. Wegen der neonatalen Komplikationen der Frühgeburtlichkeit wird bei fehlender Wehentätigkeit vor vollendeter 32. SSW in der Regel ein konservatives Vorgehen empfohlen, wobei eine aktive Tokolyse jedoch nur über maximal 48 h für die Durchführung einer Lungenreifung vorgenommen werden sollte. Jenseits von 30–32 SSW ist das weitere Vorgehen uneinheitlich. In Anbetracht des erhöhten Risikos einer Hirnschädigung bei Entwicklung einer aszendierenden Infektion wird von einigen Autoren die prophylaktische Sectio empfohlen. Wir haben uns zusammen mit anderen Autoren bis zu diesem Zeitpunkt zu diesem Vorgehen nicht entschließen können. Bei spontan einsetzender Wehentätigkeit und Kopflage des Kindes wird die schonende Vaginalgeburt unter intensiver Überwachung und in Sectiobereitschaft vorgenommen. Bei beginnenden Infektzeichen von Seiten der Mutter oder des Kindes wird die Sectioindikation großzügig gestellt. Generell werden bei beginnender Wehentätigkeit Antibiotika verabreicht.

Eine Reihe von Fragen im Zusammenhang mit dem für Mutter und Kind optimalen Entbindungsmodus bei kleinen Frühgeburten bleiben weiterhin unbeantwortet. Auf die Problematik der definitiven Klärung dieser Frage durch prospektiv randomisierte Studien wurde bereits hingewiesen. Es ist denkbar, daß sich die Empfehlung für die Entbindung durch die frühzeitige Sectio bei beginnender Infektion der Fruchthöhle oder des Feten in Zukunft durchsetzen wird. Die verschiedenen heute zur Verfügung stehenden diagnostischen Methoden sind jedoch noch unzureichend, um den sicheren Nachweis bzw. Ausschluß eines Infektes in der Frühphase des Geschehens zu liefern.

Literatur

Allen MC, Donohue PK, Dusman AE (1993) The limit of viability-neonatal outcome of infants born at 22–25 weeks gestation. N Engl J Med 329:1597–1601

Baud O, Ville Y, Zupan V et al. (1998) Are neonatal brain lesions due to intrauterine infection related to mode of delivery? Br J Obstet Gynecol 105:121–124

Bucher HU (1998) Intrauteriner und postnataler Transfer von Risikoneugeborenen. Schweiz Med Wochenschr 128:1646–1653

Chazotte C, Cohen WR (1990) Catastrophic complications of previous cesarean section. Am J Obstet Gynecol 163:738–742

Crowley PA (1995) Antenatal corticosteroid therapy: a metaanalysis of the randomised trials, 1972–1994. Am J Obstet Gynecol 173:322–335

Dammann O, Leviton A (1997) Maternal intrauterine infection, cytokines and brain damage in the preterm newborn. Pediatr Res 42:1–8

Deutsche Gesellschaft für Perinatale Medizin (1989) Empfehlungen zur Struktur von Perinatalzentren. Perinat Med 1:21–23

Deutsche Gesellschaft für Perinatale Medizin, Gesellschaft für Pränatal- und Geburtsmedizin, Deutsche Gesellschaft für Gynäkologie und Geburtshilfe, Deutsch-Österreichische Gesellschaft für Neonatologie und Pädiatrische Intensivmedizin, Deutsche Gesellschaft für Kinderheilkunde (1994) Aufgaben des Neugeborenen-Notarztdienstes: Gemeinsame Stellungnahme. Perinat Med 6:6–26

Eller DP, Dorsten JP van(1993) Breech presentation. Curr Opinion Obstet Gynecol 5:664–668

Feige A (1998) Maßnahmen zur Senkung der Sektiorate. Gynäkol Prax 22:209–220

Goldaber KG, Alexander JM, Hollier LM et al. (1998) Is there a very low birth weight pathologic fetal acidemia? Am J Obstet Gynecol 178:47

Goldenberg RL, Nelson KG, Dyre RL, Wayne J (1982) The variability of viability: the effect of physicious' perceptions of viability on the survival of very low-birth-weight infants. Am J Obstet Gynecol 143:678–684

Grant A, Penn ZE, Steer PJ (1996) Elective or selective cesarean delivery of the small baby? A systematic review of the controlled trials. Br J Obstet Gynecol 103:1197–1200

Grether JK, Nelson KB (1996) Prenatal and perinatal factors and cerebral palsy in very low birth weight infants. J Pediatr 128:407–414

Grether JK, Nelson KB (1997) Amniotic fluid infection and cerebral palsy. J Am Med Assoc 278:247–248

Hack M, Wright LL, Shankaran S, Tyson JE, Horbar JW, Bauer CR (1995) Very-low-birth-weight outcomes of the National Institute of Child Health and Human Development Neonatal Network, November 1989 to October 1990. Am J Obstet Gynecol 172:457

Hirsch HA (1990) Technique of cesarean section for infants below 1500 g. In: Duc G, Huch A, Huch R (eds) The very low birth weight infant. Thieme, Stuttgart New York, pp 230–241

Kitchen WH, Permezel MJ, Doyle LW, Ford GW, Richards HL, Kelley EA (1992) Changing obstetric practice and 2-year outcome of the fetus of birthweight under 1000 g. Obstet Gynecol 79:268–275

Kuban KCK, Leviton A, Pagano M, Fenton T, Strassfeld R, Wolff M (1992) Maternal toxemia is associated with reduced incidence of germinal matrix hemorrhage in premature babies. J Clin Neurol 7:70–76

Leviton A (1993) Preterm birth and cerebral palsy: is tumor necrosis factor the missing link? Dev Med Child Neurol 35:549–558

Leviton A, Pagano M, Kuban KCK (1988) Aetiologic heterogenity of intracranial hemorrhages in preterm newborns. Pediatr Neurol 4:274–278

Leviton A, Fenton T, Kuban KCK, Pagano M (1991) Labor and delivery characteristics and the risk of germinal matrix hemorrhage in low birthweight infants. J Child Neurol 6:35–40

Leviton A, Kuban KCK, Pagano M (1993) Antenatal corticosteroids appear to reduce the risk of postnatal germinal matrix hemorrhage in intubated low birth weight newborns. Pediatr 91:1083

Menard KM, Liu Q, Holgren EA, Sappenfield WM (1998) Neonatal mortality for very low birth weight deliveries in South Carolina by level of hospital perinatal service. Am J Obstet Gynecol 179:374–381

Murphy DJ, Sellers S, MacKenzie IZ, Judkin PL, Johnson AM (1995) Case-control study of antenatal and intrapartum risk factors for cerebral palsy in very preterm singleton babies. Lancet 346:1449–1454

Nelson KB, Grether JK (1995) Can magnesium sulfate reduce the risk of cerebral palsy in very low birth weight infants? Pediatr 95:263–269

Newton ER, Haering WA, Kennedy IL, Herschel M, Cetulo CL, Feingold M (1986) Effect of mode of delivery on morbidity and mortality of infants at early gestational age. Obstet Gynecol 67:507–511

Nielson FN, Hokegard KH (1984) Cesarean section and intraoperative surgical complications. Acta Obstet Scand 63:103

O'Shea M, Savitz DA, Hage ML, Feinstein KA (1992) Prenatal events and the risk of subependymal-intraventricular hemorrhage in very low birth weight neonates. Pediatr Perinat Epidemiol 6:352–369

O'Shea M, Kleinpeter KL, Dillard RG (1998) Prenatal events and the risk of cerebral palsy in very low birthweight infants. Am J Epidemiol 147:362–369

Österreichische Gesellschaft für Prä- und Perinatale Medizin (1995) Empfehlungen zur Einweisung der Hochrisikoschwangeren in ein Perinatalzentrum und zur Organisation des Neugeborenentransportes. Perinat Med 7:75–76

Palmer L, Blair E, Patterson B, Burton P (1995) Antenatal antecedents of moderate and severe cerebral palsy. Pediatr Epidemol 9:171–184

Patek E, Larssen B (1978) Cesarean section: a clinical study with special reference to the increasing section rate. Acta Obstet Scand 57:245

Paul RH, Koh KS, Monfared AH (1979) Obstetric factors influencing outcome in infants weighing from 1001–1500 g. Am J Obstet Gynecol 133:503–508

Perlman JM, Rollins N, Burns D, Risser R (1993) Relationship between periventricular intraparenchymal echodensities and germinal matrix-intraventricular hemorrhage and the very low birthweight neonate. Pediatr 91:474–480

Rennie JM (1996) Perinatal management at the lower margin of viability. Arch Dis Childh 74:F214–F218

Reuss ML, Gordon HR (1995) Obstetrical judgements of viability and perinatal survival of extremely low-birth-weight infants. Am J Public Health 85:362

Schneider H (1996) Sektio oder vaginale Entbindung bei sehr kleinen Frühgeburten. Gynäkologe 29:187–193

Silver RK, MacGregor SN, Farrel EE, Ragin A, Davis C, Socol ML (1993) Perinatal factors influencing survival at 24 weeks' gestation. Am J Obstet Gynecol 168:1724–1731

Smith GN, Brien JF (1998) Use of nitroglycerin for uterine relaxation. Obstet Gynecol Surv 53: 559–565

Spinillo A, Capuzzo E, Stronati M, Ometto A, Orcesi S, Fazzi E (1995) Effect of preterm premature rupture of membranes on the neurodevelopmental outcome: follow-up at 2 years of age. Br J Obstet Gynecol 102:882–887

Strebel R, Bucher HU (1994) Bessere Überlebenschancen für extrem kleine Frühgeburten in der Schweiz. Schweiz Med Wochenschr 124:1653–1659

Topp M, Langhoff-Roos J, Uldall L (1997) Preterm birth and cerebral palsy. Acta Obstet Gynecol Scand 76:843–848

Vermar U, Tyani N, Klein S et al. (1994) Obstetrical antecedents of neonatal periventricular leucomalacia (PVL) Am J Obstet Gynecol 170:264

Wolf H (1997) Early preterm breech delivery. Am J Obstet Gynecol 176:S124 (Abstr. 423)

Zupan V, Gonzelez P, Laceze-Masmonteil T (1996) Periventricular leucomalacia: risk factors revisited. Dev Med Child Neurol 38:1061–1067

25 Erstversorgung von sehr unreifen Frühgeborenen

K. Harms

25.1 Einleitung

Die zunehmende Regionalisierung mit einem steigenden Standard und verbesserten technischen Voraussetzungen in der Geburtshilfe und neonatalen Intensivmedizin sowie auch die Einführung neuer therapeutischer Konzepte (z.B. pränatale Kortikosteroidtherapie, Surfactant) haben in den vergangenen Jahren entscheidend zu einer Senkung der Sterblichkeit Frühgeborener beigetragen.

Während an der Göttinger Kinderklinik Anfang der 80er Jahre bei einem Geburtsgewicht von weniger als 1000 g noch 80–90% der Patienten verstarben, überleben heutzutage in der Gewichtsgruppe 750–1000 g etwa 95% der Frühgeborenen (Abb. 25.1). Falls keine letalen Fehlbildungen vorliegen, erreichen die Überlebenszahlen bei einem Geburtsgewicht von mehr als 1000 g fast 100%. Allerdings beobachteten wir in der Gruppe Frühgeborener mit einem Gewicht von weniger als 750 g in den Jahren 1995/96 wieder einen Anstieg der Sterblichkeit auf 35%. Der Grund hierfür war eine deutliche Zunahme sehr unreifer Patienten aus Mehrlingsschwangerschaften. Auf die schlechtere Prognose sehr unreifer Mehrlinge wurde bereits in anderen Untersuchungen hingewiesen (Synnes et al. 1994).

Auch nach den Daten der Niedersächsischen Neonatalerhebung bestand bei Mehrlingen mit einem Gestationsalter von weniger als 27 Wochen bzw. einem Geburtsgewicht unterhalb von 700 g gegenüber Einlingen eine deutlich höhere Mortalität (Abb. 25.2, 25.3).

Neben einer niedrigen Mortalität muß das oberste Ziel in der Behandlung von unreifen Frühgeborenen sein, die möglichen Folgekomplikationen, wie das Auftreten von

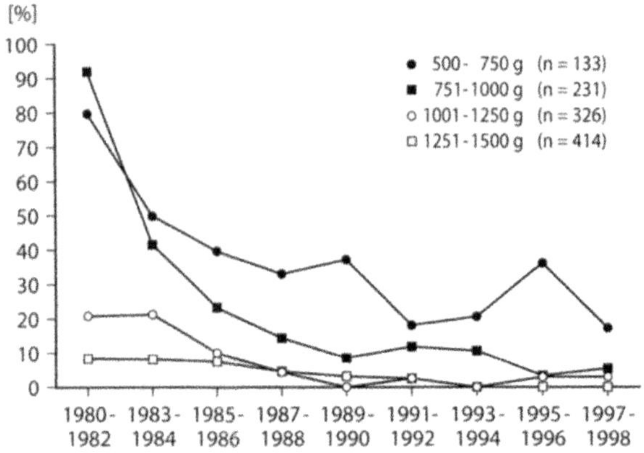

Abb. 25.1. Mortalität Frühgeborener (letale Fehlbildungen ausgeschlossen) an der Universitäts-Kinderklinik Göttingen von 1980 bis 1998

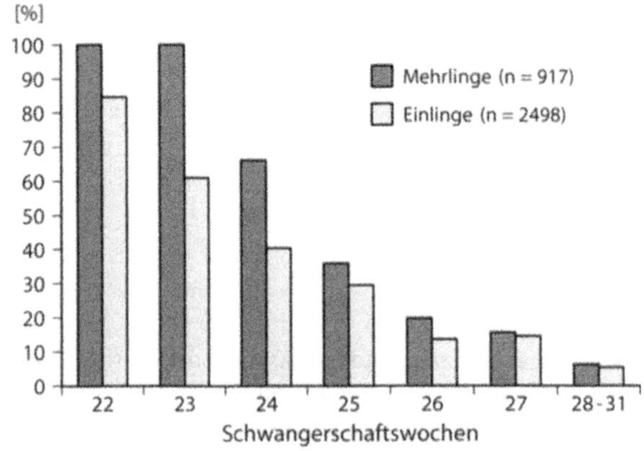

Abb. 25.2. Mortalität Frühgeborener in Niedersachsen (Niedersächsische Perinatal- und Neonatalerhebung von 1991–1995) getrennt nach Mehrlingen und Einlingen in Abhängigkeit vom Geburtsgewicht

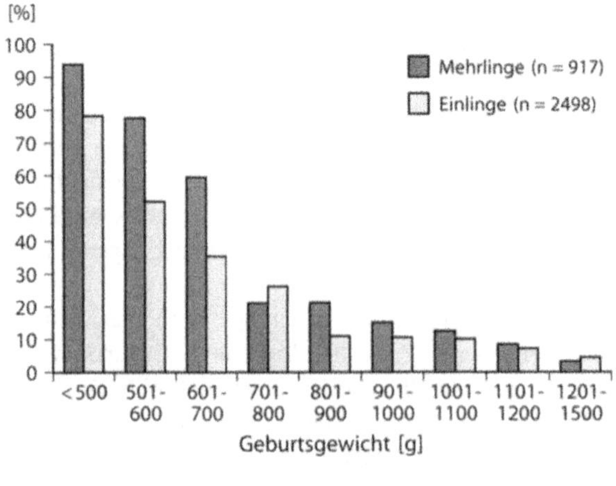

Abb. 25.3. Mortalität Frühgeborener in Niedersachsen (Niedersächsische Perinatal- und Neonatalerhebung von 1991 bis 1995) getrennt nach Mehrlingen und Einlingen in Abhängigkeit vom Gestationsalter

Hirnblutungen, einer periventrikulären Leukomalazie, einer bronchopulmonalen Dysplasie, einer Retinopathia prämaturorum sowie einer neurologischen Fehlentwicklung zu verhindern. Die kritischste Phase und damit der Wegbereiter für eventuelle Komplikationen ist die Geburt und die Erstversorgung dieser Patienten im Kreißsaal.

25.2 Organisatorische und strukturelle Voraussetzungen

Die optimale Versorgung eines Frühgeborenen beginnt bereits vor der Entbindung. Eine Geburt außerhalb von Perinatalzentren mit dem nachfolgenden Transport beinhaltet selbst unter optimalen Bedingungen eine Reihe systemimmanenter Risiken, die Frühgeborene zusätzlich gefährden und zu einer erhöhten Morbidität und Mortalität führen können (Linderkamp u. Versmold 1987). Nach einer Stellungsnahme der zuständigen Fachgesellschaften darf auch bei einer Verfügbarkeit eines neonatologischen Transportdienstes eine rechtzeitige Verlegung von Risikoschwangeren in ein Perinatalzentrum nicht unterlassen werden. Schwangere mit entsprechenden Risiken sind über die Möglichkeit einer intrauterinen Verlegung sowie auf evtl. Gefahren und Schäden bei einer Geburt außerhalb eines Zentrums aufzuklären. Neben dem Geburtshelfer muß auch der Neonatologe auf eine rechtszeitige Verlegung bestehen (Deutsche Gesellschaft für Perinatale Medizin et al. 1994). Fast immer ist bei einer drohenden Frühgeburt genügend Zeit vorhanden, um rechtzeitig die entsprechenden Vorbereitungen und Maßnahmen einzuleiten. Mangelnde Sorgfalt und Gleichgültigkeit diesbezüglich müßten nach den heutigen Standard der Perinatalmedizin als Kunstfehler gewertet werden. Geburtshelfer und Neonatologen sollten sich die steigende Zahl rechtskräftiger Urteile vor Augen halten, die bei potentiell vermeidbaren Schäden und eines nicht rechtzeitig durchgeführten „In-utero-Transportes“ ausgesprochen werden (Ehlers 1995).

Überraschenderweise zeigte eine Auswertung der Niedersächsischen Neonatalstatistik aus den Jahren 1991–1996 bei Frühgeborenen mit einem Geburtsgewicht von weniger als 1000 g (n = 1204) eine niedrigere Mortalität bei den Patienten, die außerhalb eines Krankenhauses mit angeschlossener pädiatrischer Abteilung („outborn“) geboren wurden als bei denen, die sich primär in Kliniken mit einer geburtshilflichen neonatologischen Abteilung unter einem Dach („inborn“) befanden (18,9 vs. 22,8%). Eine detailliertere Analyse zur Mortalität und Morbidität sehr unreifer Frühgeborener zeigte, daß die Größe bzw. die Struktur einer Kinderklinik einen stärkeren Einfluß auf die Prognose dieser Patienten ausübt, als ein eventueller Transport. Die Krankenhäuser wurden differenziert nach Aufnahmen von bis zu 35 Frühgeborenen (34 Kliniken) bzw. mehr als 35 Frühgeborenen (5 Kliniken) mit einem Geburtsgewicht von weniger als 1500 g pro Jahr.

Aus den in Abbildung 25.4a und 25.4b dargestellten Ergebnissen wird deutlich, daß v.a. bei den sehr unreifen Patienten mit einem Geburtsgewicht von weniger als 1000 g sowohl die Mortalität (16,3 vs. 26,2%) als auch die Häufigkeit einer chronischen Lungenerkrankung (8,3 vs. 16,9%) in den größeren Kliniken mit mehr als 35 Behandlungsfällen pro Jahr deutlich geringer war. Während in Niedersachsen die meisten kleineren Kinderkliniken mit einer Geburtsklinik unter einem Dach vereint sind, mußten zum Zeitpunkt der Erhebung 4 der 5 größeren Klinken ihre Patienten nach der Geburt transportieren.

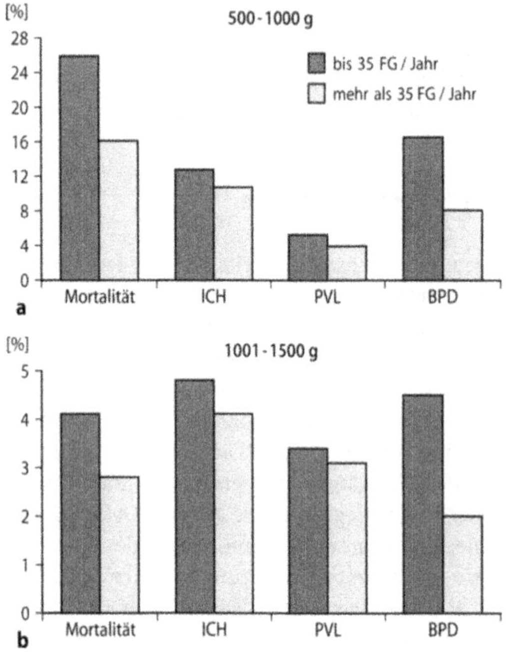

Abb. 25.4 a, b. Mortalität (letale Fehlbildungen ausgeschlossen) und Inzidenz der intrakraniellen Hämorrhagie (*ICH*), der periventrikulären Leukomalazie (*PVL*) und der bronchopulmonalen Dysplasie (*BPD*) in niedersächsischen Kinderkliniken von 1991 bis 1996 in Abhängigkeit von der Klinikgröße getrennt nach Geburtsgewicht: **a** 500 – 1000 g, n = 1204; **b** 1001 – 1500 g, n = 2463

Für eine nach heutigen Maßstäben adäquate Funktion eines Perinatalzentrums mit einer geringen Mortalität und Morbidität der Patienten ist es also nicht ausreichend, daß eine Geburts- und Kinderklinik unter einem Dach vereint sind, sondern wichtiger als ein durchzuführender Transport der Frühgeborenen ist eine entsprechende Infrastruktur (Schichtdienst, Hintergrunddienst durch Neonatologen) und eine entsprechende apparative Ausstattung mit einer ausreichend großen Patientenzahl. In kleineren Abteilungen tätige Mitarbeiter können aufgrund der strukturellen Voraussetzungen und bei einer geringen Fallzahl einen oft nicht ausreichenden Erfahrungsstand erlangen, um die vielen unterschiedlichen Probleme sehr unreifer Frühgeborener rechtzeitig zu erkennen und zu bewältigen (Obladen u. von Loewenich 1990). Häufig fehlen auch Kooperationsmöglichkeiten mit anderen in der neonatalen Intensivmedizin erforderlichen Fachrichtungen (z. B. Kinderkardiologie, Kinderradiologie, Kinderchirurgie, Neurochirurgie, spezialisierte Ophthalmologie). Darüberhinaus ist die ständige Anwesenheit eines Anästhesie- und eines Entbindungsteams, eines Neonatologen sowie auch die Möglichkeit zur Intensivbehandlung bei schweren mütterlichen Erkrankungen zu fordern. Letztendlich sind diese Bedingungen nur in Kliniken der Maximalversorgung vorhanden.

Nach einer Empfehlung von Obladen und von Löwenich (1990) ist für eine adäquate Versorgung der Risikoneugeborenen bei etwa 10000 Geburten ein Perinatalzentrum erforderlich. Hickl (1987) beschreibt die Regionalisierung als letzte Stufe einer präventiven Medizin, deren Grundlage eine effektive, gute Schwangerenvorsorge ist. Wichtig ist dabei ein gut funktionierendes Netz in der Zusammenarbeit von niedergelassenen Ärzten und Kliniken mit den verschiedenen Versorgungsebenen von der Grund- bis hin zur Maximalversorgung. Im Interesse einer patientenorientierten Medizin ist es aber auch wichtig, daß die Regionalisierung keine Einbahnstraße hin zum Perinatalzentrum sein darf. Die Verlegungen aus den heimatnahen Kliniken müssen auf die absoluten Risikofälle beschränkt bleiben, und falls der Zustand der Früh- bzw. Neugeborenen es erlaubt, muß eine rechtzeitige Rückverlegung stattfinden. Die offenkundigen Vorteile der Regionalisierung mit einer geringen Morbidität und Mortalität der Risikoneugeborenen, weniger Notfalltransporten und nicht zuletzt auch niedrigeren Kosten, müßte alle Beteiligten – einschließlich der Politiker, denn nur diese können die nötige Infrastruktur schaffen – für ein besseres Konzept der zukünftigen Perinatalmedizin überzeugen.

Vor dem Hintergrund aktueller Zahlen zur Prognose von Frühgeborenen sollte vor der Geburt ein ausführliches Gespräch mit den Eltern über die zu erwartenden Probleme stattfinden. Besondere Bedeutung hat dieses bei Patienten an der Grenze zur Lebensfähigkeit. Wichtig ist aber nicht nur eine Aufklärung der Eltern, sondern ebenso müssen die behandelnden Ärzte Informationen und Eindrücke über den sozialen und familiären Hintergrund erhalten, um so letztendlich auch den richtigen Weg in der Therapie eines Frühgeborenen beim Auftreten von schwerwiegenden Komplikationen zu finden.

25.3 Entbindungsmodus/Pränatale Kortikosteroidtherapie

Im Gespräch zwischen dem Geburtshelfer und Neonatologen sollten die Anamnese und Einzelheiten der Entbindung besprochen werden. Der Einfluß des Entbindungsmodus auf die Morbidität und Mortalität von Frühgeborenen wird nach wie vor kontrovers diskutiert. Allerdings konnte in mehreren Untersuchungen nachgewiesen werden, daß es bei Frühgeborenen nach Geburt durch Sectio caesarea v.a. in Kombination mit einer pränatalen Kortikosteroidbehandlung zu einer signifikanten Abnahme von intrakraniellen Blutungen kommt. Die Hirnblutungsinzidenz betrug nach maternaler Kortikosteroidtherapie in Kombination mit einer Kaiserschnittentbindung 4% gegenüber 17% nach vaginaler Geburt. Ohne antenatale Steroide entwickelten nach Sectio caesarea 10% und nach vaginaler Entbindung 22% der Frühgeborenen eine intrakranielle Blutung (Ment et al. 1995).

In einer Metaanalyse von Studien zur pränatalen Glukokortikosteroidtherapie konnte eine signifikante Reduktion der Inzidenz intrakranieller Blutungen, des Atemnotsyndroms, der nekrotisierenden Enterokolitis und der Mortalität nachgewiesen werden (Creazy 1993). Auch eine inkomplette Lungenreifungsbehandlung vor einer ausreichenden Stimulation des Surfactantsystems von weniger als 24 h vor der Geburt kann zu einer Reduktion der Hirnblutungsrate beitragen, so daß diese Therapie in jedem Fall begonnen werden sollte, auch wenn eine Stimulation der Surfactantsynthese nicht mehr erreicht werden kann (Kari et al. 1994). Schon vor Abschluß der Lungenreife bewirken die Kortikosteroide einen Anstieg des Blutdrucks mit Verbesserung der zerebralen Perfusion sowie auch eine akzelerierte Reifung spezifischer Neuronen und des Gefäßsystems in der germinalen Matrix mit Verminderung der Permeabilität. Weiterhin wird über eine Induktion von zyklischem AMP mit Aktivierung der Adenylatcyklase eine Steigerung des zerebralen Stoffwechsels erreicht (Ment et al. 1994; Moise et al. 1995). Darüber hinaus bestehen bei Frühgeborenen nicht selten Zeichen der Nebennierenrindeninsuffizienz mit einer erhöhten Kaliumkonzentration im Serum, einer verminderten Urinproduktion und einer therapierefraktären Hypotension. Verschiedene Autoren berichten über eine verminderte Kortisolkonzentration im Serum sehr unreifer Frühgeborener (Colasurdo et al. 1989; Scott et al. 1992). Diese relative Nebenniereninsuffizienz kann durch einen diaplazentaren Übertritt schon wenige Stunden nach einer mütterlicher Kortikosteroidapplikation behandelt werden.

25.4 Reanimation des Frühgeborenen

Wichtig für einen reibungslosen Ablauf der Erstversorgung eines Frühgeborenen ist eine sorgfältige Überprüfung der für eine Reanimation notwendigen Ausrüstung, der Reanimationseinheit und die Vorbereitung des Intensivpflegeplatzes. Die Entbindung sollte nur von einem erfahrenen Geburtshelfer durchgeführt werden; die Erstversorgung vor der 33. SSW erfolgt dann durch einen Neonatologen und eine erfahrene Intensivschwester, wenn möglich unter Assistenz eines sich in der Ausbildung befindenden Arztes.

In eigenen Untersuchungen an mehr als 1100 Frühgeborenen konnte nachgewiesen werden, daß eine intrauterine Verlegung unreifer Frühgeborener in ein Perinatalzentrum, eine präpartale Kortikosteroidtherapie, eine optimale prä- und peripartale Überwachung (Früherkennung von Infektionen, Vermeidung auch einer geringgradigen Azidose oder kurzzeitigen Depression), eine großzügige Indikationsstellung zur Sectio caesarea und eine adäquate Erstversorgung mit einer schnellen kardiopulmonalen Stabilisierung durch geübte Neonatologen (Vermeidung von niedrigen Apgar-Werten, Hypothermie, Anämie und einer metabolischen Azidose) unabdingbare Voraussetzungen für eine niedrige Morbidität und Mortalität der Frühgeborenen sind (Harms et al. 1996; Harms et al. 1997).

Prinzipiell verläuft die Erstversorung eines Frühgeborenen ähnlich wie die eines reifen Neugeborenen. Im Vordergrund steht die Stabilisierung der kardiorespiratorischen Funktion. Bedingt durch die Unreife und der damit häufig verbundenen gestörten postnatalen Adaptation müssen die folgenden Besonderheiten und Gefährdungen beachtet werden, um schwerwiegende Komplikationen zu vermeiden: Primäre respiratorische Insuffizienz durch Surfactantmangel und Apnoen, erhöhtes Risiko für intrakranielle Blutungen, periventrikuläre Leukomalazie, Retinopathia prämaturorum und bronchopulmonale Dysplasie, vermehrte Neigung zu einer Bradykardie, Hypothermie, Hypoglykämie und Infektion.

Für einen optimalen und reibungslosen Ablauf der Erstversorgung eines Frühgeborenen ist eine rechtzeitige Information der neonatologischen Intensivstation erforderlich. Das Reanimationsteam kann dann ohne Hektik im Kreißsaal die entsprechenden Vorbereitungen treffen und die zu erwartenden Probleme durchsprechen. Bei einer ausreichend langen Vorlaufzeit, ohne die Gefahr von Improvisation, verläuft die Erstversorgung eines Frühgeborenen durch einen Neonatologen mit entsprechendem Erfahrungs- und Ausbildungsstand reibungslos und das Auftreten der zuvor dargestellten Probleme und Komplikationen kann weitgehend vermieden werden. Über allen erforderlichen Maßnahmen steht das Gebot eines „minimal handling". Durch umsichtiges, ruhiges und gezieltes Handeln können unnötige Manipulationen und Streß des Frühgeborenen vermieden werden.

25.4.1 Abnabeln/Thermoregulation

Da sehr unreife, eutrophe Frühgeborene ein erhöhtes Risiko einer Anämie aufweisen und häufig schon in den ersten Lebenstagen zum Teil mehrfach transfundiert werden müssen, wird nach Spontangeburten ein spätes Abnabeln nach plazento-fetaler Transfusion empfohlen (Kinmond et al. 1993). Nach einer Kaiserschnittentbindung besteht die Möglichkeit, das Blutvolumen des Frühgeborenen durch Ausstreichen der Nabelschnur zu erhöhen.

Während der Erstversorgung ist auf eine strikte Wärmeprotektion zu achten. Durch ein im Vergleich zu älteren Patienten sehr ungünstiges Verhältnis von Körpervolumen zu Körperoberfläche und einer eingeschränkten Fähigkeit zur eigenen Thermoregulation sind Frühgeborene mit niedrigem Geburtsgewicht noch in viel höherem Maße als reife Neugeborene gefährdet, in eine Hypothermie zu gelangen. Das isolierende subkutane weiße Fettgewebe ist bei Frühgeborenen noch stark vermindert. Dieses führt zu einem weiteren Temperaturverlust.

Da die Energiereserven (braunes Fettgewebe, Glykogenvorräte) sich überwiegend erst in den letzten 8 Schwangerschaftswochen entwickeln, sind die endogenen, metabolischen Gegenregulationsmechanismen zur Thermogenese unzureichend und schnell erschöpft. Hinzu kommt die Unfähigkeit Neugeborener, durch Kältezittern der Muskulatur die endogene Wärmeproduktion zu steigern.

Als Folge der Hypothermie mit einer dann einsetzenden Gegenregulation kommt es zu einem erhöhten Energieumsatz und einer peripheren Vasokonstriktion. Obwohl sich in dieser Phase der Sauerstoffbedarf erhöht, bewirkt die schlechtere Perfusion und eine sich nach links verschiebende O_2-Dissoziationskurve eine verminderte Sauerstoffversorgung der Gewebe und eine Zunahme des anaeroben Metabolismus. Als Konsequenz entwickelt sich der in Abb. 25.5 dargestellte Circulus vitiosus.

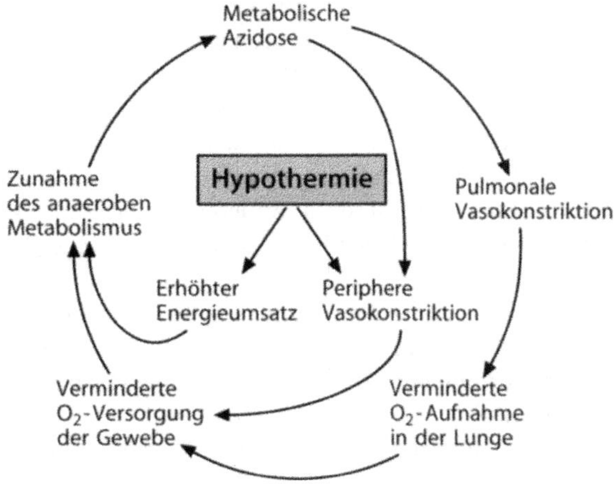

Abb. 25.5. Circulus vitiosus einer Hypothermie mit Einfluß auf die pulmonale und periphere Perfusion, den Gasaustausch und den Stoffwechsel beim Neu- und Frühgeborenen. (Speer 1997)

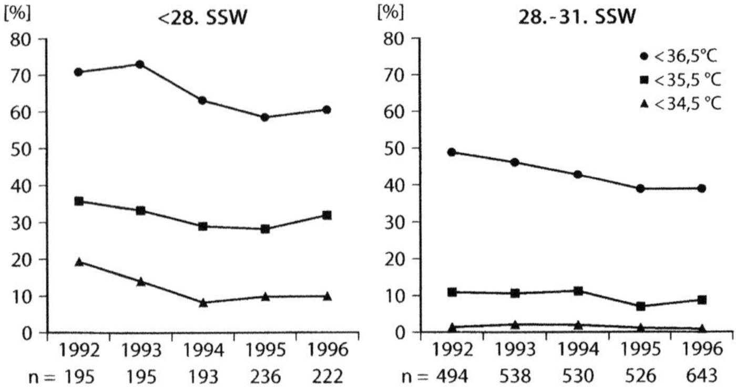

Abb. 25.6. Körpertemperatur von Frühgeborenen bei Aufnahme in der Kinderklinik (niedersächsische Neonatalerhebung von 1992 bis 1996)

Eine Hypothermie und eine metabolische Azidose können den Schweregrad eines Atemnotsyndroms erhöhen, das Auftreten von Hirnblutungen begünstigen und zu einer gesteigerten Mortalität beitragen (Harms et al. 1996; Harms et al. 1997).

Nach den Daten der Niedersächischen Neonatalerhebung hat die Hypothermieinzidenz in den vergangenen Jahren nur leicht abgenommen und es wird deutlich, daß noch weitere Anstrengungen zur Wärmeprotektion nötig sind. Bei einem Gestationsalter von weniger als 28 Schwangerschaftswochen hatten immerhin noch 32% der Frühgeborenen bei Ankunft in der Kinderklinik eine Temperatur von weniger als 35,5 °C (Abb. 25.6).

In der Erstversorgung unreifer Neugeborener müssen die im folgenden dargestellten physikalischen Variablen mit einem möglichen Einfluß auf einen Wärmeverlust beachtet werden. Um evaporative Wärmeverluste zu vermeiden, muß das Neugeborene unmittelbar nach der Geburt in vorgewärmte Tücher gehüllt und sorgfältig abgetrocknet werden. Das feuchte Tuch ist später durch ein trockenes zu ersetzen. Der transepidermale Wasserverlust kann durch Einhüllen der Frühgeborenen in eine Plastikfolie reduziert werden. Zur Vermeidung respiratorischer Wärmeverluste sollte im Falle einer Beatmung das Atemgas sowohl auf dem Reanimationsplatz, als auch auf dem sich anschließenden Transport, angefeuchtet und warm sein. Diese Möglichkeit sowie auch eine ausreichend hohe Luftfeuchte im doppelwandigen Transportinkubator fehlt noch in vielen Kliniken.

Zur Reduzierung eines konvektiven Temperaturverlustes muß das Frühgeborene während der Erstversorgung eingehüllt bleiben. Zugluft ist durch Schließen der Türen und Fenster zu verhindern. Andererseits ermöglicht eine angewärmte Umluft, wie beispielsweise durch den Einsatz eines Bear-Hugger®-Systems auch eine Aufwärmung der Patienten.

Zur Vermeidung eines konduktiven Wärmeverlustes muß die Unterlage des Reanimationsplatzes beheizbar sein und eine Temperatur von 37 °C aufweisen. Nichtvorgewärmte Röntgenplatten und Metallwaagen können zu einem weiteren Wärmeverlust beitragen.

Kalte Umgebungsflächen (Fliesen, Fenster) in Nähe des Reanimationsplatzes oder eine kalte Wand eines erst kürzlich aufgeheizten Raumes führen ebenso wie einwandige Inkubatoren zu einem strahlungsbedingten Wärmeverlust. Andererseits können die während der Erstversorgung verwendeten Wärmestrahler einen möglichen Temperaturverlust günstig beeinflussen. Der Nachteil herkömmlich verwendeter Wärmestrahler besteht darin, daß diese nur eine geringe Eindringtiefe aufweisen, da die Wärmestrahlen überwiegend in den äußeren Hautschichten resorbiert werden. Dieses führt – ohne eine wirksame Erwärmung des Patienten – subjektiv zu einem starken Wärmeempfinden und kann auf der empfindlichen Haut von Frühgeborenen leicht zu Verbrennungen führen. Durch die übermäßige Erwärmung der äußeren Haut kommt es gleichzeitig zu einer Zunahme des transepidermalen Wasserverlustes und neben der Dehydratation wird ein Teil der Wärmewirkung durch Evaporation wieder aufgehoben. Vorteile gegenüber den herkömmlich verwendeten Wärmestrahlern bietet die wassergefilterte Infrarotstrahlung. Hierbei werden die langwelligen, in den oberen Hautschichten absorbierten Anteile des Infrarotspektrums zugunsten der kurzwelligen Anteile mit einer stärkeren Eindringtiefe ausgefiltert. Beim Einsatz dieser Wärmequelle in der Erstversorgung Frühgeborener konnten wir nachweisen, daß unter Schaffung von Wärmedepots in den tieferen Gewebeschichten die Wärmezufuhr gesteigert werden kann, ohne das Risiko für thermische Hautläsionen zu erhöhen. Der Einsatz der wassergefilterten Infrarotstrahlung führte auf unserer Station zu einer signifikanten Abnahme der Hypothermieinzidenz (Singer et al. 1999).

25.4.2 Absaugen/Sauerstoff/Maskenbeatmung

Unter Beachtung aller Maßnahmen zur Wärmeprotektion wird das Frühgeborene nach Ankunft auf dem Reanimationstisch mit einem ausreichend großen Katheter (CH 8–10) zuerst nur oropharyngeal abgesaugt. Gehäuftes, wie auch zu langes und zu tiefes Absaugen ist zu vermeiden, da sonst ein Vagusreiz mit Bradykardie ausgelöst werden kann. Zur Verhinderung von Schleimhautverletzungen sollte der Sog am Absauggerät maximal 0,2–0,25 bar betragen. Gleichzeitig wird das Frühgeborene mit einem Pulsoximeter versorgt. Bei regelmäßiger Eigenatmung und stabiler Herzfrequenz erfolgt eine Sauerstoffvorlage mit Reduktion des Sauerstoffs bei Sättigungswerten um 90%. Beim Vorliegen einer primären Lungenerkrankung kann auf die Applikation von Sauerstoff im Rahmen der Erstversorgung häufig nicht verzichtet werden. Dennoch ist zu beachten, daß der Sauerstoffpartialdruck ausgehend von Werten um 25 mmHg intrauterin nach der Geburt schnell um ein Mehrfaches ansteigen kann. Ein zu hoher Sauerstoffpartialdruck, auch von nur kurzer Dauer, verursacht an der noch nicht komplett vaskularisierten Netzhaut Frühgeborener eine Vasokonstriktion mit einem vorübergehend inhibitorischen Effekt auf die weitere retinale Gefäßaussprossung (Phelps 1993). Das Sistieren der retinalen Gefäßaussprossung führt nach einer passageren Hypoxie des Retinagewebes einige Wochen später dann zu einer überschießenden Neovaskularisation mit der Gefahr einer retrolentalen Fibroplasie.

Bei unregelmäßiger Eigenatmung, jedoch stabiler Herzfrequenz, kann eine vorsichtige taktile Stimulation den Atemantrieb erhöhen. Führt dieses jedoch nicht innerhalb weniger Sekunden zu einer regelmäßigen Eigenatmung, liegt eine primäre Apnoe oder Bradykardie vor; dann ist ohne Zeitverzögerung mit einer Maskenbeatmung zu beginnen. Hierzu sollte ein Laerdal-Beatmungsbeutel mit Peep-Ventil für Neugeborene und einer weichen Silikonmaske verwendet werden. Gegenüber den früher verwendeten Rendell-Baker-Masken aus schwarzem Gummi, haben diese den Vorteil, daß sie sich gut den Gesichtskonturen anpassen und unter niedrigem Druck (Hirnblutungsgefahr) abdichten. Um zu hohe Spitzendrücke mit der Gefahr eines interstitiellen Emphysems oder eine Pneumothorax zu vermeiden, sollte der Beatmungsbeutel ein Sicherheitsventil bei 40–45 cm H_2O haben. Falls unter der Reanimation ein höherer Druck erforderlich wird, kann das Ventil zugehalten werden. Beim Bedarf einer hohen Sauerstoffkonzentration während der Erstversorgung kann der Stutzen des Beatmungsbeutels mit einem Reservoir versehen werden. In aller Regel gelingt es einem in der Reanimation Geübten, das Frühgeborene innerhalb kürzester Zeit zu stabilisieren. Eine primäre Intubation ohne Maskenbeatmung sollte vermieden werden, da einerseits nicht wenige Frühgeborene überflüssigerweise intubiert werden und andererseits die Intubation in einer Phase der respiratorischen und zirkulatorischen Instabilität erfolgt und sich somit das Risiko einer prolongierten Bradykardie mit der Gefahr von Hirnblutungen oder periventrikulärer Leukomalazie erhöht.

Das Ziel der manuellen Überdruckbeatmung sollte sein, mit den ersten Atemzügen das gleiche Tidalvolumen und die funktionelle Residualkapazität wie bei einem spontan atmenden Neugeborenen zu erreichen und dabei das Alveolarepithel möglichst wenig zu schädigen. Bei der Reanimation reifer Neugeborener konnte gezeigt werden, daß bei einer Inspirationszeit von 0,5 s initial Beatmungsdrücke zwischen 28–60 cm H_2O aufgebracht werden müssen, um eine adäquate Lungenbelüftung zu erzielen (Upton et al. 1979). Bei einer Druckbegrenzung auf 30 cm H_2O und einer Inspirationszeit von 1 s wurde mit den ersten Atemzügen bei reifen Neugeborenen nur eine unzureichende funktionelle Residualkapazität erreicht. Erst mit einer Verlängerung der Inspirationszeit während des ersten Atemzuges auf 5 s konnten auch die weiter peripher gelegenen Alveolen entfaltet werden, und es bestand ein ausreichendes Ventilationsvolumen (Boon et al. 1979). Bei der dann entfalteten Lunge muß der Druck deutlich reduziert werden, um das Barotrauma zu minimieren. In jedem Fall sollten das Atemgeräusch unter der Beatmung auskultiert und die Thoraxexkursionen beobachtet werden. Da Frühgeborene im Vergleich zu reifen Neugeborenen wegen des geringeren Durchmessers der Atemwege und einem evtl. auch gleichzeitig noch vorliegendem Surfactantmangel einen höheren Atemwegswiderstand aufweisen, benötigen diese Patienten im Vergleich zu reifen Neugeborenen während der Reanimation häufig noch höhere Beatmungsdrücke. Die initiale Maskenbeatmung muß ebenso wie die evtl. nachfolgende endotracheale Beatmung effektiv und dennoch sehr vorsichtig durchgeführt werden. Im Tierexperiment konnte gezeigt werden, daß nur wenige Atemzüge mit einem zu hohen Volumen sowohl nach prophylaktischer als auch späterer Surfactanttherapie bei einem Atemnotsyndrom zu einer schweren nachhaltigen Schädigung des Alveolarepithels führen können. Werner u. Björklund (1997) konnten an unreifen Lämmern nachweisen, daß eine kurzzeitige Beatmung mit einem zu hohen Volumen unmittelbar nach der Geburt nach nur 5 Atemzügen zu einer signifikanten Abnahme der Lungencompliance führt. Dieser Effekt war unabhängig davon, ob eine Surfactantapplikation vor oder nach dem Barotrauma durchgeführt wurde. Durch diese Untersuchung wird deutlich, daß eine initiale Beatmung von unreifen Lungen vorsichtig und angepaßt erfolgen muß. Wada et al. (1997) beschrieben am

Tiermodell nach einer Beatmung mit einem hohen Atemzugvolumen zunächst eine bessere Compliance mit einem günstigeren Effekt auf den Gasaustausch. Nach einer Surfactantbehandlung im Alter von 30 min war längerfristig sowohl die Compliance als auch der Ventilationsindex bei den Lämmern mit einem vorangegangenen stärkeren Barotrauma signifikant vermindert.

25.4.3 Nasen-CPAP/Intubation/Hämodynamik

Besteht nach der initialen und intermittierenden Maskenbeatmung eine regelmäßige Eigenatmung ohne einen deutlich erhöhten Sauerstoffbedarf oder Zeichen der Dyspnoe empfiehlt sich die Anlage eines nasalen CPAP („continuous positive airway pressure"). Eine Einstellung des Peep zwischen 3–5 cm H_2O erleichtert die Atemarbeit und vermindert das Risiko eines Alveolarkollaps während der Exspiration. Die hierdurch gleichzeitig verbesserte Dehnung der Alveolen reduziert außerdem die Neigung zu Apnoen. Durch den frühzeitigen Einsatz von nasalem CPAP kann eine endotracheale Intubation mit nachfolgender Beatmung und den entsprechenden Risiken häufig vermieden werden. Schon 1987 beschrieben Avery et al. eine geringere Inzidenz der bronchopulmonalen Dysplasie in den neonatologischen Zentren, die als Alternative zur maschinellen Beatmung häufiger einen nasalen CPAP einsetzten. Neben des erhöhten Barotraumas mit der Gefahr der bronchopulmonalen Dysplasie sind Nekrosen der Trachealschleimhaut, subglottische Stenosen sowie eine Verminderung der mukoziliaren Clearance mit einer erhöhten Infektionsgefahr weitere Risiken der Beatmung.

Vor allem skandinavische Arbeitsgruppen griffen diesen therapeutischen Ansatz auf und beschreiben nach frühzeitigem Einsatz des Nasen-CPAP eine deutliche Reduktion der Beatmungshäufigkeit, der Beatmungsdauer und der Inzidenz einer chronischen Lungenerkrankung bei unreifen Frühgeborenen (Kamper et al. 1993; Jónsson et al. 1997).

Die Intubationshäufigkeit hat in den vergangenen Jahren auch in den niedersächsischen Kliniken abgenommen (Abb. 25.7). Obwohl der Anteil Frühgeborener mit Surfactanttherapie als Ausdruck eines schweren Atemnotsyndroms von 1991 bis 1996 nahezu unverändert blieb, wurden deutlich weniger Patienten beatmet. Dieses erlaubt den vorsichtigen Rückschluß, daß die Indikation zur Intubation in den vergangenen Jahren auch in Deutschland zurückhaltender gestellt wird.

Beim Fortbestehen einer respiratorischen Insuffizienz (Dyspnoe, hoher Sauerstoffbedarf, Apnoen) oder einem bevorstehenden längeren Transport in eine Kinderklinik sollte das Frühgeborene nasotracheal intubiert werden. Um eine baldige Umintubation zu umgehen und eine optimale Beatmung zu ermöglichen, sollte eine orotracheale Intubation ebenso wie die Wahl eines zu kleinen Tubus vermieden werden. In der Regel gelingt eine Intubation auch bei extrem kleinen Frühgeborenen mit Geburtsgewichten um 500 g mit einem Tubus der Größe 2,5 und ab 900–1000 g mit Größe 3,0. Bei sehr engen Nasenwegen wird das Einlegen des Tubus über einen vorher zur Schienung eingeführten Absaugkatheter (CH 6) erleichtert.

Aggressivere Reanimationsmaßnahmen, wie der Einsatz von Adrenalin mit extrathorakaler Herzmassage, sind bei einer gut geplanten, umsichtig und kompetent

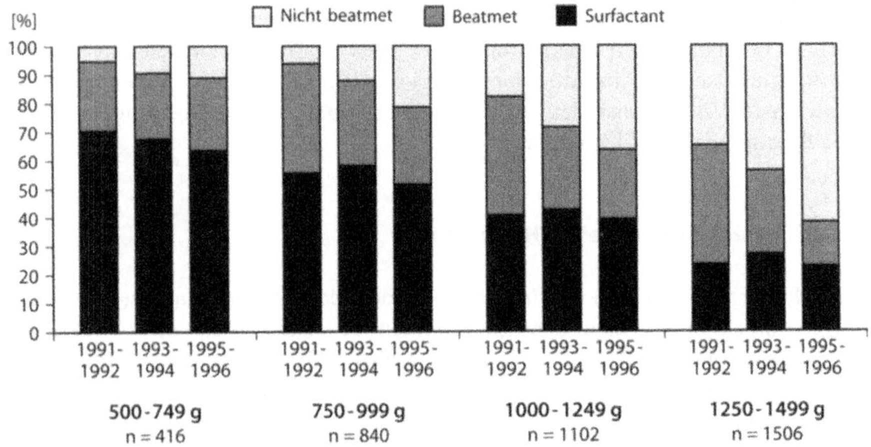

Abb. 25.7. Häufigkeit der Beatmung und Surfactanttherapie bei Frühgeborenen in Abhängigkeit des Geburtsgewichts in Niedersachsen von 1991 bis 1996

durchgeführten Erstversorgung eines Frühgeborenen nur sehr selten erforderlich. Wegen der hohen Gefahr von intrazerebralen Blutungen und einer periventrikulären Leukomalazie sollte im Einzelfall geprüft werden, wie intensiv die Reanimationsmaßnahmen eines schwer asphyktischen, sehr unreifen Frühgeborenen durchgeführt werden.

Nach der kardiopulmonalen Stabilisierung erfolgt eine Blutdruckmessung und bei einer Hypotension (Faustregel: arterieller Mitteldruck entspricht etwa dem Gestationsalter) eine Volumensubstitution (z. B. 3–5 ml Humanalbumin 5% oder Biseko langsam i. v., ggf. Katecholamine). Die vom Geburtsgewicht und Lebensalter abhängigen Blutdruckwerte sind in Tabelle 25.1 dargestellt.

Tabelle 25.1. Arterieller Mitteldruck und systolischer Blutdruck (*in Klammern*) in mmHg bei Frühgeborenen in Abhängigkeit vom Lebensalter und vom Geburtsgewicht. (Nach Weindling et al. 1989)

Geburtsgewicht [g]	Lebensalter [h]				
	3	24	48	72	96
500	23 (35)	25 (37)	28 (39)	30 (42)	33 (44)
600	24 (35)	26 (37)	28 (49)	31 (42)	33 (45)
700	24 (36)	26 (38)	29 (42)	31 (43)	34 (45)
800	25 (36)	27 (39)	29 (41)	32 (44)	34 (46)
900	25 (37)	27 (39)	30 (42)	32 (44)	35 (47)
1000	26 (38)	28 (40)	31 (42)	33 (45)	35 (47)
1100	27 (38)	29 (40)	31 (43)	34 (45)	36 (48)
1200	27 (39)	29 (41)	32 (43)	34 (46)	37 (48)
1300	28 (39)	30 (41)	32 (44)	35 (46)	37 (49)
1400	28 (40)	30 (42)	33 (44)	35 (47)	38 (49)
1500	29 (40)	31 (43)	33 (45)	36 (48)	38 (50)

Bei einer Anämie (Hb-Wert der Blutgasanalyse aus der Nabelarterie beachten) sollten Erythrozyten aus der im Kreißsaal immer vorrätigen 0 Rh-negativen Konserve transfundiert werden (ca. 8–12 ml/kg in Abhängigkeit von der Hämoglobinkonzentration, des Blutdrucks und des klinischen Zustandes. Aufgrund der noch nicht entwickelten zerebralen Autoregulation sind bei unreifen Frühgeborenen eine arterielle Hypotension und ein vermindertes Herzzeitvolumen wie beispielsweise bei einer Bradykardie als Hauptrisikofaktor für eventuelle neurologische Komplikationen (Hirnblutungen, periventrikuläre Leukomalazie) anzusehen. Miall-Allen et al. (1987) beobachteten bei Frühgeborenen mit einem Gestationsalter unterhalb von 31 Wochen bei einem mittleren arteriellen Blutdruck von weniger als 30 mmHg über mehr als 1 h eine höhere Mortalität sowie eine vermehrte Inzidenz intrakranieller Blutungen und ischämischer Hirnläsionen. In einer Nachuntersuchung von Frühgeborenen mit einem Gestationsalter von weniger als 34 Schwangerschaftswochen im Alter von 1 Jahr wurde nach einer Hypotension und Hypoxämie während der Perinatalzeit über eine Zunahme neurologischer Folgekomplikationen von 8 auf 53% berichtet (Low et al. 1993). Auf die Bedeutung einer pränatalen Kortikosteroidtherapie wird in diesem Zusammenhang durch Moise et al. (1995) hingewiesen. Frühgeborene mit einem Gestationsalter zwischen der 23. und 27. Schwangerschaftswoche hatten nach einer mütterlichen Steroidbehandlung signifikant höhere Blutdruckwerte, eine signifikant geringere Mortalität und Inzidenz schwerer intrakranieller Blutungen.

Eine Boluspufferung mit Natriumbikarbonat sollte wegen der Hyperosmolarität und der daraus resultierenden Hirnblutungsgefahr vermieden werden. Bei Infektionsverdacht ist nach der Entnahme von Blutkulturen bereits im Kreißsaal mit einer kombinierten Antibiotikatherapie (z. B. Ampicillin und Cefotaxim) zu beginnen. Zur Vermeidung einer Hypoglykämie wird anschließend eine Dauerinfusion mit Glukose 10% über einen peripher-venösen Zugang begonnen.

25.4.4 Prophylaktische Surfactanttherapie

Im Tierexperiment konnte gezeigt werden, daß eine unmittelbar nach der Geburt noch vor dem Einsetzen der Atmung durchgeführte Surfactantsubstitution in den noch mit Amnionflüssigkeit gefüllten Lungen zu einer besseren Verteilung des Surfactant führt (Jobe u. Ikegami 1987). Der Surfactant erreicht so auch die weiter peripher gelegenen Alveolen, bevor es zu einem möglichen Barotrauma kommt. Durch eine prophylaktische Surfactanttherapie im Vergleich zu einer Behandlung im Alter von 30 min konnte sowohl unter Beatmung mit einem niedrigen, als auch einem hohen Atemzugvolumen als Ausdruck einer verminderten Alveolarschädigung eine signifikante Reduktion der Proteinmenge in der Bronchiallavage bei unreifen Lämmern nachgewiesen werden (Wada et al. 1997). Beim Vorliegen eines Atemnotsyndroms kann eine prophylaktische Surfactanttherapie zu einer schnelleren Reduktion des Beatmungsdruckes, des Sauerstoffbedarfs und somit zu einer Verringerung des Barotraumas beitragen.

Eine Metaanalyse von 7 Studien mit mehr als 2000 Frühgeborenen zur prophylaktischen Surfactanttherapie zeigte eine signifikante Reduktion der Pneumothoraxrate und der Mortalität (Soll 1997). Die Inzidenz von Hirnblutungen und bronchopulmonaler Dysplasie blieben unverändert (Tabelle 25.2) In 6 dieser Studien wurden nur

Tabelle 25.2. Metaanalyse (7 Studien) zur prophylaktischen Surfactanttherapie. (Nach Soll 1997)

Komplikationen (Anzahl der Studien)	Odds ratio	95% Konfidenzintervall
Pneumothorax (5)	0,56	0,36 – 0,86
Persistierender Ductus arteriosus (4)	0,96	0,77 – 1,18
Intrakranielle Hämorrhagie (4)	0,93	0,73 – 1,18
Bronchopulmonale Dysplasie (7)	0,93	0,75 – 1,15
Mortalität (6)	0,67	0,50 – 0,98

Frühgeborene mit einem Gestationsalter von weniger als 30 Schwangerschaftswochen berücksichtigt. Die für eine prophylaktische Surfactantbehandlung randomisierten Patienten wurden jedoch nicht einheitlich unmittelbar nach der Geburt, sondern z.T. auch innerhalb der ersten 10 Lebensminuten, also nach bereits begonnener Beatmung behandelt. Die Therapie in den Kontrollgruppen erfolgte hingegen relativ spät im Alter zwischen 1,5 und 6 h postnatal bei einem manifesten Atemnotsyndrom. In einer kürzlich von Kendig et al. vorgelegten multizentrischen Studie mit 651 Frühgeborenen konnte gezeigt werden, daß eine prophylaktische Behandlung unmittelbar nach der Geburt gegenüber einer Therapie im Alter von 10 min nach entsprechender konventioneller Stabilisierung der Frühgeborenen mit initialer Maskenbeatmung nicht überlegen ist. Die Inzidenz einer chronischen Lungenerkrankung (O_2-Bedarf im Alter von 36 Wochen postmenstruell) war sogar nach einer prophylaktischen Surfactanttherapie mit 18 gegenüber 13% signifikant erhöht (Kendig et al. 1998). In einer ebenfalls kürzlich publizierten multizentrischen deutschen Studie konnten im Vergleich einer frühen mit einer späten Surfactantbehandlung (durchschnittliches Lebensalter bei Behandlung 31 vs. 202 min) keine signifikanten Unterschiede in der Mortalität und Morbidität zwischen beiden Gruppen ermittelt werden (Gortner et al. 1998).

Nach den vorliegenden Daten scheint eine streng prophylaktisch, vor den ersten Atemzügen, durchgeführte Surfactantbehandlung nicht gerechtfertigt zu sein. Die Therapie mit Surfactant sollte jedoch möglichst früh bei den Anzeichen eines Atemnotsyndroms nach entsprechender Erstversorgung, also u.U., gerade vor längeren Transporten, auch schon im Kreißsaal erfolgen. Um das Risiko eventueller Komplikationen zu reduzieren und einen guten Behandlungserfolg zu sichern, sollten sich die Frühgeborenen in einem stabilen Zustand befinden (Blutdruckkontrolle, korrekte Tubuslage).

Nach der abgeschlossenen Erstversorgung wird das Frühgeborene in einem Doppelwandtransportinkubator unter kontinuierlichem Monitoring von Herzfrequenz und Sauerstoffsättigung auf die Intensivstation gebracht. Falls das Kind beatmet ist, sollte auf eine Anfeuchtung und Anwärmung des Atemgases geachtet werden. Als Grundeinstellung am Beatmungsgerät wählen wir eine Beatmungsfrequenz um 60/min mit einer Inspirationszeit von 0,3 – 0,4 s und einem Beatmungsdruck von 18 – 20/3 cm H_2O. Unter Beachtung des Atemgeräusches und des Sauerstoffbedarfes muß gelegentlich auch ein höherer Beatmungsdruck gewählt werden. Bei einer Sauerstoffsättigung über 90% sollte der Sauerstoff- bzw. der Beatmungsdruck reduziert werden. Nach dem Transport sind die Anamnese und alle Maßnahmen der Erstversorgung in einem Transportprotokoll zu dokumentieren.

Zusammenfassung

Die Erstversorgung bzw. Reanimation eines sehr unreifen Frühgeborenen verläuft prinzipiell nach dem gleichen Schema wie die eines Neugeborenen. Im Vordergrund steht die schnelle Stabilisierung der kardiorespiratorischen Funktion. Bedingt durch die Unreife und der damit häufig vorhandenen primären respiratorischen Insuffizienz und der besonderen Gefährdung durch spezifische Komplikationen, wie dem Auftreten einer intrakraniellen Blutung, einer periventrikulären Leukomalazie, einer Retinopathia prämaturorum oder einer bronchopulmonalen Dysplasie mit einem erhöhten Risiko einer gestörten späteren Entwicklung, müssen folgende Besonderheiten bei der Betreuung von sehr unreifen Frühgeborenen herausgestellt werden:

- Vorbereitungsphase:
  - rechtzeitige intrauterine Verlegung in ein Perinatalzentrum mit entsprechender Infrastruktur;
  - pränatale Kortikosteroidtherapie auch dann, wenn eine Lungenreifungsbehandlung nicht mehr erreicht werden kann;
  - vertrauenbildendes Gespräch mit den Eltern vor der Geburt;
  - Reduktion des Risikos einer intrakraniellen Blutung und periventrikulären Leukomalazie durch eine engmaschige, optimale prä- und peripartale Überwachung des Feten (Früherkennung bzw. Vermeidung von Infektionen, Bradykardie, Hypoxie und Azidose);
  - Gespräch zwischen dem Geburtshelfer und Neonatologen mit Erläuterung der Anamnese und Festlegung des Entbindungszeitpunktes und des Geburtsmodus (großzügige Indikationsstellung zur Sectio caesarea);
  - Überprüfung und Aufwärmung des Reanimationsplatzes bzw. des Reanimationsraumes, Vorbereitung des Intensivpflegeplatzes;
  - Entbindung durch erfahrenen Geburtshelfer und Primärversorgung durch Neonatologen (möglichst 2 Ärzte) und erfahrene Intensivschwester.
- Erstversorgungsphase:
  - „minimal handling" mit umsichtigem, ruhigem und gezieltem Handeln, Vermeidung von unnötigen Manipulationen;
  - Langabnabeln, Erhöhung des Blutvolumens durch Ausstreichen der Nabelschnur (nicht bei Verdacht auf Polyglobulie, z.B. bei intrauteriner Wachstumsretardierung);
  - schnelle kardiopulmonale Stabilisierung unter Vermeidung von Hypothermie, Anämie, Bradykardie, Azidose, Hypoxie, Hyperoxie und pulmonaler Komplikationen (*Cave*: Hirnblutungen, periventrikuläre Leukomalazie, Retinopathia prämaturorum, bronchopulmonale Dysplasie);
  - optimale Wärmeprotektion (Temperaturverlust durch Konvektion, Strahlung, Konduktion, Verdunstung, Perspiration);
  - kurzes, aber effektives Absaugen (Vermeidung von Apnoe und Bradykardie durch verstärkten Vagusreiz), Anlegen des Pulsoxymeters;
  - kurzer Versuch zur Stimulation des Atemantriebs über taktile Reize, Sauerstoffvorlage, Auskultation;

- bei nicht ausreichender Eigenatmung ohne Zögern Beutel-Masken-Beatmung zur Lungenentfaltung und Kreislaufstabilisation (initiale „Blähbeatmung" 3–5 s, Sicherheitsventil bei 40–45 cm H_2O, Thoraxexkursion und Auskultation beachten);
- bei stabilem Zustand Nasen-CPAP (PEEP 5 cm H_2O);
- Intubation bei unregelmäßiger Atmung, anhaltend hohem O_2-Bedarf oder zunehmender Dyspnoe (nasotracheal, Portex 2,5 mm, ab ca. 900–1000 g Portex 3,0 mm, Beatmungsfrequenz um 60/min, Inspirationszeit 0,3–0,4 s, Druck 20/3 cm H_2O, Atemgeräusch beachten, Sauerstoff- bzw. Druckreduktion bei einer Sauerstoffsättigung von mehr als 90%);
- Herzmassage bei Braykardie und Suprarenin endotracheal (sehr selten erforderlich);
- Volumenzufuhr (G 10% 3 ml/kg/h peripher-venös, Notfallkonserve bei Anämie oder Biseko (10 ml/kg über 10–15 min), Blutdruckkontrolle, Antibiotika bei Infektionsverdacht, keine Boluspufferung, frühzeitige Surfactanttherapie bei Anzeichen eines Atemnotsyndroms).

Unter Beachtung der dargestellten Probleme und Maßnahmen verläuft die Erstversorgung eines sehr unreifen Frühgeborenen bei guter Planung und Organisation in aller Regel ohne Schwierigkeiten. Das Risiko eventueller Komplikationen mit der Gefahr einer gestörten neurologischen Entwicklung kann bei einer entsprechenden Geburtsleitung durch erfahrene Geburtshelfer und Hebammen sowie durch eine kompetente Erstversorgung durch gut ausgebildete Neonatologen und Intensivschwestern minimiert werden. Die hierfür notwendigen Voraussetzungen mit einem hohen peri- und neonatologischen Standard, einer entsprechenden technischen Ausstattung, verbunden mit einem hohen Maß an medizinischer Erfahrung, bestehen v.a. an Perinatalzentren mit ausreichend großen Patientenzahlen.

Literatur

Boon AW, Milner AD, Hopkin IE (1979) Lung expansion, tidal exchange, and formation of the functional residual capacity during resuscitation of asphyxiated neonates. J Pediatr 95: 1031–1036

Colasurdo MA, Hanna CE, Gilhooly JT, Reynolds JW (1989) Hydrocortisone replacement in extremely premature infants with cortisol insufficiency. Clin Res 37:180

Creasy RK (1993) Preterm birth prevention: Where are we? Am J Obstet Gynecol 168:1223–1230

Deutsche Gesellschaft für Perinatale Medizin, Gesellschaft für Pränatal- und Geburtsmedizin, Deutsche Gesellschaft für Gynäkologie und Geburtshilfe, Deutsche Gesellschaft für Neonatologie und Pädiatrische Intensivmedizin, Deutsche Gesellschaft für Kinderheilkunde (1994) Aufgaben des Neugeborenen-Notarztdienstes: Gemeinsame Stellungnahme. Perinatalmedizin 6:6–26

Ehlers APF (1995) Regionalisierung der Risikogeburtshilfe für unreife Frühgeborene. Monatsschr Kinderheilkd 143:1274–1275

Gortner L, Wauer RR, Hammer H et al. (1998) Early versus late surfactant treatment in preterm infants of 27 to 32 weeks gestational age: A multicenter controlled clinical trial. Pediatrics 102: 1153–1160

Harms K, Herting E, Kron M, Schill M, Schiffmann H (1997) Bedeutung von prä- und perinatalen Einflußfaktoren beim Surfactant- Mangelsyndrom Frühgeborener. Eine logistische Regressionsanalyse anhand von 1100 Fällen. Z Geburtsh Neonatol 201:258–262

Harms K, Herting E, Krohn M, Schill M, Schiffmann H, Schröter W (1996) Intrakraniale Blutungen bei Frühgeborenen – Inzidenz und perinatale Risikofaktoren. Montasschr Kinderheilkd 144:387–395
Hickl EJ (1987) Zur Frage der Optimierung der geburtshilflich-pädiatrischen Versorgung von Frühgeborenen in der Bundesrepublik Deutschland. Gynäkologie 20:41–47
Jobe A, Ikegami M (1987) Surfactant for the treatment of respiratory distress syndrome. Am Rev Respir Dis 136:1256–1275
Jónsson B, Katz-Salamon M, Faxelius G, Broberger U, Lagercrantz H (1997) Neonatal care of very-low-birthweight infants in special-care units and neonatal intensive-care units in Stockholm. Early nasal continuous positive airway pressure versus mechanical ventilation: gains and losses. Acta Paediatr [Suppl 419]:4–10
Kamper J, Wulff K, Larsen C, Lindequist S (1993) Early treatment with nasal continuous airway pressure in very low birthweight infants. Acta Paediatr 82:193–197
Kari MA, Hallmann M, Eronen M et al. (1994) Prenatal dexamethasone treatment in conjunction with rescue threapy of human surfactant: A randomized placebo-controlled multicenter study. Pediatrics 93:730–736
Kending JW, Ryan RM, Sinkin RA et al. (1998) Comparison of two strategies for surfactant prophylaxis in very premature infants: A multicenter randomized trial. Pediatrics 101:1006–1012
Kinmond S, Aitchison TC, Holland BM, Jones JG, Turner TL, Wardrop CAJ (1993) Umbilical cord clamping and preterm infants: a randomised trial. BMJ 306:172–175
Linderkamp O, Versmold HT (1987) Das Transportproblem – Transport in utero gegen Transport des Neugeborenen. Arch Gynecol Obstet 242:829–836
Low JA, Froese AB, Galbraith RS, Smith JT, Sauerbrei EE, Derrick EJ (1993) The association between preterm newborn hypotension and hypoxemia and outcome during the first year. Acta Paediatr 82:433–437
Ment LR, Oh W, Ehrenkranz RA, Philip AGS, Duncan CC, Makuch RW (1995) Antenatal steroids, delivery mode, and intraventricular hemorrhage in preterm infants. Am J Obstet Gynecol 172:795–800
Miall-Allen VM, De Vries LS, Whitelas AGL (1987) Mean arterial blood pressure and neonatal cerebral lesions. Arch Dis Child 62:1068–1069
Moise AA, Wearden ME, Kozinetz CA, Gest AL, Welty SE, Hansen TN (1995) Antenatal steroids are associated with less need for blood pressure support in extremely premature infants. Pediatrics 95:845–850
Obladen M, Loewenich V von (1990) Modelle der Versorgung von Frühgeborenen und kranken Neugeborenen – Eine Strukturanalyse. Monatsschr Kinderheilkd 138:637–642
Phelps DL (1993) Retinopathy of prematurity. Pediatr ClinNorth Am 40:705–714
Scott SM, Watterberg KL, Backstrom CS, Werner SB, Wells LR (1992) Cortisol concentrations in the ill very low birth weight infant. Pediatr Res 31:222
Singer D, Schröder M, Harms K (im Druck) Vorteile der wassergefilterten gegenüber herkömmlicher Infrarot-Strahlung in der Neonatologie. Z Geburtsh Neonatol
Soll RF (1997) Surfactant therapy in the USA: Trials and current routines. Biol Neonate 71 [Suppl 1]: 1–7
Speer C (1997) Physiologie der Perinatalzeit. In: Von Harnack G-A, Koletzko B (ed) Kinderheilkunde. 10. Aufl. Springer, Berlin Heidelberg New York Tokyo, S 56–61
Synnes AR, Ling EWY, Whitfield MF, Mackinnon M, Lopes L, Wong G, Effer SB (1994) Perinatal outcomes of a large cohort of extremely low gestational age infants (twenty-three to twenty-eight completed weeks of gestation). J Pediatr 125:952–960
Upton CJ, Milner AD (1991) Endotracheal resuscitation of neonates using a rebreathing bag. Arch Dis Child 66:39–42
Wada K, Jobe AH, Ikegami M (1997) Tidal volume effects on surfactant treatment responses with the initiation of ventilation in preterm lambs. J Appl Physiol 83/4:1054–1061
Weindling AM (1989) Blood pressure monitoring in the newborn. Arch Dis Child 64:444–447
Werner O, Björklund LJ (1997) Resuscitation strategy and surfactant therapy. Biol Neonate 71 [Suppl 1]:32–34

Teil VI
Pflege und Outcome des Frühgeborenen

26 Sanfte Pflege und Stimulation Frühgeborener während der Intensivtherapie

M. Uhlemann, C. Plath, S. Pap, C. Fehlandt

26.1 Einleitung

Das Ziel neonatologischer Intensivmedizin besteht einerseits darin, das körperlich unversehrte Überleben der Frühgeborenen mit allen Möglichkeiten der heutigen Intensivmedizin zu sichern und andererseits der Prävention psychosozialer Probleme, die sich aus der Trennung von Mutter bzw. Familie und Kind ergeben, größte Aufmerksamkeit zu schenken.

Frühgeborene benötigen für eine gute Überlebensqualität nicht nur einen Inkubator und moderne medizinische Geräte, sondern sie brauchen auch sanfte und individuelle Pflege durch die Schwestern und ganz besonders die liebevolle Zuwendung ihrer Eltern. Den Gedanken der sog. „sanften und individuellen Pflege" zur Verbesserung der körperlichen und seelischen Entwicklung Frühgeborener galt es auch im Zeitalter der Technisierung lebendig zu halten (Als et al. 1994; Marcovich 1995; Linderkamp et al. 1995; Wieland et al. 1995).

Sanfte, individuelle Pflege bedeutet, Anpassung der Intensivmedizin an die individuellen Bedürfnisse des einzelnen Frühgeborenen, Reduzierung von Eingriffen auf das unbedingt Notwendige und Gewährung der uneingeschränkten Zuwendung trotz Intensivtherapie.

Die weiteren Ausführungen sollen zur Beantwortung folgender Fragen beitragen:

- Welche Möglichkeiten bestehen auf neonatologischen Intensivstationen zur sanften, individuellen Pflege?
- Wie kann während der intensivmedizinischen Behandlung in den ersten Lebenswochen eine entwicklungsadäquate, individuelle Stimulation ohne Überstimulation bei Frühgeborenen durchgeführt werden?

26.2 Entwicklung des fetalen Gehirns und Einflüsse des Umfeldes

Frühgeborene werden bis zu 17 Wochen vor dem errechneten Geburtstermin geboren. Die entwicklungsbedingten Veränderungen des Gehirns zwischen 23 und 40 Schwangerschaftswochen sind so beträchtlich, entsprechen der aktivsten Phase organischer Abläufe und sind durch äußere Einflüsse ebenso störanfällig (Blanchard 1991).

Die Zeitpunkte der Entwicklung einzelner Sinnesorgane sind unterschiedlich. Nach der 8. embryonalen Schwangerschaftswoche entwickeln sich Geruchssinn, Geschmackssinn und Gleichgewichtsempfindung. Von der 16. bis 20. Schwangerschaftswoche an kann der Fetus Töne hören und Geräuschvariationen wahrnehmen. Während dieser Zeit ist auch schon der Saugreflex durch Berührung der Oberlippe auslösbar, der Fetus schluckt Fruchtwasser und sein Tastsinn entwickelt sich. Der Fetus kann deshalb auch Berührungen fühlen.

Ob der Fetus intrauterin sehen kann, ist endgültig noch nicht geklärt. Bei Fetoskopien konnte jedoch festgestellt werden, daß das Auge bereits in der 20. Schwangerschaftswoche lichtempfindlich ist und ab der 28. Woche hell und dunkel unterscheiden kann (Nilsson u. Hamberger 1990).

Die Umgebung beeinflußt die Entwicklung des Frühgeborenen über mehrere Sinne: visuell, akustisch, olfaktorisch, gustatorisch, über die Haut, taktil und kinästhetisch. Zum Zeitpunkt der Geburt ist auch das sehr unreife Frühgeborene in der Lage, seine Umwelt wahrzunehmen.

Es ist unvermeidbar, daß sich neonatologische Intensivstationen deutlich von der auf die Stadien der Reifung des Zentralnervensystems ausgelegten intrauterinen Umgebung unterscheiden müssen. In utero ist es warm und dunkel. Es bestehen rhythmische Hintergrundgeräusche. Die vestibuläre Stimulation erfolgt durch Bewegungen der Mutter. Auf einer Intensivstation ist es dagegen hell und die Geräusche treffen die Kinder ungefiltert, Ruhe- und Schlafzyklen müssen wiederholt unterbrochen werden. Notwendige diagnostische Eingriffe behindern die natürliche Spontanmotorik und verursachen mitunter sogar etwas Schmerz. Ohne das umgebende Fruchtwasser drückt die Schwerkraft das kleine Frühgeborene auf die Unterlage.

Stimuli sollen so eng wie möglich an die Bedürfnisse und den aktuellen Stand der sensorischen Integration angepaßt und überwacht werden. Diese besondere Aufmerksamkeit gegenüber den individuellen Verhaltensweisen des Frühgeborenen, die eine konkrete Anpassung der Pflege zur Folge haben, führt zum Abbau von Streßverhalten, zum geregelten Aufbau autoregulatorischer Verhaltensweisen und damit zu einem ungestörteren Entwicklungsergebnis dieser Kinder (Als et al. 1986; Becker et al. 1991; Blanchard 1991; Blickman et al. 1990; Langer 1990).

26.3 Sanfte, individuelle Pflege des Frühgeborenen

Die Grundlage der „sanften Pflege" ist eine veränderte Betrachtungsweise des Frühgeborenen durch Schwestern und Ärzte. Sie stützt sich auf die bereits vorhandenen Fähigkeiten und nicht auf physiologische Defizite. Daraus entwickelt sich ein ganzheitliches, am Individuum orientiertes Pflegekonzept.

Sanfte, individuelle Pflege bedeutet Reduzierung aller Maßnahmen auf das unbedingt Notwendige bei Gewährung aller erforderlichen intensivmedizinischen Behandlungsmaßnahmen. Sie umfaßt die Verbesserung der entwicklungsadäquaten, individuellen Stimulation und die Zuwendung durch das medizinische Personal und die Eltern.

Welche Maßnahmen sollten auf neonatologischen Intensivstationen Beachtung finden?

- Reduzierung von Streßsituationen für das Frühgeborene und „minimal handling" am Patienten,
- Vermeidung von Schmerzen und medikamentöse Schmerztherapie,
- Reduzierung von Licht und Lärm.

26.3.1 Reduzierung von Streßsituationen und „minimal handling"

Die Geburt eines sehr kleinen Frühgeborenen muß gut vorbereitet werden, d.h. Verlegung der Schwangeren in ein Perinatalzentrum mit „Inborn-Versorgung" des Frühgeborenen. Der Neonatologe muß alle Informationen über den Zustand von Mutter und Kind vor der Geburt erhalten. Er bereitet den Reanimationsplatz vor. Der Geburtshelfer wählt den schonendsten Geburtsmodus für das Frühgeborene.

Die Erstversorgung des sehr kleinen Frühgeborenen wird durch einen Neonatologen gemeinsam mit einer Kinderkrankenschwester auf dem Reanimationsplatz des Kreißsaals bzw. des Operationssaals durchgeführt.

Das stabilisierte Frühgeborene wird nach adäquater Erstversorgung, bei der bereits bei Anlage einer Infusion die ersten Blutentnahmen für Laboruntersuchungen erfolgen sollten und nach Anlage der Elektroden für das nichtinvasive Monitoring im Transportinkubator auf die Intensivstation verlegt.

Vor der Verlegung auf die Intensivstation werden die Eltern, manchmal zunächst erst nur der Vater, ausführlich über den Zustand des Kindes informiert. Das Kind wird den Eltern gezeigt. Ein erstes Foto sollte nicht vergessen werden.

Bei Übernahme auf die Intensivstation wird das Frühgeborene vorsichtig umgelagert. Meistens ist nur noch eine Röntgenaufnahme und das Anlegen einer Elektrode für die transkutane Sauerstoff- und Kohlendioxidpartialdruckmessung notwendig. Da bereits wichtige Laborparameter aus der Blutentnahme bei Anlage der Infusion gewonnen wurden, entfällt dies bei Aufnahme. Zentrale Katheter werden nur nach strengsten Indikationen gelegt.

Durch Beschränkung auf das unbedingt Notwendige wird schnell eine ruhige Atmosphäre geschaffen, die sich in der Regel günstig auf die pulmonale Situation auswirkt (Jacobsen et al. 1993).

Die zeitliche Planung von Pflegemaßnahmen, ärztlichen Handlungen, technischen Untersuchungen wie Ultraschall, Röntgen und physiotherapeutischen Maßnahmen ist von besonderer Bedeutung.

Körperliche Berührung ist derjenige Streßfaktor im Umfeld eines Frühgeborenen, auf den die Schwestern den größten Einfluß haben. Berührungen beinhalten bei pflegerischen, ärztlichen oder physiotherapeutischen Maßnahmen einerseits unangenehme oder schmerzhafte Handlungen und andererseits soziale Interaktion. Scheinbar harmlose Maßnahmen in der Pflege des Frühgeborenen können tiefgreifende Auswirkungen auf den Zustand des Kindes haben (Danford et al. 1983, 1991; Evans 1991; Murdoch u. Darlow 1984).

Zunehmende Erkenntnisse weisen darauf hin, daß jede Berührung, jede diagnostische und therapeutische Maßnahme bei schwerkranken Frühgeborenen negative Reaktionen wie z.B. Apnoen oder Anstieg der Atemfrequenz, Anstieg oder Abfall der Herzfrequenz, Abfall der Sauerstoffsättigung und des Sauerstoffpartialdrucks, Anstieg des Blutdrucks und des intrakraniellen Drucks auslösen kann (Murdoch u. Darlow 1984; Peters 1992).

In verschiedenen Untersuchungen wurde nachgewiesen, daß Frühgeborene bis zu 200mal pro Tag bzw. im Durchschnitt alle 5–10 min berührt werden. Die meisten Berührungen dienen der medizinischen Überwachung und Diagnostik, die wenigsten Berührungen haben soziale Funktionen und dienen der Tröstung oder Beruhigung des Kindes. Durch die ständige Unterbrechung des Schlafs kommt es zu einem wiederholten, kurzzeitigen Wechsel zwischen REM (Rapid-eye-movement)-Schlafphasen, in denen häufiger Apnoen auftreten, und Non-REM-Schlafphasen (Gabriel et al. 1981; Murdoch u. Darlow 1984).

Pflegende, die den kindlichen Signalen gegenüber sensibel sind, sind in der Lage, den Ablauf der Pflege individuell einzustellen, so daß Phasen von Hypoxämie nahezu vermieden werden können (Evans 1991).

26.3.2 Vermeidung von Schmerzen und medikamentöse Schmerztherapie

Lange blieb die Frage unbeantwortet, ob Frühgeborene überhaupt Schmerzen empfinden können (Bachmann 1992). Es ist jedoch bekannt, daß bereits in der 22. bis 26. Schwangerschaftswoche die anatomischen, neurochemischen und funktionellen Anforderungen für die Wahrnehmung von Schmerzen vorhanden sind und koordinierte Reaktionen auf schmerzhafte Stimuli bei Feten ausgelöst werden können (Anand u. Hickey 1987; Fitzgerald et al. 1988).

Das Frühgeborene artikuliert sich mit einem dem Reifegrad entsprechenden Reaktionsmuster. Schmerzreaktionen sind an den Folgen der Ausschüttung von Streßhormonen und an vegetativen Reaktionen wie Anstieg der Herz- und Atemfrequenz, des Blutdrucks und Abfall der Sauerstoffsättigung sowie an Veränderungen des Verhaltens wie Unruhe, Fluchtreflexe und Mimik erkennbar.

Deshalb sollten Analgetika und Sedativa zur Vermeidung bzw. Verminderung von Schmerzen und Unruhezuständen unter apparativer Beatmung, besonders aber vor schmerzhaften Eingriffen wie einer geplanten Intubation, Legen oder Entfernen von Drainagen, Anlage von zentralen Kathetern verabreicht werden. Dazu können Medikamente wie Morphin, Fentanyl, Phenobarbital und Diazepam verwendet werden. Nach schmerzhaften Prozeduren sollte das Frühgeborene durch Schwestern, Ärzte oder Eltern beruhigt werden. Einige Kliniken führen Schmerzprotokolle zur Erfassung einzelner Reaktionen des Frühgeborenen auf Schmerzen.

26.3.3 Reduzierung von Licht und Lärm

In den vergangenen Jahren hat die Intensität der Beleuchtung auf neonatologischen Intensivstationen um das 5- bis 10fache zugenommen (Glass et al. 1985; Wolke 1987; Wolke 1991). So werden Beleuchtungsstärken bis zu 900 lx beschrieben. In den aktuellen Richtlinien der American Academy of Pediatrics wird die Einhaltung eines Grenzwertes für eine adäquate Beobachtung von 646 lx und für spezielle Maßnahmen an Patienten von 1076 lx empfohlen (AAP 1992).

Eine kontinuierliche Ausleuchtung des Pflegeplatzes ist bei den meisten Frühgeborenen außerhalb der Zeiten notwendiger Eingriffe durch verbesserte Überwachungsmöglichkeiten auf den Intensivstationen nicht erforderlich (Blackburn u. Patteson 1991). Zusätzlich wird empfohlen, Lichtreize durch Einsatz von Punktstrahlern für besondere Maßnahmen zu verringern und nachts auf die Raumbeleuchtung zu verzichten. Am Tage reduzieren Jalousien die Intensität der Einstrahlung von Sonnenlicht. Tag-Nacht-Rhythmen und Ruhezeiten für das stabile Frühgeborene lassen sich durch teilweises Abdecken von Inkubatoren einführen. Der Tag-Nacht-Rhythmus der Klinikzeit sollte nach Entlassung während der ersten Phase zu Hause fortgesetzt werden. So kann sich langsam der natürliche individuelle Rhythmus entsprechend dem Entwicklungsstand einstellen.

Lärm ist auf neonatologischen Intensivstationen eine weitere wichtige Quelle für umgebungsbedingten Streß des Frühgeborenen. Die Lärmbelastung liegt im Bereich von 55–75 dB (Letko 1992; Wolke 1991). Der Lärm im Inkubator liegt bei 60 dB. Impulstöne durch Öffnen und Schließen der Inkubatorklappen erreichen Lärmpegel bis zu 110 dB (Wolke 1987). Plötzliche, laute Geräusche führen zum Aufwachen des Frühgeborenen mit motorischer Erregung und Tachykardie. Stimulierende Geräusche wie die menschliche Stimme werden verdeckt und sind für das Frühgeborene nicht erkennbar.

Der Lärmreduktion auf neonatologischen Intensivstationen dienen:

- vorsichtiges Öffnen und Schließen der Inkubatorklappen,
- Vermeidung des Abstellens von Geräten auf den Inkubatoren,
- leises Sprechen in den Patientenzimmern,
- Verkürzung der Visiten am Inkubator,
- keine Telefone in den Patientenzimmern,
- Verringerung der Lautstärke von Alarmsignalen an den Monitoren.

Dabei sollten *Bitte-Ruhe*-Schilder am Inkubator angebracht werden, um das Bewußtsein des Personals und der Eltern für das Bedürfnis des Frühgeborenen nach Lärmkontrolle und Ruhe zu schärfen.

26.4 Entwicklungsadäquate, individuelle Stimulation des Frühgeborenen

Auf Intensivstationen behandelte Frühgeborene befinden sich häufig noch in einem labilen Zustand, der eine gezielte Förderung nicht zuläßt. Durch genaue Beobachtung des Frühgeborenen und seine Reaktionen auf bestimmte Reize wie Berührung, Licht, Lärm und Schmerzen kann festgestellt werden, ob das Frühgeborene bereits eine Stimulation toleriert und seine intrauterin erworbenen Fähigkeiten gefördert werden können.

Basale Stimulation bedeutet, gezielt Reize anzubieten. Dabei müssen kindliche Signale richtig erkannt werden. Stabile Frühgeborene sollen eine adäquate Stimulation erhalten, instabile Frühgeborene dagegen dürfen nicht belastet werden.

Eine positive Beeinflussung ist in Abhängigkeit vom Zustand des Kindes durch

- taktile und kinästhetische Stimulation,
- nichtnahrungsbezogenes Saugen,
- Lagerung,
- auditive und visuelle Stimulation,
- Stimulation durch Hautkontakt möglich.

26.4.1 Taktile und kinästhetische Stimulation

Berührung spielt im Umgang mit Frühgeborenen eine große Rolle. Frühgeborene werden gestreichelt, Mehrlinge sollten auch die Möglichkeit haben, sich gegenseitig zu berühren (Abb. 26.1). Frühgeborene können festere Berührung oder Streicheln besser wahrnehmen als zu vorsichtige Berührung. Das Kind braucht Zeit, um sich auf den Reiz einzustellen. Taktile Stimulation besteht aus Streicheln und Massage, kinästhetische Stimulation aus Beugung und Streckung der Extremitäten.

Seit Anfang der 80er Jahre konnte in verschiedenen Untersuchungen durch taktile und kinästhetische Stimulation von Frühgeborenen nach standardisiertem Programm im Vergleich mit einer Kontrollgruppe eine bessere tägliche Gewichtszunahme, ver-

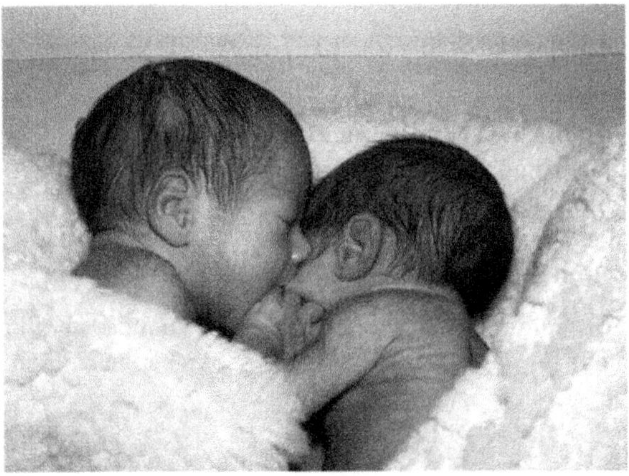

Abb. 26.1. Zwillingsfrühgeborene während der Stimulationsbehandlung

mutlich durch eine erhöhte Ausschüttung von Wachstumshormon hervorgerufen, nachgewiesen werden. Die stimulierten Frühgeborenen waren bei Beobachtung des Schlaf-Wach-Zustandes aktiver und konnten in der Regel auch früher nach Hause entlassen werden (Field et al. 1986; Rausch 1981; Schanberg u. Field 1987). Andere Autoren berichten über eine Abnahme des Streßverhaltens und reduzierte Schmerzreaktionen bei steigender Endorphinproduktion (Nelson et al. 1986).

26.4.2 Nichtnahrungsbezogenes Saugen

Die meisten Frühgeborenen können nach der Geburt nicht an ihren Fingern saugen. Damit diese zuvor schon beherrschte Fähigkeit nicht völlig verlernt wird, kann man das Saugen durch Stimulation des vorderen Mundbereiches trainieren (Müller-Rieckmann 1996). Kleine Sauger, „Frühchen-Schnuller", können dieses Training unterstützen. Bestehende Überempfindlichkeiten im Mundbereich lassen sich so leichter abbauen.

Dieses im englischen Schrifttum als „nonnutritive sucking" bezeichnete, nichtnahrungsbezogene Saugen, das in Verbindung mit Sondenernährung und zwischen den Fütterungen durchgeführt wird, ist ein wirksamer Stimulus für die motorischen Muster und darüberhinaus auf den Verhaltenszustand eines Frühgeborenen. Es bahnt die Ausreifung des Saugreflexes und bereitet damit einen früheren Übergang von einer unverzichtbaren nasogastralen Sondenernährung zu oraler Nahrungsaufnahme vor. Die Kinder nehmen besser an Gewicht zu und sind vor den Fütterungen wacher (Bernbaum et al. 1983, Field et al. 1982).

Bisher gibt es nur hypothetische Erklärungsmöglichkeiten, die durch Studien noch belegt werden müssen. Man vermutet eine erhöhte Glukoseutilisation durch eine erhöhte Insulinsekretion, einen Anstieg der Gastrinsekretion, verbunden mit einer Stimulation der Säuresekretion, der Magenmotilität und des Wachstums der Magenschleimhaut sowie eine Abnahme der Somatostatinsekretion, verbunden mit einer Beschleunigung der Magenpassage. Man nimmt an, daß durch das Saugen die Veränderungen dieser Enzym- und Hormonspiegel infolge einer Stimulation des N. vagus entstehen (Pickler u. Terrell 1994).

Eine weitere Erklärung für die positiven Auswirkungen des nichtnahrungsbezogenen Saugens wird in einer Verbesserung der Verhaltenszustände des Frühgeborenen gesehen. Es wurde nachgewiesen, daß die Zeit, die das Kind in aktiven Verhaltenszuständen verbringt, verringert ist, daß sich die im Ruhezustand verbrachte Zeit verlängert und daß die Häufigkeit des Wechsels von einem Verhaltenszustand in den anderen abnimmt. Das bedeutet, Zustände der Ruhelosigkeit werden verringert, Zustände ruhiger Aufmerksamkeit, verbunden mit einem verringerten physischen Energieverbrauch, werden verstärkt (DiPetro et al. 1994).

26.4.3 Lagerung des Frühgeborenen

Frühgeborene können außerhalb des Mutterleibes aufgrund der Schwerkraftwirkung und der niedrigen Muskelspannung ihre Körperhaltung nicht selbständig wählen. Deshalb ist die Lagerung des Frühgeborenen von grundlegender Bedeutung. Zur Ver-

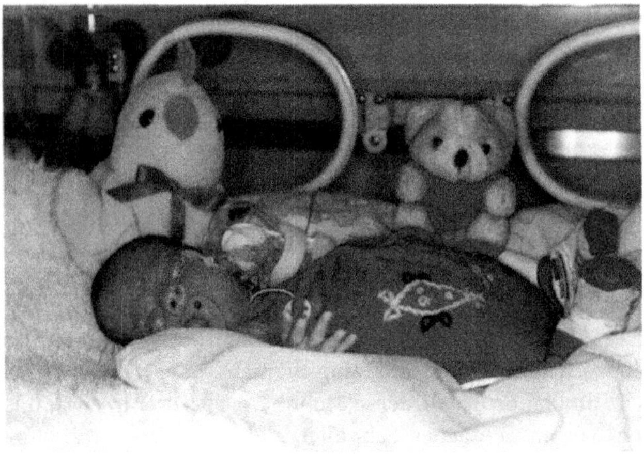

Abb. 26.2. Frühgeborenes im Inkubator mit Lagerung im „Nestchen"

meidung von Haltungsanomalien sollte bei der Lagerung auf die Ausgewogenheit zwischen Beugung und Streckung geachtet werden. Der Wechsel zwischen Bauch-, Rücken- und Seitenlage ist für die Atemfunktion von besonderer Bedeutung (Masterson et al. 1987). Die stützende Lagerung der Extremitäten durch Lagerungshilfen wie Felle, Rollen, sog. „Nestchen", die seitlich bzw. im Halbkreis um das Kind gelagert werden, sorgt zusätzlich für taktile Stimulation und Geborgenheit (Abb. 26.2). Sie fördert die motorische Entwicklung, schafft ein besseres Gleichgewicht zwischen Beuge- und Streckmuskulatur, verhindert Haltungsanomalien und erleichtert damit die Entwicklung normaler Bewegungsmuster während der frühen Kindheit (Downs et al. 1991). Außerdem ist darauf zu achten, daß die Hände dicht an den Mund des Kindes gebracht werden. Dies fördert die Orientierung zwischen Hand und Mund und hat eine beruhigende Wirkung.

In der Literatur wird die Bauchlage bei kranken Frühgeborenen unter kontinuierlichem Monitoring der Herz- und Atemfrequenz sowie der Sauerstoffsättigung übereinstimmend empfohlen. Dadurch kann die Atmung erleichtert und die Oxigenierung verbessert werden (Masterson et al. 1987). Eine generelle Empfehlung der Bauchlage für die poststationäre häusliche Pflege des Frühgeborenen kann dagegen nicht gegeben werden, da bei Säuglingen in Bauchlage eine höhere Inzidenz des plötzlichen Kindstodes beschrieben wurde (Jorch 1994; Mitchell u. Engelberts 1991).

26.4.4 Auditive und visuelle Stimulation

Bei der auditiven und visuellen Stimulation des Frühgeborenen spielen die Eltern eine einzigartige Rolle. Zum einen soll Verlorenes wenigstens teilweise erhalten bzw. ersetzt werden, zum anderen soll das sich entwickelnde subjektive Erleben in der Mutter-Kind-Beziehung verbessert werden. Die Stimme der Mutter stellt, wie in der vorgeburtlichen Phase, um so mehr während der trennenden Zeit der unvermeidlichen Pflege im Inkubator etwas Verbindendes dar. Sie hat einen beruhigenden Einfluß auf das Kind.

Das Vorspielen von Tonbändern mit der Stimme der Mutter bzw. mit Geräuschen aus dem häuslichen Milieu oder von Spieluhren kann Frühgeborenen helfen, sich trotz der Vielzahl von Stimmen des Klinikpersonals und des Lärms der Geräte auf Einzeltöne einzustellen bzw. auf die Stimme der Mutter einzustimmen. Die Aufmerksamkeit des Kindes wird verbessert, indem die Mutter das Kind streichelt und es dabei anblickt (Müller-Rieckmann 1996).

Beobachtungen belegen immer wieder, daß das Frühgeborene nach Schmerz- und Belastungssituationen auf Musik, v. a. auf Singen, reagiert. Die auditive Stimulation ist für beide, Mutter und Kind, eine sehr hilfreiche Methode, wenn, aus welchem Grund auch immer, die tägliche Anwesenheit und die körperliche Nähe der Mutter nur wenig möglich ist.

26.4.5 Stimulation durch Hautkontakt

Als eine weitere Form der Stimulation des Frühgeborenen ist ein früher Hautkontakt des Kindes mit der Mutter bzw. mit dem Vater, auch „Känguruhpflege" genannt, anzusehen (Abb. 26.3, 26.4).

Die Idee der Känguruhpflege stammt ursprünglich aus Bogota in Kolumbien. Um fehlende Inkubatoren zu ersetzen, wurden Frühgeborene den Müttern nackt auf die Brust gelegt (Anderson et al. 1986; Whitelaw u. Sleath 1985).

In Westeuropa wurde diese Methode in den 80er Jahren in erster Linie aufgegriffen, um die durch die Inkubatorpflege bedingte Zeit der Trennung von Eltern und Kind zu verringern (Anderson 1989, 1991; Whitelaw et al. 1988a).

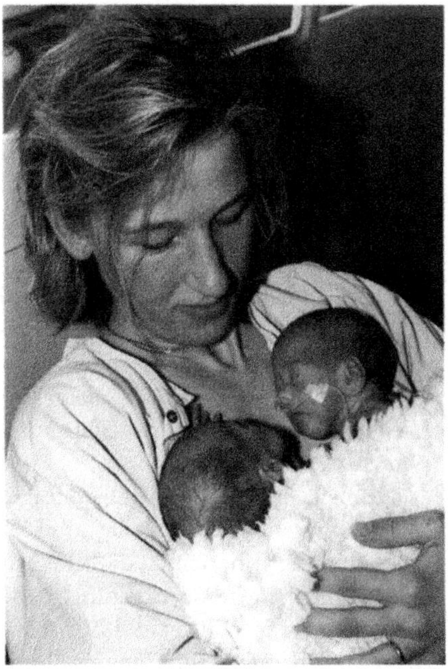

Abb. 26.3. Mutter mit ihren Zwillingsfrühgeborenen bei der Känguruhpflege

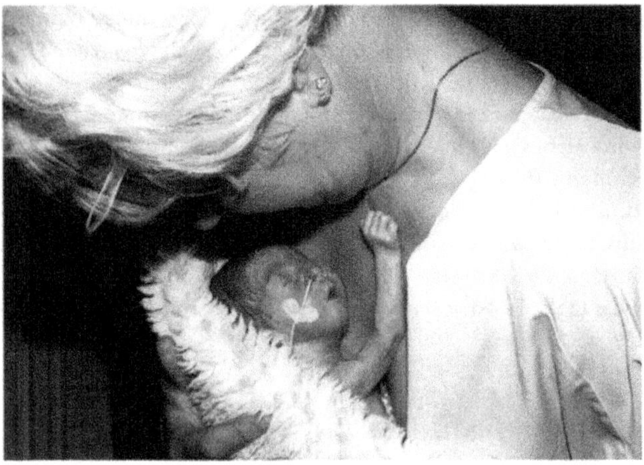

Abb. 26.4. Mutter mit ihrem 1250 g schweren Frühgeborenen bei der Känguruhpflege

Die Känguruhpflege scheint 5 Funktionen auf ideale Weise zu vereinen:

- Stimulation verschiedener Sinne des Frühgeborenen:
  - das sensitive System der Haut durch Streicheln,
  - das akustische System durch die Stimme, den Herzschlag oder andere Körpergeräusche,
  - das Geruchssystem durch den Körpergeruch,
  - das kinästhetische System durch die Bewegung;
- probiotische Effekte physiologischer Keime durch Hautkontakt mit der Mutter (Bifidobakterien auf der Haut und an der Brustwarze der Mutter);
- Förderung der Eltern-Kind-Beziehung durch den Körperkontakt;
- Förderung des Selbstvertrauens und des Selbstwertgefühls der Eltern sowie der frühen Übernahme von Verantwortung für das Kind;
- Unterstützung der Kommunikation zwischen Pflegepersonal und Eltern.

Erste Untersuchungen zeigten, daß die Besuchszeit der Mütter auf das Doppelte stieg und daß die Mütter eine durch Prolactinausschüttung längere und vermehrte Laktation hatten (Whitelaw et al. 1988a, 1988b). Außerdem war die Gewichtszunahme der Kinder besser. Die Frühgeborenen konnten früher aus dem Inkubator genommen werden und somit auch früher entlassen werden (Wahlberg et al. 1992). Die Säuglinge boten bis zum Alter von 6 Monaten weniger schwere Erkrankungen und waren im Alter von 3 bis 6 Monaten weniger unruhig als Vergleichskinder (Sloan et al. 1994; Whitelaw et al. 1988b).

Die meisten Eltern geben bei Befragungen an, daß sie die Känguruhpflege als eines der positivsten Erlebnisse aus der Klinikzeit mitnahmen (Wieland et al. 1995). Wiederholt wird berichtet, daß die Mütter oder die Eltern, die mit ihren Kindern die Känguruhpflege durchgeführt haben, eine tiefe emotionale Bindung zu ihrem Kind empfanden (Gale et al. 1993; Tessier et al. 1998; Wieland et al. 1995). Es kommt zu einer früheren Integration der Eltern in die Pflege ihres Kindes. Mutter und Kind fühlen sich wohl. Die Mutter empfindet die Känguruhpflege als ihre ureigene Möglichkeit, dem Kind die vorzeitig entzogene Wärme und Ruhe wiederzugeben. Auch die Väter haben im Leben der Frühgeborenen eine besondere Aufgabe. Sie stellen häufig den ersten Kontakt her und fungieren als Bindeglied zwischen Mutter und Kind, wenn diese nach einer Sectio caesarea ihr Kind nicht gleich besuchen kann.

Die Eltern erlernen, die ersten Zeichen für physiologischen Streß und Überforderung zu erkennen und die Stimulation entsprechend zu vermindern, bevor das Frühgeborene mit heftigen Reaktionen auf zu großen Streß antwortet.

In der Mehrzahl publizierter Studien über Känguruhpflege wurde berichtet, daß die Känguruhpflege keine Nachteile für die allgemeine Stabilität der Frühgeborenen mit sich bringt, daß die Herz- und Atemfrequenz sowie die Körpertemperatur der Kinder konstant bleiben (Acolet et al. 1989; Bauer et al. 1996; Christensson et al. 1992; Ludington-Hoe et al. 1991; Wieland et al. 1995).

Ein Körpergewicht unter 1000 g ist keine Kontraindikation für die Känguruhpflege, wenn die Frühgeborenen keine Temperaturlabilität aufweisen (Acolet et al. 1989; Gale et al. 1993; Wieland et al. 1995). Ein kontinuierliches Monitoring ist dabei natürlich unbedingt erforderlich. Andere Autoren berichteten dagegen über eine Abnahme der Körpertemperatur bei Kindern unter 1000 g (Bosque et al. 1988; De Leeuw et al. 1991).

Eine Intubationsbeatmung ist ebenfalls keine absolute Kontraindikation für die Känguruhpflege. Die Untersuchungen der Vitalparameter dieser Kinder zeigten keine pathologischen Veränderungen (Gale et al. 1993).

Känguruhpflege bedeutet jedoch eine Abweichung von der Pflege bei thermoneutraler Temperatur, d.h. einer Umgebungstemperatur, in der die Körpertemperatur bei minimaler endogener Wärmeproduktion normal bleibt. Jede Abweichung von der Pflege bei thermoneutraler Temperatur muß genauestens untersucht werden. Frühgeborene können trotz Kältebelastung ihre Körpertemperatur konstant halten, indem sie ihren Sauerstoffverbrauch zur Erzeugung von Wärme steigern (Sauer et al. 1984). Dazu sind zukünftige Untersuchungen mit Messungen des Sauerstoffverbrauchs während der Känguruhpflege notwendig.

Zusammenfassung und Ausblick

Sanfte, individuelle Pflege auf einer neonatologischen Intensivstation kann nur durch geschultes Personal und gute Koordinierung vieler Maßnahmen erreicht werden. Sie muß mit der Beobachtung jedes einzelnen Kindes beginnen und setzt die Erarbeitung eines auf das einzelne Frühgeborene abgestimmten Pflegekonzeptes voraus. Dabei können auch intensivmedizinische Maßnahmen auf das unverzichtbar Notwendige zur Garantie einer bestmöglichen Überlebensqualität reduziert werden.

Entsprechend den Verhaltensweisen, die ein Frühgeborenes zeigt, wird der therapeutische Pflegeansatz und die entwicklungsadäquate Stimulation an den Reifegrad und die speziellen Bedürfnisse des Kindes angepaßt. Die rechtzeitige Einbeziehung der Eltern in das Pflegekonzept ist von großer Bedeutung. Eltern, die gut über ihr Kind informiert und an der Pflege beteiligt sind, werden besser mit der psychischen Krise der Frühgeburt fertig.

Folgende Maßnahmen sollen auf neonatologischen Intensivstationen Beachtung finden:

- Förderung der Mutter- bzw. Eltern-Kind-Beziehung;
- gute Koordinierung pflegerischer, ärztlicher und physiotherapeutischer Maßnahmen sowie technischer Untersuchungen;
- Förderung der Schlaf-Wach-Rhythmen durch zeitliche Bündelung von Maßnahmen;
- Senkung der Beleuchtungsstärken und der Geräuschpegel, besonders während der Schlafphasen;
- Förderung der motorischen und mentalen Entwicklung durch entwicklungsadäquate Stimulation und Lagerung in Beugehaltung;
- Schutz des Frühgeborenen vor Überstimulation;
- Förderung des nichtnahrungsbezogenen Saugens während der Sondenernährung;
- rechtzeitiger Beginn von Frühförderungsmaßnahmen.

Weiterer Forschungsbedarf besteht bei Langzeiteffekten des Lärms und der Beleuchtung auf das Frühgeborene, bei Langzeitfolgen von Schmerzen, bei Auswirkungen der auditiven und visuellen Stimulation sowie zur Messung des Sauerstoffverbrauchs bei der Känguruhpflege sehr kleiner Frühgeborener.

Literatur

Acolet D, Sleath K, Whitelaw A (1989) Oxygenation, heart rate and temperature in very low birthweight infants during skin-to-skin contact with their mothers. Acta Paediatr Scand 78:189–193

Als H, Lawhon G, Brown E, Gibes R, Duffy FH, McAnulty G, Blickman JG (1986) Individualized behavioural and environmental care for the very low birth weight preterm infant at high risk for bronchopulmonary dysplasia: neonatal intensive care unit and developmental outcome. Pediatrics 78:1123–1132

Als H, Lawhon G, Duffy FH, McAnulty GB, Gibes-Grossman R, Blickman JG (1994) Individualized developmental care for the very-low-birth-weight preterm infant. Medical and neurofunctional effects. JAMA 272:853–858

American Academy of Pediatrics (1992) Guidelines for perinatal care. 3rd edn. Elk Grove Village, Illinois

Anand KJS, Hickey PR (1987) Pain and its effects in the human neonate and fetus. N Engl J Med 317:1321–1329

Anderson GC, Marks EA, Wahlberg V (1986) Kangaroo care for premature infants. Am J Nurs 7:807–809

Anderson GC (1989) Skin-to-skin: Kangaroo care in Western Europe. Am J Nurs 5:662–666

Anderson GC (1991) Current knowledge about skin-to-skin (Kangaroo) care for preterm infants. J Perinatol 9:216–226

Bachmann KD (1992) Zur Problematik der prä- und postnatalen Schmerzempfindung des Embryo, Fetus und Früh- bzw. Neugeborenen. In: Berg D, Hepp H, Pfeiffer R, Wuermeling HB (Hrsg) Würde, Recht und Anspruch des Ungeborenen. Urban & Vogel, München, S 138–147

Bauer J, Sontheimer D, Fischer CB, Linderkamp O (1996) Metabolic rate and energy balance in very low birthweight infants during Kangaroo holding by their mothers and fathers. J Pediatr 129:608–611

Becker PT, Grunwald PC Moorman J, Stuhr S (1991) Outcomes of developmentally supportive nursing care for very low birth weight infants. Nurs Res 40:150–155

Bernbaum JC, Pereira GR, Watkins JB, Peckham GJ (1983) Nonnutritive sucking during gavage feeding enhances growth and maturation in premature infants. Pediatrics 71:41–45

Blackburn S, Patteson D (1991) Effects of cycled light on activity state and cardiorespiratory function in preterm infants. J Perinat Neonatal Nurs 4:47–54
Blanchard Y (1991) Early intervention and stimulation of the hospitalized preterm infant. Infants Young Child 4:76–84
Blickman JG, Brown ER, Als H, Lawhon G, Gibes R (1990) Imaging procedures and developmental outcomes in the neonatal intensive care unit. J Perinatol 10:304–306
Bosque EM, Brady JP, Affonso DD, Wahlberg V (1988) Continuous physiological measures of Kangaroo versus incubator care in a tertiary level nursery. Pediatr Res 23:402 A
Christensson K, Siles C, Moreno L et al. (1992) Temperature, metabolic adaptation and crying in healthy full-term newborns cared for skin-to-skin or in a cot. Acta Paediatr 81:488–493
Danford DA, Miske S, Haedley J, Nelson RM (1983) Effects of routine care procedures on transcutaneous oxygen in neonates: a quantitative approach. Arch Dis Child 58:20–23
De Leeuw R, Colin EM, Dunnebier EA, Mirmiran M (1991) Physiological effects of Kangaroo care in very small preterm infants. Biol Neonate 59:149–155
DiPietro JA, Cusson RM, Caughy MO, Fox NA (1994) Behavioural and physiologic effects of nonnutritive sucking during gavage feeding in preterm infants. Pediatr Res 36:207–214
Downs JA, Edwards AA, McCormick DC, Steward AL (1991) Effect of intervention on development of hip posture in very preterm babies. Arch Dis Child 66:797–801
Evans JC (1991) Incidence of hypoxemia associated with caregiving in premature infants. Neonatal Netw 10:17–24
Field T, Ignatoff E, Stringer S, Brennan J, Greenberg R, Widmayer S, Anderson GC (1982) Nonnutritive sucking during tube feedings: effects on preterm neonates in an intensive care unit. Pediatrics 70:381–384
Field TM, Schanberg SM, Scafidi F, Bauer CR, Vega-Lahr N, Garcia R, Nystrom J, Kuhn CM (1986) Tactile/kinesthetic stimulation effects on preterm neonates. Pediatrics 77:654–658
Fitzgerald M, Millard C, McIntosh N (1988) Hyperalgesia in premature infants. Lancet 1:292
Gabriel M, Grote B, Jonas M (1981) Sleep-wake pattern in preterm infants under two different care schedules during four-day polygraphic recording. Neuropediatrics 12:366–373
Gale G, Franck L, Lund C (1993) Skin-to-skin (Kangaroo) holding of the intubated premature infant. Neonatal Netw 12:49–57
Glass P, Avery GB, Subramanian KN, Keys MP, Sostek AM, Friendly DS (1985) Effect of bright light in the hospital nursery on the incidence of retinopathy of prematurity. N Engl J Med 313: 401–404
Jacobsen T, Gronvall J, Petersen S, Andersen GE (1993) „Minitouch" treatment of very low-birthweight infants. Acta Paediatr 82:934–938
Jorch G (1994) Plötzlicher Kindstod. Monatsschr Kinderheilkd 142:137–147
Langer VS (1990) Minimal handling protocol for the intensive care nursery. Neonatal Netw 9: 23–27
Letko MD (1992) Detecting and preventing infant hearing loss. Neonatal Netw 11:33–38
Linderkamp O, Beedgen B, Sontheimer D (1995) Das Konzept der sanften Behandlung Frühgeborener von Marina Marcovich. Eine kritische Bewertung. Int J Prenat Perinat Psychol Med 7:73–84
Ludington-Hoe SM, Hadeed AJ, Anderson GC (1991) Physiologic responses to skin-to-skin contact in hospitalized premature infants. J Perinatol 11:19–24
Marcovich M (1995) Vom sanften Umgang mit Frühgeborenen. Neue Wege in der Neonatologie. Int J Prenat Perinat Psychol Med 7:57–71
Masterson J, Zucker C, Schulze K (1987) Prone and supine positioning effects on energy expenditure and behaviour of low birth weight neonates. Pediatrics 80:689–692
Mitchell EA, Engelberts AC (1991) Sleeping position and cot death. Lancet 338:192
Müller-Rieckmann E (1996) Das frühgeborene Kind in seiner Entwicklung: eine Elternberatung. Reinhardt, München Basel, S 21–54
Murdoch DR, Darlow BA (1984) Handling during neonatal intensive care. Arch Dis Child 59: 957–961
Nelson D, Heitman R, Jennings C (1986) Effects of tactile stimulation on premature infant weight gain. J Obstet Gynecol Neonatal Nurs 15:262–267
Nilsson L, Hamberger L (1990) A child is born. Doubleday, London New York Toronto Sydney

Peters KL (1992) Does routine nursing care complicate the physiologic status of the premature neonate with respiratory distress syndome? J Perinat Neonatal Nurs 6:67–84
Pickler RH, Terrell BV (1994) Nonnutritive sucking and necrotizing enterocolitis. Neonatal Netw 13:15–18
Rausch PB (1981) Effects of tactile and kinesthetic stimulation on premature infants. JOGN Nurs 10:34–37
Sauer PJJ, Dane HJ, Visser HKA (1984) New standards for neutral thermal environment of healthy very low birthweight infants in week one of life. Arch Dis Child 59:18–22
Schanberg SM, Field TM (1987) Sensory deprivation stress and supplemental stimulation in the rat pup and preterm human neonate. Child Dev 58:1431–1447
Sloan NL, Camacho LWL, Rojas EP, Stern C (1994) Kangaroo mother method: randomised controlled trial of an alternative method of care for stabilised low-birthweight infants. Lancet 344:782–785
Tessier R, Christo M, Velez S, Giron M, de Calume ZF, Ruiz-Palaez JG, Charpak Y, Charpak N (1998) Kangaroo mother care and the bonding hypothesis. Pediatrics 102:E17
Wahlberg V, Affonso DD, Persson B (1992) A retrospective, comparative study using the Kangaroo method as a complement to the standard incubator care. Eur J Publ Health 2:34–37
Whitelaw A, Sleath K (1985) Myth of the marsupial mother: Home care of very low birth weight babies in Bogota, Colombia. Lancet I:1206–1208
Whitelaw A, Heisterkamp G, Sleath K, Acolet D, Richards M (1988a) Skin-to-skin contact for very low birthweight infants and their mothers. Arch Dis Child 63:1377–1381
Whitelaw A, Sleath K, Acolet D (1988b) Safety and effectiveness of skin-to-skin contact for very low birth weight infants. Pediatr Res 24:269
Wieland C, Bauer K, Bisson S, Versmold H (1995) Känguruhpflege bei 39 Frühgeborenen. Monatsschr Kinderheilkd 143:1099–1103
Wolke D (1987) Environmental neonatology. Arch Dis Child 62:987–988
Wolke D (1991) Psycho-biologische Aspekte der Pflege von Frühgeborenen. Dtsch Krankenpflegez 44:478–483

27 Outcome/Ergebnisqualität bei Kindern mit einem Geburtsgewicht unter 1500 g

Ergebnisse aus dem Bundesland Mecklenburg-Vorpommern

P. Pawlowski, D.-R. Böttcher, J. Gietzelt

27.1 Einleitung

Seit Gründung einer eigenständigen Pädiatrie standen Fragen der Senkung der Säuglings- und Kindersterblichkeit im Mittelpunkt kinderärztlicher Bemühungen.

Über Analysen und Statistiken wurden die ersten und erfolgreichen Strategien zur Senkung der Säuglings- und Kindersterblichkeit entwickelt.

Seit Anfang unseres Jahrhunderts konnten eine Reihe von Faktoren erkannt und beeinflußt werden, die entscheidend zu hoher Morbidität und Mortalität im Säuglings- und Kindesalter beitrugen. Zu nennen wären hier vorrangig Infektionen, Hunger, Fehl- und Mangelernährung, Hygieneprobleme sowie sozioökonomische Faktoren.

Nach Zurückdrängung der meisten dieser Faktoren in den reichen Ländern Nordamerikas, Europas und Asiens standen seit etwa Mitte des Jahrhunderts zunehmend Probleme von Morbidität und Mortalität bei Neugeborenen im Vordergrund.

Am Ende dieses Jahrhunderts können wir feststellen, die Säuglingssterblichkeit in den genannten Ländern wird im wesentlichen durch drei Faktoren entscheidend geprägt:

- das Frühgeborenenproblem,
- genetische Erkrankungen und Fehlbildungen sowie
- den plötzlichen Kindstod („sudden infant death", SID).

Neonatologie und neonatologische Intensivmedizin entwickelten sich zu einem Kernstück der Pädiatrie, und das hochgradig unreife Frühgeborene rückte dabei immer mehr in den Vordergrund.

Es wäre aber falsch, Neonatologie nur auf dieses Problem zu fokussieren. Für die Ergebnisqualität bei allen Neugeborenen insgesamt schaffen neonatologische Grund- und Spezialbetreuung ein wichtiges Fundament.

Bezüglich Mortalität sowie Morbidität und lebenslanger Behinderung stellt aber das hochgradig unreife Frühgeborene das zentrale Problem dar und ist gleichzeitig eine interdisziplinäre Herausforderung für Geburtshelfer, Neonatologen und andere Fachbereiche, wie z. B. Kinderchirurgie, Kinderkardiologie und Kinderradiologie.

Neben wissenschaftlicher Grundlagenforschung auf diesem Sektor sind regelmäßiger interdisziplinärer Gedankenaustausch und Standortbestimmung sowie Erörterung praxisrelevanter Fragen wichtig.

Während früher Mortalitätsergebnisse Orientierungsmaßstäbe für Kliniken, Regionen und Länder setzten, wird heute wie zukünftig Ergebnisqualität mehr und mehr an Langzeitmorbidität und Outcome gemessen. Nachfolgend wird unter diesen Aspekten die Entwicklung im Lande und international beleuchtet.

Die nachfolgenden Zahlen und Daten aus dem Bundesland Mecklenburg-Vorpommern sowie die dargestellten Literaturangaben beziehen sich nur auf Kinder mit einem Geburtsgewicht von unter 1500 g. Natürlich ist jedem Perinatologen und Neonatologen bewußt, daß nicht das Geburtsgewicht, sondern das Gestationsalter als Vergleichsgröße benutzt werden sollte. Da aber eine vergleichbare und konsequente Klassifikation der Neugeborenen mit weniger als 32 Schwangerschaftswochen nicht zur Verfügung stand und regional sowie national und international die gleiche Problematik immer wieder auftrat, wurde (auch in Anbetracht der kleinen Zahlen) das Geburtsgewicht von geringer als 1500 g als Grenze und Kriterium für die Gruppe hochgradig unreifer Frühgeborener gewählt. In fast 95% der Fälle ging sie mit einem Gestationsalter unterhalb von 32 SSW einher. Die Neonatalerhebung des Landes zeigt aber auch, daß ca. 10% der Kinder unter 32 SSW ein Geburtsgewicht von 1500 g und mehr hatten und damit in die Statistik nicht eingingen.

27.2 Geburtenentwicklung und Mortalität

Im Flächenland Mecklenburg-Vorpommern erfolgt die perinatologische Grundbetreuung in 11 Kliniken, eine spezialisierte neonatologische Betreuung in 3 größeren Kliniken (ehemalige Bezirkskrankenhäuser) und die hochspezialisierte Betreuung in 4 Perinatalzentren (Abb. 27.1). Diese Struktur ist historisch gewachsen und sichert flächendeckend die perinatologische Betreuung. Jedes Perinatalzentrum hält enge Verbindungen zu den umgebenden Einrichtungen der Grundversorgung und verfügt über einen neonatologischen Abholdienst. Zwischen den Perinatalzentren besteht Kooperation und Aufgabenteilung.

Die Geburtenverteilung im Lande (Tabelle 27.1) zeigte einen guten Regionalisierungseffekt im Bundesland Mecklenburg-Vorpommern, dennoch wurden 20% der Kinder zwischen 1000 g und 1500 g und 12% der Kinder <1000 g nicht in Perinatalzentren geboren und betreut.

Die politische Wende in Deutschland (1989) führte nicht nur zu einem dramatischen Geburtenrückgang in Mecklenburg-Vorpommern, sondern hatte hier auch eine Stagnation bei der Senkung der Säuglingssterblichkeit zur Folge (Abb. 27.2). Die Gründe waren vielgestaltig. Aus perinatologischer Sicht spielten der relative Anstieg hochgradig unreifer Frühgeborener an der Gesamtgeborenenrate und die damit verbundene erhöhte neonatale Sterblichkeit eine Rolle. Während die Rate untergewich-

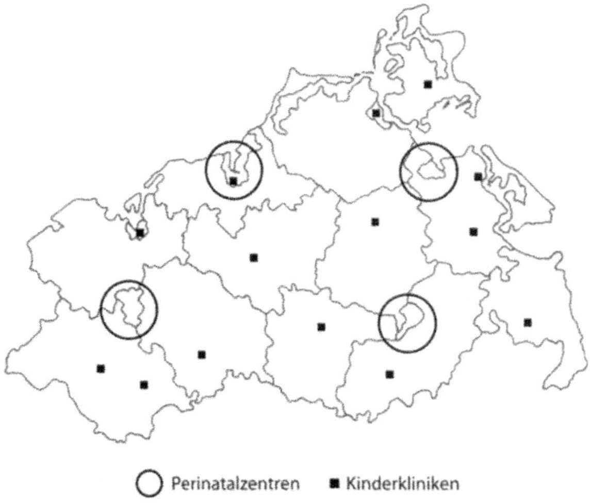

Abb. 27.1. Perinatalzentren/ Kinderkliniken in Mecklenburg-Vorpommern

Tabelle 27.1. Prozentuale Verteilung der Geburten in Mecklenburg-Vorpommern (1993–1997)

[%]	Perinatalzentren (4)	Kliniken (14)
Geburten gesamt	40	60
1500–2499 g	62	38
1000–1499 g	80	20
<1000 g	88	12

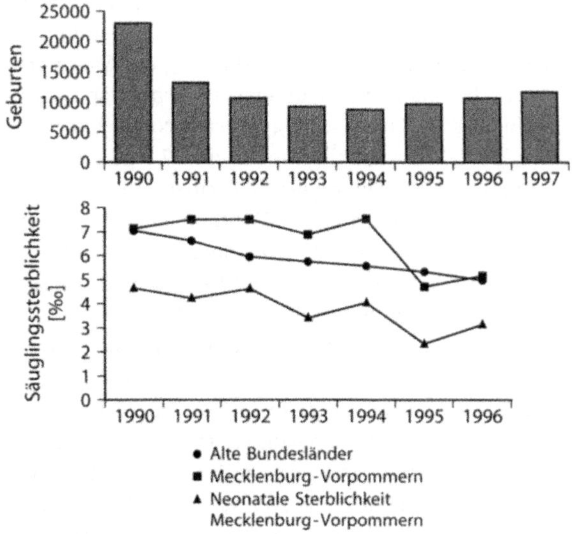

Abb. 27.2. Geburtenentwicklung und Säuglingssterblichkeit in Mecklenburg-Vorpommern

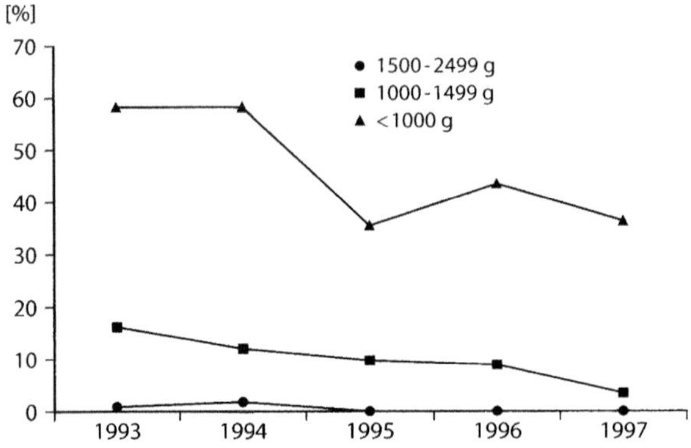

Abb. 27.3. Frühgeborenensterblichkeit in Mecklenburg-Vorpommern von 1993 bis 1997

tiger Neugeborener im Bundesland Mecklenburg-Vorpommern sich zwischen 1993 und 1997 nicht änderte (sie lag konstant bei 5%), stieg der Anteil hochgradig unreifer Kinder < 1000 g Geburtsgewicht von 0,25% (1993) auf 0,37% (1996). Besonders in den ersten Jahren nach der Wende führten wiedergewonnene Demokratie und Freiheit auch zur Negierung bewährter perinatologischer Betreuungskonzepte und damit zum Anstieg von Problem- und Risikokindern. Dieses drückte sich nicht nur in einem Anstieg des Anteils dieser Kinder, sondern auch in der erhöhten Frühgeborenensterblichkeit (Abb. 27.3) und besonders der hochgradig unreifen Kinder < 1000 g Geburtsgewicht aus.

Von Interesse ist der Vergleich mit den Ergebnissen der Neonatalerhebungen anderer Bundesländer sowie die Orientierung an internationalen Zahlen.

Die in der Tabelle 27.2 dargestellten internationalen Mortalitätsangaben (Hack et al. 1996; Yu 1997; Oishi et al. 1997; Cartlidge u. Stewart 1997) können nur als Orientierungshilfen verwandt werden.

Die Vergleichbarkeit wird erschwert durch eine Reihe von Faktoren, wie z. B. Fehler der kleinen Zahl, unterschiedliche Untersuchungszeiträume, unterschiedliche Anwenderkriterien, wie z. B. Miterfassung der Spätmortalität über ein oder zwei Jahre oder auch fehlender bzw. unterschiedlicher Populationsbezug.

Eine bessere Orientierung liefert da schon eine streng auf das Gestationsalter bezogene Mortalitätsstatistik. Die Tabelle 27.3 gibt zusammenfassend das Ergebnis einer Umfrage in Deutschland bei 21 Perinatalzentren von 1995 bis 1997 wieder (Pohlandt 1998). Danach wird mit 26 SSW schon eine Überlebensrate von bis zu 80% erreicht.

Für das Bundesland Mecklenburg-Vorpommern ergaben Analysen der Neonatalerhebung der letzten Jahre, daß besonders in diesem Bereich des extrem unreifen Kindes noch Handlungsbedarf besteht.

Im Rahmen der Qualitätssicherung hat die Mortalitätsstatistik (regional, national und international) sicherlich einen wesentlichen Stellenwert; entscheidende Aussagen und Bedeutung besonders hinsichtlich präventiver Maßnahmen sind aber der kritischen Einzelfallanalyse beizumessen. Gerade diese erfaßt Probleme innerhalb eines Perinatalzentrums und dessen Zusammenarbeit mit dem direkten Einzugsgebiet besser als die reine Zahlenanalyse. Sie sollte weiterhin fester Bestandteil qualitätssichernder Maßnahmen jedes Perinatalzentrums sein.

Tabelle 27.2. Mortalität Frühgeborener (nach internationalen Statistiken)

[%]		USA, Zentrum Cleveland Hack 1990–1992		Australien, Region Victoria Yu 1991–1994	Japan, Land, 205 Kliniken, Kinder < 600 g Oishi u. Nishida 1984–1993		UK, Region Wales Cartlidge 1993–1994		Mecklenburg-Vorpommern, 4 Perinatalzentren
SSW	< 22	–		100	88		100		–
	23	93		92	79	83	95	89	–
	24	60		42	66		80		–
	25	37		33	66		54		–
	26	23		–	67	64	32	38	–
	27	17		–	50		32		–
GG	< 500 g	99		–	84	72			
	500–599 g	84		84	67			85	71,3
	600–699 g	46		62					45,5
	700–799 g			52					37,5
	800–899 g		34	18				37	37,5
	900–999 g			25					26,3
	1000–1500 g	10		–					9,4
	Gesamt < 1500 g	26		–					23,4

Tabelle 27.3. Überlebensrate bei Frühgeborenen. 21 deutsche Perinatalzentren 1995–1997

Vollendete SSW	(n)	[%]
< 22	11	0,0
22	24	12,5
23	94	25,5
24	287	62,4
25	419	76,4
26	451	82,7
≤26 gesamt	1286	69,6

27.3 Morbidität

Im Mittelpunkt qualitätssichernder Maßnahmen stehen, neben Fragen der Mortalität, besonders Aspekte von Morbidität und Outcome. Erfolgreiche Perinatalmedizin kann heute an Mortalitätsziffern allein nicht mehr gemessen werden. Vermeidung bzw. Reduktion perinataler Komplikationen und schwerwiegender neonataler Erkrankungen mit evtl. daraus resultierender lebenslanger Behinderung ist die Hauptaufgabe der Perinatologie.

Bezüglich der neonatalen Morbidität bei unreifen Hochrisikokindern stehen folgende Erkrankungen im Vordergrund: Infektionen (Sepsis – Sepsisverdacht), Hirnblutungen (Hbl.) besonders III. und IV. Grades, periventrikuläre Leukomalazie (PVL), bronchopulmonale Dysplasie (BPD), Retinopathie des Frühgeborenen (ROP) und nekrotisierende Enterokolitis (NEC). Diese Faktoren haben sich nicht nur hinsichtlich der Überlebensprognose, sondern auch bezüglich der Überlebensqualität als ganz wesentliche Einflußgrößen herausgestellt (Fanaroff u. Martin 1997; Hack et al. 1996).

Folgerichtig sind statistische Erfassung und Analytik auf diesem Sektor eine wichtige qualitätssichernde Maßnahme.

Ähnlich wie bei der Mortalitätsstatistik dargestellt, können diese Daten nur als Orientierungsziffern verwandt werden, eine valide Datenlage ist auch hier häufig nicht gegeben. Für spezielle Fragestellungen und Vergleiche im Detail muß auf die Originalarbeiten zurückgegriffen werden.

Ein wesentlicher Einfluß auf Morbidität und Mortalität wird dem Regionalisierungskonzept eines Landes für die Geburt und Betreuung von Hochrisikokindern zugeschrieben (Bucher et al. 1998; Yu 1997). So ist die Geburt von Hochrisikokindern außerhalb eines Perinatalzentrums (sog. Outborns) im Vergleich mit innerhalb des Perinatalzentrums geborenen Kindern (sog. Inborns) teilweise mit einer höheren Morbidität belastet (Bucher et al. 1998).

Ausgewählte internationale Kennziffern der Morbidität bei hochgradig unreifen Frühgeborenen sind in der Tabelle 27.4 aufgeführt (Hack et al. 1996; Yu 1997; Cooke 1996; Allen et al. 1993).

Auch bei der Neonatalerhebung der Bundesländer ist eine Vergleichbarkeit der Ergebnisse nur bedingt möglich. Ursachen hierfür sind multifaktoriell. Hauptgründe sind auf der einen Seite bundesweit nicht eindeutig definierte Anwenderkriterien sowie auf der anderen Seite unterschiedliche Auslegung und Umsetzung der vorhandenen Anwenderkriterien. So haben Vergleiche zwischen einzelnen Bundesländern und auch innerhalb einzelner Regionen bisher nur eine begrenzte Aussagefähigkeit.

In der Tabelle 27.5 sind Zahlen der Neonatalerhebung aus Mecklenburg-Vorpommern, der Bayerischen Neonatalerhebung sowie aus Schleswig-Holstein dargestellt (Kommission für Perinatologie und Neonatologie der Bayerischen Landesärztekammer und Kassenärztlichen Vereinigung Bayerns 1997; Fachausschuß Neonatalerhebung der Ärztekammer Schleswig-Holstein 1996). Die erheblichen Zahlenunterschiede, z.B. auch eine gewisse Streubreite zwischen den 4 Perinatalzentren von Mecklenburg-Vorpommern, sind überwiegend dem vorher geschilderten Problem zuzuordnen. Nachuntersuchungen haben ergeben, daß reale Unterschiede in dieser Größenordnung nicht bestehen.

Es ist also eine vordringliche Aufgabe der nächsten Jahre, die Anwenderkriterien für die wichtigsten Morbiditätskennziffern regional, national und international zu

Tabelle 27.4. Morbidität Frühgeborener (nach internationalen Statistiken)

[%]	USA Hack 1990–1992 500–1500 g	Australien Yu 1991–1994 23.–28. SSW	UK Cooke 1990–1993 23.–25. SSW	USA Allen 1988–1991 22.–25. SSW
Hbl III + IV	7	III: 6 IV: 8	–	III: 11 IV: 14
PVL	–	11	14	14
ROP III und mehr	12 (<750 g GG)	1987–1988: 16 1993–1995: 9	16	16

Tabelle 27.5. Morbidität. Kinder unter 1500 g Geburtsgewicht. *MV* Mecklenburg-Vorpommern, *BPE* Bayerische Perinatalerhebung, *SH* Neonatalerhebung Schleswig-Holstein, *Hbl* Hirnblutung, *PVL* periventrikuläre Leukomalazie, *BPD* bronchopulmonale Dysplasie, *ROP* Retinopathia praematurorum

	(n)	Sepsis [%]	Hbl III/IV [%]	PVL [%]	BPD [%]	ROP [%]
MV[a] (1994–1996)	453	20,3	17,2	14,6	19,7	8,6
BPE (1994–1996)	3404	19,9	7,5	3,1	16,0	11,8
SH (1995)	175	41,0[b]	7,7	4,6	8,7	3,0

[a] 4 Perinatalzentren in Mecklenburg-Vorpommern.
[b] Sepsis und Sepsisverdacht.

standardisieren, um für die Zukunft die Vergleichbarkeit bei den Neonatalerhebungen zu gewährleisten.

27.4 Outcome

Ähnlich und teilweise noch komplizierter als vorher geschildert, ist die Situation hinsichtlich Langzeitüberlebensqualität. Flächendeckende Untersuchungen über Jahre bzw. bis zur Einschulung existieren im Bundesland Mecklenburg-Vorpommern bisher nicht. Auch national und international sind in der Literatur nur Untersuchungsergebnisse aus Regionen oder Zentren publiziert worden. Einige ausgewählte Zahlenangaben sind in Tabelle 27.6 dargestellt (Hack et al. 1996; McCormick 1997; Oishi et al. 1997; Yu 1997).

In Abhängigkeit vom Gestationsalter und Geburtsgewicht schwanken die Zahlen erheblich. Tendenziell ist aber zu erkennen, daß mit sinkendem Gestationsalter und Geburtsgewicht der prozentuale Anteil sensoneuronaler Behinderungen und intellektueller Defizite ansteigt.

Für das Bundesland Mecklenburg-Vorpommern können Nachuntersuchungen über Risikokinder mit einem Geburtsgewicht unter 1500 g aus dem Perinatalzentrum Schwerin (zuständig für die Region West-Mecklenburg – s. auch Abb. 27.1) vorgestellt werden.

Die Entwicklung der Mortalität bei Kindern unter 1500 g Geburtsgewicht insgesamt und bei Kindern unter 1000 g Geburtsgewicht ist in der Abb. 27.4 dargestellt. Absolut wurden von 1971 bis 1990 840 Kinder < 1500 g Geburtsgewicht (darunter 130 Kinder < 1000 g Geburtsgewicht) behandelt, von 1991 bis 1997 waren es 186 Kinder < 1500 g Geburtsgewicht (darunter 58 Kinder < 1000 g Geburtsgewicht). Risikokinder wurden vor 1989 durch eine Risikoambulanz der Kinderklinik interdisziplinär nachkontrolliert und betreut, nach 1989 erfolgte dieses durch das Sozialpädiatrische Zentrum (SPZ). Die Ergebnisse sind in den Tabellen 27.7 und 27.8 dargestellt.

Es wurden in beiden Untersuchungszeiträumen über 80% der entlassenen Kinder mit einem Geburtsgewicht < 1500 g erfaßt. Im Vergleich zum Untersuchungszeitraum von 1972 bis 1982 war in den letzten 5 Jahren (1993–1997) die Rate der Patienten mit Zerebralparesen und Retinopathien III.–V. Grades deutlich rückläufig, und bei über 90% der Kinder aus dem Zeitraum 1993–1997 war die Entwicklung altersentsprechend.

Tabelle 27.6. Outcome Frühgeborener (nach internationalen Statistiken)

[%]	USA Hack		McCormick	Japan Oishi u. Nishida	Australien Yu		
	<750 g	750 – 1500 g	< 1500 g	< 600 g	23. SSW	24. – 26. SSW	27. SSW
Schwere komplexe Retardierung	31	–	< 800 g: 20 – 35 < 1500 g: 10 – 15	–	20	9 – 14	1
Intelligenz IQ < 70	21	9	–	14,9			
IQ-Verlust	–	–	< 1000 g: 19 < 1500 g:14				
	–	–	–				
Zerebralparese	9	7	7,7	11,4	–	11–16	–
Blindheit	2	–	–	12,5	–	3	–
Taubheit	6	–	–	0,9	–	3	–
Verhaltensprobleme	29	28	–	–	–	34	–

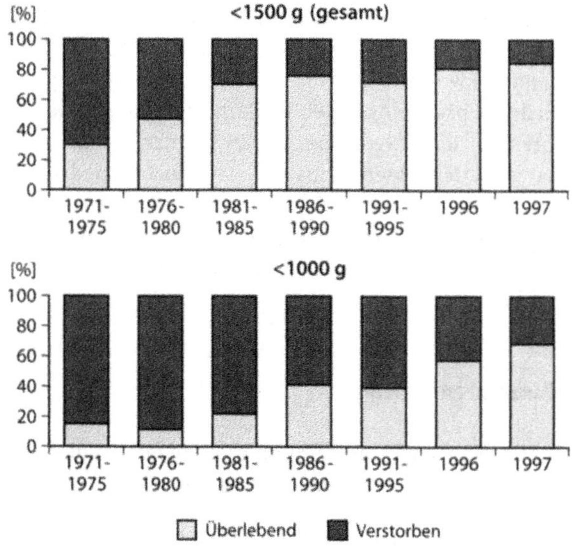

Abb. 27.4. Kinderklinik Schwerin. Mortalität bei Kindern < 1500 g GG

Tabelle 27.7. Nachuntersuchungen. Kinderklinik Schwerin (Kinder < 1500 g)

	Sozialpädiatrisches Zentrum Schwerin (01.01.1993–31.12.1997)	Risikoambulanz der Kinderklinik Schwerin (1972–1982)
Anzahl (n)	85	128
Spätmortalität [%]	3,5	–
Komplexe ZNS-Schädigung [%]	2,4	2,7
Zerebralparese [%]	3,5	7,2
Retinopathie Grad III–V [%]	1,2	4,7
Strabismus/Brillenträger [%]	9,4	–
Bronchopulmonale Dysplasie [%]	2,4	–

Tabelle 27.8. Nachuntersuchungen: Psychologische Befunde. Kinderklinik Schwerin (Kinder <1500 g)

	Sozialpädiatrisches Zentrum Schwerin (01.01.1993–31.12.1997)	Risikoambulanz der Kinderklinik Schwerin (1972–1982)	
Münchener funktionelle Entwicklungsdiagnostik		*Psychologische Befunde*	
Alter: 1 Jahr	n = 63	*Alter: 6 Jahre*	
Altersentsprechend	90,5%	Debile Kinder	15,0%
Retardiert	9,5%	Schulrückstellung	16,8%
		Sprachstörungen	21,3%
Alter: 2 Jahre	n = 25	Verhaltensstörungen	26,3%
Altersentsprechend	96%		
Retardiert	4%		

Psychologische Befunde für Kinder im Einschulungsalter von 6 Jahren liegen nur aus dem Untersuchungszeitraum 1972–1982 vor. Der Anteil intelligenzgeminderter Kinder sowie von Sprach- und Verhaltensstörungen war erheblich. Interessant war auch bei psychologischen Nachuntersuchungen der Einfluß sozioökonomischer Faktoren auf die Entwicklung dieser Kinder. Kinder aus Familien mit negativen Sozialdaten hatten einen statistisch signifikant niedrigeren Entwicklungsquotienten als Kinder aus Familien mit positiven Sozialdaten. Unter günstigen Milieubedingungen konnten also biologische Risiken weitgehend kompensiert oder abgeschwächt werden, während anhaltende Belastungsfaktoren die psychische Entwicklung erschwerten und behinderten.

Zusammenfassung

Wenn man Literaturmeinung und eigene Erfahrungen zusammenfaßt, kommt man zum gegenwärtigen Zeitpunkt zu folgenden Kennziffern und Schlußfolgerungen:

- Kinder mit 22 und 23 SSW haben nur eine geringe Überlebenschance von 5–10%, und mit „good outcome" ist nur in 1–2% dieser Kinder zu rechnen (Fanaroff u. Martin 1997; Hack et al. 1996),
- bei Kindern mit 24–26 SSW steigt die Überlebenschance auf 40–80%. Auch beim Geburtsgewicht ist eine signifikante Steigerung des Überlebens zwischen 600 und 700 g zu beobachten (Hack et al. 1996; Pohlandt 1998; Yu 1997).

Besonders die letzten Jahre waren durch gestiegene Überlebenschancen der hochgradig unreifen Frühgeborenen bei gleichzeitig deutlicher Abnahme schwerer Hirnblutungen und Retinopathien gekennzeichnet (Kommission für Perinatologie und Neonatologie der Bayerischen Landesärztekammer und Kassenärztlichen Vereinigung Bayerns 1997; Yu 1997). Allerdings ist eine erhöhte Rate neurosensorischer Abnormitäten, Intelligenzminderungen und Verhaltensauffälligkeiten bei diesen Kindern erkennbar, wobei jedoch der Einfluß genetischer und sozioökonomischer Faktoren bisher zu wenig untersucht und beachtet wurde (Allen 1997; McCormick 1997).

- Für Entscheidungen im Grenzbereich der Lebensfähigkeit (Frühgeburtsbestrebungen <23 SSW) kann es z.Z. keine allgemeingültigen Empfehlungen geben. Die rechtzeitige Einweisung der Schwangeren in ein Perinatalzentrum der Maximalversorgung mit ausführlicher Beratung bezüglich Überlebenschance, Morbidität und Outcome wird heute überwiegend empfohlen (Bucher et al. 1998; Pohlandt, 1998; Yu 1997).
- Entbindung und Behandlung von Hochrisikokindern sollten nur in Perinatalzentren der Maximalversorgung erfolgen (Bucher et al. 1998; Pohlandt, 1998; Yu 1997).
- Die Nachkontrolle und Betreuung von Risikokindern ist, mindestens bis zur Einschulung, durch autorisierte Institutionen (interdisziplinäre Spezialambulanzen oder sozialpädiatrische Zentren) abzusichern. Zur Beurteilung der Effizienz perinatologischer und spezialisierter neonatologischer Behandlungskonzepte und im Sinne der Qualitätssicherung muß die Entwicklungsdiagnostik und spätere Intelligenztestung unter standardisierten Methoden gestationsalterbezogen und entsprechend fachlich qualifiziert erfolgen. Dabei sollte auch die Vergleichbarkeit des Methodenspektrums

beachtet werden. Ein kontinuierlicher Informationsfluß zwischen nachbetreuenden Institutionen und Perinatalzentrum läßt außerdem langfristig Rückkopplungseffekte auf die Ergebnisqualität erwarten.

- Perinatal- und Neonatalerhebung als Instrumente der Qualitätssicherung müssen sich bezüglich Datenerhebung und Datenauswertung auf „schwerpunktorientierte" und „anwenderorientierte" sowie aktuell interessierende Kriterien konzentrieren. Außerdem ist im Interesse einer echten Vergleichbarkeit im Grenzbereich der Lebensfähigkeit eine streng gestationsalterbezogene Morbiditäts- und Mortalitätsstatistik zu führen und besonders strikt auf eine vollständige Erfassung der perinatalen Mortalität sowie der Spätaborte zu achten und die Erstellung „gereinigter" Statistiken zu vermeiden.
- Die Einzelfallanalyse als Instrument der Qualitätssicherung ist besonders innerhalb eines Perinatalzentrums und im regionalen Bereich ein wesentliches Element, um die Ergebnisqualität zu verbessern.

Literatur

Allen MC (1997) What is the lower limit of viability? Hot topics 97 in Neonatology: A Special Ross Conference. December 7-9, 1997, Washington DC, pp 333-337

Allen MC, Donohue PK, Dusman AE (1993) The limit of viability - Neonatal outcome of infants born at 22 to 25 weeks' gestation. N Engl J Med 329:1597-1601

Bucher HU, Fawer CL, Kaenell J von, Kind C, Moessinger A, Schweiz. Gesellschaft für Neonatologie (1998) Intrauteriner und postnataler Transfer von Risikoneugeborenen. Schweiz Med Wochenschr 128:1646-1653

Cartlidge PHT, Stewart JH (1997) Survival of very low birthweight and very preterm infants in a geographically defined population. Acta Paediatr 86:105-110

Cooke RWI (1996) Improved outcome for infants at the limits of viability. Eur J Pediatr 155: 665-667

Fachausschuß Neonatalerhebung der Ärztekammer Schleswig-Holstein (1996) Neonatalerhebung 1995

Fanaroff AA, Martin RJ (1997) Neonatal-perinatal medicine. Diseases of the fetus and infant. 6th edn. Mosby Year Book, St. Louis

Hack M, Friedman H, Fanaroff AA (1996) Outcomes of extremely low birthweight infants. Pediatrics 98:931-937

Kommission für Perinatologie und Neonatologie der Bayerischen Landesärztekammer und Kassenärztlichen Vereinigung Bayerns (1997) BPE-Jahresbericht 1996

McCormick MC (1997) The outcomes of very low birthweight infants: Are we asking the right questions? In: Hot topics 97 in Neonatology - A Special Ross Conference December 7-9, 1997, Washington DC, pp 292-299

Oishi M, Nishida H, Sasaki T (1997) Japanese experience with micropremies weighing less than 600 grams born between 1984 to 1993. Pediatrics 99:311-315

Pohlandt F (1998) Frühgeburt an der Grenze der Lebensfähigkeit des Kindes. Z Geburstsh Neonatol 202:261-263

Yu VYH (1997) Australian micropreemies 1977 to present. In: Hot topics 97 in Neonatology - A Special Ross Conference December 7-9, 1997, Washington DC, pp 338-350

28 Die Geburt und Entwicklung des frühgeborenen Kindes aus kinderneuropsychiatrischer psychotherapeutischer Sicht

J. M. Fegert

28.1 Einleitung

Je weniger die moderne neonatologische Intensivtherapie an ihre technischen Grenzen stößt, desto mehr berührt sie ethische Grundfragen. Der enorme biotechnologische Fortschritt führt zu einem immer ausgeprägteren Ungleichgewicht im Kompetenz- bzw. Inkompetenzerleben von medizinischen Experten und Eltern. Die behandelnden Ärzte können Erfolgserlebnisse aus gelungenen Interventionen beziehen. Zufriedenheit entsteht über die Beherrschung neuer Technik, ja teilweise allein schon über den Besitz neuer Maschinen. Das Pflegepersonal steht häufig zwischen beiden Extremen. Dennoch kann auch hier primär eine Orientierung hin auf die schwierigen Patienten, welche eine therapeutische Herausforderung darstellen, beobachtet werden. Gorski (1984) beschrieb, daß Schwestern in der Pflegeroutine auch deutlich mehr Zeit (35%) mit den schwierigsten Patienten verbrachten (vs. 18% bei den „gesünderen" Frühgeborenen). Während sich also medizinische Experten durch ihre Problemorientierung beschreiben lassen, versuchen Eltern in der gleichen Situation den Aufbau einer intimen Beziehung zu ihrem Kind. Häufig erleben sie sich ohnmächtig angesichts des Neonlichts, des Piepens der Überwachungsgeräte, der Schläuche, Kabel etc.. Viele Eltern empfinden diese Umwelt als Bedrohung, als noch weitere Entfremdung vom noch fremden Kind. Angst, Orientierungsverlust sind dabei häufig die Folge. Dies führt nicht selten dazu, daß Kritiker den technischen Fortschritt generell anprangern. Weingart (1988) konstatierte 2 große Traditionen der Einäugigkeit, die auch die Auseinandersetzungen um den biotechnologischen Fortschritt charakterisieren können. Auf der einen Seite wird jede technische Weiterentwicklung als Zugewinn von Möglichkeiten, quasi fraglos als Fortschritt angesehen, auf der anderen Seite werden Weiterentwicklungen als Autonomieverlust, als Unterwerfung des Menschen unter Maschinen unter Diktate des technisch Machbaren konzipiert. In ihrem Band „Welche Gesundheit wollen wir" spricht Elisabeth Beck-Gernsheim (1995) von einer 3. Perspektive der systemischen Verzahnung von Chancen und Risiken. In der Kinder- und Jugendneuropsychiatrie und Psychotherapie wird immer die Entwicklung jedes einzelnen Kindes eingebettet in seine biologischen und psychosozialen Voraussetzungen betrachtet. Der Aspekt der Familienbeziehungen, des Entstehens von Bindungen spielt dabei eine besondere Rolle. Deshalb sollen hier zunächst die Risiken und Chancen eines frühen Beziehungsaufbaus, einer Bindungsbeziehung und die Bedeutung der emotionalen Bindung für die Entwicklung und Frühförderung von Kindern dargestellt werden. Anschließend werden individuelle Entwicklungsrisiken frühgeborener Kinder beschrieben.

28.2 Elternrolle und Geburt eines frühgeborenen Kindes

Wittenberg (1990) geht davon aus, daß die Frühgeburt eine psychische Krise für die Eltern darstellt. Dies wird schnell verständlich, wenn man mit Gorski (1984) davon ausgehen kann, daß 90% der Mütter und 80% der Väter erst im 3. Trimenon Bindungen an ihr Kind entwickeln. Gerade sehr kleine frühgeborene Kinder wirken häufig weniger ansprechend, sind passiver, initiieren weniger Interaktionen, sind in ihren Äußerungen weniger moduliert und zeigen mehr aversives Schreien (Macey et al. 1987). Die erste große Herausforderung der sich die Eltern von zum Termin geborenen Kindern stellen müssen, ist die Kinderpflege im Alltag. Auf der Intensivstation wird die Pflegeroutine vom Personal übernommen. Dadurch und durch die große Angst, angesichts des technischen Umfelds irgend etwas falsch zu machen, wird die erste Annäherung, der Aufbau einer Beziehung, das sich Kennenlernen deutlich erschwert. Minde et al. beschrieben schon 1975 Interaktionen und Interaktionsprobleme zwischen Krankenschwestern und Müttern. Sie stellten dabei fest, daß ein 7 Wochen lang in der Neonatologie behandeltes Kind im Durchschnitt von 70 verschiedenen Schwestern gepflegt wird. Dies rührt daher, daß die Arbeitsabläufe auf der Intensivstation mehr an Pflegenotwendigkeiten und technischen Fertigkeiten ausgerichtet sind, als an der Dimension Beziehungsaufbau. Denn gerade der Beziehungsaufbau stellt eher für das Personal ein emotionales Risiko dar, in einer Umwelt, wo täglich Kinder zwischen Leben und Tod schweben. Verschiedene Autoren (z. B. Walker 1982; Marshall u. Kasman 1980 oder Hay u. Oken 1972) haben deshalb schon früh vor der Gefahr der Streßbelastung und des Burn out in der Intensivpflege gewarnt. Schara (1995) verweist auf die besonders prekäre Situation der Pflegekräfte, da sie einerseits näher an den Patienten sind, andererseits selbst häufig keine eigenen Entscheidungen treffen können, sondern ärztliche Anordnungen ausführen müssen. Wittenberg (1990) schildert, wie frühgeborene Kinder an Hand von beobachtbaren und meßbaren Parametern wie Puls und Atemfrequenz, Hautfarbe, Aktivitätsniveau auf Vernachlässigung, Überstimulation oder adäquates „handling" reagieren. Als et al. (1986) beschrieben ein individualisiertes Programm zur ökologischen Pflege unter Berücksichtigung des kindlichen Verhaltens. Sie und ihre Mitarbeiter fanden, daß bei den Kindern, welche auf diese Weise nach genauen personenbezogenen Pflegeplänen und unter Berücksichtigung einer Verhaltensbeobachtung betreut wurden, sich das Eßverhalten früher normalisierte, und daß selbst mit 9 Monaten noch positive Unterschiede dieser Pflegegruppe zur Vergleichsgruppe festgestellt werden konnten. Minde et al. (1989) beschrieben Prädiktoren der späteren Mutter-Kind-Interaktion. Sie fanden, daß die Zahl der Besucher auf der Intensivstation prädiktiv für die spätere Mutter-Kind-Interaktion sei. Des weiteren stellten sich eine Partnerbeziehung und gute Beziehungen zu den eigenen Eltern als positive Faktoren heraus. Die Arbeitsgruppe um Minde (1983) untersuchte ebenfalls Effekte einer Elterngruppe und stellten fest, daß positive Effekte stabil blieben und diese Kinder weniger Verhaltensauffälligkeiten zeigten. Die Bindungsforschung hat zunächst an der Untersuchung deprivierter Heimkinder (Durfee u. Wolff 1933; Levy 1937; Ribble 1941) und an Kriegswaisen (Spitz 1945, 1946) massive Entwicklungshemmungen durch Deprivation nachgewiesen. Bowlby (1988) beschrieb die Bindungsunsicherheit von vernachlässigten Kindern und unterstrich die Bedeutung der Mutter als sichere Basis, zu der das kleine Kind immer wieder in vertrauter Weise zurückkehren könne. Ainsworth (1978) beschrieb die Bedeutung der Qualität des Beziehungsangebots und schuf mit der „strange situation" ein Experiment, in dem sicher gebundene (A), unsicher vermeidend gebundene (B) und unsicher ambivalent gebundene Kinder (C) bei der Wiedervereinigung mit dem Elternteil nach der Trennung unterschieden werden konnten. In der Zwischenzeit hat die neuere entwicklungspsychologische, entwicklungspsychopathologische und kinderpsychiatrische Forschung den Zusammenhang zwischen Bindung und kognitiver Entwicklung erforscht. Sicher gebundene Kinder zeichnen sich in der Regel durch größere Neugier und Leistungsbereitschaft aus, während unsicher gebundene Kinder vermehrt Aufmerksamkeitsstörungen zeigen (Hodges u. Tizard 1989; Vyt 1993). Die Mannheimer Risikokinderstudie (Esser et al. 1995) belegte in einem prospektiven Untersuchungsansatz, daß gerade bei hohen organischen Entwicklungsrisiken eine gute Mutter-Kind-Interaktion ein wesentlicher protektiver Faktor ist. Generell kann heute davon ausgegangen werden, daß die Bedeutung perinataler Komplikationen und der Belastungen der Intensivpflege mit zunehmendem Alter hinter der Bedeutung psychosozialer Belastungen für die Entwicklung des Kindes zurücktreten. Gerade die Kombination eines biologisch risikoreichen Starts in das Leben mit Vernachlässigung, psychischer Auffälligkeit oder Delinquenz von Eltern, niedrigem Bildungsniveau, jungem Alter der Eltern, depressivem Elternteil etc. führt dazu, daß vorhandene biologische Entwicklungsrisiken schlechter kompensiert werden können als bei Kindern, bei denen eine stabile emotionale Beziehung aufgebaut werden kann. Generell kann festgestellt werden, daß Emotionen ein Gradmesser der Familienfunktion sind. Leider wird auch die Frühförderung häufig zu sehr auf das Aufholen kognitiver Entwicklungsbeeinträchtigungen ausgerichtet. Selbstverständlich ist Förderung und Aufholen im motorischen und kognitiven Bereich notwendig. Diese Entwicklungen sind meßbar und überprüfbar und scheinen somit Maßstab für die Qualität der Frühförderung zu sein. Die emotionale Entwicklungsbilanz, die sich protektiv für das weitere Aufwachsen auswirken kann, wird seltener klar wahrgenommen. Dabei ist ein Überwiegen positiver Emotionen wichtig, um Interesse an der Interaktion mit dem Kind aufrechtzuerhalten und es in seiner Selbstwertentwicklung zu unterstützen. Eine negative Emotionsbilanz bei den Eltern führt zu Überempfindlichkeit, Vermeidung, Maximierung von Kontrolle aus Angst um Kontrollverlust, Fixierung auf eine eigene Sichtweise und schließlich zum Verlust der Empathie. Deshalb ist es in der Beratung von Eltern mit Kindern, welche Entwicklungsrisiken aufweisen, besonders wichtig, Erziehungsziele, -pläne und -erwartungen offenzulegen und zu überprüfen, ob diese realistisch sind. Ohne eine Motivation des

Kindes sind Förderziele selten zu erreichen. Die Konzentration auf die Bedürfnisse des Kindes stärkt auch die emotionale Bindung (Fegert 1998). In einer eigenen qualitativen Befragung zum Bewältigungsverhalten von Eltern fanden wir, daß eine optimistische Einstellung zum Ausgang der Situation und die aktive Einbindung der Familie für eine günstige Krankheitsbewältigung wesentlich ist. Die Selbstsicherheit der Eltern im Umgang mit dem Kind muß gefördert werden. Eltern sollten auch in den schwierigen Bedingungen des Krankenhauses in der eigenständigen Wahrnehmung kindlicher Basis- und Versorgungsbedürfnisse geschult werden. In den modernen Konzepten der Psychologie spricht man von der Entwicklung eines internalen „locus of control", d. h. der Überzeugung, daß man selbst wirksam werden kann. Ungünstige Faktoren für die Bewältigung der schwierigen Situation sind Selbstvorwürfe, Schuldzuweisungen, mangelnde soziale Unterstützung, Vermeidung und Leugnung der schwierigen Situation bzw. ein externaler oder fatalistischer Locus of control. Fatalistisch begründetes Desinteresse kann gerade bei der Beratung von Familien aus einem anderen Kulturkreis ein wichtiger Faktor sein, der bei der Betreuung Berücksichtigung finden muß.

28.3 Entwicklungsverläufe Frühgeborener aus kinder- und jugendpsychiatrischer Sicht

Kinder mit einem sehr niedrigen Geburtsgewicht haben im Gruppendurchschnitt in der Regel einen zur Vergleichsgruppe abgesenkten IQ-Durchschnitt und weisen auch mehr Erziehungsschwierigkeiten auf (Botting et al. 1994; Pharoah et al. 1994). Szatmari et al. (1993) beschrieben bei solchen Kindern im Alter von 8 Jahren ein gesteigertes Risiko für hyperaktives Verhalten und für Aufmerksamkeitsprobleme.

Eine finnische Arbeitsgruppe (Sajaniemin et al. 1998) aus Helsinki untersuchte Zusammenhänge zwischen dem kindlichen Temperament, der neurologischen Entwicklung und dem Verhalten. Eingeschlossen in diese Untersuchungen wurden 80 frühgeborene Kinder mit einem mittleren Geburtsgewicht um 1205 g. Sie wurden 80 reifgeborenen „statistischen Zwillingen" gegenübergestellt. Die Verhaltensbeobachtung und -beschreibung der neurologischen Entwicklung erfolgte jeweils mit Teilskalen der Bayley-Skalen. Frühgeborene Kinder zeigten sich hinsichtlich ihres Temperaments signifikant weniger aktiv. Sie zeigten eine positivere Stimmung mit 24 Monaten, aber sie waren in ihrer Antwortschwelle auf Reize empfindlicher als die Kontrollgruppe. Bei der Bewältigung von Aufgaben waren sie signifikant weniger zielgerichtet, hatten weniger Ausdauer als die Kontrollgruppe und auch geringeren Erfolg. Eher niedere Entwicklungsbefunde auf den Bayley-Skalen korrelierten mit geringer Ausdauer, geringer sozialer Orientierung, geringer Kooperation, kurzer Aufmerksamkeitsspanne, aber auch mit einer positiven Stimmungslage in der Untersuchungssituation. Insofern erscheint die Messung bzw. frühe Erfassung des kindlichen Temperaments (vgl. Fullard et al. 1994) gerade in der Betreuung frühgeborener Kinder ein wesentlicher Faktor der Qualitätssicherung zu sein (s. auch Gennaro et al. 1990).

Botting et al. (1994, 1997) verglichen 137 Frühgeborene mit sehr geringem Geburtsgewicht im Alter von 12 Jahren mit einer Kontrollgruppe („matched pairs"). Methodisch verließen sie sich auf ein kinder- und jugendpsychiatrisches Elterninterview und verschiedene Elternfragebögen sowie Fragebögen, die die Kinder selbst ausfüllten. Sie fanden eine deutlich gesteigerte Prävalenz von Aufmerksamkeits- und Hyperaktivitätsproblemen in der Gruppe der Frühgeborenen mit niedrigem Geburtsgewicht. 23% der Zielgruppe entsprachen den diagnostischen Kriterien, während 6% der Kontrollgruppe diese Verhaltensweisen aufwies. Auch im Conners-Lehrerfragebogen ließen sich signifikante Unterschiede hinsichtlich der Hyperaktivität nachweisen. Im Bereich depressiver Emotionen fanden die Autoren ebenfalls Unterschiede zuungunsten der frühgeborenen Kinder, sie fühlten sich häufiger ungeliebt und zeigten auch häufiger suizidales Verhalten. Wichtig ist allerdings v. a. die Feststellung, daß die frühgeborenen Kinder keine gesteigerten Auffälligkeiten im Bereich des sozialen oder oppositionellen Verhaltens hatten. Betrachtet man insgesamt das Risiko, an einer psychischen Störung zu leiden, so zeigten in dieser Studie 28% der Frühgeborenen mit besonders niedrigem Geburtsgewicht vs. 10% der Vergleichsgruppe solche psychischen Störungen. Diese methodisch sehr fundierte Studie läßt es vernünftig erscheinen, im Sinne einer frühzeitigen Intervention und Beratung ehemals frühgeborene Kinder kinderneuropsychiatrisch, diagnostisch und therapeutisch zu begleiten.

Im Jahr 1980 wurde eine World Association for Infant Psychiatry and Allied Disciplines gegründet und auch ein „Infant Mental Health Journal" erscheint in der Zwischenzeit regelmäßig. Dennoch mußten sich auch die Kinder- und Jugendneuropsychiater in ihrem Vorgehen zunächst auf diese Zielgruppe einstellen. Im Gegensatz zur späteren Kindheit ist die Entwicklungspsychopathologie des Säuglings- und Kleinkindalters davon charakterisiert, daß Verhaltensweisen eine geringe Stabilität aufweisen (vgl. Emde 1985; Egeland 1990). Zentral ist es zunächst, wenige Hauptdimensionen wie Schlaf, Essen, Schreien und v. a. auch das Temperament zu erfassen. Wichtig darüber hinaus ist die Evaluation der psychosozialen Lebenssituation des Kindes und der Bindungssituation in der Familie. Insgesamt kann festgestellt werden, daß eine psychiatrische Klassifikation im Sinne der international eingeführten Klassifikationssysteme DSM IV der Amerikanischen Psychiatrischen Gesellschaft oder ICD-10 der WHO im Säuglings- und Kleinkindalter nur mit großen Einschränkungen möglich ist. Beide Klassifikationssysteme berücksichtigen nur wenige schwerwiegende und selten vorkommende Störungen (vgl. Poustka 1993; Laucht et al. 1992). Deshalb empfiehlt es sich, bei der Beschreibung von Verhalten in dieser Altersgruppe dimensionale Instrumente wie z. B. die „child behavior checklist" (CBCL) von Achenbach (1993) mit empirisch abgesicherten Schwellenwerten einzusetzen. Bei dieser Form von Verhaltenstaxonomie werden entwicklungsabhängige „Verhaltensauffälligkeiten" wie Schlafstörungen oder das Trotzalter nicht als Pathologie überschätzt, da sie im Gesamtkontext der Altersnorm gesehen werden. Eine deutsche Normierungsstudie an 751 zweieinhalbjährigen Kindern hat Fegert 1996 publiziert. Dabei ergab sich eine hohe Übereinstimmung mit der zweiten Untersuchung von Achenbach et al. (1987) aus den USA an einer repräsentativen Stichprobe von 368 Kindern in dieser Altersgruppe mit der ebenfalls an einer Prospektivkohorte erhobenen Stichprobe von 756 Kindern von Larson et al. (1988) aus Montreal/Kanada und mit der südholländischen Stichprobe von Koot u. Verhulst (1991). Deshalb ist dieses Instrument auch sehr gut in der Forschung zum internationalen Vergleich in den genannten Ländern verwertbar. Allerdings muß darauf hingewiesen werden, daß Erfahrungen mit Normstichproben an der Verhaltensliste für die 4- bis 18jährigen Kinder zeigen, daß Eltern im Mittelmeerraum dazu neigen, höhere Verhaltensauffälligkeiten bei ihren Kindern anzugeben. Für dieses dimensionale Instrument - die CBCL 4-18 - liegen aus einer großen ost- und westdeutschen Repräsentativbefragung Normdaten vor (Döpfner et al. 1997), zur Frage psychischer Auffälligkeiten und somatischer Beschwerden bei bis zu 10jährigen Kindern (Lehmkuhl et al. 1998). Insgesamt ist auch in der Kinder- und Jugendpsychiatrie der Trend von der kategorialen Diagnostik hin zur dimensionalen Verhaltensbeschreibung zu beobachten (vgl. Döpfner und Lehmkuhl 1997). Wichtig ist es dabei, möglichst viele Informationsquellen zu einer Aussage zu integrieren, d.h. Erzieherangaben, Elternangaben, Lehrerangaben und Eigenangaben des Kindes sowie den Eindruck des Untersuchers zu einem stringenten Bild zu vereinen (vgl. Plück et al. 1997). Zentral bleibt auch hier die Erfassung der emotionalen Entwicklung von Kindern (vgl. Fegert u. Haasemann 1997), welche eine altersspezifische Entwicklungspsychopathologie der Affektivität beschrieben. Dies geschah vor dem Hintergrund einer Analyse der Inanspruchnahmepopulation der Poliklinik der damaligen Abteilung Psychiatrie und Neurologie des Kindes- und Jugendalters am Virchow-Klinikum der Humboldt-Universität zu Berlin (Leitung: Prof. Dr. U. Lehmkuhl). Bei all diesen Patienten wurden im Rahmen einer multiaxialen Beobachtung sowohl die psychiatrische Störung wie auch der Entwicklungsstand, das Intelligenzniveau, körperliche Grund- und Begleiterkrankungen, psychosoziale Belastungen und ein allgemeines Funktionsniveau, d.h. das Zurechtkommen im Alltag, standardisiert erfaßt. Insofern lag es nahe, aus dieser Gesamtinanspruchnahmestichprobe eine Reanalyse vorzunehmen und innerhalb einer Gesamtstichprobe von 2330 ambulant in der Kinder- und Jugendpsychiatrie vorgestellten Patienten 249 ehemals frühgeborene Patienten einer Restinanspruchnahme von 2081 Patienten gegenüberzustellen. Wie in allen anderen hier zitierten Untersuchungen zeigte sich ein signifikanter Unterschied in bezug auf die Intelligenzverteilung. Auch in dieser Inanspruchnahmepopulation fanden wir Kinder mit niedriger Intelligenz und leichter geistiger Behinderung bei den ehemals Frühgeborenen überrepräsentiert (vgl. Abb. 28.1). Ehemals frühgeborene Kinder lebten häufiger nur mit einem Elternteil, stammten relativ weniger aus der sozialen Mittelschicht, sondern deutlich häufiger aus der unteren Sozialschicht und mit einem leichten Trend auch häufiger aus Kreisen mit gehobenem Sozialstatus. Die Globaleinschätzung entwicklungsneurologischer Auffälligkeiten ergab, daß nur ein Drittel der Patienten bei der Untersuchung zum Vorstellungszeitpunkt als unauffällig beurteilt wurde. Ein weiteres Drittel wies sog. „soft-

Abb. 28.1. Frühgeborene Kinder in einer kinder- und jugendpsychiatrischen Inanspruchnahmepopulation. 249 Frühgeborene, 2081 Restinanspruchnahme. Gesamt n = 2330

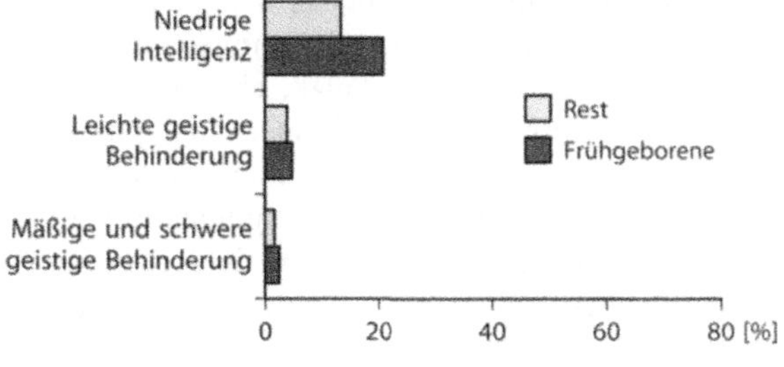

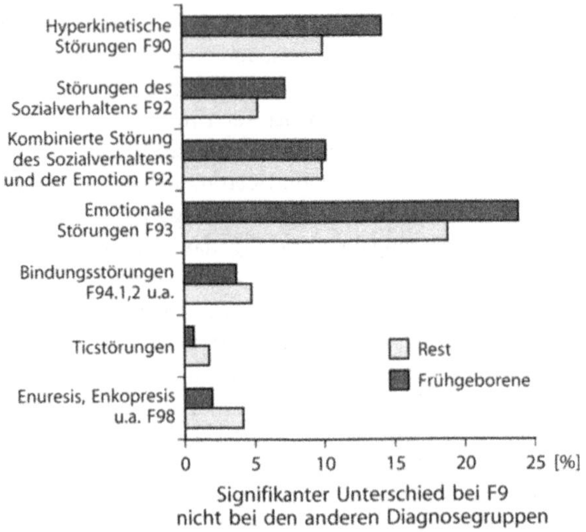

Abb. 28.2. Verhaltens- und emotionale Störungen F9. Ehemalige Frühgeborene vs. Restinanspruchnahme (96 vs. 952)

signs" auf, zeigten also leichte feinneurologische Auffälligkeiten, ein Viertel hatte einen auffälligen neurologischen Befund, beim verbleibenden Rest der Patienten war eine ausführliche neurologische Untersuchung nicht erfolgt, z.B. wegen Verweigerung, oder wegen des akuten Vorstellungsanlasses war nur kursorisch untersucht worden, so daß die ausführlichen Vergleichsdaten einer strukturierten Untersuchung nicht vorlagen.

Wir führten abschließend einen Vergleich hinsichtlich des Diagnosespektrums durch und stellten fest, daß sich nur in der Gruppe F9, d.h. bei den Verhaltens- und emotionalen Störungen, signifikante Unterschiede zwischen den ehemals frühgeborenen Kindern und der Restinanspruchnahmepopulation ergaben. Alle anderen psychiatrischen Störungsbilder im Jugendalter, wie Schizophrenien, Depressionen, Magersucht etc., traten in der Zielgruppe nicht statistisch gehäuft auf. Abb. 28.2 zeigt die Häufigkeitsverteilung bei 96 ehemals frühgeborenen Kindern vs. 952 anderen Kindern mit der Diagnosegruppe F9. Deutlich wird hier, daß v.a. die emotionalen Störungen und die hyperkinetischen Störungen bei den ehemals frühgeborenen Kindern überrepräsentiert waren. Diese Ergebnisse zeigen, daß die aus der Literatur referierten Angaben über psychische Belastungen insbesondere das höhere Risiko für Aufmerksamkeitsdefizite und hyperkinetisches Verhalten und eine emotionale Beeinträchtigung auch in einer großen deutschen kinderpsychiatrischen Inanspruchnahmepopulation nachvollzogen werden können. Es besteht deshalb aller Anlaß, ehemals frühgeborene Kinder regelmäßig entwicklungsneurologisch und kinder- und jugendpsychiatrisch nachzuuntersuchen oder wenigstens ihr Verhalten durch standardisierte dimensionale Instrumente im Sinne eines Screeningverfahrens systematisch zu erheben. Auf diese Weise könnte die langfristige Qualitätssicherung der Arbeit der Geburtshelfer und Neonatologen auch für diesen Bereich der Entwicklungsrisiken systematisch quantitativ erhoben werden.

Schluß

Die vorgelegte Literaturübersicht sowie eine eigene Untersuchung an einer Inanspruchnahmepopulation machten deutlich, daß frühgeborene Kinder erhöhte entwicklungsneurologische und kinder- und jugendpsychiatrische Risiken aufweisen. Bei der Bewältigung der zusätzlichen Belastungen, die Frühgeburtlichkeit für junge Eltern oder eine alleinstehende junge Mutter bedeutet, können von den Professionellen entscheidende Weichenstellungen vorgenommen werden. Dabei wird deutlich, daß demographische Faktoren, soziale Not und daraus resultierende Betreuungsmängel oder auch emotional verursachte Bindungsstörungen den Schaden erheblich mehren können, der evtl. durch die biologischen Risiken einer deutlich zu frühen Geburt gesetzt wurde. Genauso zeigt es sich, daß ein geglückter Bindungsaufbau für die weitere Entwicklung protektiv ist. Die betreuenden Neonatologen sollten die Inanspruchnahmecharakteristika der Eltern aufmerksam im Blick behalten, weil schon die Bereitschaft, die Kinder zu besuchen, bzw. sich in der Neonatologie bei der Pflege einbeziehen und beraten zu lassen, den späteren Umgang mit dem Kind prädiziert. Es ist darüberhinaus wichtig, daß den Eltern durch die Experten in einer potentiell als ohnmächtig erlebten Situation das Gefühl gegeben wird, daß sie selbst Kompetenzen erwerben können, um mit diesem scheinbar schwierigen Kind umzugehen. Nichts ist gefährlicher, als daß das Kind völlig den Experten überlassen wird. In Gesprächen sind nicht zuletzt durch die Geburtshelfer Selbstvorwürfe der Mütter oder auch Schuldzuweisungen zwischen Ehepartnern zu relativieren oder mit Verweis auf die medizinischen Realitäten zu bearbeiten. Fällt auf, daß es gerade einer sehr jungen Mutter an sozialer Unterstützung mangelt, muß unbedingt im Rahmen der Hilfeplanung mit dem Jugendamt (§ 36 KJHG; vgl. Fegert 1995) ein hinlängliches soziales Netz gespannt werden. Im Sinne einer Spezialprävention wie auch im Sinne der oben beschriebenen Qualitätssicherung wäre es anzuraten, ehemals frühgeborene Kinder systematisch nachzuuntersuchen bzw. wenigstens ihre Verhaltensentwicklung durch entsprechende Screeninginstrumente in festgelegten Altersabständen nachzuuntersuchen. Hierzu liegen normierte weltweit eingesetzte Verfahren vor, die sich auch im internationalen Vergleich als stabil erwiesen haben. Gerade, weil in jüngster Zeit das technisch Machbare in der Neonatologie in vielen ethischen Diskussionen vehement in Frage gestellt wurde, besteht m. E. die Pflicht, an Hand solcher geeigneter Instrumente Elemente der späteren Lebensqualität dieser Kinder zu erfassen. Hierbei wird schon an Hand der bisher vorliegenden Daten deutlich, daß frühgeborene Kinder zwar eine gewisse Risikogruppe darstellen, daß jedoch sehr viele dieser Kinder aus kinder- und jugendpsychiatrischer Sicht unauffällige weitere Verläufe hatten. Insofern ist es sicher auch nicht statthaft, das biologisch gut begründbare erhöhte statistische Risiko für entwicklungsneurologische Auffälligkeiten für Konzentrationsschwierigkeiten, Aufmerksamkeitsdefizite und gewisse emotionale Probleme zu dramatisieren. Vielmehr gilt es festzuhalten, daß es weltweit keine Hinweise gibt, daß schwere psychiatrische Erkrankungen oder tiefgreifende Entwicklungsstörungen bei diesen Kindern gehäuft auftreten.

Literatur

Achenbach TM (1993) Empirically based taxonomy: How to use syndromes and profile types derived from the CBCL, TRF, and YSR. University of Vermont, Burlington

Achenbach TM, Edelbrock, CS, Howell DT (1987) Empirically based assessment of the behavioral/emotional problems of 2- and 3-year-old children. J Ab Child Psychol 15:629-650

Ainsworth MD, Blehar MC, Waters W, Wall S (1978) Patterns of attachment. Hillsdale: Lawrence Erlbaum Associates, New York

Als H, Lawhan G, Brown E et al. (1986) Individualized, behavioural and environmental care for the very low birth weight preterm infant at high risk for bronchopulmonary dysplasia: neonatal intensive care unit and developmental outcome. Pediatrics 78:1123-1132

Beck-Gernsheim E (Hrsg) (1995) Im Zeitalter des medizintechnischen Fortschritts - Neue Handlungsmöglichkeiten, neue Entscheidungskonflikte, neue Fragen. Welche Gesundheit wollen wir? Suhrkamp, Frankfurt am Main, S 7-18

Botting N, Powls A, Cooke RWI, Marlow N (1994) Psychological and educational outcome of very low birth weight children in early adolescence. Paper presented at the Annual Conference of the British Paediatric Association. Warwick, UK

Botting N, Powls A, Cooke RWI, Marlow N (1997) Attention deficit hyperactivity disorders and other psychiatric outcomes in very low birthweight children at 12 years. J Child Psychol Psychiatr 38:931-941

Bowlby J (1988) A secure base. Clinical applications of attachment theory. Routledge, London

Döpfner M, Plück J, Berner W et al. (1997) Psychische Auffälligkeiten von Kindern und Jugendlichen in Deutschland - Ergebnisse einer repräsentativen Studie: Methodik, Alters-, Geschlechts- und Beurteilereffekte. Z Kinder-Jugendpsychiat 25:218-233

Durfee H, Wolff K (1933) Anstaltspflege und Entwicklung im 1. Lebensjahr. Z f Kinderforsch Bd 42

Egeland B, Kalkoske M, Gottesman N, Erickson MF (1990) Preschool behavour problems: Stability and factors accounting for change. J Child Psychol Psychiat 31:891-909

Emde RN (1985) Assessment of infant disorders. In: Rutter M, Hersov L (eds) Child and adolescent psychiatry. 2nd edn. Blackwell, Oxford

Esser G, Laucht M, Schmidt MH (1995) Die Auswirkung psychosozialer Risiken für die Kindesentwicklung. In: Karch D (Hrsg) Risikofaktoren der kindlichen Entwicklung. Steinkopf, Darmstadt, S 17-22

Fegert JM (1996a) Verhaltensauffälligkeiten bei Neurodermitis in den ersten drei Lebensjahren. Kindheit Entwickl 5:224-233

Fegert JM (1996b) Verhaltensdimensionen und Verhaltensprobleme bei zweieinhalbjährigen Kindern. Prax Kinderpsychol Kinderpsychiat 45:83-94

Fegert JM (1998) Traumatische Erfahrungen und ihre Auswirkungen auf Beziehungen und Entwicklungen. In: Alle Adoptiv- und Pflegekinder sind verlassene Kinder. Dokumentationsband d. Fachtagung d. Landesverbandes d. Pflege- und Adoptivfamilien in Bayern e.V., Rosenheim

Fegert JM, Haasemann (1997) Emotionale Entwicklung von Kindern. Gesundheitswesen 59:1-9

Fullard W, McDevitt SC, Carey WB (1994) Assessing temperament in one to three-year-old children. J Pediat Psychol 9:205-217

Gennaro S, Tuman L, Fawcett J (1990) Temperament in preterm and full-term infants at three and six months of age. Merrill-Palmer Quart 36:201-215

Gorski PA (1984) Experience following premature birth: stresses and opportunities for infants, parents and professionals. In: Call JD, Galenson E, Tyson RL (eds) Frontiers of infant psychiatry volume II. Basic Books, New York

Hay D, Oken D (1972) The psychological stresses of intensive care nursing. Psychosom Med 34: 109-118

Hodges J, Tizard B (1989) IQ and behavioural adjustment of exinstitutional adolescents. J Child Psychol Psychiat 30:53-75

Koot HM, Verhulst FC (1991) Problem behavior in Dutch children aged 2-3. Acta Psych Scand 83 [Suppl 367]

Larson CP, Pless IB, Miettinen O (1988) Preschool behavior disorders: Their prevalence in relation to determinants. J Pediatr 113:278-285

Laucht M, Esser G, Schmidt MH (1992a) Psychisch auffällige Eltern: Risiken für die kindliche Entwicklung im Säuglings- und Kleinkindalter? Zschr f Familienforsch 4:22–28
Laucht M, Esser G, Schmidt MH (1992b) Verhaltensauffälligkeiten bei Säuglingen und Kleinkindern: Ein Beitrag zu einer Psychopathologie der frühen Kindheit. Z Kinder-Jugendpsychiat 20:12–21
Lehmkuhl G, Döpfner M, Plück J, Berner W, Fegert JM, Huss M, Lenz K, Schmeck K, Lehmkuhl U, Poustka F (1998) Häufigkeit psychischer Auffälligkeiten und somatischer Beschwerden bei vier- bis zehnjährigen Kindern in Deutschland im Urteil der Eltern – ein Vergleich normierter und kriterienorientierter Modelle. Z Kinder-Jugendpsychiat 26:83–96
Levy D (1937) Primary affect hunger. Am J Psych 94:643–652
Macey TJ, Harmon RJ, Easterbrooks MA (1987) Impact of premature birth on the development of the infant in the family. J Consult Clin Psychol 55:846–852
Marshall RE, Kasman C (1980) Burnout in the neonatal intensive care unit. Pediatrics 65: 1161–1165
Minde R, Ford L, Celhoffer L (1975) Interactions of mothers and nurses with premature infants. Con Med Assoc J 113:741–745
Minde K, Shosenberg N, Thompson J et al. (1983) Self-help groups in a premature nursery: follow-up at one year. In: Call ID, Galenson E, Tyson RV (eds) Frontiers of infant psychiatry. Vol 1. Basic Books, New York
Minde K, Goldberg S, Perrotta M, et al. (1989) Continuities and discontinuities in the development of 64 very small premature infants to four years of age. J Child Psychol Psychiat 30: 391–404
Pharoah POD, Stevenson CJ, Cooke RWI, Stevenson RC (1994) Prevalence of behaviour disorders in low birthweight infants. Arch Dis Child 70:271–274
Plück J, Döpfner M, Berner W, Fegert JM, Huss M, Lenz K, Schmeck K, Lehmkuhl U, Poustka F, Lehmkuhl G (1997) Die Bedeutung unterschiedlicher Informationsquellen bei der Beurteilung psychischer Störungen im Jugendalter. Prax Kinderpsychol Kinderpsychiatr 46:567–582
Poustka F (1993) Verhaltensauffälligkeiten: Klassifikation, Epidemiologie, Pathogenese und Prognose. In: Döpfner M, Schmidt MH (Hrsg) Kinderpsychiatrie. Vorschulalter. Quintessenz, München, S 1–15
Ribble MA (1941) Disorganizing factors of infant personality. In: Tomkins SS (ed) Contemporary psychology. Harvard Univ Press, Harvard
Sajaniemin N, Salokorpi T, Wendt L von (1998) Temperament profiles and their role in neurodevelopmental assessed preterm children at two years of age. Eur Child Adolesc Psychiat 7:145–152
Schara S (1995) Intensivmedizin zwischen Technik und Humanität. In: Beck-Gernsheim E (Hrsg) Welche Gesundheit wollen wir? Suhrkamp, Frankfurt am Main
Spitz RA (1945) Hospitalism. Psychoanal Study Child 1:53–74
Spitz RA (1946) Anaclitic depression. Psychoanal Study Child 1:53–74
Szatmari P, Saigal S, Rosenbeum P, Campbell D (1993) Psychopathology and adaptive functioning among extremely low birthweight children at eight years of age. Develop Psychopathol 5: 345–357
Vyt A (1993) Das Tonband-Modell und das transaktionale Modell für die Erklärung früher psychischer Entwicklung. In: Petzold HG (Hrsg) Frühe Schädigungen – späte Folgen? Junfermann, Paderborn, S 111–157
Walker CHM (1982) Neonatal intensive care and stress. Arch Dis Child 57:85–88
Weingart P (1988) Differenzierung der Technik oder Entdifferenzierung der Kultur? In: Bernward I (Hrsg) Technik im Alltag. Frankfurt am Main, S 145
Wittenberg JVP (1990) Psychiatric considerations in premature birth. Can J Psychiat 35:734–740

Teil VII
Rechtsethische Aspekte

29 Rechtsethische Aspekte der Frühgeburt am Rande der Lebensfähigkeit

R. Weber

29.1 Problemstellung

Es erfüllt auch und gerade den Juristen mit Sorge, daß sich die Frage nach den Grenzen des früher strafrechtlich und ethisch völlig unantastbaren Lebensschutzes für einen zunehmend größeren Bereich ärztlichen Verhaltens stellt. Immer häufiger wird in den Dämmerzonen des Lebens – ganz am Anfang und am nahen Ende des Lebensweges – die Frage nach einem prognostischen Wert des zu erwartenden oder noch zu erwartenden Lebens gestellt und daraus der Versuch unternommen, abstrakte Behandlungsgrenzen abzuleiten. In dieser Lage kann der Blick nach vorne in eine Zukunft Angst machen, in der die primäre ärztliche Aufgabe der Schutz des Lebens gerechtfertigt werden muß vor kalkulierenden Krankenhausverwaltungen und Dritten, die meinen, den Wert eines von anderen zu lebenden Lebens abwägen zu können. Eingebettet in diese Rahmensituation bekommt die Absenkung des personenstandsrechtlich entscheidenden Geburtsgewichts von früher 1000 auf nunmehr 500 Gramm [durch § 29 der Ausführungsverordnung zum Personenstandsgesetz vom 25. Februar 1977 in der Fassung der 13. Änderungsverordnung vom 24.03.1994 (BGBl. 1994 I, S. 621 ff.)] als gesetzgeberisches Zeichen, den Lebensschutz zu betonen, eine besondere juristische Bedeutung.

29.2 Ethische Grundlegung

29.2.1 Ethik und Recht

Immer wieder ist im Zusammenhang mit der Debatte um ärztliche Behandlungsgrenzen zu hören, die hierzu erforderlichen Entscheidungen über die Durchführung notwendiger Intensiv- oder Reanimationsmaßnahmen dürften nicht von ethischen Wertungen abhängig gemacht werden. Dem kann nur mit aller Macht widersprochen werden. Denn Ethik als Begriff ist eine Maxime für die Lebensführung, die sich aus der Verantwortung dem anderen gegenüber ableitet. Deshalb sind all jene Entscheidungen, die primär oder ausschließlich andere betreffen, stets an der Meßlatte mindestens eines ethischen Minimums zu messen. Dies gilt ganz besonders für das ärztliche Handeln, das es mit dem wichtigsten und wertvollsten Gut der anderen, nämlich deren Gesundheit und Leben, zu tun hat.

Solange Ethik und Recht als miteinander verbundene Maßstäbe sozialen Handelns empfunden wurden, brauchte Recht nicht alle Bereiche gesellschaftlichen Daseins in gleicher Tiefe zu regeln. Wenn und solange ein ethisch-moralischer Wertekonsens bestand, konnte mehr Raum bleiben für individuell-ethische Entscheidungen. Von dieser Werteharmonie sind wir heute jedoch weit entfernt. Notwendige Folge hiervon ist eine weitgehende Verrechtlichung auch der Bereiche, die früher einer autonom-wertgebundenen Individualentscheidung offenstanden, aber eben spiegelbildlich dazu auch der laute Ruf nach dieser Verrechtlichung früher primär ethisch-dominierter Gesellschaftsbereiche.

29.2.2 Ethische Gedanken zur Festlegung von Behandlungsgrenzen

Deshalb ist es zugleich hilfreich und notwendig, daran zu erinnern, daß eine Abstufung des Schutzes des Lebens nach der sozialen Wertigkeit, Nützlichkeit oder dem körperlichen oder geistigen Zustand und damit eine jegliche Bewertung des Lebens gegen das Sittengesetz und unsere Verfassung verstößt. Dies gilt es auch bei der Einbindung möglicher Folgeschäden oder der Forderung nach einer Chance, gesund zu überleben, zu bedenken. Deshalb kann der Umstand, daß dem extrem unreifen Neugeborenen vielleicht (nur) ein Leben mit Behinderungen bevorsteht, es grundsätzlich nicht rechtfertigen, lebenserhaltende Maßnahmen zu unterlassen oder abzubrechen. Die Redensweise vom „biologisch mißglückten Leben" (Denninger 1992) ist hier zugleich bezeichnend und entlarvend, die Grenze zur „Früheuthanasie" und deren Teufelskreis eindeutig überschritten; man gerät, ohne es freilich so deutlich zu sagen, in eine bedenkliche Nähe zur Anerkennung der Existenz „lebensunwerten Lebens" und schon allen gedanklichen Annäherungen in diese Richtung gilt es, eingedenk unserer eigenen nationalen Vergangenheit, eine klare Absage zu erteilen. Beginnt man, bei der Frage nach dem Überleben qualitative Kriterien anzulegen (Merkel 1998), so wird das Leben selbst zu einem abwägbaren und damit eben nur noch relativen Wert. Grenzen einer ärztlichen Behandlungspflicht können vielmehr unter der doppelten Prämisse zum einen des absoluten Lebenswertes und zum anderen der nicht möglichen intersubjektiven Lebensbewertung nur dann angedacht werden, wenn das Leben nicht auf eine gewisse Dauer erhalten, sondern nur der mit Sicherheit in Kürze zu erwartende Tod etwas hinausgezögert, d.h. also nicht Leben bewahrt, sondern nur das Sterben verlängert würde. Sonst steht man vor der unheilvollen Frage: „Wieviele Jahre gelebt zu haben oder leben zu können, macht ein Leben wertvoll genug, um den Schutz dieses Lebens notfalls auch mit den Mitteln des Strafrechts durchzusetzen?" Diese Frage aufzuwerfen, zeigt das Dilemma, das sich dann in ähnlicher Einkleidung auch in der Lebensendphase wiederholt. Rechtlich darf es deshalb keinen Zweifel an der Gleichwertigkeit oder Unwägbarkeit von Leben gerade auch in dessen Dämmerphasen geben. Ein hier nur bedingter Lebensschutz ist nicht nur bedenklich, sondern unerträglich (deshalb bedenklich auch das Fazit von Merkel 1998).

29.3 Rechtsethische Problematik der heutigen Möglichkeiten vorgeburtlicher Diagnostik

Nicht im einzelnen näher ausgeführt, sondern hier nur als ein Forum zur Schaffung des notwendigen Problembewußtseins verstanden werden, sollen die folgenden kurzen Überlegungen zu der dem eigentlich hier zu behandelnden Thema vorgelagerten rechtsethischen Problematik der vorgeburtlichen Diagnostik an sich. Denn die insoweit heute festzuhaltenden und vielleicht in Zukunft noch weiter möglich werdenden Errungenschaften der vorgeburtlichen Diagnostik, die bereits von einer „technischen Revolution im Überwachungsmanagement" sprechen lassen (Wulf 1988), treiben einen nicht mehr rückholbaren „Keil immer tiefer in die leibseelische Einheit von Mutter und Kind" (Eberbach 1989). Daß in diesem gesteigerten Wissen der Mutter (Eltern) über eventuelle Gefährdungslagen beim Fetus (Scanlon 1994) zugleich eine Chance auf bessere fetalmedizinische Behandlung (Kapp 1986) und ein erhebliches Risiko zur Schwangerschaftsunterbrechung wegen geringer Defekte oder gar nur Schädigungsmöglichkeiten liegen, muß auch in diesem Zusammenhang Erwähnung finden. Wenn und weil immer mehr und immer leichtere Erkrankungen oder auch nur Schadensanlagen im Wege pränataler Diagnostik von den Eltern erfragt werden können (und deshalb auch erfragt werden), um sie dem Kinde „zu ersparen", d.h. mittels Abtreibung zu verhindern, bedingt dies zugleich die Gefahr, daß sich eine größere Anspruchshaltung in Richtung zum „Recht auf ein gesundes Kind" ausbreitet und immer geringere Schädigungen oder auch nur Schadensneigungen im Frühfeld der kindlichen Entwicklung zum Anlaß genommen werden, diese Entwicklung abzubrechen, bevor sie richtig begonnen hat. Dies wiegt gerade auch deshalb schwer, weil die Schere zwischen den pränatal erkennbaren und den auch therapierbaren Leiden immer weiter auseinanderklafft, so daß immer weniger die Chance und immer stärker das Risiko der Pränataldiagnostik für das Ungeborene zum Tragen kommt. Wenn und weil die Pränataldiagnostik so im wahrsten Sinne des Wortes zum „Test auf Leben und Tod" denaturiert (Ulsenheimer 1997), ist es an der Zeit, mehr als bisher darüber nachzudenken, nicht mehr nur „die Mutter (Eltern) vor dem schwerstgeschädigten Kind, sondern umgekehrt den Feten vor der anspruchsvollen Mutter (Eltern) zu schützen".

29.4 Phänomenologie der Anforderungen geltenden Rechts an die Festlegung von Behandlungsgrenzen für (geschädigte) Frühgeborene

Alles in allem zwingt die Undurchschaubarkeit der medizinischen Grundlagen den Juristen zu einer mehr phänomenologischen Betrachtung der Anforderungen des geltenden Rechts. Hierbei gewinnen nun die durch die Festlegungen des Personenstandsgesetzes getroffenen juristischen Vorgaben eine ausschlaggebende Bedeutung.

29.4.1 Lebendgeburt

Jedenfalls rein juristisch unproblematisch gestaltet sich die Frage der ärztlichen Behandlungspflicht bei einer Lebendgeburt. Um eine solche handelt es sich gemäß § 29 der Ausführungsverordnung zum Personenstandsgesetz [vom 25. Februar 1977 in der Fassung der 13. Änderungsverordnung vom 24.03.1994 (BGBl. 1994 I, S. 621 ff.)], wenn bei einem Kind nach der Scheidung vom Mutterleib

- entweder das Herz geschlagen
- oder die Nabelschnur pulsiert
- oder die natürliche Lungenatmung eingesetzt

hat. Hat sich auch nur für kurze Zeit eines der Lebensmerkmale des § 29 Abs. 1 der Ausführungsverordnung zum Personenstandsgesetz gezeigt, so handelt es sich unabhängig von dem fetalen Alter der Leibesfrucht und sonstigen Merkmalen wie Größe oder Gewicht oder Lebensfähigkeit stets um eine Lebendgeburt (Massfeller u. Hoffmann 1994) und damit ohne wenn und aber um einen Menschen, dessen Leben es zu erhalten gilt (Denninger 1992; Hoerster 1995). Insoweit sind Neu- und Frühgeborene nicht anders zu behandeln als Erwachsene, wenn über eine lebenserhaltende Behandlung zu entscheiden ist. Deshalb ist de iure in all diesen Fällen die ärztliche Behandlungspflicht mit dem Ziel einer Lebenserhaltung unzweifelhaft zu bejahen (Ullmann 1993). Gerechtfertigt wird dies durch die rasanten Fortschritte und die immer weiter verbesserten Möglichkeiten der Geburtshilfe und insbesondere der Neonatologie. Dies – gekoppelt mit organisatorischen Veränderungen (primär die Einrichtung von Perinatalzentren und sekundär die Verkürzung der Transportwege vom Geburtskrankenhaus zu den Perinatalzentren) – hat es erreicht oder jedenfalls vom medizinischen Standard aus erreichbar erscheinen lassen, daß immer mehr extrem unreife, aber eben doch überlebensfähige Kinder mit einem Geburtsgewicht unter 1000 g („Originalton" aus der Entschließung der Konferenz der Gesundheitsminister der Länder) nicht nur die Geburt und die ersten Lebensstunden überstanden, sondern nach neonataler Intensivmedizin und Pflege die Krankenhäuser verlassen und ein eigenständiges Leben führen konnten (Sterberate der Frühgeborenen mit einem Geburtsgewicht unter 1000 g nur noch 34,4%).

Irgendwelche Abwägungen das danach zu erwartende Leben betreffend, können und dürfen bei der Frage nach der Behandlungspflicht einer Lebendgeburt nicht angestellt werden. Dies zeigt bereits das einfache, leider oftmals nicht überzeugende Argument, daß einer Schädigungswahrscheinlichkeit von 40% eine Rate von 60% ungeschädigten Lebens gegenübersteht, was den heutigen Therapieerfolgen etwa beim

Kehlkopfkarzinom entspricht, wo auch niemand auf den Gedanken käme, wegen der doch verbleibenden hohen Mißerfolgsrate von allen Behandlungsansätzen Abstand zu nehmen und nur noch ein humanes Sterben zu gewährleisten (Loewenich 1985). In allen anderen Bewertungen aber kommt – ausgesprochen (Denninger 1992; Hoerster 1995) oder unausgesprochen – die, wie oben dargestellt, grundsätzlich verbotene Bewertung und Abwägung von Leben und Lebensqualität zum Ausdruck, die der Jurist nicht billigen, schon gar nicht zur Grundlage von Handlungsalternativen machen kann und darf. Auch das Frühgeborene ist nicht „weniger Mensch“ oder ein „weniger wertvoller Mensch“ als andere lebende Menschen auch! Dies führt zu folgender Nagelprobe, wenn es hinnehmbar erscheint, daß viele Menschen infolge von Unfällen oder Erkrankungen in vergleichbar behinderter oder qualvoller Weise leben müssen, ohne hier eine Behandlungsgrenze anzuerkennen, kann sie auch bei dem geschädigten Neugeborenen nicht anerkannt werden.

29.4.2 Totgeburt

Schwieriger wird die Rechtslage dagegen bei den sog. Totgeburten oder in der Geburt verstorbenen Kindern.

Begriff

Von einer Totgeburt ist gemäß § 24 PStG auszugehen, wenn sich keines der oben genannten Merkmale des Lebens gezeigt hat, das Gewicht der Leibesfrucht jedoch mindestens 500 g beträgt. Ursprünglich hieß es, wenn die Leibesfrucht eine Länge von *35 cm* hatte; dies wurde zum 01.07.1979 durch die Gewichtsgrenze vom *1000 g* ersetzt, die nunmehr mit Wirkung zum 01.04.1994 auf *500 g* herabgesetzt wurde.

Diese Absenkung von den zuvor festgeschriebenen 1000 g auf die heute vorgesehenen 500 g war die rechtlich zwingend notwendige Reaktion auf die Fortschritte von Geburtshilfe und Neonatologie. Denn es erschien vom rechtlichen Standpunkt aus nicht mehr vertretbar, potentiell überlebensfähige Frühgeborene mit einem Geburtsgewicht unter 1000 g ohne primäre Lebenszeichen generell als Fehlgeburt abzuqualifizieren und ihnen damit den Anspruch auf Reanimationsversuche und Intensivpflege per se zu versagen, zumal gerade bei diesen Kindern Atmung und Herzschlag sehr oft erst nach einer künstlichen Sauerstoffbeatmung einsetzen. Hinzu kommt, daß die potentiell möglichen bis wahrscheinlichen späteren Schädigungen dieser Kinder im mentalen und/oder motorischen Bereich nicht mit hinreichender Sicherheit abzusehen und deshalb genauere Morbiditätsprognosen nicht möglich sind.

Problematik der Festlegung

Mehr und mehr zeigt sich insoweit zwar, daß gerade das Geburtsgewicht kein hinreichend sicheres Kriterium zur Bestimmung des Reifegrades von Frühgeborenen oder gar zur Festlegung von Behandlungsgrenzen ist, zumal dieses Gewicht keinesfalls einem bestimmten Schwangerschaftsalter entsprechen muß (Hauptgrund hierfür ist eine Mangelversorgung des Feten, insbesondere infolge einer Plazentainsuffizienz). Dies ist in Anbetracht des Reifefortschritts, den gerade im kritischen Bereich zwischen der 23. und 26. SSW eine Woche bringen kann (Allen et al. 1993), sehr erheblich.

Ob und inwieweit in diesem nach wie vor sehr kritischen Zwischenbereich von Leben und Tod Reanimationsmaßnahmen einzuleiten sind, ist eines der größten ethischen Problemfelder im Bereich der Neonatologie und Geburtshilfe. Rein medizinisch ist jedenfalls davon auszugehen, daß die Lebensfähigkeit eines Frühgeborenen, sofern die Grenze der Lebensfähigkeit überhaupt beschreibbar ist, jedenfalls nach der 24. SSW nicht mehr verneint werden kann. Gerade weil bei diesen Kindern Atmung und Herzschlag sehr oft erst nach einer künstlichen Sauerstoffbeatmung einsetzen, wird man nach derzeitigem Kenntnisstand erst dann eine Totgeburt feststellen und weitere Reanimationsversuche unterlassen können, wenn trotz hinreichend langer künstlicher Beatmung die Lebensfunktionen nicht in Gang gesetzt werden konnten (Ullmann 1994). Dies aber zwingt zu der rechtsethischen Konsequenz, auch hier zunächst eine Behandlungspflicht, verstanden als die Pflicht, ohne Zeitverzug eine künstliche Beatmung durchzuführen, zu bejahen. Hier ist sogar ein gewisser Automatismus des Vorgehens zu bejahen, damit eine (weitere) Schädigung des Kindes durch verzögerten Einsatz der Intensivbehandlung vermieden wird (Loewenich 1985). Nur so wird zugleich auch Art. 6 II der UN-Konvention über die Rechte des Kindes vom 20.11.1989 Rechnung getragen, wonach jeder Vertragsstaat die Pflicht hat, im größtmöglichen Umfang das Überleben und die Entwicklung des Kindes zu gewährleisten.

Keinesfalls kann es als Maßstab für die Behandlungspflicht anerkannt werden, ob eine evtl. Schädigung als „schwerwiegend" anzusehen wäre. Denn diese Bewertung ist subjektiv fast bis zur Beliebigkeit und letztlich nur eine Frage „gesellschaftlicher Konventionen" in einer Rahmengesellschaft, deren „Fehlertoleranz" abnimmt (Eberbach 1989). Vor allem angesichts der gestiegenen pränatalen Diagnostik und der damit leider einhergehenden Zunahme elterlicher Qualitätsansprüche (Hiersche 1989; Eberbach 1989; Schlund 1990) mit der Folge der Diskussion um die Anerkennung eines „Rechts auf ein gesundes (perfektes) Kind" wird sich über die Frage der Schwere einer möglichen Schädigung keine auch nur annähernde Einigkeit erzielen lassen (Loewenich 1985). Sonst würde die Versuchung steigen, ein möglicherweise geschädigtes Kind am Überleben zu hindern.

Denn angesichts der von Sach- und zunehmenden Sparzwängen geprägten Lebensrealität und der beschriebenen Erwartung der Gesellschaft an „perfekte Kinder" ist nicht zu erwarten, daß sich eine nennenswerte Anzahl von Eltern angesichts fehlender Pflege- und Therapieplätze, einer behindertenfeindlicher werdenden Gesellschaft und der Tatsache, daß weder soziale noch berufliche und auch nicht mehr partnerschaftliche Bindungen hinreichende lebenswährende Sicherheit bieten, für eine intensivmedizinische Behandlung oder gar eine Reanimation möglicherweise schwergeschädigter Kinder entscheiden würden. Diesen „Fast-Automatismus" kann eine Rechtsordnung, die dem absoluten Lebensschutz ohne jede Abwägungsoffenheit verpflichtet ist, schlichtweg nicht akzeptieren (Hoerster 1995).

29.4.3 Fehlgeburt

Hat sich keines der genannten Merkmale des Lebens gezeigt und beträgt das Gewicht der Leibesfrucht weniger als 500 g, so ist die Frucht eine Fehlgeburt. Hier ist es wiederum rechtlich durchaus vertretbar, angesichts der derzeit wohl noch fehlenden Lebensfähigkeit (Allen et al. 1993) auf Reanimationsmaßnahmen zu verzichten. Allerdings bleibt auch hier eine kritische Betrachtung der neonatologischen Entwicklung angezeigt, da sich doch bereits heute Fälle aufzeigen lassen, in denen die Reanimation auch bei Kindern mit einem Geburtsgewicht unter 500 g erfolgreich war und diese Kinder nach Monaten intensiver Behandlung in die Obhut ihrer Eltern entlassen werden konnten (Glenna mit einem Geburtsgewicht von 396 g in Grand Rapid im US-Bundesstaat Michigan und Tysiah mit einem Geburtsgewicht von 336 g in einer Klinik bei Chicago).

Literatur

Allen, Donohue, Dusman (1993) The limit of viability – Neonatal outcome of infants born at 22 to 25 weeks' gestation. New Engl J Med 329:1597 ff

Denninger (1992) Rechtsethische Anmerkungen zum Schwangerschaftsabbruch und zur sogenannten Früheuthanasie. KJ 282 ff

Eberbach (1989) Pränatale Diagnostik – Fetaltherapie – selektive Abtreibung. JR 265 ff

Hiersche (1989) Ultraschalldiagnostik in der Pränatal-Medizin aus medizinrechtlicher Sicht. MedR 304 ff

Hoerster (1995) Neugeborene und das Recht auf Leben

Kapp (1986) Der Fötus als Patient. MedR 275 ff

Loewenich (1985) Grenzen der ärztlichen Behandlungspflicht bei schwerstgeschädigten Neugeborenen aus ärztlicher Sicht. MedR 30 ff

Massfeller, Hoffmann (1994) Kommentar zum Personenstandsgesetz [Bd II, Stand Juli 1994] § 24 Rdnr 4

Merkel (1998) Extrem unreife Frühgeborene und der Beginn des strafrechtlichen Lebens. Medizin-Recht-Ethik 103 ff

Scanlon, (1994) The very low-birth-weight infant. In: Avery, Fletcher, MacDonald (eds) Neonatology. 4th edn. S 399 ff

Schlund (1990) Rechtsfragen der eugenischen Indikation. ArztR 105 ff

Ullmann (1993) Die Rechtsstellung Frühgeborener mit Geburtsgewicht unter 1000 Gramm bedarf der Reform. ZRP 246

Ullmann (1994) Neues Kriterium für Fehlgeburt. NJW 1575

Ulsenheimer (1997) Rechtliche Problematik der Pränataldiagnostik unter besonderer Berücksichtigung des genetischen Screenings. Gyn Prax 21:9 ff

Wulf (1988) Geburtshilfe im Wandel. DÄBl C 2028 ff

Sachverzeichnis

L

O

P

GPSR Compliance

The European Union's (EU) General Product Safety Regulation (GPSR) is a set of rules that requires consumer products to be safe and our obligations to ensure this.

If you have any concerns about our products, you can contact us on ProductSafety@springernature.com

In case Publisher is established outside the EU, the EU authorized representative is:

Springer Nature Customer Service Center GmbH
Europaplatz 3
69115 Heidelberg, Germany

Batch number: 10105465

Printed by Printforce, the Netherlands